"博学而笃志，切问而近思。"
（《论语》）

博晓古今，可立一家之说；
学贯中西，或成经国之才。

主编简介

黄敬亨　男，1957年毕业于上海第一医学院（后更名为上海医科大学，2001年与复旦大学合并）公共卫生学院。毕业后留校任教，从事流行病学教学与科研工作。1986年，全国爱国卫生运动委员会和卫生部委托上海医科大学筹建新专业——健康教育学，作者参与筹建工作并担任教研室主任、教授。1987年3月至1988年9月作为访问学者访问美国健康基金会，德克萨斯州大学健康促进、研究和发展中心及加州大学洛杉矶分校（UCLA）。1996年，应澳大利亚维多利亚健康促进基金会的邀请，受卫生部派遣，访澳3个月。曾任中国健康教育协会副会长，上海市健康教育学会副主任委员，卫生部性病专家咨询委员会委员，《中国健康教育》杂志副主编、常务编委。

主编普通高等教育"十一五"国家级规划教材《健康教育学》（第4版）、全国高等教育自学考试教材《健康教育学》及辅导教材。主译《健康促进规划设计》、《卫生研究方法学》等10余本教材和教学参考书。编导教学影视《国境卫生检疫》等3部作品。发表科学论文50余篇。入录英国剑桥大学《世界名人录》——20世纪杰出人物。享受国务院颁发的特殊津贴。

邢育健　男，曾任苏州市健康教育所所长、苏州市爱国卫生运动委员会办公室主任、苏州市环境管理委员会副主任、苏州市卫生局助理调研员。南京医科大学国内访问学者、南京医科大学康达学院特聘教授。曾任江苏省媒介生物防制专业委员会常务理事、江苏省健康教育学会常务理事、中国健康促进与教育协会理事、中国医药教育协会专家委员会委员、中华医学会会员、中国科技协会会员、《环太平洋健康教育》编辑委员会常务委员。2003年担任世界卫生组织西太区临时顾问。

1970年起致力于爱国卫生和健康教育工作。为苏州2000年建成全国第1个国家卫生城市群作出了贡献。2001年成功策划苏州申报成为中国第1个世界健康城市试点市。数十年中，在全国性、省级刊物、媒体上发表多篇论著、论文，著作《爱国卫生论文选》曾为纪念爱国卫生运动五十周年献礼；2001年主编出版国内第1本《健康城市项目标准》；2006年参编普通高等教育"十一五"国家级规划教材《健康教育学》（第4版）。曾7次在国际性大会上交流、演讲。

3次获得国家部级奖励，被评为全国爱国卫生先进工作者。2008年获全国首批健康教育30年"金牛奖"。

普通高等教育"十一五"国家级规划教材

博学·公共卫生与预防医学系列

健康教育学

（第5版）

Public Health Preventive Medicine

主　编　黄敬亨　邢育健
副主编　吕姿之
编　者　（以姓氏笔画为序）

王书梅　复旦大学公共卫生学院
石　凯　第三军医大学人文社科学院
邢育健　苏州市健康促进会
吕姿之　北京大学公共卫生学院
乔　磊　WHO城市卫生发展合作中心
米光明　河北大学公共卫生学院
李立明　北京大学公共卫生学院
　　　　中国医学科学院/北京协和医学院
李新华　卫生部妇社司健康教育处
陈　玮　上海市健康促进委员会办公室
周　雷　上海市徐汇区卫生局
夏　毅　上海市人口和计划生育委员会
黄建始　中国医学科学院/北京协和医学院
黄敬亨　复旦大学公共卫生学院
龚幼龙　复旦大学公共卫生学院
梁浩材　中山大学公共卫生学院
程茂金　华中科技大学同济医学院公共卫生学院
程晓明　复旦大学公共卫生学院

副主编　吕姿之
主　编　黄敬亨　邢育健

Jian Kang Jiao Yu Xue

复旦大学出版社
www.fudanpress.com.cn

内容提要

在国际健康促进理念的影响下，为了适应我国健康教育与健康促进事业的发展需求，《健康教育学》（第5版）在调整、更新第4版22章内容（绪论、组织与管理、突发公共卫生事件的健康促进、健康相关行为、传播与传播技巧、健康促进的测量及其指标评价、健康促进规划设计、健康促进规划实施、健康促进规划评价、成本-效益与成本-效果分析方法、健康城市、学校健康促进、医院健康促进、职业人群健康促进、军队健康促进、生殖健康促进、老年人健康教育与健康促进、慢性病的健康教育和健康促进、健康危险因素调查、高血压病的健康促进、烟草的危害与控制、艾滋病的预防和控制）的同时，增加了影响健康的环境因素及健康促进、人群健康与健康社会决定因素、健康管理与我国的健康促进、农村健康促进等4章。

《健康教育学》（第5版）既保留和充实了健康教育的基本理论和基本内容，又引入和吸收了国际健康促进的先进理念和科学模式，并介绍和丰富了健康教育与健康促进的实践经验和策略指导。希望本书能适应和引导我国健康促进的社会行动和建设健康城市的导向需求，成为新时期我国医药院校健康教育与健康促进的教学与实践相结合的系统综合性教材，为各地开展健康促进工作和健康城市建设提供理论与实践指导。

序

健康教育学是研究健康教育与健康促进的理论、方法和实践的科学。其所应用的原则来自医学、行为学、教育学、心理学、人类学、社会学、经济学、管理学、传播学、法学、伦理学、人文学及其相关的学科领域。因此,健康教育学不仅具有很强的理论性,而且也具有极强的实践性,对提高全民族健康水平有着十分重要和现实的意义。

中国的健康教育,是20世纪80年代初由中华人民共和国建国初期的卫生宣传教育转型发展而来的一门多学科科学,其基本工作模式可归结为传播与教育并重。我国健康教育工作者按照健康教育的理论和方法开展了大量工作,使健康教育工作不断迈上新台阶,机构和队伍建设不断加强,理论和学科教学不断深入,方法和工作实践不断拓展,科研和对外交流开始起步,为保障广大人民健康发挥了重要作用,总结和积累了富有成效和水平的成功经验。

健康教育与健康促进是解决现代社会重要公共卫生问题的核心策略。健康促进的内涵是坚持以人为本,以健康为中心,从社会、经济、环境全方位研究和解决健康问题。1986年第1届全球健康促进大会发表的《渥太华宣言》提出的新公共卫生理念以及全球发展的健康城市的战略,其核心就是健康促进。WHO同时确认健康促进是全球和国家发展的核心。1997年第4届全球健康促进大会发表的《雅加达宣言》,进一步确定了21世纪健康促进的优先地位。2001年第5届全球健康促进大会发表的《卫生部长宣言——从认识到行动》,再次呼吁:地区、国家和国际的卫生战略及规划要把健康促进摆在首要位置。第54届世界卫生大会进一步提出"支持以证据为基础的健康促进活动,把健康促进列为世界卫生组织的最优先重点之一"。2005年第6届全球健康促进大会发表的《曼谷宣言》,对健康促进做了4个方面的承诺,即确保健康促进作为全球发展议程的中心;确保健康促进是各级政府的核心责任;确保健康促进是社区和社会团体工作的重点;确保健康促进良好的共同实践。

20世纪90年代以来,随着健康促进的先进理论模式引入我国,黄敬亨教授首次结合我国的工作实践,对健康促进的概念进行了界定。国际上健康教育与健康促进的不断发展,使中国健康教育工作模式也开始发生深刻的变化,由80年代以"知、信、行"改变为核心的健康教育模式,逐步转向健康教育与健康促进并重。1988年,黄敬亨教授主编的我国第1部健康教育教材《健康教育学》出版,以后多次再版,每版又多次印刷发行,为健康教育的教学、理论研究和社会实践作出了开创性的贡献。2007年8月,为适应健康教育与健康促进理论与实践的大发展,提高教材内在质量,又特邀中山大学、北京大学、华中科技大学、第三军医大学、复旦大学资深教授,以及特聘长期从事专业实践并具有丰富专业造诣的WHO西太区临时顾问、苏州市爱卫办原主任邢育健教授,上海市人口和计划生育委员会夏毅教授,WHO城市卫生发展合作中心乔磊副教授等专家共同编写,出版了《健康教育学》(第4版)。

随着时代的进步,党的十六大第1次提出了"三个素质",就是思想道德素质、科学文化素质、健康素质,这是我党在历史上第1次把3个素质相提并论。党的十七大又提出了科学发展观。其内涵强调人和自然、人和社会、人和生态整体的关系,强调了人的健康离不开社会、经济、环境,包括自然和生态的和睦相处。我国的健康促进与健康教育工作又发展到一个新的阶段,鉴于此,2009年春,黄敬亨教授担纲组织专家,策划撰写《健康教育学》(第5版)。

在《健康教育学》(第5版)起步后,黄教授不辞辛劳撰稿、约稿。2009年8月28日,黄敬亨教授遽然驾鹤西去。苏州市健康促进会常务副会长兼秘书长邢育健继任主编,主持《健康教育学》(第5版)的后续编写工作。

在全体撰稿人的共同努力下,《健康教育学》(第5版)问世了。本书除更新第4版22章的基本内容外,又增加了环境因素与健康、社会因素与健康、健康管理、农村健康促进等4章内容。所有章节在遵循国际健康促进理念和发展趋势的基础上,不同程度地增加了健康促进与教育的时代信息和实践经验,全国相关机构和专业人士又为本书提供了许多典型案例,以加深读者对理论的理解,利于在学习中提高思维能力和创新意识。本书理论和实践结合,内容翔实丰富,是健康促进理论教学与实践指导的优秀教材,不仅可作为医学生的教科书,而且对从事该专业的社会读者、各级政府和相关人员均有较高的参考价值。

健康促进与教育是涉及多学科领域的交叉学科,其内容涉及面广,健康促进的理论研究和行动实践时间又短,教材编写中难免存在缺点和错误,对编辑和审稿带来了难度,幸运的是有以往多版的延续和本次出版中得到复旦大学出版社及全体撰稿教授、学者的大力支持,得以如期终稿。在此,也以本书的顺利出版告慰黄敬亨教授一生对我国健康教育事业的追求和贡献!

胡锦华

2010年7月1日

前　言

中国的健康教育,走过了一条由中华人民共和国建国初期的卫生宣传转型起始,到适应公众健康知识需求的教育传播,再到21世纪理念提升的发展道路,成为一门多学科的科学。1988年由黄敬亨教授主编的第1部《健康教育学》出版以来,到2003年相继出版第2版、第3版,深受医药院校和社会专业人员的欢迎。为适应健康教育与健康促进理论与实践的发展,2007年又出版第4版,进一步充实了健康教育的内涵,注重引入了国际健康促进的先进理论。《健康教育学》(第4版)入选普通高等教育"十一五"国家级规划教材,受到广大读者的好评。随着近年来国际健康促进理念和健康城市建设对我国的影响,为提高教材的内在质量,发挥教材在社会实践中的指导作用,适应我国健康教育与健康促进事业的发展需求,在调整、更新第4版22章内容的同时,增加了影响健康的环境因素及健康促进、人群健康与健康社会决定因素、健康管理与我国健康促进、农村健康促进等4章。

2010年7月在瑞士日内瓦召开的国际健康促进与教育联盟(IUHPE)第20届世界大会上,WHO健康教育处处长、资深的健康教育专家Gauden Galea博士在全面介绍WHO整体工作框架、WHO健康促进与健康教育工作总体要求后,对中国政府重视与发展健康促进与教育工作、大力推动公民健康素养、全面推广健康城市等工作及已取得的成果表示赞赏。他指出,中国不仅在这些方面走在了世界前列,并希望中国在构建健康促进与教育组织、大力促进公民健康素养、加强健康城市建设等方面的经验与做法,能与WHO一起面向世界各国(特别是发展中国家)进行大力传播,加强与国际社会的交流与合作,共同学习与分享经验,促进和提升各相关国家内部这方面的工作水平。《健康教育学》(第5版)的编著出版,正是顺应国际健康促进与教育工作的发展趋势,为推进中国的健康促进与教育工作办了一件好事。

在国际健康促进理念影响下,《健康教育学》(第5版)既保留和充实了健康教育的基本理论和基本内容,又引入和吸收了国际健康促进的先进理念和科学模式,并介绍和丰富了健康教育与健康促进的实践经验和策略指导。希望本教材能适应和引导我国健康促进的社会行动和建设健康城市的导向需求,成为新时期我国医学院校健康教育与健康促进的教学与实践相结合的系统综合性教材,为各地开展健康促进工作和健康城市建设提供理论与实践的指导。

《健康教育学》(第5版)的出版得到全体撰稿教授、学者及复旦大学出版社的鼎力支持,在此一并表示感谢。并诚心欢迎大家批评指正,不吝赐教。

邢育健
2010年8月

目　录

第一章　绪论 1
　第一节　健康和影响健康的危险因素 1
　第二节　健康教育与健康促进 3
　第三节　健康教育与健康促进的意义、目的和任务 9
　第四节　健康教育与健康促进的发展 11
　第五节　健康教育与健康促进的展望 17

第二章　组织与管理 20
　第一节　理念开发 20
　第二节　环境分析 23
　第三节　目标管理 24
　第四节　组织协调 26
　第五节　队伍建设和能力培养 28
　第六节　评价 29
　第七节　健康教育的组织原则 31

第三章　突发公共卫生事件的健康促进 34
　第一节　突发公共卫生事件概述 34
　第二节　突发公共卫生事件的健康促进对策 38
　第三节　突发公共卫生事件的心理干预 43

第四章　健康相关行为 47
　第一节　行为概述 47
　第二节　行为与健康的关系 49
　第三节　健康相关行为 50
　第四节　健康相关行为转变的理论 52
　第五节　健康相关行为的干预与矫正 57
　第六节　健康相关行为的评估 60

第五章　影响健康的环境因素及健康促进 63
　第一节　环境污染与破坏导致的健康效应 63
　第二节　交通安全与污染问题 66
　第三节　室内空气污染 67
　第四节　农药污染的危害 69
　第五节　应对环境变化的策略 70

第六章　人群健康与健康社会决定因素 76
　第一节　人群健康概述 76
　第二节　健康的决定因素 78

第三节 健康社会决定因素 ·········· 82

第七章 健康管理与我国的健康促进 ·········· 88
第一节 人类健康-疾病模式的演变 ·········· 89
第二节 在近现代史大背景下医学模式在中国的演变 ·········· 93
第三节 健康管理在我国健康促进工作中的作用 ·········· 98

第八章 传播与传播技巧 ·········· 100
第一节 概述 ·········· 100
第二节 传播模式 ·········· 102
第三节 人际传播 ·········· 109
第四节 传播材料的制作与预试验 ·········· 114

第九章 健康促进的测量及其指标评价 ·········· 116
第一节 健康促进测量的指标体系 ·········· 116
第二节 健康促进测量常用指标及意义 ·········· 119
第三节 生活质量评价 ·········· 128
第四节 健康促进测量指标的选择原则 ·········· 130

第十章 健康促进规划设计 ·········· 134
第一节 规划设计的意义 ·········· 134
第二节 规划设计的原则 ·········· 135
第三节 基线调查 ·········· 136
第四节 规划设计的模式 ·········· 140
第五节 社区需求的评估 ·········· 144
第六节 优先项目的确定（健康问题或行为问题） ·········· 148
第七节 规划目标的确定 ·········· 149
第八节 干预策略的制订 ·········· 150
第九节 规划评价 ·········· 153

第十一章 健康促进规划实施 ·········· 157
第一节 社区开发 ·········· 157
第二节 技术队伍的建立和能力培训 ·········· 159
第三节 以社区为基础的干预 ·········· 161
第四节 项目执行的监测与质量控制 ·········· 163

第十二章 健康促进规划评价 ·········· 167
第一节 规划评价的目的 ·········· 167
第二节 规划评价的内容 ·········· 168
第三节 规划评价的类型 ·········· 169
第四节 规划评价设计类型 ·········· 173
第五节 影响评价的因素及存在的问题 ·········· 175

第十三章 成本-效益与成本-效果分析方法 ·········· 178
第一节 经济效益与社会效益 ·········· 178
第二节 成本-效益分析中的几个基本概念 ·········· 179
第三节 成本-效益分析 ·········· 184

第四节　成本-效果分析 ··· 190
第十四章　健康城市 ··· 200
　　第一节　健康城市的概念 ··· 200
　　第二节　健康城市的背景 ··· 202
　　第三节　健康城市的发展 ··· 204
　　第四节　建设健康城市的意义 ··· 208
　　第五节　建设健康城市的基本点 ··· 210
　　第六节　健康城市建设工作的实施 ··· 215
　　第七节　健康社区与社区参与 ··· 217
第十五章　学校健康促进 ··· 223
　　第一节　学校健康促进的概念 ··· 223
　　第二节　学校健康促进的意义与任务 ······································· 224
　　第三节　学校健康促进的实施内容 ··· 226
　　第四节　专题健康教育 ··· 229
　　第五节　学校健康促进的实施步骤 ··· 231
　　第六节　学校健康促进的效果评价 ··· 232
第十六章　医院健康促进 ··· 235
　　第一节　医院工作面临的挑战与机遇 ······································· 235
　　第二节　健康促进医院的概念、策略和标准 ································· 239
　　第三节　健康促进医院的建设 ··· 240
　　第四节　医院健康教育的意义 ··· 244
　　第五节　医院健康教育的发展与实施 ······································· 247
第十七章　职业人群健康促进 ··· 251
　　第一节　职业人群健康促进的意义 ··· 251
　　第二节　职业人群健康促进的策略与原则 ··································· 254
　　第三节　职业人群健康促进的内容 ··· 256
　　第四节　职业人群健康促进规划的实施与评价 ······························· 263
　　第五节　乡镇企业职业人群的健康促进 ····································· 266
第十八章　军队健康促进 ··· 268
　　第一节　军队健康促进的概念与内涵 ······································· 269
　　第二节　军队健康促进的意义与任务 ······································· 271
　　第三节　军队健康促进的内容 ··· 272
　　第四节　军队专题健康教育 ··· 276
　　第五节　军队健康促进的组织实施 ··· 279
　　第六节　军队健康管理 ··· 282
　　第七节　军队健康促进的评价 ··· 283
第十九章　生殖健康促进 ··· 285
　　第一节　生殖健康促进的概念 ··· 285
　　第二节　生殖健康面临的挑战 ··· 287
　　第三节　生殖健康促进的意义 ··· 290

第四节	生殖健康促进的实施	291
第二十章	**农村健康促进**	**295**
第一节	农村健康促进概述	295
第二节	农村健康促进的要素	297
第三节	农村健康教育的对象、基本内容和形式	301
第四节	农民工健康促进	305
第二十一章	**老年人健康教育与健康促进**	**310**
第一节	老年人的概念	311
第二节	老年人的生理特点	312
第三节	老年人的心理特点	313
第四节	老年人的社会心理	314
第五节	老年人的死亡教育	315
第六节	临终关怀与安乐死	317
第七节	老年人的保健	320
第二十二章	**慢性病的健康教育和健康促进**	**325**
第一节	慢性病引发的重大公共卫生问题	325
第二节	慢性病的影响因素	326
第三节	健康促进与健康教育在慢性病防治中的作用	327
第四节	慢性病健康教育和健康促进的关键问题	329
第二十三章	**健康危险因素调查**	**333**
第一节	危险因素概述	333
第二节	危险因素调查设计方法	335
第三节	问卷设计	342
第四节	问卷的信度和效度	346
第二十四章	**高血压病的健康促进**	**348**
第一节	高血压病的行为危险因素	349
第二节	高血压病的健康促进策略	351
第三节	高血压病的健康促进规划	352
第四节	高血压病健康促进规划评价	357
第二十五章	**烟草的危害与控制**	**361**
第一节	烟草的有害成分	362
第二节	烟草对健康的危害	363
第三节	烟草对社会的影响	366
第四节	帮助吸烟者戒烟的技巧	367
第五节	《烟草控制框架公约》发展的简要历程	368
第六节	《烟草控制框架公约》的主要内容和我国的差距	369
第七节	我国卫生部门控烟履约工作的主要进展	373
第二十六章	**艾滋病的预防与控制**	**376**
第一节	流行趋势	376
第二节	目标与目标人群	378

  第三节 教育内容 ··· 379
  第四节 艾滋病健康促进的实施策略 ·· 383
  第五节 艾滋病规划设计中应注意的问题 ··· 387
主要参考文献 ··· 388

第一章 绪 论

第一节 健康和影响健康的危险因素

一、健康的概念

世界卫生组织(World Health Organization,WHO)明确地指出"健康不仅是没有疾病或不虚弱,而是身体的、精神的健康和社会适应的完美状态"。从这个概念上说,健康是一个综合性的概念,它涵盖了身体的、生理的、心理的、精神的、情绪的健康,还包括社会和谐、文明、道德和社会适应的完好状态。它超越了医学范畴,而扩展到社会、自然、人文等许多学科。

WHO指出"健康是基本人权,达到尽可能高的健康水平是世界范围内一项最重要的社会性目标",并明确地指出"要实现人人享有卫生保健的目标,必须把健康作为人类发展中心"。联合国开发计划署提出的人类发展指数(human development index,HDI),用以综合反映一个国家或地区人类发展的成就,最主要、最敏感的3项指标:①健康长寿的生活;②拥有的知识;③体面的生活水平。其中健康被列为人类发展之首。

WHO提出健康新概念已经半个多世纪了,如何正确理解健康的内涵,这一关键问题从理论到实践还没有真正解决。我国人民由于受传统观念和世俗文化的影响,长期以来健康单纯地把健康理解为"无病、无伤、无残",只有当他们"生病"(有临床表现)时才寻求医生的帮助。而当他们"健康"时却很少或根本想不到要寻求医生的服务;另一方面,医务人员过分迷信现代医学科学,正如美国医学家兼科普作家托马斯(L. Thomas)在其名著《水母与蜗牛》(1979)中曾经骄傲地宣告"现在,细菌可以用抗生素杀死,病毒可以用疫苗预防,癌症可以用手术、化疗、放疗治疗,而且不久将攻克"。然而,病菌通过遗传变异,开始变得越来越猖狂,获得性免疫缺陷综合征(艾滋病)、禽流感、严重急性呼吸道窘迫综合征(SARS)、H_1N_1型流感流行层出不穷,人与病菌的战斗胜负难分。毫无疑问,抗生素对细菌确实有强大的杀伤力,但由于抗生素的滥用,不仅效果越来越差,而且不良反应越来越明显。在癌症治疗上,只相信"割光(手术)、毒光(化疗)、烧光(放疗)"三光政策。至于病人的生活质量早已荡然无存。至于现代慢性病采用生物学手段更是束手无策,使现代医学陷入了十分尴尬的状态。我们的医生长期以来习惯于"坐堂看病",很少走出医院大门去关心"健康"的群众,忽视了人的整体性和社会性;决策者主要是关心病人的就医问题,一味追求医院的现代化和高精尖设备的配置,结果误入歧途,导致医疗费用的成倍增长。38年前,美国启动了"两降"(降高血压、降高胆固醇)运动,从中小学入手,培训教师,编写教材,普及"两降"知识,到2004年冠心病死亡率下降59%,脑卒中死亡率下降64%。美国人吸烟率也大幅度下降,医生基本不吸烟。我国1993~2008年的15年间,糖尿病发病率上升了4.4倍,高血压发病率上升了3.8倍,脑血管病发病率上升了1.65倍,肿瘤发病率上升了1.38倍。联合国人口基金会针对我国慢性退行性病已占死亡数的78%,并有不断上升的趋势,指出"中国脆弱的卫生体系正受到'头脑枯竭'的冲击"(指缺乏战略远见,未能认真贯彻预防为主的战略)。正如WHO提出的:"许多发展中国家由于错误地沿用了西方大医院的模式,忽视了公共卫生问题,给这些国家的人民带来了许多健康的危害。"

身体健康与否不能只从外表加以评价,一个看上去非常强壮的人,可能会因为心脏负荷的不协调而猝死,而一个纤细瘦小,看上去身体很虚弱的人,却可能由于体内功能协调而健康长寿。又如,由于机体可能潜伏着病理性缺陷或功能不全,而表面仍是"健康"的。例如,约有半数以上的高血压患者不知道自己患有高血压病;已知患有高血压的病人也由于缺乏保健知识,自感症状不严重而不定期就医和坚持服药,最终导致脑卒中、冠心病等严重后果。目前,随生活水平的提高,糖尿病发病增加迅猛,在早期往往由于没有症状或症状不明显,直到出现肢体溃烂、视力模糊、心脑血管疾病等严重并发症时才就医,已给健康带来了不可估量的损失。有些疾病一旦出现临床症状,已是病入膏肓,如肺癌、肝癌等。这就是由于人们对健康的多层次复杂的内涵缺乏理解。

心理健康是整体健康的有力补充和发展。由于人具有社会人和自然人的双重属性,在生活经历中,难免不受到社会因素的影响和干扰,如疾病、失业、子女教育、居住环境以及冲动、孤独、紧张、恐惧、悲伤、失落、忧患等。这些影响健康的不利因素,对人们的身心健康造成不同程度的损害。WHO1990年的资料表明,致伤残的前10位病因中,有5种是精神性致残(抑郁、乙醇滥用、双相精神异常、精神分裂和强迫性异常),其中抑郁症居致残的首位,并有增长趋势。据估计,全世界有3亿~4亿人患有各种严重的精神疾患。在我国疾病总负担的排名中精神障碍居首位,已超过心脑血管、呼吸系统及恶性肿瘤等疾患。各类精神问题约占疾病总负担的1/5。其总患病率已由20世纪50年代的0.27%陡升至90年代的1.357%,目前,已增至1.5%,各类精神疾患占患病的50%。致使众多人不同程度地失去自控能力或正常生活状态。近年来随着城市化的加剧,人们的生活节奏加快,带来诸多诱发心理危机的问题——工作与社会压力、竞争压力的增加、人际关系复杂、子女教育和就医难等问题,这些"都市生活综合征"或"慢性疲劳综合征"都在威胁着人们的身心健康。精神疾患已经成为全球性重大的公共卫生问题和较为突出的社会问题。

现代科学技术和医学的发展,提示了人体的整体性,即人体的生理与心理的统一,人体与自然环境、与社会环境的统一。因为,大自然是人和人类社会赖以生存和发展的基础。所以,正确认识并处理好人与环境的关系,是健康的科学观的认识论基础,也是探索健康的生态学基础。相信这种认识必将健康观从被动的治疗疾病转变为积极的预防疾病,促进健康;从单纯的生理标准扩展到心理、社会标准;从个体诊断延伸到群体乃至整个社会的健康评价;既考虑到人的自然属性,又侧重于社会的属性;既重视健康对人的价值,又强调人对健康的作用,并将两者结合起来。这种健康与疾病、人类与健康多因多果关系的认识是健康观念的更新。

"人人为健康,健康为人人"(all for health, health for all)是WHO的一项战略目标。健康是维护社会安定、保障基本人权、提高社会生产力、发展社会和经济的基础,是生活质量的基本标准,是人类发展的中心,也是建设精神文明、反映社会公德的社会进步因素。

2009年3月17日颁布的《中共中央、国务院关于深化卫生改革的意见》中明确指出："医药卫生事业关系亿万人民的健康,关系千家万户的幸福,是重大民生问题……不断提高人民群众健康素质,是贯彻落实科学发展观、促进经济社会全面协调可持续发展的必然要求,是维护社会公平正义、提高人民生活质量的重要举措,是全面建设小康社会和构建社会主义和谐社会的一项重大任务。"

这就要求每个人不仅要珍惜和不断促进自己的健康,还要对他人乃至全社会的健康承担责任和义务。健康不仅应立足于个人身心健康,同时还要充分考虑到环境的可持续发展和关系到全社会的精神面貌和民族文化素质的提高。在积极倡导健康对人类发展的重要性、重视健康对社会进步的价值和作用的同时,还应倡导全社会都应积极参与促进健康、发展健康的伟大社会变革中去,要想获得健康,就必须驾驭健康。

二、影响健康的危险因素

21世纪人类健康与社会发展正面临前所未有的挑战:气候恶化、生态失衡、环境污染、资源短缺、药物滥用、传染病爆发以及其他突发事件的频发;城乡差异、地区差异、贫富差异仍在扩大,农村和城市中低收入者看不起病,因病致贫、因病返贫现象仍较为普遍;"苏丹红"鸡蛋、"大头娃娃"奶粉、"瘦肉精"中毒、"三聚氰胺"奶粉……频繁的食品安全事件不仅直接影响人民的健康,也影响了社会和谐,不健康的生活方式导致了慢性病日趋加剧……所有这些问题,已成为制约我国健康与社会发展的瓶颈。我们将上述因素归纳起来主要有4类:①急性危险因素对健康的威胁所造成的突发事件;②慢性、持续性的行为与生活方式对健康构成的威胁;③自然环境因素对健康的影响;④社会因素对健康的影响等四大类分别加以阐述(见本书各章)。其实,除了上述因素之外,还有与人相关的多种因素,如伦理、健康文化、精神关爱等都会影响到人的健康与生存质量,如现代竞争文化造就了"40岁以前,以命搏钱,40岁以后以钱赎命"、"壮志未酬身先死"。

第二节 健康教育与健康促进

健康教育学是研究健康教育与健康促进的理论、方法和实践的科学。其所利用的原则来自医学、行为学、教育学、心理学、人类学、社会学、法学、传播学、经济学、管理学、政策学及其相关的学科领域。健康教育学不仅具有很强的理论性,而且也具有极强的实践性,对提高全民族的健康水平有着十分重要的意义。就逻辑结构而言,其内涵可以从健康教育与健康促进的概念中加以理解。

一、健康教育

健康教育(health education)是通过有计划、有组织、有系统的社会和教育活动,全面提高公民的健康素质,促使人们自愿地改变不良的健康行为和影响健康行为的相关因素,消除或减轻影响健康的危险因素,预防疾病,促进健康和提高生活质量。

健康素质(health literacy)是指一个人能够获取和理解基本的健康信息和服务,并运用这些信息和服务作出正确的判断和决定,以维持并促进自己的健康。

生活质量(quality of life)并非单纯地指生命质量,而是指个人对自己生活状况的感受或理解的满意度。这个概念涉及面十分广泛,包括个人的生理健康、心理素质、自立能力、社会关系、个人信念等。对于生活质量的评价由于人们所处的文化和价值观念、生活目标、价值期望、行为准则及社会观念的不同而不同。

健康教育的核心问题是促使个体或群体改变不健康的行为和生活方式,尤其是组织的行为改变。诚然,改变行为与生活方式是艰巨的、复杂的过程。许多不良行为并非属于个人责任,也不是有了个人的愿望就可以改变的,因为它受社会习俗、文化背景、经济条件、卫生服务等影响,更广泛的行为涉及生活条件(指人们日常生活、休闲和工作的环境,如居住条件、饮食习惯、工作条件、市场供应、社会规范、环境状况等)。因此,要改变不健康的行为还必须提供改变行为所必须的条件,如提供保健服务、保健技能的培训、获得必要的资源等。健康教育,简单地说,就是以教育的手段来达到健康的目的。它非但要教人民知,还要教人民行。有了知识、兴趣、信仰、态度、习惯,才能建立起健康的生活方式。由此阐明了健康教育不仅仅是提高群众的卫生知识水平,更重要的是要树立健康的信念,养成健康的行为,促进个人的健康和社会的文明,这才是健康教育的目的。此外还要采取各种方法帮助群众了解他们自己的健康状况并做出选择以改善健康,而不是强迫他们改变某种行为,所以健康教育必须是有计划、有组织、有系统的教育过程,才能达到预期的目的。

健康教育是连续不断的学习过程,一方面是通过人们自我学习或相互学习取得经验和技能,另一方面是通过有计划、多部门、多学科的社会实践中获取经验。提高全民健康素养。社会各部门都有责任。健康教育不仅是教育活动也是社会活动。

迄今,仍有不少人把健康教育与卫生宣传等同起来。无疑,通过信息和教育,使人们做出更健康的选择是十分必要的,卫生宣传是健康教育的重要手段而不是健康教育。因为当人们做出健康选择时,更需要得到物质的、社会的和经济环境的支持。如果没有后者的支持要改变行为是有困难的。如果我们不能有效地促使群众积极参与并自觉采纳健康行为,这种健康教育是不完善的。如果仅仅告诉群众什么是健康行为,这不是健康教育。健康教育应提供改变行为所必须的条件以促使个体、群体和社会的行为改变。

二、健康促进

健康促进(health promotion)一词早在20世纪20年代已见于公共卫生文献,近20多年来才引起广泛的重视。健康促进是健康教育的的发展与延伸,其概念要比健康教育更为广义。健康促进的定义较多,但目前国际上比较公认的有两个,其一是《渥太华宪章》中指出"健康促进是促使人们提高、维护和改善他们自身健康的过程"。这一定义表达了健康促进的目的和哲理,也强调了范围和方法。WHO总干事布伦特兰博士指出:"健康促进是从获得知识到采取行动的过程,是全社会的责任,需要多部门更加积极和广泛地参与,其目的是不断提高人类的健康水平和生活质量。"

另一定义是劳伦斯·格林(Lawrence W. Green)教授等提出的:"健康促进是指一切能促使行为和生活条件向有益于健康改变的教育与生态学支持的综合体。"这里的教育是指健康教育,生态学是指对健康教育产生有效支持的人类物质社会环境与其健康息息相关的自然环境,包括政府的承诺、政策、法规、组织和环境的支持以及群众的参与,是对健康教育强有力的加强。如果没有后者,健康教育将显得软弱无力。健康与环境的整合需要通过跨部门的合作来完成。在健康促进规划中特别强调创造支持性环境。在这一定义中,健康教育在健康促进中起主导作用,这不仅是因为健康教育在促进行为改变中起重要作用,而且,对激发领导者拓展健康教育与健康促进的政治意愿,促进群众的积极参与以及寻求社会的全面支持,促成健康促进氛围的形成都起到极其重要的作用,没有健康教育也就没有健康促进。

《渥太华宪章》明确地提出了健康促进的5点策略(行动领域),经过全球的实践证明这5条策略是有效的。

1. 制定健康的公共政策 WHO明确地指出"健康问题已经提到了各个部门、各级领导的议事日程上,要他们了解他们的决策对健康产生的后果负有责任"。健康促进的政策是由多样而互补的各方面综合而成,它包括政策、法规、财政、税收和组织改变等。这些政策是对所有部门。因此,需要考虑在非卫生部门中实施可能遇到的障碍及克服的方法。要把健康公共政策转化为法律,因为法律具有普遍性、权威性、稳定性和强制性,是各种手段的保障。如WHO全体会员国通过的具有法律效应的《烟草控制框架公约》,我国已经签署并经全国人大常委会通过生效。但由于我国在控烟工作中存在一些法律盲区和实施细则的缺位以及面对"强大"的烟草工业的强烈抵制,造成控烟工作步履艰辛。签约后,卷烟的生产量和销售量却持续上升,投资近50亿的"中华"牌卷烟生产线继续上马,烟盒警语模糊不清。为彻底解决我国的烟害,需要政府的强势措施——立法!

政策是一项健康投资和确保人类和社会可持续发展的机制,也是确保平等获得健康条件的机制。世界卫生组织还指出,"书面的政策"和慷慨激昂的表态所产生的效果是微不足道的,除非能得到组织、政策和资金等实质性支持产生实质性效果。

2. 创造支持性环境 WHO指出"创造支持性环境与健康休戚相关,两者互相依存,密不可分。使两者都富于成效是社会发展的中心目标。创造一种对健康更为支持的环境,必须使自然环境、物质环境、社会经济环境和政治环境等都能有助于健康而不是有损健康。健康促进总的指导原则是我们的社区和我们的自然环境需要彼此保护。发展必须包含生活质量的提高,同时保持环境的可持续发展,这是探索健康生态学的基础"。1992年,WHO环境与健康委员会的报告中指出:"将维护和促进健康放在环境与发展应该关注的中心。"任何健康促进策略必须创造良好的环境以及保护自然资源。

生活、工作和休闲模式的改变对健康有重要的影响,工作和休闲应该是人们的健康资源,政府应该帮助创造一种安全、舒适、满意、愉悦的生活和工作条件。

建设一个健康与安全的社会,需要靠社会许多部门对健康的投入,任何一个项目的实施也需要得到全社会的支持,因此,通过建立伙伴关系,制定共同的行动计划,营造支持性环境是十分必要的。

3. 强化社区行动 健康促进工作是通过具体和有效的社区行动,包括确定优先项目、做出决策、设计策略及其执行的全过程。为达到上述目的。核心问题是权力下放,让社区领导和群众自行决定他们要做什么?怎么做?并对产生的效果作出评估。这就是WHO倡导的给社区和个人赋权(empowerment),即赋予社区以当家作主、积极参与和主宰自己命运的权利,发扬基层组织自主、自立的精神。

部门间的行动最容易体现在社区一级,在这里社区和群众对问题的看法具有整体性而不是互相割裂的。权力下放和对社区负责是跨部门合作成功的关键。立足于社区,充分利用社区现有的人力、物力资源,并积极促进群众的参与以提升群众的积极性和责任感。

4. 发展个人技能 健康促进通过提供信息、健康教育和提高生活技能以支持个人和社会的发展。使群众能更有效地维护自身的健康和他们的生存环境,并做出有利于健康的选择。

要促成群众终身学习,让他们了解人生各个阶段可能发生的健康问题以及如何处理慢性疾病和伤害是极为重要的。学校、家庭、工作场所都有责任这样做。现在已经很清楚,普及保健知识这种手段潜力比其他任何可以想象的科学进展都大得多。建造再多的医院、培养再多的医生,或在医疗技术上增加再多的费用,也难以在卫生保健上收回投资;更无法与发展个人技能所带来的益处相比拟。

联合国儿童基金会前执行主席格兰特博士指出:"无论是工业化国家还是发展中国家,目前,都站在标记清晰的通往人类保健之路的十字路口上,如果我们依赖医疗技术的道路,那么它将是一条崎岖陡峭的路,它将越来越多地消耗我们的资源,而取得的成就却越来越少,能够通过这条由于费用昂贵而日趋狭窄的谷道的人也越来越少。相反,如果我们选择的路是在群众中普及卫生科学知识,使他们掌握自身健康的命运,那么,这条路就会越走越宽广。"

5. 调整卫生服务方向　　以商业化、市场化为导向的医疗卫生体系出现了方向性的背离和错误,造成了百姓"看病难、看病贵"的主要原因。调整卫生服务方向是极为重要的。世界卫生组织指出:"卫生部门的作用不仅仅提供临床与治疗服务,而必须坚持健康促进的方向。卫生系统的发展必须由初级卫生保健原则和有关政策推动,使其朝着改善人群健康的目标前进。卫生部门要更广泛地与社会、政治、经济和物质环境部门合作,共同承担卫生服务的责任。并立足于把完整的人的总体需求作为服务内容。"

调整卫生服务方向也要求更重视卫生研究及专业教育与培训的转变。首先要求卫生服务部门态度和组织的转变。健康平等的观念必须覆盖所有方面,包括平等地获得高质量的健康服务,并经常检查和纠正不公平以及不必要的因素损害人群的健康。

世界各地的实践已经明确地证明:上述5点策略是成功的要素;5点策略在不同场所综合地运用最为有效;群众参与健康促进活动和决策过程是巩固成果的要素;通过健康教育是实现有效参与的关键。这些策略是健康促进的核心要素,对所有国家都是适用的。

综上所述,健康促进的概念要比健康教育更为完整,因为健康促进涵盖了健康教育和生态学因素。健康促进是健康教育发展与延伸。健康促进是新的公共卫生的精髓,是"健康为人人"全球战略的关键要素。健康促进的内涵应体现在以下几方面:

(1) 健康促进的工作主体不仅仅是卫生部门,而是政府各部门的核心义务和职责。WHO指出:"未来的健康工作更多地是依靠非卫生部门,应由社会的所有领域和部门共同承担"。

(2) 健康促进涉及整个人群的健康和生活的各个层面,而非仅限于疾病预防。

(3) 健康促进直接作用于影响健康的决定因素,包括社会行为、生态环境、生物因素和卫生服务等。

(4) 健康促进是运用多学科、多部门、多手段来增进群众的健康,这些方法包括传播、教育、立法、财政、组织改变、社区开发,以及当地群众自发地维护自己健康的活动。

(5) 健康促进强调社区群众的积极参与健康促进活动的全过程。

(6) 健康促进是建立在大众健康生态学基础上,强调健康-环境-发展三者的整合。

2007年,国际健康促进与健康教育联盟大会主题是迎接健康促进新纪元。健康促进新纪元的特征是实现公平、平等、赋权、社区参与、部门间合作、可持续发展和对健康承担责任,全面提高人民的生活质量。

渥太华徽标艺术化地把健康促进比喻成竹子,竹子集统一性和分化性、强韧性和弹力性、多样性和稳定性、持久性和可分割性于一身。竹子融入了人们生活的衣、食、住、行各个层面。竹子的这些特性与我们设想的健康促进相似:无所不在、永久持续、与简单、高雅而朴实的生活方式融为一体。

三、新的公共卫生或后医学时代的来临

从国际健康促进的发展轨迹来认识健康促进的理念及医学发展的方向具有十分重要的意义。Mckeown 教授认为,在 19~20 世纪的英国和其他发达国家,改善健康状况的主要因素并不是医疗条件和技术的进步,而是一些社会、环境和经济变化的影响。他提出为全人类健康着想的 6 项原则:①改善卫生条件的不均一性;②强调疾病的预防;③部门间相互合作;④公众的参与;⑤对初级卫生保健的重视;⑥国际合作。1977 年,世界卫生组织根据 Mckeown 教授的 6 项原则制定了"健康为人人"的政策框架,并于 1978 年召开了国际初级卫生保健大会,发表了《阿拉木图宣言》,这是"人人健康运动"过程中的重要里程碑,也是健康促进发展的雏形。

1984 年,世界卫生组织工作组对健康促进的理念、目标和内涵都作了深入的探讨。1986 年在加拿大渥太华召开了第 1 届国际健康促进大会,提出了"世界新的公共卫生运动——健康促进";明确了健康促进的理念、策略和内容;提出制定健康的公共政策、创造支持性环境、强化社区行动、发展个人技能和调整卫生服务方向的综合性策略。标志着从传统的生物医学时代向新的公共卫生时代或后医学时代转变。其重要特征是:①疾病谱发生了根本性变化,我国 20 世纪 90 年代是死因模式发生巨大转变的 10 年,"非人口因素"(指社会经济、卫生服务、环境和行为等)对死亡作用占 81%,而"人口因素"(生物遗传、老化)仅占 19%。非人口因素中,交通事故占 88%,糖尿病占 77%,肺癌、冠心病占 60% 以上。全球非传染性疾病占全球死因 59%,其中 73% 在发展中国家,占全球疾病负担的 43%,其中 85% 发生在低、中收入国家。估计 2020 年占全球死亡 73%,占疾病负担的 60%。重要的标志是生物医学对人类健康的影响力逐步下降,而行为、生活方式、环境、社会因素的影响力逐步增强。WHO 指出"影响人类健康的因素,行为与生活方式占 60%,遗传占 15%,社会因素占 10%,医学因素仅占 8%,气候因素占 7%"。因此,医学模式由生物学模式向生物、心理、社会模式快速转化;疾病的防治与其说是靠传统的生物医学,不如说是依靠政治与社会活动。②健康理念的再认识,WHO 指出"健康不仅仅是不生病,不虚弱,而是涵盖了身体、生理、心理、精神和情绪的健康,还包括社会的和谐、文明和道德的健康"。因此,健康问题不可能仅仅由卫生部门承担,而应该由政府主导,社会各部门共同承担。③健康是基本人权,是社会发展的目标。因此促进健康应该作为各级政府、社会团体、学术机构的核心职责,坚持以人为本,以健康为中心。这就是新公共卫生或后医学时代的基本特征。

1988 年英国公共卫生未来委员会提出:"公共卫生是通过有组织的社会努力,预防疾病,延长寿命,以及促进健康和效益的科学和艺术。"WHO 作了如下补充:"这些有组织的社会努力,改善环境卫生,控制传染病,教育每个人注意个人卫生,组织医务人员为疾病早期诊断和预防性治疗提供服务,建立社会机构来确保社区中的每一个人都能达到保持健康的生活标准。组织这些效益的目的是每个公民都能实现其与生俱来的健康和长寿的权利。"我国前卫生部部长吴仪提出:"公共卫生就是组织社会共同努力,改善环境卫生条件,预防

控制传染病和其他疾病流行,培养良好卫生习惯和文明生活方式,提供医疗服务,达到预防疾病,促进人民身体健康的目的。因此,公共卫生建设需要政府、社会、团体和民众的广泛参与,共同努力。"

新公共卫生(或后医学时代)的核心内涵是健康促进的理念——坚持以人为本,以健康为中心。从政治、经济、环境全方位解决健康问题。WHO指出"健康促进的重点是社会的健康行动,促进健康的发展,获得可以达到的最高健康水平"。健康促进主要通过以下3个方面促进健康的发展:①政策倡导政府对群众的健康需求负有责任,要激发群众对健康的关注,尽力去满足群众的需求和愿望;积极营造健康的支持性环境。促进卫生资源的合理分配并保证健康作为经济和政治的一部分。②发展强大的联盟和社会支持体系以保证更广泛、更平等地实现健康目标;通过立法鼓励把健康的生活方式作为社会规范并促进个体与集体的健康行动。③提高群众的健康理念、发展保健技能,促使他们能够明智、有效地预防疾患和维护自己的健康问题。

健康的获得可以从个体、社区和政府3个层次去理解。在个体层次,要具备健康生活的能力,即掌握与健康相关的知识、态度和技能,使自己能够控制影响自己健康的危险因素而健康地生活。然而,个体不可能完全保证获得健康生活的条件,还需要从第2个层次,即社区的层次来共同创建健康的生活环境。要达到这一点,需要动员全社会共同参与,如通过多部门协作,建立合理的社区组织机构,创造各种支持环境和提供公平有效的社区健康服务、指导,促进人们健康生活方式的形成和发展,提供医疗服务,甚至为临终病人提供尽量减少痛苦的服务等,以改善生活质量。最后,在更高层次,则需要政府的承诺和促进健康公共政策的支持;包括社会舆论、社会风尚的支持。这3个层次目标的实现以促进健康的发展。

以上3个层次目标是通过不同的策略来实现的,对于个体层次,需要健康教育来实现;在社区水平,需要多部门合作,形成社区一级有能力来控制危险因素,创造健康的生活环境。这两个层次的策略称为个人的授权和社区的授权。而对政府的承诺和政策的支持,则通过倡导来实现。在此基础上形成有利的社会舆论和社会风尚。这就是世界卫生组织的三大策略:政策倡导;发展强大的联盟和社会支持体系;提高群众的健康理念和保健技能。

WHO明确地指出"必须将技术和财政资源重点放在有利于健康的工作上,作为人类发展的一部分,而不是简单地应付眼前的需要。卫生干预必须以人为中心,而不是以疾病为中心"。在迎接21世纪挑战的时候,两个中心概念尤为重要:健康促进和健康保护。并进一步确立了21世纪健康促进的优先地位。21世纪健康促进的重点是:①提高对健康的社会责任感;②增加健康发展的投资;③巩固、扩大健康领域中的伙伴关系;④提高社区能力并赋予个体权力;⑤保证健康促进所需的基础设施。

2000年,第5届全球健康促进大会发表的《墨西哥健康促进部长宣言》中提到:"我们承认,促进健康和社会发展是政府的核心义务和职责,并由社会其他所有部门共同承担;我们认识到,加强社会各阶层、各部门之间的协作,从社会、经济、环境全方位解决健康问题已迫在眉睫;在国际、国家和地区的发展议程中,把促进健康置于优先地位。"

2005年,第6届全球健康促进大会发表的《曼谷宪章》进一步承诺把健康促进作为全球性发展中心,作为各级政府的核心职责,作为社区和社会团体的重点工作;承诺健康促进需要国际、国家所有部门的共同实践。强调伙伴关系、联盟、网络和合作的价值和重要性。

综上所述,健康促进的理念、策略、原则和方法都已十分明确。健康促进已成为新公共卫生工作的基石。为了实现人人健康的目标,应在以下几方面达成共识。

(1) 解决人民的健康应着眼于影响健康的决定因素,即产生健康问题的原因或危险条件。健康促进应坚持以人为本,以健康为中心,从社会、经济、环境全方位解决健康问题。这已成为当前卫生改革的主导方向。领导体制的改革是当务之急。要加强国家和地区健康促进专业人员及相关人员的执行能力并接受继续教育和培训。

(2) 初级卫生保健和健康促进的政治承诺必须得到加强。"初保"与健康促进是架起公平的桥梁,是实现人人享有健康的重要保证。初级卫生保健和健康促进的概念必须融入医学课程,作为培养医护人员和其他卫生工作者的必备内容。

(3) 强化社区行动,充分发挥社区政府和群众在全面提高人民健康方面的积极作用。实施以社区为载体和社区参与的策略应该是主要目标。在社区实施以场所为手段综合性措施是最为有效的。社区是最贴近群众的生活、工作和学习的场所,解决影响他们生活困难和健康问题是激发群众积极参与的最好的驱动力。核心的问题是上级政府要赋予社区以当家作主,和主宰自己命运的权利。

(4) 开展以社区为载体的综合性(多部门、多学科、多层次、多手段的干预措施)防治措施。这样有利于人力、物力的综合利用,减少重复投资,以达到投入少、产出高的目的。社区健康服务必须坚持"初保"和健康促进的方向,提供促进、预防、筛检、治疗和康复服务。政府应加大对社区项目的投资。

(5) 建立广泛的健康联盟和伙伴关系,建立跨部门的健康促进组织,加强卫生部门和所有相关部门更为广泛、全面的合作,以确保健康促进的有效性。遗憾的是当前通过促进、预防以改善健康的潜力仍未得到有效的利用。

纵观我国健康教育发展的历程,大致可以分为3个阶段:卫生宣传阶段,是单向输出知识,不考虑受众是否接受和行为是否改变;健康教育阶段,是双向性个体化教育,既考虑知识的输出与到达,又考虑态度与行为的改变(KAP);而健康促进是以大社会为背景,通过政府的主导、创新的手段改变和维护健康环境实现健康的社会、健康的人群和健康的环境。

当我们面临医学模式的转变、人口结构巨变和环境的恶化,将给我们带来更多的机遇与挑战。我们应当在总结以往工作的经验与教训的基础上,进一步提高对健康促进理念和内涵的认识,努力改变单学科、单因素、单病种的孤军作战的工作模式,转变条块分割的局面,加强健康促进的综合协调工作,探索适合我国国情,以确保健康促进的有效性。

第三节 健康教育与健康促进的意义、目的和任务

一、健康教育与健康促进的意义

(1) 健康教育是初级卫生保健八大要素之首,《阿拉木图宣言》指出"健康教育是所有卫生问题、预防方法及控制措施中最为重要的,是能否实现初级卫生保健任务的关键"。1983年,WHO根据初级卫生保健原则来重新确定健康教育的作用,提出了"初级卫生保健中的健康教育新策略",强调健康教育是策略而不是工具,把健康教育作为联系各部门的桥梁,

创造并获得必要的政治意愿;跨部门合作,促进全社区的参与;提供可持续发展的合适技术和资源,以实现健康的目标。

1989年,第42届世界卫生大会通过了关于健康促进、公共信息和健康教育的决议,进一步认识到健康教育和健康促进是促进政策的支持和公共卫生事业的发展,促进各部门间的合作及保证广大群众参与实现"人人享有卫生保健"目标的作用;充分注意到健康教育和健康促进对实现卫生目标的重要性;认识到健康教育的教育技术,行为研究及战略和资源的潜力。为此紧急呼吁各会员国:把健康教育和健康促进作为初级卫生保健的基本内容,并列入卫生发展战略,加强各级健康教育机构所需的基础设施和资源。

(2) 健康教育与健康促进是卫生领域所有工作的基石。健康促进动员个人和社区承担相关责任,改变不利于健康的条件和环境,作为一项策略、一个过程、和一种途径,不仅是值得考虑的问题,也是卫生部门的责任和使命。健康促进是开展疾病控制、促进健康生活方式和健康环境的一个有效切入点,有助于健康状况的改善、生活质量的提高。其成功经验说明健康促进可以成为控制疾病、改善社会环境及物质环境的低成本高效益的策略。已经得到全世界的公认。

当今发达国家和我国疾病、死亡谱发生根本性变化,其主要死因已不再是传染病和营养不良,而是被慢性病所取代,冠心病、肿瘤、脑卒中已成为这些国家的主要死因,这些疾病多与不良的生活方式、行为(约占50%)和环境因素有关。实践证明,健康教育能有效地防治心血管疾病和恶性肿瘤等。芬兰是全球冠心病死亡最高的国家之一,1972年实施综合性健康教育和健康促进规划,20年后男性冠心病死亡率下降52%,女性下降68%。冠心病的危险因素也出现令人瞩目的下降。世界各地的研究和个案调查提供了令人信服的证据:健康促进是十分有效的。前世界卫生组织总干事中岛宏博士在第13届世界健康教育大会开幕式上说:"我代表世界卫生组织向大家保证,健康教育的极端重要性将得到承认。我向大家保证:我们将给予你们的领域以优先权,给优先权的理由是十分充分的,而且也是全世界迫切需要的。"

(3) 健康教育与健康促进是一项投入少、产出高、效益大的保健措施。WHO指出"1美元的健康投资可取得6美元的经济回报(《宏观经济与健康》,2002年)"。健康教育是改变人们不良的生活方式和行为,减少自身制造的危险性,是一项一本万利的事业。美国卫生总署1979年出版的《健康的人民》一书指出:"我们自毁于自己创造的生活方式和行为……我们自毁于自己创造的环境污染……我们自毁于容许有害健康的社会条件继续存在……"美国疾病控制中心研究指出"如果美国男性公民不吸烟,不过量饮酒,采纳合理饮食和进行经常性锻炼,寿命可望延长10年,而美国用于提高临床医疗技术的投资,每年数以千亿计,却难以使全国人口期望寿命增加1年"。显然,2亿多美国人民只要适当的改变行为,将会大大地降低有关疾病的发病率和死亡率,并减少医疗费用。各国的实践也充分证明了这一点。

二、健康教育与健康促进的目的和任务

健康教育与健康促进的目的就是实现全球性健康与公平,使人人都享有最高而且能获得的健康水平,不因种族、宗教、政治信仰、经济和社会状况不同而分等级。

具体目标:①全面提高我国公民健康素养(health literacy);②促进人们生活、工作、学习和娱乐环境的健康;③预防在生命的不同阶段中相关的危险因素;④促使个人和社区人

群降低因不健康生活方式、行为和环境所致的危险;⑤降低性别、种族、年龄和社会经济地位的不公平性,特别关注脆弱人群的健康。

健康教育与健康促进的任务是使人们在任何地方,任何时候都能做到更早、更方便、更愉快地做出健康的选择。健康促进应力求通过3个主要策略促进健康的发展。

1. 社会动员 是一项人民群众广泛参与、依靠自己的力量把社会发展目标转化成社会行动的过程。社会动员既有"自上而下"的动员,也有"自下而上"的推动。它以人民群众的需求为基础,以社区参与为原则,以自我完善为手段。社会动员过程是一个在社会各阶层、各部门之间建立对话机制,发展伙伴式的合作与共事关系的过程。社会动员的结果应该是:人民群众积极主动参与到整个项目管理过程,包括确定社区需求,实施项目规划,以及评价目标的实现程度。

2. 倡导与游说 在我国实际工作中常称为"开发领导层"。倡导是向政府领导人,大众传媒负责人等陈述发展项目的意见,争取他们支持,包括政策、资源配置、信息传播等帮助。游说是针对人大代表,旨在促成人大提案支持项目,并出台相应法律、法规。政治承诺、政策配套、媒介支持是社会发展顺利实施的重要保证。大众传媒的支持有时成为当地领导得以持续关注项目的重要因素。

倡导卫生及相关部门去努力满足群众的需求和愿望,促使所有人能充分发挥健康潜能,包括给群众以正确的观念、知识和技能,促使他们能够明智、有效地预防疾患和解决个人和集体的健康问题;倡导激发群众对健康的关注,促进卫生资源的合理分配并保证健康作为政治和经济的一部分;倡导创建支持性环境和提供方便,并给于政策支持;使群众更容易作出健康选择。

3. 协调 健康的必要条件和前景不可能仅有卫生部门承诺,更为重要的是健康促进需要协调所有相关部门的行动,包括政府、卫生和其他社会经济部门、非政府组织与志愿者、地区行政机构、工矿企业和新闻媒介部门。专业卫生人员的主要责任是在政府的领导下协调社会不同部门共同参与卫生工作。发展强大的联盟、网络和社会支持体系以保证更广泛、更平等地实现健康目标。

健康促进是通过社会动员、倡导游说和协调以发展多部门的行动,促进人民提高(控制)和改善自身健康的过程。健康促进是一个动力学和发展的概念。它包括群众通过他们每天的生活以促进所有人民达到最高限度的身体、精神健康和社会的良好适应。

第四节 健康教育与健康促进的发展

近20多年来,健康教育与健康促进的理论和实践均获得蓬勃发展,较完整的科学体系已逐步形成,健康教育与健康促进作为卫生保健的总体战略已得到全世界的关注。世界卫生组织敦促各国政府根据本国的国情制订长期的健康政策,而政策中最重要的部分是健康教育和健康促进。

一、我国健康教育与健康促进的发展

我国早在20世纪初,随着西方医学知识的传入,健康教育学理论开始引入我国。1915年,我国最早、最有影响的西医组织——"中华医学会"成立,首任会长颜福庆在成立会上宣布:"学会宗旨之一为普及医学卫生知识,以广泛唤起民众公共卫生意识;中国医生们从此

登上了中国卫生教育的舞台,改变了一个世纪以来,处处听命于外国传教士的境地。"1916年成立"卫生(健康)联合会",由胡宣民任秘书(美国霍金斯大学公共卫生学博士,是我国最早的健康教育专业人员)。20世纪20年代,我国教育界众多学者对于提高民族健康极为重视,提出"健康教育从学校抓起"等口号。1929年,北平市成立"学校卫生委员会",这是我国最早的市级学校健康教育行政机构。1931年,成立"南京市健康教育委员会"。同年,中央大学设立"卫生教育科",由卫生署和中央大学联合培养学校健康教育师资,学制为4年,先后由陈志潜、朱章赓、徐苏恩任科主任。1933年,北平市卫生教育委员会拟定健康教育章程及实施规划。次年,教育部成立中小学卫生教育设计委员会,制定《师范学校卫生课程标准》,规定教育目标为"使学生明了健康与人生之关系,以培养重身心健康之意识与实行卫生习惯之信心"、"使学生明了健康教育之原理及实施要点"、"灌输普通医药常识,使学生具有解决实际生活问题之智能"。先后出版了《学校健康教育》(徐苏恩主编)、《卫生教育讲义》、《健康与经济》等著作。1935年,胡定安、邵象伊等发起组织建立"中国卫生教育社",同年,"中华健康教育研究会"成立,这两个全国性健康教育群众性学术团体的成立,对促进当时健康教育事业的发展起了积极作用。

在健康教育研究机构方面,1931年成立的卫生实验处就设有卫生教育系,负责健康教育专业人才的培养及学校卫生和民众健康教育方法的研究、设计、推行及材料制作等业务工作。抗战期间改称"中央卫生实验院教育组"。1935年戴天右到南京协助朱章赓创建我国最早的健康(卫生)教育机构——中央卫生实验院健康(卫生)教育系,并创办了《丙寅周刊》,担任健康教育组主任,负责健康教育研究及推广工作。1939年,"中华健康教育协会"在上海成立,该会与中华医学会合办《中华健康杂志》,该刊创办以来,以大量篇幅普及卫生知识,并重视心理、社会和环境的健康教育。20世纪30~40年代,国立中央大学及国立江苏医学院(前身为江苏医政学院)共培养了健康教育专业人才92名,后因经费困难先后停办。此外,还派遣陈志潜、朱章赓、周尚、邵象伊、徐苏恩、戴天右、贾伟廉等赴美国、欧洲、日本等国进修健康教育学,分别获得硕士、博士学位后回国。他们在当时非常困难的条件下,为开创和推动我国健康教育事业作出了不懈努力,成为我国健康教育事业的开拓者和奠基人。可以认为,这一时期是我国健康教育事业令人振奋的发展期。

20世纪30年代中期,一些学者提出了普及我国健康教育的实施策略:①确定健康教育体系;②制定健康教育法规;③筹集健康教育经费;④培养健康教育人才;⑤普及学校健康教育设施;⑥推广学校健康教育;⑦普及民众健康教育事项。呼吁建立统一的领导体制,在中央建立健康教育委员会负责推进、设计、指导、考核全国健康教育普及实施的责任,并建议各市、县也设立健康教育委员会。对文化落后的穷省、市、县在人才、经费和材料上应予实质上补助。1929~1949年,我国省市级健康教育行政机构发展迅速,全国有19个省、6个市成立了健康(或卫生)教育委员会。江苏、福建、广西、安徽、浙江等省还成立了市、县级健康(或卫生)教育委员会。1936年底,江苏省已有51个市、县成立了卫生教育委员会,初步形成了从中央到地方的健康教育领导体系。当时的"行政院"责令尚未成立健康教育委员会的省市限期成立。同时,由教育部、卫生部、社会部颁发的《各省市、各县市卫生教育委员会组织规程及工作大纲》,明确卫生教育委员会为独立的行政机构。省市卫生教育委员会由教育厅局长任主任委员、卫生处局长任副主任委员,社会处局长任当然委员。县市卫生教育委员会由县市长或教育局长任主任委员,教育科长、卫生科长任副主任委员。明确了卫生教育委员会的职责和工作内容。1935年,江苏省主席陈果夫、教育厅长周佛海和胡定安博士创办了"中国卫生教育社",负责我国健康教育的研究工作。当时,我国健康教育已驶入"快车道",明确健康教育对象不仅为学生,而兼及社会民众,其工作不仅注重城市,而兼重乡村,其策略不仅偏向消极的防病,而兼向积极的锻炼;指出,疾病的治疗和预防(以疾病为中心)是消极的,而促进健康(以健康为中心)才是积极的。这些以人为本,以健康为中心的理念与当今WHO倡导的健康促进理念是一致的。

在发展初级卫生保健方面,我国也作出了重要贡献。1926年,平民教育家晏阳初选择河北省定县作为实验区。数十位学有专长的归国博士和数百名大学毕业生,放弃城市舒适的生活环境和优厚的待遇来到乡村,开展农村平民教育。通过大量的调查和社会实践,总结出当时农民存在着"愚、穷、弱、私"四大病症,为此推行四大教育,即以文艺教育(扫除文盲、提高文化水平)救其愚,以生计教育(改良农作物和家畜品种、组织供销合作社等来增加农民收入)救其穷,以健康教育救其弱,以公民教育救其私,实施家庭、学校、社会三大教育方式,提高和增强农民的"四力",即知识力、生产力、强健力和团结力。当时定县实验区设有卫生教育部,陈志潜在美国、德国读完公共卫生、健康教育学回国后,应晏阳初的邀请举家移居定县并担任卫生教育部主任。经细致调查后,提出发展农村卫生事业必须采取由下而上的策略,并决定在村设保健员,区(联村)设保健所,县设保健院。在北平协和医学院公共卫生科的帮助下,经过试点和推广,到1935年全县基本建成了比较完整的县、区、村三级卫生保健网。该实验区还开展了传染病预防、学校卫生、妇幼卫生、水井改良和环境改良等研究,并应用健康教育规划设计原理,遵循"循证"理论,对实验区的工作进行科学的评价。陈志潜指出:"科学方法能增加工作效率,及确定工作基础""如何发现民众的健康问题所在(需求评估)可利用观察和调查2种方法",通过观察,他得出定县农村的5项结果。他又指出:"为科学起见,这些普通的观察的结论是不够的,必须作更进一步的调查。"他认为:"这种明了民众健康的方法,完全是客观的,可靠的成分很高,所得结果能够帮助解决健康问题的运用。"他在定县保健制度实施1年以后,做了研究区内61个村和非研究区的对照评价,其差别是非常显著的。他在制定实验计划过程中,强调必须遵循"采取科学态度"、"以问题为对象"和"注重创立制度"3项原则。这些宝贵经验都值得我们借鉴。1985年,85岁高龄的陈志潜教授接受美国加州大学的邀请赴美撰写这段历史。他写下了《中国农村的医学——我的回忆》一书,受到国际社会的广泛关注。联合国儿童基金会执行主席格兰特博士在该书前言中写道:"陈志潜教授致力于卫生工作50多年,对世界卫生工作做出了不可估量的贡献,这些贡献至今仍在促进着中国人民健康和康乐的发展,同样也在相当程度上改善着世界其他发展中国家人民的健康和康乐。"

除了定县实验区,1929年卫生部与陶行知在南京创办了晓庄乡村卫生实验区,以及1931年在南京汤山、北平清河镇;1933年在山东邹平,上海的吴淞、高桥、江湾;1935年在江苏淮阴、盐城、徐州、无锡等地均开展了乡村卫生实验区工作。实际上,当时在我国已经形成了初级卫生保健的雏形,为WHO制定与发表《阿拉木图宣言》(初级卫生保健)提供了有益的理论与实践经验。

解放初期,我国依然面临传染病、寄生虫病和性传播疾病流行的严重威胁,营养不良十分普遍。加之由于我国人口众多,经济不发达,医疗卫生事业落后。我国政府高度重视卫生事业的发展,强调把保护人民健康和生命安全放在重要位置,1950年召开了第1届全国卫生工作会议,提出了卫生工作四大方针。从1953年起,全国开展了具有伟大意义的"爱国卫生运动",在全民中普及卫生知识,提出了"动员起来、讲究卫生、减少疾病、提高健康水平",以及"除四害、讲卫生、增强体质、移风易俗、改造国家"的口号,动员全民参与除害灭病工作;基本建立了遍及城乡的医疗卫生体系、城镇职工医疗保险制度和新型农村合作医疗制度,在除害灭病过程中建立了"三级卫生保健网",充实了农村医生,为初级卫生保健工作奠定了基础和提供了经验。在"预防为主"的方针指导下,依靠党的政策和广大医务人员的力量,采取人人参与、社会支持和适宜的技术,迅速消灭了性传播疾病,控制了四大寄生虫病,各种传染病和地方病的发病率大幅度下降,加快了医学模式的转变,卫生事业发生了深刻变化,成功地使婴儿死亡率从20%以上降低到1.5%;持续下降发挥了重要作用。孕妇死亡率从1 500/10万降低到34/10万;人均期望寿命从35岁提高到72岁,这些变化在世界医学史上也是少有的。我国仅用小于3%的国民生产总值来维持12亿人口的健康,而美国用大于15%的国民生产总值解决2亿多人口的健康,我国的投入仅为美国的1/28,取得了举世公认的成就。WHO曾经赞誉我国"用最低廉的成本保护了世界上最多人口的健康"。20世纪80年代末,为了推动我国城市基础设施建设,提高城市管理水平,爱国运动卫生委员会组织开展了创建卫生城市活动,推进改水、改厕和环境治理等,取得了显著成绩,已成为建设健康城市的基础和强大的推动力。

  1986年中国健康教育研究所及中国健康教育协会成立,中央爱国卫生运动委员会设立了健康教育处,领导、协调、指导全国的健康教育工作。目前全国省级健康教育所已有26个,地、市级健康教育所有150多个,健康教育专业人员近2万名,部分院校设置了健康教育专业,现已培训出一批具有硕士、本科、大专、中专学历的健康教育专业人才。1990年和1997年分别召开了2次全国健康教育工作会议,进一步把健康教育提高到战略高度来认识,1998年,前卫生部部长陈敏章在全国第2届健康教育工作会议上指出,要从以下4个方面认识健康教育的地位和作用:站在国际竞争的战略高度,进一步认识健康教育在公民素质教育中的重要意义;站在加强社会主义精神文明建设的高度,加大健康教育工作的力度;站在"科教兴国"战略高度,把健康教育列入社会发展规划;站在贯彻新时期卫生工作方针的高度,充分认识健康教育是解决当今主要社会卫生问题的首选对策。1996年,党中央、国务院召开的全国卫生工作会议大会报告中提出:"要积极推进'亿万农民健康促进行动'和'中国工矿企业健康促进工程'";为了推进我国健康教育与健康促进工作科学和规范地发展,制定了《全国健康教育与健康促进工作规划纲要(2005~2010年)》和《健康中国2020战略》。国务院颁发了《21世纪议程》和《中国卫生发展与改革纲要》。

  WHO指出:"初级卫生保健是卫生运动历史上的重要里程碑,初级卫生保健的目标、策略、原则和方法至今仍适用。"2006年,WHO重申要重振初级卫生保健。

  为了提高全民健康素养,2008年卫生部颁布了《中国公民健康素养66条》及《中国公民健康素养——基本知识与技能(试行)》,把开展全民健康教育作为战略重点。前卫生部部长高强指出:"当前,我国各级政府把大力发展医疗卫生事业、保障公共卫生安全作为建设小康社会、构建和谐社会的一项重要任务,落实上述任务的重要保障措施之一是采取健康促进策略……健康促进越来越凸显重要的作用,加强健康促进工作已逐渐成为全社会的共识。"

二、国外健康教育的发展

  发达国家的健康教育事业起步较早,但真正被重视还是近20多年的事。以美国为例,从19世纪末到20世纪50年代,死亡率呈持续、稳定地下降,据统计1900~1977年间,死于急性传染病的人数由580/10万降到30/10万,75岁前死于传染病的仅占1%,死亡率由1.7%降到0.9%。卫生分析家指出:"死亡率的大幅度下降的主要原因是环境条件的改善,如公共卫生设施,包括饮用水、污水处理,推广免疫接种、卫生食品的供应、营养状况的改善和良好居住条件等,由于上述措施的实现,对美国人民的健康水平、生活质量的提高发挥了重要的作用。"然而,50年代,美国医务界普遍认为这是医学科学与技术的进步的结合,如抗生素及其他特效药物的问世、外科手术的发展(如器官移植,冠状动脉搭桥、介入)等。过分强调生物学的方法,出现了人体治疗"工程方法"(engineering approach)的概念,认为只要加大生物医学研究的投入,便能达到控制疾病的目的。受该思潮的影响,便出现重治疗轻预防的倾向,60年代美国国会通过了《医疗照顾、救助与地区医疗计划》(*Congress of medicare, medicaid, regional medical program*)和《综合健康计划》(*Comprehensive health planning*)的立法,其核心是强化对贫民和老年提供医疗服务,结果不但使初级卫生保健和家庭医生濒于消失的边缘,而且医疗费用急剧增加,国家和个人负担过重,从1950年到1975年全部医疗费用由120亿美元上升到1 185亿美元,每年以96%的速度递增,增加约10倍。实践证明,扩大医疗照顾无益于健康事业,美国人口死亡率在半个世纪急速下降后到20世纪50年代中期已停止下降(图1-1)。世界卫生组织的一份关于世界健康状况的报告指出,几乎所有发达国家经历了死亡率急剧下降后都经历着一段"停滞期"。表明当代的生物医学模式难以解决广大人民的健康问题。

环境时代
  1. 天花免疫接种(1796年)
  2. 第1个州卫生局(1855年)
  3. 外科消毒(1886年)
  4. 公共卫生服务(1870年)
  5. 城市卫生局
  6. 巴斯德牛奶消毒
  7. 公共卫生运动
  8. 胰岛素问世
医药时代
  1. 磺胺药
  2. 青霉素
  3. 抗结核药
生活方式时代
  1. 心脏外科手术
  2. 脊髓灰质炎疫苗
  3. 冠心病保健
  4. 心脏移植
  5. 冠状动脉搭桥

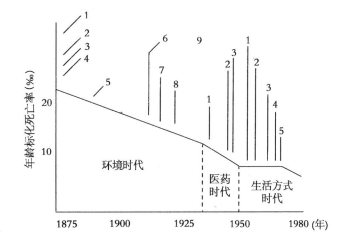

图1-1 美国卫生世纪

资料来源:Vickery, Donald M. Life plan for your health. Addison Wesley Publishing Co., 1978

进入20世纪70年代之后,疾病谱发生了根本性的变化,许多发达国家慢性退行性疾病已经取代了传染性疾病及营养不良,已经证明行为和生活方式对健康的影响,如吸烟、饮食习惯、酗酒及缺少体育锻炼等,另外,由于环境污染等导致的现代环境灾害。个人生活方式对健康状况有实质性影响的具体证据是由美国加州大学公共卫生学院院长布瑞斯洛

(Lester Breslow)等提出,他们曾于1972年通过对6 828名成人的5年半随访观察,显示期望寿命与健康质量和7项行为有关。经济学家福西(Victor Fuchs)在1974年出版的《谁应生存》(Who shall live)一书中,对美国内华达和犹他两地居民的健康状况研究表明,犹他居民的健康状况是全国最好的,而内华达的居民则较差;造成两地差异的原因主要是两州居民不同生活方式所致。他认为要想改善美国人民健康的关键在于美国人是否愿意为自己尽力。

1974年被认为是健康促进新纪元的开端。同年,加拿大政府在卫生与福利部部长拉朗德(Lalonde)领导下,发表了里程碑式的政策性宣言——《加拿大人民健康的新前景》,把卫生政策的侧重点由疾病的治疗转移到疾病预防和健康促进,同年,美国国会通过了健康信息和健康促进法,并建立了健康信息和健康促进办公室。同年,美国国会还通过《国家健康教育规划和资源发展法案》,明确规定健康教育作为国家优先卫生项目之一。1979年美国卫生总署发表的《健康人民2000》宣告开始"美国历史上的第2次公共卫生革命",并指出"美国人民健康的进一步改善能够而且将可以达到不仅是增加医疗照顾及经费,而是国家重新对于疾病预防以及健康促进所做的努力"。1971年美国设立健康教育总统委员会,在卫生、教育、福利部设立健康教育局,并建立全国健康教育中心。据统计,美国开设健康教育相关课程并授予健康教育学士的高校近300所,培养硕士、博士学位的高校20余所。

欧洲许多国家已经把健康教育作为卫生保健的组成部分。前苏联在1920年就开设了健康教育馆;1929年设立健康教育研究所,领导并组织全国健康教育工作;1976年成立了特别健康教育委员会,此后在各加盟共和国和地区所有的医药部门和研究所都要开展有组织、有计划的教育活动。早在20世纪20年代就强调"没有健康教育就没有苏联的保健事业"。卫生工作条例规定"健康教育事业费不得少于地方卫生经费的5%。法国于1976年成立了健康教育协会并将健康教育列为医学院校的必修课。

WHO建立伊始,在总部设有健康教育组。1989年在总部设公共信息与健康教育司,各大区均设有健康促进机构。WHO多次在世界卫生大会上通过有关健康教育工作的决议,倡导建立健全健康教育组织机构,协调各国健康教育机构开展工作,增强公众及学校健康促进工作。明确地将"协助各国人民开展健康促进工作作为该组织的14项任务之一"。WHO与联合国儿童基金会(UNICEF)、国际健康促进与健康教育联盟、联合国教科文组织和世界银行等机构合作,开展双边和多边的区域性交流和研究,并为发展中国家提供贷款。

健康教育的国际性民间学术组织——国际健康教育联盟(International Union of Health Education, IUHE)于1951年在法国巴黎成立,总部设在巴黎。联盟的宗旨是"通过教育来促进健康"。随着健康教育和健康促进的快速发展,于1994年该组织更名为国际健康促进与健康教育联盟(IUHPE)。它的活动方式是组织国际性大型专题研讨会,每3年组织一届,对促进各国健康促进和健康教育的发展起了很大的推动作用。

综观世界健康教育的发展大致可以分为3个阶段。

1. 生物医学阶段 20世纪70年代前,以疾病为中心的医学年代,强调治疗与预防疾病,主要以生理学危险因素,如高血压、免疫接种、早期筛检(如高血脂、高胆固醇的检出)。主要是以机体功能机制为出发点,以疾病为中心的生物医学模式,忽视了社会公正与平等;忽视了非卫生部门的作用;忽视了群众对他们自己生活和健康的作用;局限了社区开发与利用。

2. 行为阶段 20世纪70年代早期开始引入行为(或生活方式)的手段。主要认识到疾病谱已发生根本性改变,随着生活水平的提高,生物学的手段在预防疾病、提高生活质量方面已显得苍白无力,提出了健康生活方式即为行为危险因素的观点,使医学理论又增加了教育、行为、社会市场和政策理论等,大大地拓宽了健康教育与健康促进的视野,超越了生物学预防的范畴。

3. 新公共卫生或后医学阶段 20世纪80年代后,人们进一步认识到行为与生活方式的改善很大程度上取决于社会与自然环境因素(生态学)的制约,进一步提出要关注影响健康的决定因素。世界卫生组织提出世界新公共卫生——健康促进。强调以人为本、以健康为中心,从社会、经济、环境全方位解决健康问题的新理念。解决健康问题的根本出路在于政府主导、社会支持、跨部门合作和社区参与,关键在于深化改革,加快发展。

此阶段,健康促进的理念得到进一步的扩展,提出以"生态—群体—健康"为纲。健康促进战略性行动主要从2个层面对生活方式和环境产生影响:①健康促进作为一项公共卫生行动,贯穿于整个卫生保健过程中,从重机体向重环境、心理、社会因素与机体相互作用的综合因素;从重疾病诊治向重预防、生命全程保护、健康管理综合性预防,以及最后的康复。②健康促进作为一项社会事业,保障全民的健康幸福的权利。从重城市向重城乡、社区,才能发展全民的保健事业。促进健康的生活方式是一项提高人类生活质量的社会投资。卫生部门和非卫生部门应平等合作,共同参与健康促进这一领域的工作,健康既是一项产出,也是一项社会目标。健康是维护社会安定、保障基本人权、提高社会生产力、建设精神文明、反映社会公德的社会进步因素。此外还要充分认识到人类的生老病死不是孤立的医学问题,必须依靠政府的领导、多部门的参与,资源的合理配置,采用适宜技术以及保护人类赖以生存的生态环境。

第五节 健康教育与健康促进的展望

1977年,在WHO成员国作出"人人享有卫生保健"的全球策略庄严承诺之际,在《阿拉木图宣言》提出初级卫生保健原则之后近20年,在《渥太华宪章》发表10年之后,在健康促进迈向21世纪——面临发展健康的国际策略的紧要关头,第4届国际健康促进大会召开了。WHO前总干事中岛宏博士在开幕式上说:"这次大会是及时而有特殊意义的,是面向未来的,其核心在于复兴健康为人人的政策及21世纪新的健康宪章。它将保证健康促进置于政策高度,以庆祝50周年,并迈入21世纪。"

尽管拥有健康是每一个人的基本权利之一,但不可能自动拥有,需要全社会的长期不懈努力。《雅加达宣言》指出"发展健康促进以迎接新面临的健康决定因素的改变是极为重要的"。

目前有以下因素影响了健康促进在卫生及其他社会部门中的优先地位。

(1) 健康教育和健康促进理念缺乏理解是当前的一个主要障碍,部分领导和群众不了解什么是健康促进及其能做什么。有效的行动需要达到广泛的共识才能产生必要的政治愿望并得到强有力的支持。因此,全面提高各级领导的健康理念是十分重要的。更应强调领导的支持应体现在制定有关健康的公共政策,提供合适的资源和设备的支持以及培训高质量的人才上。而"书面的政策"和"慷慨激昂的表态"所产生的效果是微不足道的。

(2) WHO指出"促进健康和社会发展是政府的核心义务和职责,并由社会其他所有部门共同承担"。如果没有一个由政府和社会各部门组成极具凝聚力的领导机构是难以完成促进健康的使命的。20世纪50年代抗击细菌战,国务院成立了中央爱国卫生运动委员会;控制四大寄生虫病、性传播疾病,中央政府成立了九人领导小组;抗击严重急性呼吸道综合征(SARS)、禽流感的战斗中,从中央到地方各级政府的主要负责人亲自领导都说明了组织变革的重要性。目前,卫生体系管理不顺,负责健康促进的领导部门不明确,是造成健康促进的本土化研究严重不足,缺乏多部门相关学科的合作研究。如若能在国务院建立健康促进委员会,在卫生部设立健康促进司,并在省(自治区)、市、区(县)建立相应的组织,将对健康促进的发展产生不可估量的作用。

(3) 缺乏应用新技术发展健康促进的能力。由于我国健康教育起步比较晚,人员配额不尽合理,到目前为止,还没有足够的健康促进证据足以信服地说服各级领导和群众。健康教育人力资源的不足是阻碍健康促进发展的重要因素。

WHO指出"面对健康的新威胁,需要采取新的行动方式。未来的挑战必须开拓多部门合作,特别提出需要打破政府内各部门间的传统界限,打破政府与非政府组织和公共与私人部门之间的界限"。合作是极为重要的。特别是需要在各级政府与不同部门之间,在平等的基础上建立新的伙伴关系。

(1) 重新认识健康促进面临的挑战:①如何使健康促进覆盖全人群,尤其是贫困人群和脆弱群体;②如何打破部门的界限,加强卫生部门与其他部门的战略合作,共同确定影响健康的危险因素;③如何增强健康促进手段的有效性,使其与卫生系统发展紧密结合,确立其在卫生部门中的优先地位及使命。

(2) 建立新的战略伙伴关系:①健康促进的推动者:政府内负责健康促进的技术核心人物,他们的职责是与国际、国家政策的制定者建立联系和战略伙伴关系;②健康促进的支持者:这些支持者不属于卫生系统,是我们的战略合作伙伴,通过政府协调打破部门间的界限,建立支持性环境;③健康促进的技术支持者:国家办公室、国际合作伙伴,以及学术研究机构,建立技术咨询体系。

(3) 调整战略方向:①健康促进的队伍建设:发展领导层、合作伙伴、战术联盟以及行动团队。②发展外部伙伴关系,组织有效的信息传播活动,建立战术性联盟。③在卫生系统内部发展健康促进的市场营销策略,健康促进不是卫生系统内部某一部门或几个部门的行动,而是整个卫生系统的共同任务。④进行健康促进能力建设,确保健康促进的有效性。前卫生部部长陈敏章在全国第2次健康教育工作会议上指出:"要特别注意健康教育专业骨干培养;要陆续办好大、中专健康教育专业,在高等院校设置健康教育进修班;培养既有理论基础又有实践经验的高质量健康教育人才;培养合格的人才。"邓小平指出:"教育要面向现代化、面向世界、面向未来"的教诲,要培养能信任并完成全球战略目标的有用之才。"

总之,新公共卫生时代或后医学时代的特征是倡导整体性、系统性、多元性、综合性和协同性的理念。在人的健康问题上,固然有个人层面上的饮食、锻炼、养生、调适等具体的科学技巧和社会层面上的医疗、卫生、环境、和谐、文明等具体的科学决策问题;同时也有生命发展的自然规律问题。健康的理念早已超越了医学范畴而扩展到人文、社会和自然科学的许多领域。包括由个人健康到全民健康再到国家文明、和谐发展等综合的健康要素,健康问题正在成为社会和谐发展的核心问题。健康促进的策略将成为我国健康发展的大趋势。

思考题

1. 理解健康的概念对于当前卫生体制改革的重要意义有哪些?
2. 影响健康的主要危险因素有哪些?
3. 如何理解健康教育和健康促进的概念?
4. 国内外健康教育的发展给我们什么启示?
5. 目前发展健康教育与健康促进的理念有哪些障碍?
6. 请论述我国健康发展的大趋势。

(黄敬亨)

第二章 组织与管理

阿波罗登月计划的总负责人韦伯在完成计划后指出:"我们没有使用一项别人没有使用过的技术,我们的技术就是科学的组织管理。"空气动力学家、美籍华人吴建民认为:"发达国家与发展中国家之间最大的区别之一就是管理……科学技术好比武器,管理好比兵法。有了精良的武器,还要有高明的兵法,才能克敌制胜。因此,从某种意义上来说,发展中国家应该是'管理第一,科技第二'。"健康教育的主要特点是用知识唤起人民防治疾病、促进健康的积极性。而教育人民、武装人民是一项复杂的社会工程,它的社会性、科学性和群众性特别强。健康教育做得好的地方,人少钱少可以变人多钱多。反之,有些地方尽管也有一些人力、物力和财力,但工作不尽如人意,其根本原因在于不善于组织管理。

以人为本的管理须从传统的三要素(人、财、物)向人、财、物、信息、技术和管理六要素转变。把调动和发挥人的作用放在首位,做到"硬实力"与"软实力"的管理相结合,把管理科学性和艺术性相结合,使管理人性化,即从机械人→经济人→社会人→文化人。组织管理一般程序为:计划、组织、用人、指导和控制五步骤,结合健康教育工作,择其重点阐述如下。

第一节 理念开发

"理直气壮"的"理"指理念、道理,任何管理决策都以理念开发为前提。20世纪80年代,WHO指出:"未来死亡率的下降,大部分靠非卫生部门的努力",高屋建瓴地提出此具有战略意义的理念,指导全球防治疾病和卫生工作。接着WHO指出:"卫生部门必须与政府、社会经济部门、人民团体、非政府组织、慈善机构、宗教组织、志愿者组织和公众传播媒介等合作,与社会各界人士从个人、家庭、社区等层次,组成牢靠的伙伴关系(partnership),形成部门内部和部门外部间的协作(intra - inter sectional cooperation)。真正部门间合作必须建立在互利的基础上。如果卫生部门期望从其他部门得到帮助,就必须帮助他们实现他们的目标。互利的范围必须确认,其互补性作用也应明确。"WHO还指出:"防治心血管疾病与其说要靠传统的医学技术,不如说要靠政治行动(即社会行动);防治恶性肿瘤,要用'社会和行为措施'"。健康教育方面,主要的理念开发包括以下3方面内容。

一、健康新战略

健康是人全面发展的基础,关系千家万户的幸福(党的十七大报告)。健康是强大经济发展的首要资源,增进健康是消除贫困的首要战略(WHO前总干事布伦特兰1999年在北京讲话)。

在发展战略中,必须把卫生作为社会发展议程的核心(布伦特兰在全球社会发展首脑会议上讲话)。那种靠牺牲国民教育、劳动保护、社会服务、医疗卫生和生态环境等社会进步因素,而求得经济指标上升的增长第一战略,其后果是令人失望的(日本发展学家驹井洋)。例如:英国国民健康新战略如表2-1所示。

表2-1 英国国民健康新战略(英国卫生部长1997年向议会报告:英国卫生政策新情况)

项 目	自然观(natural view)	整体观(holistic view)
个体(individualistic)	①下游 临床为主	②
集体(collectivistic)	③	④上游 健康促进政策

从上述可见,21世纪健康发展的新战略,应告别认为健康事业是救济事业、纯福利事业等陈旧观念,要把健康看作是人类发展的终极目标之一。健康是贯彻以人为本的科学发展观的核心。健康是生产力发展的组成部分(人力投资),是保障基本人权(健康权),是全世界的一项目标(WHO),是精神文明、社会公德的体现。发展是硬道理,社会发展以人为本,人的发展以健康为本。健康投资是发展的重要组成部分。必须摒弃GDP主义,把关注民生、关爱健康、使人人健康(health for all)、健康促进成为健康发展的新战略。

二、社会大卫生

1988年,我国国务院在深入开展爱国卫生运动的文件中强调"必须牢固树立社会大卫生观念,坚持不懈地抓好群体性、社会性的卫生工作",要求"强化群众和社会各部门的大卫生观念"。卫生系统是开放性系统,必须从封闭(卫生部门管卫生)变为开放,使卫生与社会经济发展同步,做到"人人为健康,健康为人人"。政府和社会各部门要把健康和幸福作为共同的社会目标。社会大卫生的理念是以现代管理学的重要理论——协同论为基础。它是一种综合性、整体性的思维方法。因为世界上一切事物都有相互依存和相互排斥的关系,结合性思维要求找出共同点,避免相异点,与有关部门结成伙伴关系。大到国际关系,小到人际关系,皆应贯彻此理念,互助互利,达到双赢境界。

我国在实现人人享有卫生保健(HFA)工作中取得国际公认的成就,WHO认同并且推广我国经验。其重点是:用社会大卫生观念开发领导层是实现HFA的关键,健康教育是初级卫生保健(PHC)的灵魂,建立基层保健网是HFA的基础。

上海市为我们提供了社会大卫生的典型案例。2006年12月8日,上海市开通了上海市公共卫生公益电话"12320"。此免费热线电话由市政府倡导,作为市卫生局便民的实事工程,市政府专门批准编制和资助,专门聘请30名包括博士、硕士的专业临床医师作为话务员,24小时服务。服务内容包括8项,即预防传染病、慢性病预防、妇幼保健、免疫规划、就医导航、绿色生活、投诉举报和政策(法规)咨询。"12320"确实成为老百姓身边的健康顾问,它既解答人们的健康问题,引导人们的健康行为,提高人们的健康意识,并且为弱势人群免费施行眼白内障复明手术等,充分体现公共卫生是政府的公益行为,是卫生系统的便民工程,全方位地位老百姓咨询各种健康问题。走进"12320"服务大厅,专业人员经过2~3个月的专门培训,24小时紧张有序地、出色地完成上述8项服务内容。这项社会大卫生工作融汇了市内各有关部门的努力,而关键是市领导层的决心,值得在全国各地推广。

三、后医学时代

美国学者 Vikery Donald M. 把近百年美国医学发展分为 3 个时代:1930 年以前为环境时代;1930~1950 年为医药时代;1950 年后为生活方式时代。环境时代着力改造环境,建立卫生制度;1930 年后医药出现很多新发现,如磺胺、抗生素和 X 线诊断等,建立大量新医院;1950 年后,慢性病快速增长,单靠医药难以使死亡率继续下降,须靠改变人们的不良生活方式和行为。故 1979 年美国卫生部长提出为了人们的健康,须克服 3 个"自毁"(即自毁于不良生活方式和行为、环境污染和不利于健康的社会条件)。1997 年英国卫生部长向议会报告中提出"对人群卫生服务的上游战略是:以整体健康观为指导,以健康促进为重点"。近 30 年来,英美等发达国家制订的卫生发展规划,都是以上述观念为指导。WHO 前总干事提出"世界上绝大多数影响健康的因素和过早死亡都是可以改变人们的行为来防止的,只要改变一下生活方式,死亡率可以减少一半"。我国卫生部陈竺部长希望"医药行业要做出努力,不能总是提不出先导性思想,总是处于被动配合状态"。要改变目前状态,必须与时俱进,转变观念,迎来后医学时代。正如全球迎来后工业时代(又称信息时代)一样,医药发展要跟上后医学时代。这个时代有 3 个主要特点:一是今后后医学时代人民健康水平的提高,"大部分靠非卫生部门的努力"(WHO),须"把健康置于社会发展议程的核心"(WHO)。医学要为人类健康服务,不仅要医药部门参与和行动,更要社会各部门和群众参与和行动,组成全民健康联盟推动全民健康,即上述社会大卫生,也有人称"大健康",使全社会在一切社会活动源头上控制健康危险因素,聚集高新技术成果,树立预防为主、以健康为核心的可持续发展观,改变"医跟病走"的医疗服务模式。安全、有效的医疗卫生服务体系不应以疾病为中心,而是以保障全民健康为中心。2003 年我国应对严重急性呼吸道综合征(SARS)的行动和全球目前应对禽流感、获得性免疫缺陷综合征(艾滋病)和一些新传染病等行动,都不能仅靠卫生部门唱独角戏。这些行动要比流行病学提到的"三级预防"更加前移,有人称为"零级预防",或称"特级预防",即预防行动由政府、社会各部门包括非政府组织的共同努力,才能应对众多的复杂的新公共卫生问题。我国医改方案有 16 个部门参加制订,发动群众讨论,正符合后医学时代的要求。后医学时代第 2 个特点是以生物-心理-社会医学模式为指引。美国心理学家奥本格指出:"社会转型,物质文化变迁快于适应文化,产生社会焦虑、抑郁以致自杀等文化创伤,或称'文化堕距'。"我国 5 种常见精神病患病率占总患病率的一半(卫生部),占疾病总负担首位。上海精神病患病率每年以 12% 的速度上升,全国有 3 000 万青少年有心理问题。临床医生从实践中体会到医学模式必须转变。如心脏病专家胡大一研究显示,心血管病人中有 44% 存在心理问题,必须"双心防治"才有效果,否则难以控制近 10 年来高血压发病率上升 176%、脑血管病发病率上升 100%、糖尿病发病率上升 300% 的状况。后医学时代第 3 个特点是以健康教育(促进)、行为干预为重点。这是一场静悄悄的"行为革命"。美国心脏协会提出"构建一个心脏健康、无卒中的美国";欧盟心脏病专家提出"不坐电梯爬楼梯"的口号。循证医学证明,经过 3 个月,体质大为改善(见本章第六节)。近年欧美各国先后颁布控烟法,几个月到 1 年,使心肌梗死住院率减少 10%~20%。美国 40 年来,在中小学生中开展"两降"(降高血压、降高胆固醇)活动,培训教师,编入教材,使冠心病发病率下降 59%,脑卒中(中风)死亡率下降

64%。哈佛大学的一项调查显示:通过健康管理,80%的心脏病和糖尿病、70%的脑卒中(中风)以及50%的癌症死亡可以避免。这些都是健康教育的理论和实践根据,证明必须跟上后医学时代的理念。

第二节　环境分析

搞好一项工作必须要做到的"情况明、决心大、方法对"。"情况明"是组织决策的前提。环境分析是健康促进规划的首要任务。从社会市场学角度看,环境分析包括市场分析,特别是我国改革开放以来,内外环境多变,无不与健康教育组织管理有关。在众多环境中,主要有以下几项影响。

(1) 面临加入世贸组织(WTO)的挑战。加入 WTO 不但与政治、经济、体制、企业有关,也与教育有关,健康教育也必须适应此形势。我国加入 WTO 后对医疗卫生形势的影响是多方面的,这些影响既是挑战又是机遇。其中之一就是对医疗产业的教育和培训工作的影响。因为 WTO 开放贸易包括 3 个方面,即货物贸易、服务贸易和知识产权。教育列为服务贸易,包括基础教育、高等教育和成人教育。教育是个大市场,是一项产业,必须努力发展。深圳市妇女保健培训中心通过开拓普及和提高妇女保健知识,在 2001 年盈利 2 000 多万。女性从青春期、月经期、婚姻期、孕前期、孕中期、分娩期、产褥期、哺乳期、避孕期、更年期至老年期,都有其保健特点和内容,都需要做好培训教育工作,以提高女性在上述各期的自我保健能力。培训层次可高可低,时间可长可短,其市场容量很大,需要我们努力发掘开拓。我们如果不去开拓,外资、合资医疗保健机构就可能与我们争夺市场。

(2) 医疗产业已从卖方市场转变为买方市场。我国医疗资源总体上供大于求,医生必须放下架子,揭开医学知识神秘的面纱,把病人当作亲人、挚友,对病人进行健康教育,以赢得病人信任,成为病人的良师益友,争取更多的"回头客"。广东省人民医院组织康寿俱乐部,除有固定的健康教育专栏外,还发放 3 000 张会员卡,举办大型咨询讲座和数百次小型咨询,免费为病人和社区健康人开展健康咨询,其潜在的经济效益和社会效果是巨大的。

(3) 我国已全面建设小康社会,衣食住行等需要已经基本满足,按国际标准已经步入服务经济时代(用于食品消费的人均国民生产总值少于 40%)。根据美、德、日等国的经验,健康产业需求的增长快于日用品和饮食业的增长。广州市信息中心近年调查社区居民的主要需求顺序是:医疗、老人娱乐、卫生环境。我国城市死亡原因中,慢性非传染疾病占 78%,群众对慢性非传染性疾病防治知识的需求也很迫切。西部地区传染病防治知识的需求也很迫切。中山大学医学院主办的《家庭医生》杂志,每期发行 100 多万份,长盛不衰。保健品和健身器材市场日趋火旺。

(4) 医疗保险。这项关系到社会安定的事业已先后在全国各城镇启动。人们为了节省医疗开支,纷纷要求掌握自我保健知识和技能。国外一些保险公司投资于健康教育事业,以减少病人就医的费用补偿,取得了显著的效果。国外经研究证明,90%的个人和企业购置健康服务后,医疗费用下降到原来的 10%,而未购置此服务的 10%的人,医疗费用比原来上升 90%。医疗服务包括定期体检、健康咨询等多项保健活动。故从保险当局和被保险的群众两方面,以及参保单位,都迫切要求加强人们的自我保健,减轻负担。我国新医改方案中也认为城市可以逐步发展商业保险,以满足不同层次人群的需要。

(5) 医学模式的转变。身心疾病患病率已占显著地位,且增加迅速。在社会竞争中,负性生活事件与日俱增，无论从防治高血压、冠心病等身心疾病，还是从预防抑郁症、焦虑症等来讲，都需要社会卫生、心理卫生等知识来指导学习、工作和生活。近年来，各地健康教育所和心理学会举办了大量的心理卫生、行为医学学习班，在医护人员和群众中普及精神医学知识，既是医学发展的需要，也是社会发展的需求，受到社会各界人士的热烈欢迎。

环境分析除着重经济环境外，还应注意法律、道德、心理等环境。我国已签署国际《烟草控制框架公约》，不少地方人民代表大会相继颁布公共场所禁止吸烟条例。某些人以吸烟为"时尚"，有"派头"，必须注意这些社会心理，以便有的放矢地进行健康教育。

(6) 国民素质低。大学生人口比为3.8%，高科技人才比为0.67%，为美、德、日、加的1/600~1/300。官员基本科学素质合格率12.2%（国家行政学院调查），官员酗酒致死时有所闻，基层官员和群众迷信盛行，宿命论严重妨碍健康教育的普及。由于未富先老，有1.5亿老年人，他们一般文化水平低，社会保障差，享受卫生服务少，健康知识贫乏，不但影响自己，也影响对下一代人的教养。

(7) 防治脱节。与WHO提倡的"医生是改变人类行为的工程师"要求甚远。医生忙于开处方、动手术，只治不防。最好的医生不在社区，一级预防不落实，预防机构力量薄弱，资源不足，只防不治，或靠以治养防，公共卫生立法滞后，这些在严重急性呼吸道综合征（SARS）防治工作中暴露明显，不少医院交叉感染严重，对危机的处理不及时，亟须把防治弥合，医院临床医生须肩负健康重任，指引人们改变不良行为。预防工作须摆脱被动状态，落实监管措施，加强行为干预，改变"医跟病走"的服务模式，克服重治轻防、重药物轻行为，使健康教育与健康管理相结合，推动健康大联盟。

总之，医疗、预防、保健市场目前开拓不足，与分析市场环境不够，因循于传统的健康观念有关。站得高才能看得远，更好地开拓健康教育事业。同时，也必须注意小环境的特点。如沿海地区农民工多，他们来自农村，小生产意识强，有些人封建迷信思想严重，听天由命，缺乏防治疾病的求知欲，有些少数民族地区，有民族风情和生活习俗（如赶庙会），健康教育必须考虑到这些小环境，提出相应的对策。又如就业前的安全卫生教育，防止工伤事故和环境污染，对外来工较多的地方必须特别注意。深圳市已组织出版《劳务工健康教育读本》，就业前后均可使用。

从以上环境分析中，我们应该认识到健康促进规划必须体现其市场性、政策性和应变性，不能生搬硬套书本知识，也不能生搬硬套别人的经验。

第三节　目标管理

目标管理是管理的核心，环境情况明确后，组织管理工作的重点在于制订健康促进的目标。目标主要应当明确以解决什么问题为重点？优先解决什么健康问题？要求明确做什么？为什么要做？由谁来做？在什么地方做？目标人群是谁？如何做？

不能凭空想象或依个人兴趣来制订健康促进规划，必须在环境分析、发现问题的基础上制订规划。在"亿万农民健康教育行动"规划中，广东省廉江市是广东省的试点。选定该市的原因是当时广东医学院一位领导到该市挂职当副市长，对农村卫生工作和健康教育很重视。健康教育人员到该市时，从环境分析入手，发现农民很少用自来水，户厕很不卫生，导致消化道疾病发病率居高不下，因病缺勤多，严重影响农业生产。为此决定以防治消化道传染病为切入口,选定某镇做试点。成立由镇领导、专家和当地群众参加的试点领导小组,动员开展农村健康教育,落实改水改厕行动。目标是降低消化道传染病的发病率,保护劳动力,建设现代化文明村。这就明确了做什么,为什么要做和在什么地方做。试点镇把防治肠道传染病等的健康教育列入规划,作为干部的"政绩",实行目标责任管理制,每个镇干部包户挂点,把资金纳入财政预算安排,并将社会捐资与群众自筹相结合,多渠道筹资搞"两改",加快了速度,并把改厕工作与改造农民房屋相结合,要求两"同时",即同时建房必须同时建有分格式化粪池的无害化厕所,否则国土资源局不批准资金和材料改建。这些做法使得"在什么时候做"和"如何做"得以落实。同时,该市创立了"四位一体"的工作模式(图2-1)。

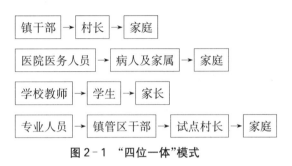

图2-1 "四位一体"模式

按照此4条线,做到以健康教育为龙头,带动爱国卫生运动、初级卫生保健及当地有关卫生工作齐头并进。认为健康教育内容的选择必须做到"4个贴近",即贴近群众关心的多发病,贴近群众的风俗习惯,贴近群众的经济水平,贴近群众的思想,使行为干预工作取得明显效果。从廉江市的试点镇普及到全市,又由廉江市普及到全湛江市。廉江市不满足试点的水平,又进一步建立抽水式户厕,全市出现后浪赶前浪的局面。湛江市政府为此专门奖励了健康教育所1部20多万元的面包车作为工作用车,以表彰其在农村健康教育方面的突出贡献。

WHO为解决城市化给人类健康带来的负面影响,倡导全球行动战略——建设健康城市。目标是城市发展高度重视市民健康,通过政府、社会和市民的共同努力,消除影响健康的危险因素,让城市成为健康人群、健康环境、健康社会和健康服务协调发展的整体。

苏州市在建设健康城市工作中,制订3个版块、11个大项、122条指标的《健康城市指标体系》,有28个政府部门和人民团体参加,职责明确;又采用场所手段——包括有健康社区、家庭、学校、企业、机关、医院、市场、园林、宾馆、饭店和商场等11个行业,按条块结合,择优选点办法,确定基层"细胞工程"。开展健全公共卫生体系;构筑健康屏障,做文明市民;建健康社会;相约健康社区行;婚育新风进万家;健康在我家;洁净家园;美化城市;治理水环境,打造东方威尼斯,打造"生态苏州,建设健康城市,保护世界遗产",打造"绿色苏州,生活奔小康,身体要健康"等10项行动。已有210个社区、56 958个家庭和1 302个单位参与建设。WHO亚太区2006年在苏州召开健康城市联盟国际会议,向全亚洲推广,称之为"中国和亚洲健康城市的典范"。

由此可见,以社会(市场)需求为导向是健康促进规划的基础,应突出目标、找好重点、选定典型、由点及面地推广,呈波浪式前进。自始至终贯彻领导、专家和群众相结合的路线,体现了社会大卫生精神,势如破竹地取得了物质和精神两个文明建设双丰收的效果。

第四节 组织协调

健康教育是社会系统工程,组织协调特别重要。根据现代化管理理念——协同论原理,研究系统在临界上变化。当内外环境影响到一定的阈值,就能自动产生协调效应,称为关联运动,由矛盾到统一,则形成1+1＞2的效果,俗称互利。否则产生独立运动,各自为政,形成1+1＜2的效果,俗称内耗。健康教育关系到各种疾病的防治和健康促进,较易与其他部门找到共同语言,达到双赢的效果。但由于受传统世俗的影响,人们惯于封闭自己,独立运动,突出业务技术和个人作用,较少研究如何与有关部门协调,导致自觉或不自觉地孤立了自己,碰到不少障碍。

为提高北京市民健康水平,提升公民健康素养,以健康风采迎第29届奥运会和第13届残奥会,北京市开展"健康奥运,健康北京"等健康教育活动,制订了《2006~2010年健康教育和健康促进规划》和《北京市社区卫生服务中心设置的指导意见》等文件,出版和发放《首都市民健康膳食指导》和《首都市民预防传染病手册》等系列材料500万册。为奥运健康保障实施下列策略和措施,包括创建示范村工作,建立401个农村健康示范村;评选"健康之星";创建健康促进学校;开展限盐行动,为每户发放一把定量盐勺和有刻度油瓶;在《北京晚报》,每周五有4个整版进行健康教育;在北京电视台,开办《祝您健康》专题栏目;在城乡开展创建健康社区活动;开展限油行动,为每家研发限量油杯;在全市公共场所推进禁止吸烟;全市开展预防传染病和健康膳食知识竞赛活动;发放保障旅游健康宣传折页工作和奥运期间的健康提示124个专题等。这些措施打"奥运牌",协调顺利,受到市民、参加奥运活动的客人和运动员的好评。北京居民人均期望寿命达到80.07岁,孕产妇死亡率为7.87/10万,婴儿死亡率为4.66‰,新生儿死亡率为3.42‰,都达到发达国家的水平。为了巩固成果,北京已把防病保健和科学生活方式知识编入小学课本。

时时处处,人人都与健康教育密切关联,结合得好,可达到"多赢"的效果。协调论是一种综合性、整体性的思维方法,认为世界上一切事物之间都有互相依存和互相排斥之处,综合性思维就是要求找出共同点,避免相异点,与有关部门结成伙伴关系。大到国际关系,小到人际关系,都应贯彻这种思维方法,互助互利,才能达到"我为人人,人人为我"的境界。

中国石化浙江省镇海炼油化工股份有限公司(以下称浙江省镇海炼化公司)在健康促进行动中,成为我国工矿企业健康促进方面的典范。其成果的核心是通过整体企业行动,创建健康企业。他们的工作不是单打一的独立运动,而是在以董事长兼总经理为主的健康促进委员会(25人)领导下,成立了4个专业工作组:工作场所健康促进工作组、疾病防治健康促进工作组、社区健康促进工作组和健康促进传播宣传工作组,制订3年规划,纳入企业"九五"和"十五"发展计划纲要和企业目标管理和生产规范,分别对职业、环境、生活、行为和疾病5个方面的危险因素重点干预,使社区环境、职业安全环境和健康"三位一体"平衡发展,提高目标人群的健康水平,使职业危害因素基本知识教育等全部达标,3年未发生职业病,主要疾病防治知识知晓率达到90%,传染病发病率"九五"比"八五"计划期间下降了61.71%,并取得全部居民社区均被评为市级文明小区的成绩,职工因病缺勤比3年前减少13 136天,相当于一个人工作36年。由于健康促进与企业生产同步发展,镇海炼化公司先后取得"全国性绿化先进单位"、"环保先进单位"、"计划生育先进集体"、"工业污染防治十佳企业"、"优秀金马奖"、"政治思想优秀企业"、"精神文明五一劳动奖"等90多项奖,被称为我国企业文明之花,使这项社会系统工程结出丰硕之果。

我国卫生工作在组织协调上有优良传统,发扬了"团结新老中西各部分医药卫生人员,组成巩固的统一战线,为开展伟大的人民卫生工作而奋斗"的精神,这点对健康教育更为重要。其根本精神是协调论,是统一战线,是社会大卫生。各系统、各部门、各社团有不少对健康教育有认识、有经验的能工巧匠,不论领导或群众、公立或私立机构,都是我们的统战对象,共同组成庞大的健康教育大军。何况"教育者必先受教育",参与健康教育,本身就接受了健康教育。爱国卫生运动是群众性的健康教育活动,起到移风易俗、改造国家的作用。

在强调群众参与的同时,更应发挥卫生部门内外各方面专家的作用,如摄影、音乐、美术、戏剧以及医务系统的妇幼保健、公共卫生、内外科医护人员等。如2001年的艾滋病防治活动,由中央电视台主办,邀请著名的影视演员参与,病人也参与其中。我国人民健康意识和知识水平不高,更应结合WHO提出的各种专门卫生活动日,如爱牙日、爱眼日、高血压日、无烟日等来开展健康教育。

为了顺利开展健康教育的组织协调,必须在社会上和卫生部门内纠正下列错误认识。

1. 在社会上

(1) 有人认为"40岁前用命换钱,40岁后用钱换命",出现健康的逆向发展。长江和珠江三角洲不少企业家和高职人员"40岁年龄,60岁心脏"。《深圳特区报》形容该市有些人"20岁年龄,30岁体形,40岁疾病,老年病年轻化"。他们不理解人非机器,坏了难以修补。如果多了解一些保健知识,过文明健康的生活,少得疾病,创造效益更多更久,对自己和社会都有利。

(2) 有了钱什么都可以买到。我国高血压、冠心病发病率不断攀升,不是吃不到好药,请不到好医,而是不注意良好的生活方式。20世纪70年代,美国面临上述疾病威胁,便花费数百亿美元,启动"全民健康教育行动",培养教师,编写教材,普及到社会各领域,历时40多年,使冠心病发病率降低60%,高血压等脑血管病发病率降低75%。所以最好的医生是自己(保健),最好的药物是时间(早期诊治)。

(3) 有人认为"潇洒活一生",想吃就吃,不必讲究。某地一位局长,60岁退休后与一批退休干部每天下午4点到餐厅打麻将,大吃大喝到次日凌晨2点。打麻将时闭门吸烟,不到一年即被诊断为肺癌。开刀后不到1年就逝去,时年62岁,潇洒只1年。WHO提出:"不要死于无知,医生是改变人类行为的工程师。"有些人不懂得"有钱+无知=可悲"的道理,不学习保健知识,求一时的痛快,却遗憾终生,实在可悲!

2. 在卫生部门内

(1) 认为健康教育是"亏本"工作,投入多、产出少,这是缺乏近见和远见的。如医院在市场竞争中,竞争焦点是服务态度和医疗质量,病人选医生、选医院、看品牌。据调查,流失的门诊病人中有2/3是由于服务态度不好所致,如医务人员在服务过程中能贯彻以人为本,视病人如亲友挚友,对病人关怀备至,告知病人病情及致病因素,提出防治的具体办法,必然召回更多的"回头客",同时还会介绍亲友到此医院,使医院病人增加,取得近期效益。至于个别人认为健康教育做好了,医院病人减少,收入减少,这是很幼稚的想法。随着自我保健意识的提高,人们对急慢性疾病都注意早期发现、早期诊断和早期治疗,对健康体检、心理咨询、行为矫正等服务需求也随之增加。一方面增加了医院的就诊率;另一方面降低了病死率,延长寿命,提高生存质量,节约医疗开支,其远期效益十分显著。据我国卫生经济研究所报道,因心血管病产生的医疗费和误工费2005～2015年约为5 580亿,相当于每年全国卫生总投入的1/4。如不抓紧防治,国家经济将难以承受。

(2) 认为健康教育只是科普,不是科学。姑且不论科普本身也是一门科学,健康教育中的传播学、行为学、社会学、心理学、教育学、伦理学等都是一门科学。美国近300所院校设有健康教育专业,其中20所设有专业硕士、博士学位。教育学是一门科学和艺术。美国有一本父母必读的书《救助父母》,此书作者为儿童心理学家克拉克,用大量实例教导父母,贯彻教育孩子的3个原则和防治4种错误倾向,此书发行100多万册。据学者研究,很多儿童成为烟民是由于父母是烟民,可见家庭教育、父母行为影响很重要。而同伴教育对控烟和防治艾滋病又很有效。健康教育干预人们的行为,使之能自控(自律)、防止他控(随大流)是行为科学的任务。文明、科学、健康的生活方式下不能自发形成,必须提高健康素质,落实健康行为。

(3) 认为健康教育是少数专业人员的事。当然健康教育是专业人员本身应努力开拓工作新局面,但每个医药卫生工作者都应把自己当成健康教育工作者,负担起光荣的职责。医护人员必须克服技术神秘观念,善于把医学知识交给群众,才能克服"金口难开"、"冷面孔"等不良作风,提高医德、医风水平。按市场经济理念,医护人员应学会"一对一的营销",与病人和健康人接触时运用沟通技巧,晓之以理,动之以情,与顾客建立"双赢"关系,提高顾客永恒的健康价值观。医患之间不但不会产生纠纷,而且有些顾客还成为医院的义务宣传员,使顾客的健康需要通过学习型关系把健康知识教育转化为健康行动需求,如增加健康消费、接受良好的生活方式、定期体检、三级预防、关注亚健康、自觉出钱防病保健等。

第五节 队伍建设和能力培养

WHO的文件《行动起来——发展中国家的健康促进》中指出:"初级卫生保健和健康促进的概念必须融入医学课程,并作为培养护士和其他卫生工作者的必备内容。同时要求健康教育专家和健康促进领域的其他相关人员接受继续教育和培训,以加强规划设计者、倡导者、协调者、联盟建设者以及管理者的执行能力。"社会发展以人为本已成为现代化建设的指导方针。健康教育队伍人才种类繁多,选好、用好、培养好各类人才是一项战略性工作。以人为本的精神是关心人、尊重人、爱护人,目的是解放人,让每个人的身心潜力充分调动起来。国外成功的企业家的共识是把选人作为成功的90%,10%才是资金。要克服见物不见人的倾向。

健康教育人才建设和能力培养的重要性,从理论上虽然人们能理解,但由于我国医学教育上的弊端,医学界医护人员普遍存在知识面不宽、人文社会科学知识贫乏、重治轻防、重药物轻行为、重上层轻基层等,使从事健康教育人员对人人享有卫生保健(HFA)和初级保健(PHC)知识不足,在编写书刊中,可看出脱离社会、远离群众生活的内容,忘记教育对象是有社会性的群众。如提出"不活九十多,就是你的错",主观愿望虽好,但却忽视了绝大多数农民缺少医保、社保,看病难、看病贵已是不争的事实。"责备受害者"的观点,是不足取的。倡导"健康在我心中"、"健康伴你行"、"健康忠告"更易使他们接受。美国心脏协会在提出"构建心脏健康、无卒中的美国"时,首先是在社保普及化、卫生服务均等化的基础上倡导健康的生活方式和行为,而且多年来实践卓有成效。医生不吸烟,心脏病和脑卒中死亡率下降60％以上,就是说要建立在社会心理健康的基础上来提出口号的。又如在医改中,提出医院"以病人为中心"的口号,从根本上违背"预防为主"的卫生方针和"以健康为中心"的根本原则,仍然是"医跟病走"的医疗服务模式,忘记现代医院的功能是面向全体人群,包括所在社区的健康人,也包括病人的家属和亲友,在院内部也包括医院全体员工。WHO倡导"健康服务要亲近顾客(close to client)"很有意义。医生不仅是为病人看病的大夫,更是病人的挚友。健康教育工作者须全面理解"三维"健康观,贯彻预防为主等卫生工作方针,必须对健康教育者的知识和能力进行再教育。因此,医务工作者必须从观念上更新,从"以病为本"向"以人为本,以健康为核心"跨越,这是时代的要求,是落实科学发展观的需要。在健康教育方法上,也要克服呆板式的知识传播。前几年,中央电视台健康节目面临"末位淘汰"的危机,请了不少医学专家开讲,收视率不高。后来转变方法,从人们关注的现实健康问题入手,多讲故事,多请人现身说法,如请食品专家讲如何吃得有营养,请卫生专家讲食品安全和如何防"三高"等,很受欢迎,扭转了危机局面。

医务工作者还要有人口学、经济学、社会学、教育学、心理学、传播学、环境科学和行为科学等知识,预防为主,保护优先,统筹全局,标本兼治。除在源头上控制危险因素外,还应加强对健康风险因素的干预,如建立高级的疾病防控体系,提高全民健康素养和防病能力,改变不良风俗习惯,建立健康生活方式。如认识到吸烟对多种慢性疾病的危害,既不吸烟,也反对二手烟、三手烟,发挥信息的预警作用,确定优先领域。

中国健康教育研究所创作了一幅控烟的宣传画。画面是在母亲的子宫内有个活泼可爱即将出生的婴儿,话题是"爸爸不戒烟,我不出生"。这幅图发人深省,意味深长,很受群众喜爱,启发人们深层思维。在卫生文学、卫生摄影等方面都有不少专家,他们可以是健康教育的专职人员,也可以成为兼职人员,都需要积极发现。健康教育部门要经常与音协、美协、剧协、文联、社科联等保持密切联系,在他们的支持下举办卫生画展、卫生书法展等活动,寓教于乐。

在健康教育和卫生人才开发过程中,要破除传统的选入框框,各种较新的或改革的努力都要求加强健康促进的能力。建立"健康促进和健康教育重点负责制"是必不可少的,其所以重要,在于它能达到密切与所有技术服务和规划部门的工作关系的目的,并能与其他部门形成联盟。人才开发包括培训新的工作人员和在职人员的再培训。信息时代一日千里,不学习意味着倒退,这一点被很多健康教育机构忽视,故培训提高应成为经常性的任务。

考核人才也应经常化、制度化,考核不仅是考试,也应该考核业绩,并注意定性和定量相结合,领导和群众相结合。考核标准应注意开拓创新的能力。我国进入世界贸易组织后,复合型人才需求量很大,经营管理型人才更应注意发现。公开、公平、公正地竞争,择优录取才能使机构有生机、有活力。

人才管理须注意人才的合理结构,包括年龄结构、学历结构、专业与非专业人员结构等。结构合理能使组织运行有序。应根据健康教育机构的不同级制度(如省、市、县等),确定上述人才结构的合理比例,按比例引进。

第六节 评 价

评价在组织管理学上称为反馈控制,是指掌舵术或控制论(cybernetics)。它通过对偏离目标的控制,发现和纠正偏差,以保证目标实现。过去,健康教育不够重视评价,只注重投入,不注重产出效果,认为健康教育效果不能立竿见影,难以评价,或认为评价花时间和资金,这又加深人们认为健康教育"亏本"的误解。

评价分为短期(过程)、中期和长期(效果)3类。这里强调在组织管理中必须重视评价,特别是近年来发展"循证医学"和"循证管理",为了减少决策的主观性、盲目性,更强调了评价的重要性。例如天津市开展防治高血压和脑卒中(中风)的健康教育,使脑卒中发生平均年龄推迟5~6岁。美国研究冠心病患病率受高血压、吸烟、高血脂、超重4个因素的影响,发现无此4个因素者冠心病患病率为0.70/10万,有1项者为2.45/10万,有2项者为5.13/10万,有3项者为11.22/10万,有4项者为15.38/10万,得出防治冠心病须抓住此4个因素,使近年冠心病患病率下降40%~60%。2008年欧洲心脏病会议在瑞士召开,有个报告内容提倡"不坐电梯爬楼梯上班",经过12周观察测定,受测者有氧代谢能力平均增加3.2 ml/(kg·min),腰围缩小1.8%,体重下降0.7%,脂肪量减少1.7%,舒张压下降2.7%,LDL下降3.9%,效果明显。可见循证管理有很强的说服力,可提高人们的可接受性。中日友好医院李光伟教授,在大庆市对糖尿病危险人群(前期)进行生活方式干预。干预措施经过6年落实,20年后可见干预人群糖尿病发病率下降43%,发病时间平均推迟3.6年。此成果惊动国外医学界。英国著名杂志 Lancet 除发表其结果外,还专门召开新闻发布会和邀请专家发表评论。2008年,在美国旧金山举行的糖尿病学会上作专题报告。大庆的生活方式干预包括每天每公斤体重摄入125.52 kJ(30千卡)热量,限制糖和酒,对肥胖者鼓励逐步减肥直到标准体重,每天散步半小时或做相似能量消耗的运动,保持中国人的传统平衡饮食习惯,群众能接受,结果的科学性强。

为使评价结果正确和可靠,须精心设计,明确测量的标准和方法,如超重的判断标准、高血压的判断标准。其次要克服认为评价是为了找"缺点",有失面子的看法,个别人也害怕评价太复杂,难以实现。为此必须使领导者明确评价是为了帮助找出问题,以利于改进工作,不至于影响领导威望或妨碍群众的积极性。近年来,管理学上强调评价是为了交流信息,少用找缺点的态度。评价是为了在评价中发现的典型和所要推广的经验寻找依据。我国苏州市在建设健康城市过程中,认真执行国际健康城市制订的评价工具——SPIRIT框架,即采用场所手段S(setting approach),如学校、社区、医院、工厂、宾馆等,并使之能可持续性(sustainable)地发展,而不是"一阵风";强调政治承诺P(political commitment),由市最高领导表态下决心,包括社会、经济、政治、生态、环境等方面,均有政策支持,特别是群众参与(community participation);采集评价信息I(information),包括组织管理、经营服务、健康人群、健康环境等指标,并不断创新(innovation),使评价质量日益提升;再次为资源R(resource),充分利用社区资源重视调查研究(research),提出科学根据,即以循证为基础,不致乱指挥;在创建过程中充分发挥跨部门合作I(intersectional)。最后是强化培训T(training)各级干部,定期召开研讨会交流经验,或赴国内外参观取经学习等,使理念变为行动。上述评估经验WHO亚太区已向全区域推广。

评价工作常用PDCA的管理方法,又称戴明循环法。即计划(P)、执行(D)、检查(C)、改正(A),对任何部门的组织管理均可使用。此循环是大环套小环(大到一个系统、单位,小到一个小组、科室),一环高一环(总结一次,提高一次)(图2-2)。

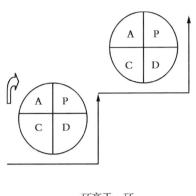
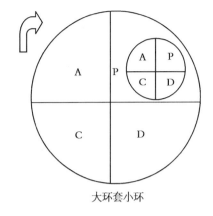

一环高于一环　　　　　　　　　　大环套小环

图 2-2　戴明循环法

P(plan):发现问题、分析原因、抓住关键、制订计划;D(do):执行计划、落实措施
C(check):检查效果、评价问题;A(action):总结经验、发现遗留问题、转入下期

第七节　健康教育的组织原则

从上述各单元可见,组织与管理是关系到健康教育工作成效大小,甚至成败的重要环节,健康教育组织者必须运用下列组织原则。

一、同步性

健康工作必须与社会经济发展同步。社会发展作用于健康教育的发展,健康教育的发展反过来影响社会经济发展,两者之间相互作用。我国参加世贸组织后,不仅经济社会发展进入一个新的历史阶段,而且在服务观念、形式、内容和方法等均应转变。健康教育属于服务贸易,卫生部已将医院进行的健康教育讲座、心理咨询的心理量表测试作为收费项目。我国正在建设小康社会,沿海地区已进入富裕生活水平(恩格尔系数在40％以下)。必须引导群众健康消费或文明消费,才能跟上经济发展的需要。目前,自我保健意识在提高,健康体检在京、沪、穗已经渐成时尚,洁牙服务方兴未艾,防治老年病要求甚盛,健康教育大有作为。出钱防病保健康将成为富裕生活水平的主流,但需要通过健康教育来引导人们的健康消费。这是启动内需的一个环节,与物质和精神文明建设必须同步。当然不能超前或滞后,正如日本发展学专家指出,靠牺牲民众教育、劳动保护、社会服务、医疗卫生、生态环境等社会进步因素而求得经济指标的增长,其结果是令人失望的。国际经验必须吸取,健康教育模式不能再因循于宣传传播模式,应逐渐向健康促进和行为改变模式转变,为人们创造良好的生态环境,制订健康政策,推进健康促进事业的发展。

二、社会性

健康教育是一项社会系统工程,社会性十分明显,应根据协同论原理切实开展社会卫生行动,调动各部门、社会团体、公私立机构、中西医务人员等的积极性。例如,把健康教育作为爱国卫生运动的首要战略,健康教育与初级卫生保健,健康教育与社区卫生服务,健康教育与创建国家健康城市,创建生态城市,创建优秀家居城市(珠海)相结合。要在"结合"上大做文章。WHO提示每年的各种"卫生日"就是结合的典范。结合好必须开放好,从系统论角度看系统必须开放,与各方交流信息互相吸取营养,只有向群众和各部门开放好,才能结合好,形成统一战线或健康联盟(详见本章第一节)。

三、科学性

科学是实事求是,反对封建迷信和现代迷信,防止虚假炒作,不能夸大缩小,哗众取宠,更不能追求低级趣味,这些在当前复杂的环境下必须特别注意。应当根据对象,采取不同的教育方式方法有异,反对"一刀切"。即使进行学习健康教育,有统一课本,也应针对城乡、山区、平原、沿海、内地和不同年级层次有的放矢地开展。当然在学生中开展健康教育是有必要的,但不能只求开课,不问效果。社区健康教育深入家庭,必须根据对象的年龄、文化、心理、信仰等分别对待,晓之以理、动之以情、耐心说服,不能强加于人,追求表面效果。对某些科学上未有结论的内容,更应慎重分析。如台湾有位博士,宣扬"牛奶有害论"误导群众;传媒中有的广告宣传,某人服了某药治好某病,缺乏流行病学分析,误导群众,推行伪科学。教育学原理要求教育的深度和分量应恰到好处,否则使群众产生逆反心理,事与愿违。如性健康教育应根据年龄、性别和习惯而异,否则会弄巧成拙。总之,教育者必先受教育,理论应与行动相符,否则会失信于群众,如健康教育人员若当众吸烟,其教育效果便难以令人信服。

四、权变性

健康教育不同于宣传鼓动,它要求群众认知、相信和见诸于行为改变,此心理过程与群众的经济、社会、文化教育、习俗、年龄、性别、职业、季节、地理,以至于个人身心状况都密切相关,必须权衡上述变量,做出组织决策,才能收到应有的效果。脱离了可接受性、可行性,往往事倍功半,甚至无效。故权衡时势,才能有针对性,否则就如隔靴搔痒。例如对青年人讲自我保健,可多讲健康成就未来,享受快乐人生,重点讲青春期的身心卫生知识和防止意外伤害的办法;对妇女则可根据不同的发展阶段讲女性的卫生保健内容,使大家各得其所。对领导层来说,要讲健康价值观,健康与发展生产,关心群众生活的关系。联合国儿童基金会1990年在纽约召开的儿童问题国际首脑会议提出,要在20世纪90年代解决每年有1 500万15岁以下儿童因可预防的传染病导致死亡的问题。解决这些问题约需要25亿美元,此数目仅相当于与美国每年的烟草广告费,或相当于前苏联每年饮"伏特加"酒的耗费和一年全球的军费,很形象,很有说服力。

五、产业性

为了适应建立社会主义市场经济体制,与国际贸易接轨的要求,我国的北京、上海等地的健康教育机构已初步探索出一套办健康教育产业的方法。当然,健康教育是社会公益事业,主要由政府办,同时应当鼓励各种社会力量、人民团体、宗教和慈善团体等机构参与。教育作为一个产业,而且是具有丰富健康知识的产业,具有科学价值,在引导人们科学消费中,健康消费包括在科学消费之列。因此,举办健康教育讲座、展览会、产品展销会等,都应当有相应的产业经济补偿。例如由卫生部、中医药管理局联合发起的"健康家园——医学科普进万家10年大行动",中国中医药出版社就积极响应,组织专家编写健康教育丛书78

种,确定1 000家医院作为"健康家园"科普定点医院。在医院内开展多种形式的医学科普活动,如发健康教育处方、开科普讲座、制作科普宣传画和送医送药健康活动等,使医院成为长期的健康教育阵地,而出版部门也获得应有的经济效益。作为产业回报社会的实际行动,这种方式值得提倡和推广。

又如中国健康教育协会按"慎重稳妥、诚实守信、互补双赢、共同发展"的原则,与宝洁、惠氏、诺华、曼秀雷敦、珍奥等一批大企业进行合作与项目开发。如与曼秀雷敦公司合作"青少年爱眼护眼工程",在全国十多个大城市中小学开展,取得教育部的认同和支持;又由宝洁公司佳洁士品牌协办"全国牙龈健康促进行动"项目,面向新型农村合作医疗试点、县级卫生管理人员开展口腔保健技能培训,受到政府和医院的欢迎。

思考题
1. 为什么健康促进工作特别强调社会大卫生理念?
2. 简述市场理论在健康促进中的应用。
3. 简述目标管理和循证管理的概念。
4. 健康教育管理中应遵循的组织原则有哪些?

(梁浩材)

第三章 突发公共卫生事件的健康促进

第一节 突发公共卫生事件概述

2004年,东南亚发生的地震、海啸灾难一次就夺走了30余万人的生命。世界上新发现的32种新传染病中,有半数左右已经在我国出现。新出现的传染病和不明原因疾病对人类健康构成的威胁十分严重,处理的难度及复杂程度进一步加大。严重急性呼吸道综合征(SARS)和禽流感的流行更是受到广泛关注的突发公共卫生事件,我国一些烈性传染病、地方病、职业病的暴发流行和重大食物中毒等突发公共卫生事件仍时有发生。例如,近年来血吸虫病死灰复燃,乙型脑炎发病率居高不下,一些地区鼠间鼠疫严重,对人民群众的身体健康、经济和社会发展构成严重威胁。

鼠疫等烈性传染病和境外传入重大传染病形势严峻;严重的有毒有害化学品、生物毒素等引起的集体性的食品中毒和职业中毒等事件频繁发生,波及的人群不断扩大。控制群体性不明原因疾病和新发疾病面临诸多挑战:①长期以来,由于我们对这些问题的严重性、危害性认识不足,重视不够,坚持预防为主的方针落实得不好,没有充分认识到在经济全球化的今天,重大突发公共卫生事件处理不好,就可能发展成为影响政治、经济、社会稳定和外交的重大问题。②突发公共卫生事件应对机制不健全。我们一直没有建立完善的突发公共卫生事件应急机制,缺乏公开、透明的报告制度和监测网络,医疗资源条块分割,没有实现属地化管理,导致指挥不统一,信息不畅通,反应不灵敏,难以有效应对突发公共卫生事件。③疾病预防控制体系能力差,定位不准,职责不清;机构不少,功能不强;队伍庞大,素质不高;设施陈旧,条件落后;防治脱节,缺乏合力;经费不足,忙于创收。④卫生执法监督工作不到位,卫生执法不严、监督不力的问题比较普遍,多头执法、重复执法、有权无责、以罚代管的问题没有完全解决。⑤农村卫生工作相当薄弱。农村一直是卫生工作的重点。但我们对这一方针贯彻落实得不好,农村缺医少药、卫生条件落后。大多数乡(镇)卫生院房屋破旧,缺乏基本医疗设备,从业的卫生技术人员中相当一部分缺乏必要的专业知识和技能。政府对农村卫生投入不足。

突发公共卫生事件不仅是重大的卫生问题,而且是重要的社会问题。上述问题的存在,主要是我们对公共卫生的重要性认识不足,没有把加强健康促进作为卫生部门的一项基本职能和主要任务,没有把应对突发公共卫生事件、做好疾病预防控制、严格卫生执法监督等公共卫生工作放在突出的位置。全面总结防治严重急性呼吸道综合征的工作和经验,研究加强公共卫生体系建设和应急机制建设问题,有助于把我国公共卫生工作提高到一个新水平。健康促进和教育是突发公共卫生事件应急体系中必不可少的组成部分,加强突发公共卫生事件健康促进已经成为阻止和减少突发公共卫生事件发生和发展的主要策略。

2003年4月14日,国务院第4次常务会议研究决定建立和完善国家突发公共卫生事件应急反应机制,制定相应条例。根据会议精神,这个条例既要解决目前传染性疾病防治中迫切需要解决的问题,又要能够应对今后可能发生的其他公共卫生事件。由国务院法制办和卫生部组成了起草小组,在国务院的直接领导及有关部门的大力支持下,只用15天时间就完成了提交国务院常务会议审议的《突发公共卫生事件应急条例》草案。5月7日,国务院第7次常务会议通过了该条例,该条例的迅速出台,充分体现了党中央、国务院对突发事件的高度重视,也顺应了全社会对建立突发公共卫生事件应急机制的迫切愿望。对各种突发事件的应急反应能力,已经成为衡量一个国家经济社会发展水平和一个政府执政能力的重要标志。及时有效处置各类突发公共卫生事件,越来越受到各级政府和社会的重视。

一、突发公共卫生事件的定义

（1）狭义定义。国务院颁布的《突发公共卫生事件应急条例》对突发公共卫生事件的定义为:突然发生,造成或者可能造成社会公众健康严重损害的重大传染病疫情、群体不明原因疾病、重大食物和职业中毒以及其他严重影响公众健康的突发事件。

（2）广义定义。从公共卫生领域和预防医学的范畴看,突发公共卫生事件是指突然发生、造成或可能造成重大人员伤亡、财产损失、生态环境破坏和严重社会危害,危及群体健康和社会安全,需要紧急应对的公共卫生事件,包括生物、化学、核和辐射恐怖袭击事件,重大传染病疫情,群体不明原因疾病,严重的中毒事件,影响公共安全的毒物泄露事件,放射性危害事件,影响公众健康的自然灾害,以及其他严重影响公众健康事件等。

二、突发公共卫生事件的分类

根据事件的发生过程、性质和机制,突发公共卫生事件可分为以下4大类。

1. 自然灾害　主要包括气象灾害、地震灾害、地质灾害、海洋灾害、生物灾害等,如地震、海啸、洪涝、干旱等自然灾害造成的人员伤亡及疾病流行等。

2. 事故灾害　主要包括各类安全事故、交通运输事故、公共设施和设备事故、辐射事故、环境污染和生态破坏事件,如有毒有害因素污染性群体中毒。这类事故由于污染所致,如水体污染、大气污染、放射污染等,波及范围较广。

3. 公共卫生事件　主要包括传染病疫情、群体性不明原因疾病、食品安全和职业危害、动物疫情以及其他严重影响公众健康和生命安全的事件。例如生物病源性群体疾病,主要指:病毒、细菌、寄生虫等病菌导致的传染病区域性暴发、流行;预防接种出现的群体性异常反应、群体性医院感染等;食物源性群体中毒,如摄入了被生物性、化学性有毒有害物污染的食物或把有毒有害物质当作食物食入后出现的群体非传染性的急性或亚急性疾病;群体性职业中毒指劳动者在从事职业活动过程中,由于接触毒物而发生的中毒。不明原因引起的群体性疾病指在短时间内,某个相对集中的区域内同时或者相继出现具有共同临床表现的多位病人,且病例不断增加,范围不断扩大,又暂时不能明确原因的疾病。

4. 社会安全事件　主要包括恐怖袭击事件、民族宗教事件、经济安全事件、涉外突发事件和群体性事件等。例如:恐怖分子或组织制造的生物恐怖、化学恐怖、核和辐射恐怖事件等。

上述各类突发公共事件往往是相互交错和关联的,某类突发公共事件可能和其他类别的事件同时发生,或引发次生、衍生事件,应当具体分析,统筹应对。

三、突发公共卫生事件的分级

突发公共卫生事件的发生、发展是一个动态的过程,其事件的大小和危害程度是相对的。根据突发公共卫生事件性质、危害程度、可控性涉及范围以及各级政府和相关部门对突发事件的反应程度,将突发公共卫生事件划分为一般突发事件、重大突发事件和特大突发事件3个级别。

1. 一般突发事件 一般突发事件是指在局部地区发生,尚未引起大范围扩散或传播,还没有达到规定的重大突发事件标准的事件。包括如下情形。

(1) 在边远、地广人稀、交通不便的局部地区发生肺鼠疫、肺炭疽病例,流行范围在一个乡(镇)以内,1个平均潜伏期内病例数未超过5例。

(2) 发生传染性非典型肺炎病例。

(3) 发生腺鼠疫病例并在县域内局部流行,1个平均潜伏期内病例数未超过20例。

(4) 霍乱在县(区)内发生,1周内发病10~30例;或疫情波及2个及以上县,发病15~50例;或地级以上城市的市区首次发生。

(5) 1周内在一个县(区)范围内乙、丙类传染病发病水平超过前5年同期平均发病水平1倍以上。

(6) 在一个县(区)范围内发现群体性不明原因疾病。

(7) 一次食物中毒人数超过50人,或出现死亡病例;或食物中毒事件发生在学校、地区性或全国性重要活动期间的。

(8) 预防接种或学生预防性服药出现群体心因性反应或不良反应。

(9) 个人全身受照剂量≥1 Gy,受害人数10人以下,或个人全身受照剂量≥0.5 Gy,受照人员剂量之和≥20 Gy的放射性突发事件。

(10) 一次发生急性职业中毒10人以上50人以下并出现死亡病例。

(11) 其他对公众健康可能造成危害的突发事件。

2. 重大突发事件 重大突发事件是指突发事件在较大范围发生,出现疫情扩散,尚未达到规定的特大突发事件标准的事件,包括如下情形。

(1) 在边远、地广人稀、交通不便地区发生肺鼠疫、肺炭疽病例,疫情波及2个及以上乡(镇),1个平均潜伏期内发病5例及以上;或其他地区出现肺鼠疫、肺炭疽病例。

(2) 发生传染性非典型肺炎续发病例,或疫情波及2个及以上市(地)。

(3) 腺鼠疫发生流行,流行范围波及2个及以上县(区),在1个平均潜伏期内多点连续发病20例及以上。

(4) 霍乱在一个地(市)范围内流行,1周内发病30例及以上;或疫情波及2个及以上地市,1周内发病50例及以上。

(5) 乙类、丙类传染病疫情波及2个及以上县(区),1周内发病水平超过前5年同期平均发病水平2倍以上。

(6) 发生群体性不明原因疾病,扩散到县(区)以外的地区。

(7) 预防接种或学生预防性服药出现人员死亡。

(8) 一次食物中毒人数超过100人并出现死亡病例,或出现10例以上死亡病例;发生一般食物中毒突发事件,中毒范围扩散未得到控制,中毒或死亡人数不断增加的(后果严重如致残等)。

(9) 个人全身受照剂量≥1 Gy且受害人数10人以上,或个人全身受照剂量≥0.5 Gy,受照人员剂量之和≥40 Gy的放射性突发事件。

(10) 一次发生急性职业中毒50人以上或者死亡10人以上。

(11) 丢失放射性物质,其放射性活度(Bq)密封型者≥4×10^6,非密封型者≥4×10^5。

(12) 鼠疫、炭疽、严重急性呼吸道综合征(SARS)、获得性免疫缺陷综合征(艾滋病)、霍乱、脊髓灰质炎等菌种、毒种丢失。

(13) 省级以上卫生行政部门认定的其他重大突发事件。

3. 特大突发事件 特大突发事件是指影响大,波及范围广,涉及人数多,出现大量病人或多例死亡,危害严重的突发事件。包括如下情形。

(1) 肺鼠疫、肺炭疽在大、中城市发生;或在人烟稀少和交通不便地区,一个县(区)内在1个平均潜伏期内发病10例及以上;或疫情波及2个及以上的县。

(2) 传染性非典型肺炎,疫情波及2个及以上省份,并有继续扩散的趋势。

(3) 群体性不明原因疾病,同时涉及多个省市,并有扩散趋势,造成重大影响。

(4) 发生新发传染病或已消灭的传染病。

(5) 重大生物和化学污染、放射事故,出现大量人员伤亡,扩散范围波及2个以上省份。

(6) 国务院、卫生行政部门认定的其他特大突发事件。

四、突发性事件的特征

1. 突发性和意外性 突发事件虽然存在着发生征兆和预警的可能,但往往很难对其做出准确的预警和及时识别。首先由于其真实发生的时间、地点具有一定的不可预见性,如各种恐怖事件、自然灾害引起的重大疫情、重大食物中毒等,很难预测其发生时间和地点。其次,突发事件的形成常常需要一个过程,开始可能其危害程度和范围很小,对其蔓延范围、发展速度、趋势和结局很难预测。

2. 不确定性 由于发生突然,许多公共卫生事件的诱因一时不能获知,或者数种因素共同起作用,人们只能凭流行病学规律、临床症状、群众的议论试探性地作出一些推论。

3. 广泛性 由于突发公共卫生事件涉及范围广,影响范围大,一方面对人们身心健康产生危害,并在很长时间内在人们心灵深处产生阴影;另一方面,一些突发事件涉及社会不同利益群体,敏感性、连带性很强,处理不好可造成社会混乱,对社会稳定和经济发展产生不良影响。

4. 周期性 突发事件不论其大小都具有周期性,根据其发生、发展的过程可将其分为4个时期。

(1) 潜在期突发事件发生前理论上应有先兆阶段。当这些先兆处理得好,突发事件往往可以得以避免或识别。

(2) 暴发期由于突发事件具有突发性,再加上现有的检测技术落后以及工作力度不够,很难对其发生的时间和地点进行预测,也就是说突发事件在先兆期难以被识别,往往在被发现时,事件已经迅速演变,并出现暴发。

(3) 持续发展期事件得到控制,但没有得到彻底解决,暴露出的问题有可能反复。

(4) 消除期事件得到完全解决,突发公共卫生事件带来的负面影响得到消除。

第二节 突发公共卫生事件的健康促进对策

突发公共卫生事件的健康促进与常态健康促进比较而言,严格地讲,两者技术手段和内容并没有本质的区别。但针对突发公共卫生事件的特点,前者更应体现快速、准确、广泛的要求。应对突发公共卫生事件的健康促进的对策有以下几点。

(1) 建立、健全突发公共卫生事件应急处理体系。国务院和省级人民政府要切实担负起统一领导、统一指挥的职责;国务院有关部门、地方各级人民政府及其有关部门要认真履行法定职责,建立严格的突发事件防范和应急处理责任制;形成政令畅通、分级负责、责任明确、反应及时、保障有力的工作机制,尽职尽责地做好工作。

我国制定了《突发公共卫生事件应急条例》(以下简称《条例》)。《条例》的制定和实施,标志着我国应对突发公共卫生事件进一步纳入法制化轨道,也标志着我国处理突发公共卫生事件应急机制进一步完善。《条例》与《传染病防治法》都为提高应对突发公共卫生事件的能力提供了强有力的法律武器。

加强公共卫生事件应急机制建设不仅仅是卫生部门的事,更是政府各部门的事。历次重大突发事件都说明了这个问题。如20世纪50年代,在反细菌战中,成立中央爱国卫生运动委员会,开展全国人民以抗击细菌战为中心的爱国卫生运动;50~60年代在控制与消灭以血吸虫病为中心的4大寄生虫病和性传播疾病的斗争中,党中央成立了9人领导小组;在抗击严重急性呼吸道综合征的斗争中,党中央、国务院亲自领导,取得了重大胜利,这都说明了政府领导的关键作用。为解决职能"错位"和"缺位"的问题,打破条块分割,合理配置卫生资源,需要一个"平台",即由政府、非政府组织、学术团体、群众组织等多部门组成的具有权威性的极具凝聚力的领导机构。该机构应作为常设机构,因为突发事件具有意外性、不可预测性和突发性。中央机构应设在国务院,名称以"健康促进委员会"为好,这样可以实现所有的卫生(健康)工作的统一领导。省、自治区、直辖市都应该建立相应的组织。

"突发事件"在人类社会发展中是层出不穷的,如1957年的流行性感冒的流行,在半年的时间内,席卷全球,发病者以亿万计;20世纪70年代初期,上海市眼结膜炎(红眼病)流行,病人数达几十万;1988年上海市发生甲型肝炎暴发流行,病人多达30余万人;东南亚海啸一次就夺走了30余万人的生命……当今血吸虫病、恶性疟疾、结核病等死灰复燃,获得性免疫缺陷综合征(艾滋病)病人数量迅猛增长;慢性非传染性疾病,如冠心病、肺癌、糖尿病等的发病率与死亡率持续上升。因此,我们不能被动地等待"突发事件"发生后再成立"突发事件应急指挥部"。我们应该立足未来,实施综合性的、主动的长效管理机制。从中央到地方建立与健全突发公共卫生事件应急领导机构是极为重要的。一旦重大疫情等突发公共卫生事件发生,卫生部门要立即组织力量奔赴现场,进行救治和调查,并及时向当地党委、政府报告,提出应对控制措施和启动预案的建议。各级党委和政府要加强组织领导,协调有关部门采取果断、有效的措施,努力减少人民生命、财产和社会经济损失。

2004年3月,卫生部设立了卫生应急办公室(突发公共卫生事件应急指挥中心),负责突发公共卫生事件应急指挥系统建设、监测预警、应对准备和应急处理组织协调等工作。办公室应隶属于国务院领导,因为任何一个政府职能部门都无法协调各部门的应急工作。全国各省、自治区、直辖市也要成立卫生应急办公室。中国疾病预防控制中心和部分省级的疾病预防控制中心也成立了专门的应急处置部门。各级卫生应急机构在遇有重大疫情和突发公共卫生事件时,应组织力量开展调查处理和医疗救治,并及时向地方政府报告,提出应对措施建议。应急管理协调机构的建立,为有效应对突发公共卫生事件和其他突发事件发挥了重要的作用。卫生部发布了《关于疾病预防控制体系建设的若干规定》和《关于卫生监督体系建设的若干规定》,进一步指导各地加强公共卫生体系的建设。

各级政府应加强卫生法制建设,完善卫生执法监督体系,强化卫生行政执法职能,改革和完善卫生监督执法体制,坚决打击和惩处各种违反卫生法律法规的行为;要认真研究卫生执法监督体制改革,解决目前存在的多头执法、重复执法、权责不清的问题,探索综合执法的有效方式;要拓宽卫生执法领域,不仅要监督市场,也要监督医疗机构,监督疾病预防控制机构,监督其他从事公共卫生管理的部门;坚决做到有法必依,执法必严,违法必究。"天下之事,不难于立法,而难于法之必行",最重要的就是要加强行政执法和执法监督,确保政令畅通,令行禁止。对违反规定的单位和个人,要依法追究责任。不断完善我国的卫生法律法规体系。

卫生部正在建设国家突发公共卫生事件指挥决策系统。该系统的建立,将实现卫生应急指挥一体化、信息网络化、执行程序化和决策智能化,对综合利用各种资源,全面收集信息,及时进行统计分析,快速发出指令,部署应急工作,科学、统一应对突发公共卫生事件起到积极作用。

(2) 建立畅通的疫情信息网络。要利用现代通信手段,在全国建立统一、高效、快速、准确的疫情(事件)报告系统。要在国家、省、市、县疾病预防控制机构信息联网的基础上,实现与当地医疗机构联网,并利用国家人口和计生委等部门现有的信息网络延伸到乡(镇)、村和城市社区,形成纵横贯通的信息报告网络。要严格疫情报告责任追究制度,对重大、紧急疫情和突发公共卫生信息,各级各类医疗机构和其他责任报告人必须按属地原则,在规定时间内通过网络和其他有效手段报告当地疾病预防控制机构,各疾病预防控制机构必须立即报告当地卫生部门、上级疾病预防控制机构和卫生部,并认真组织核查。任何单位和个人不得以任何借口瞒报、缓报、漏报。造成疫情、事件延误或造成疫情扩散,要依法追究责任。地方各级人民政府不得以任何理由妨碍卫生部门向上级报告。同时,要研究制定疫情和突发公共卫生信息发布制度,根据需要向社会及时发布,增强人们的预防意识,督促各地区采取积极的应对措施。过去那种家丑不可外扬的观念,在今天的信息时代一定要改变。延误时机只能使自己被动,这个教训是深刻的。实践证明,我们采取信息公开,政策透明,及时通过新闻媒体宣传党和政府的防治工作方针、政策和措施,及时公布疫情,分析疫情趋势,维护了党和政府对人民高度负责的形象,消除了社会恐慌,为有效开展防治工作创造了良好的社会环境。

通畅的疫情信息网络应该具有对突发公共卫生突发事件的分析、计划、组织、协调和管理控制等指挥功能。能够为指挥机构提供各种通讯和信息服务,提供决策依据和分析手段,能及时、有效地调集各种资源,实施疫情控制和医疗救治工作,减轻突发公共卫生事件对居民健康和生命安全造成威胁,用最有效的控制手段和小的资源投入,将损失控制在最小范围内。通过网络化、信息化的管理,使全国范围内突发卫生事件得到及时控制与处理。

2004年,全国正式启动以传染病个案报告为基础的传染病与突发公共卫生事件信息报告管理系统(见本章附录)。31个省市区通过网络,直接报告传染病疫情等突发公共卫生事件,提高了报告的及时性、敏感性和准确性,实现了传染病等突发公共卫生事件报告的动态统计和分析。卫生部还组织专家对传染病和突发公共卫生事件进行分析和预测,及时提出防治措施建议。依托网络直报系统,有利于及时对传染病等突发公共卫生事件进行调查、评估和采取应对措施,将疫情和事件的影响控制在最小的范围;为建立我国突发公共卫生事件预警系统,逐步完善从国家到地方建立突发公共卫生事件监测、评估、预警、反应机制,奠定了良好的基础。

(3) 建立突发事件预案和应急救治队伍。地方各级人民政府都要根据《总体应急预案》,逐步建立横向到边、纵向到底、网络化、全覆盖的应急预案体系框架,使应急管理工作进社区、进农村、进企业、进单位。预案体系应包括专项及部门预案、区县预案等多层次预案。应急联动是应急管理体系的另一个重要特点。应急联动涵盖了应急处置的概念,即突发公共事件发生单位和所在社区负有进行先期处置的第一责任,要组织群众展开自救互救,相关单位必须在第一时间进行即时应急处置。

地方各级人民政府都要根据《中华人民共和国传染病防治法》和《突发公共卫生事件应急条例》应对重大的事件发生。制订突发公共卫生事件应急预案应按照"防治结合、以防为主,平战结合、应急为主,条块结合、以块为主,群专结合、以专为主"的原则,针对可能出现的突发公共卫生事件的严重程度、危害程度、涉及范围和社会反应程度,分别采取不同的控制措施和处置办法。各地区要制订措施周密又切实可行的预案。

由于突发事件具有突发性和不确定性的特点,一旦发生突发事件往往使人感到不知所措。不确定性并不意味着专业人员的一无所知,通过对过去事件的审视,我们可以根据过去防治的经验,根据疫情和事件接近的发病机制制订相应的突发事件预案。例如:以《传染病暴发流行调查与控制预案》、《突发灾害应急预案》、《环境污染的应急处理》、《职业危害的应急处理预案》、《放射事故和核事故的应急处理预案》等为依据。预案的内容通常包括:发现与报告;病例的确诊;疫区范围;病例数;死亡数;疫点(区)处理;流行因素调查;疫情、事件的态势;资料整理与分析等。

卫生部颁布了《关于建立应急卫生队伍的意见》,明确要求在省、地两级分别建立应急医疗卫生救治队伍。目前,卫生部正在组建包括现场流行病学调查、实验室检测、化学中毒、辐射损伤和医疗救治等各方面的应急处置专家库和救援队伍。充分做好卫生应急准备,建立一支常备不懈的卫生应急队伍是应急医疗救治体系建设的重要组成部分。在省和地级市两级分别建立一支应急救治队伍。救治队伍建设按属地原则,在当地各级各类医疗机构中选择具有较丰富临床经验的医务人员和有现场处置经验的疾病预防控制专业人员组成,并配备必要的医疗救治和现场处置设备。平时这些人员在各自岗位上从事专业技术工作,并定期进行应急知识、技能培训和应急演练。发生突发公共卫生事件后,应急救治队伍要按当地党委、政府统一指挥,迅速组织开赴现场,及时开展救治和流行病调查工作。卫生部要汇集各地应急救治队伍信息,建立国家应急救治专家库,掌握卫生人力资源和有关医疗资源的分布状况,必要时抽调各地有关人员组建国家应急卫生救治队伍进行省际支援。

卫生部在此基础上,组建国家应急救援队伍,遇有重大突发公共卫生事件,及时提供技术支援。同时,逐级开展一系列卫生应急培训,并适时组织应对突发公共卫生事件的模拟演练,利用暗访的方式,了解各级医疗、疾控机构应对突发公共卫生事件的真实状况,提高各级卫生机构和人员的应急处置能力和水平。卫生部还根据卫生应急工作需要,提出了疫苗、药品等卫生应急物资储备品种和数量,供国家储备部门参考。

(4) 健全疾病预防控制体系。目前,国家和省、市、县均已建立了疾病预防控制机构。

当务之急是针对存在的问题和薄弱环节,通过明确职能、落实责任、深化改革、优化队伍、定员定编和保障经费等措施,尽快提高各级疾病预防控制机构的能力。疾病预防控制机构的主要职责是:疾病预防与控制、应急预警与处置、疫情收集与报告、监测检验与评价、健康教育与健康促进、应用研究与指导、技术管理与服务等。要改革人事管理制度,加强专业队伍建设,规定准入标准和条件,实行定编定员和考试招聘上岗。对不符合从事疾病预防控制工作的人员,要分流安排其他工作。对编制内招聘的人员,各级财政要保证必要的经费,并给予一定的岗位津贴。

《国家突发公共卫生事件应急预案》和《国家突发公共事件医疗卫生应急救援预案》即将由国务院下发实施,这两部《预案》是指导全国应对突发公共卫生事件的专项方案。

(5)依靠群众开展群防群控。突发事件直接威胁人民群众的身体健康和生命安全,必须动员和依靠群众广泛参与。要充分发挥社区和乡政府的组织作用,形成省、市(地)、县(市)3级防控网络和"社区为防、村庄为防、单位为防、人人为防"的群策群防群控体系,打一场人民战争。

群策群防群控不仅是指地理上的,同时也包含人员组成和功能。如严重急性呼吸道综合征(SARS)流行期间,我国实行属地管理制度,不分行政隶属关系,中央驻各地单位、驻军、武警部队均接受所在地的统一领导、统一指挥调度,以控制疫情扩散。群策群防群控还体现在对公众进行大力宣传鼓动,发动群众,发现疫情并控制疫情。如严重急性呼吸道综合征流行期间,每天的疫情报告制度,测量体温,疫情监测,饮用水监测,车站、码头、机场等港口的监测措施等。

全社会采取统一的防范措施,各媒体和宣传工具宣传卫生防病知识;群控体现在就地诊断、就地隔离、就地治疗,设立专门医院,防止交叉感染,减少人员流动,取消大型集会,最大限度控制疫情扩散。如2003年为防止严重急性呼吸道综合征扩散,政府取消了"五一"劳动节黄金周活动及推迟成人高考等措施,是群控的具体体现。公共卫生事件,如环境污染、传染病的流行等往往涉及多个方面,涉及多个部门,如卫生、司法、民警、教育、体育、商业等。在紧急特殊情况下,医疗卫生资源应对公共卫生事件的能力十分有限,只有建立有效的合作程序,明确各部门的职责和分工,避免重复,才能有效控制突发公共卫生事件。控制突发公共卫生事件,需打破部门界限。卫生部门的医疗服务,民政部门的救护,文化教育、媒体等部门的宣传教育,公安、司法部门的社会治安和稳定等都应齐心协力,共同参与到控制公共卫生事件的工作中,才能有效控制突发性公共卫生事件。

公共卫生建设是一项社会系统工程。要预防与控制突发事件的发生,就需要组织社会共同努力,改善环境卫生条件,预防控制传染病和其他疾病流行,培养良好的卫生习惯和文明生活方式,提供医疗卫生服务,达到预防疾病,促进人民身体健康的目的。因此,公共卫生建设需要政府、社会、团体和民众的广泛参与,共同努力。其中,政府主要是通过制定相关法律、法规和政策,加大公共卫生事业的投资,促进公共卫生事业发展;对社会、民众和医疗卫生机构执行公共卫生法律、法规,实施监督检查,维护公共卫生秩序;组织社会各界和广大民众共同应对突发公共卫生事件和传染病流行;教育民众养成良好卫生习惯和健康文明的生活方式;培养高素质的公共卫生管理和技术人才,为促进人民健康服务。

为了实现上述的目标,需要完善我国农村卫生体系、城市基本医疗服务体系、环境卫生体系和财政经费保障体系,满足城乡居民的基本卫生服务需求,大力改善农村医疗卫生条件。加强农村乡(镇)卫生院建设,改善房屋设施条件,购置必要医疗设备,对乡村医生进行业务培训。积极建立新型农村合作医疗制度,提高医疗服务水平,改善农村的医疗卫生状况。逐步形成覆盖面广、服务完善的网络体系。

公共卫生管理涉及政府多个部门,关系到各行各业和千家万户,需要各部门的大力支持和全社会的共同参与。各级政府要切实加强对公共卫生工作的领导,对于辖区内的重大公共卫生问题,政府主要负责同志要亲自抓,协调有关部门,明确任务,落实责任,共同解决公共卫生遇到的困难和问题。一旦发生突发事件,应实施"属地管理",社区内所有单位归属为社区政府统一管理。社会各方面要群策群力,发挥优势,形成全社会关心和支持公共卫生建设的新局面。

突发公共卫生事件在人类社会发展进程中难以完全避免。建立、健全有效应对机制,事关人民群众身体健康、生命安全和经济社会发展,事关国家安全和社会稳定,是落实科学发展观和构建和谐社会的重要内容。我们坚信,我国一定能够构筑起健全、高效、有力应对突发公共卫生事件的应急机制和公共卫生体系,为人民群众构筑牢固的健康屏障,确保人民群众的身体健康、生命安全和经济社会协调稳定发展。

(6) 充分开展针对性的健康教育。对突发事件应有充分的思想准备和策略应对,突发性事件往往突然来临,来不及准备,要做到临阵不乱,卫生部门和各级媒体应有预案准备,这是建立应急机制的必要性所在。由于人们是在毫无心理准备的情况下发生的,给人们带来很大的心理压力并引起全社会的不安,使群体处于危机状况中,极易引发心理恐慌、情绪异常、疑病心理以及一些非理性行为,如谣言四起、抢购成风。这时人们本能地反应需要寻求帮助。卫生部门依托完善的突发事件应对系统,快速收集整理有关资料,对专业人员进行教育培训,并及时地向社会公众提供通俗易懂且具有权威性的信息与建议。在官方网站上开设专栏,公布有关突发事件的全面信息;开通不同语言的热线咨询电话,向市民解答各种问题是深受群众的普遍欢迎的。如上海市健康教育所开设的 50 部预防严重急性呼吸道综合征(SARS)的热线电话昼夜响个不停,热线电话最多时每小时有 1 万次的呼叫。

由权威部门发布"核心信息"非常重要,当发生突发性公共卫生事件时,卫生部门及时发布准确、清晰的相关信息对于指导公众应对事件、稳定人心至关重要。同时也可以在社区中先对重点对象进行培训,通过他们作为同伴教育者,再让他们回到各自的社区中进行交流、教育和讨论,常常能收到良好的效果。

【案例一】 严重急性呼吸道综合征防制期间,浙江省疾病预防控制中心健康教育所在最短的时间内制作了 28 种,共计 1 751 641 份形式多样的印刷类型传播材料。其中有适于携带、传阅的手册、传单、折页、连环画、小报和期刊的专刊;有适于张贴的画报和墙报以及 VCD 光盘和网络信息,适合防制各阶段开展健康教育的需要。特别重要的是与大众媒介,如《钱江晚报》、《每日商报》等大众媒体及各级卫生部门紧密配合与合作,使"核心信息"在最短的时间内传遍全省的各个角落。如浙江省文艺音像出版社出版发行了 VCD 光盘《专家教你防 SARS》2 万套,浙江省科技出版社出版发行了《非典型肺炎防治 ABC》手册 75 万册。

在突发事件中,传播工作的开展运用了健康传播的理论和方法,以最快的速度制作与传播核心信息。一是依据以往各种疾病控制中传播材料制作和发行中积累的经验;二是与大众媒体保持密切、持久的互动关系;三是省健康教育所具有制作能力;在应急时间紧,难以进行正规制作预试验的情况下,尽量征求领导和专家的意见,组织有经验的人员进行讨论和策划,在防制期间进行城市和农村严重急性呼吸道综合征(SARS)防制知识电话抽样调查中,加入部分传播材料预试验的内容,使得传播材料在内容、形式等方面都有很高的质量。抽取两份传播材料评价,结果:材料的可接收性、通俗性、简明性、指导性、趣味性及对受众的吸引性、整体评价、适宜性、生动性、信息效果、材料效果 10 个方面均得到满意的评价。项目成果、经验已在禽流感、获得性免疫缺陷综合征(艾滋病)等重点传染病防制工作中加以运用。通过总结,他们还撰写了《SARS 应急防制健康教育传播方式的应用研究》一文,取得浙江省"医药卫生科技创新奖"二等奖。

(7) 加强国际间的合作与交流。经修订的《国际卫生条例》将在全球实施。我们要借鉴国外的先进经验,积极开展突发公共卫生事件应急处理策略和技术的国际交流与合作,参与全球应对突发公共卫生事件行动,不断完善我国卫生应急机制。

第三节 突发公共卫生事件的心理干预

突发事件不但对人们生活造成极大的影响,而且对人们心理和生理也造成极大的伤害。据报道在严重急性呼吸道综合征事件中,病人入院之初就存在严重的心身反应,出院时仍存在明显的情绪障碍,甚至在躯体康复之后仍将长期面临疾病和治疗带来的生理、心理和社会方面的问题。因此,对突发事件的心理干预是十分重要的。

机体在受到突发事件各种内外环境刺激时所出现的非特异性全身性反应——应激反应是十分普遍的。急性应激(acute stress disorder, ASD)是一种主观反映,当人们主观感受到威胁时,就会出现紧张、担忧、恐惧等精神挣扎和内心冲突。在事件发生早期,人们通常处于一种心理或情绪的失衡状态,这时人们失去了对自己的控制,分不清解决问题的方向且不能做出适当的选择。急性应激障碍的发生几乎与灾害同时发生,表现为强烈的恐惧、无助的情绪、情感麻木、不真实感、焦虑、失眠、易激惹、警觉性增高、感到紧张、焦虑和苦恼,是人们面对恐惧与无助时的反应。危机引起的个体情绪紊乱、认知能力下降、防御机制削弱是正常的心理反应。如克拉玛依火灾中,81 例急性应激反应病例临床表现分为:极度悲伤状态共 48 例(60%);激越性活动过多共 17 例(21%);亚木僵状态共 11 例(13%);意识模糊状态共 5 例(6%)。急性应激反应产生的情绪危机具有自限性,急性期一般为 6 个月,通常持续几小时到几天迅速恢复。如未能及时解决,有很小比例的人会发生创伤后应激障碍(post traumatic stress disorder, PTSD),即严重的心理问题或精神疾病。其主要特征有:①对创伤事件的重复体验(闪回和梦魇),伴有警觉性过高;②社会生活退缩(如回避社交或情感麻木);③强烈的羞愧、内疚和耻辱感。绝大多数病人于创伤后发生睡眠障碍,缺乏兴趣,情感不协调,并有对创伤境遇的回避行为和反复体验创伤性事件。某些类型灾害之后,抑郁较为常见,在这种状态下,心理干预的目的在于帮助人们重新获得突发公共卫生事件发生前的平衡状态。这时主要精力应集中在稳定病人心理和情绪方面。危机干预就是对处于困境或遭受挫折即处于危机状态下的个体或家庭给予关怀、支持及使用一定的心理治疗方法予以干预,使之恢复心理平衡,使其情绪、认知、行为重新回到危机前水平或高于危机前水平。

在突发事件中,人们通常给予自己否定和扭曲的信息,自以为对境遇是无能为力的,使人们处于持续的、折磨人的两难处境。有鉴于此,突发公共卫生事件心理干预工作的任务就是要通过练习和实践新的自我说服,使个体的思想变动更为积极,更为肯定,直到否定性的懦弱的自言自语消失为止。认知模式最适合于突发事件稳定下来并回到了接近突发事件前平衡状态的求助者。该模式的基本原则是,通过改变思维方式。这时,危机干预旨在阻止极端应激事件所致后果的恶化,通过即刻处理危机,使人们失衡的认知和情感反应趋于稳定。危机干预持续的时间可长可短,短期干预的目的是使幸存者重获个人尊严和价值感。危机干预的核心是"谈话"。有证据证实,针对整个受灾群体和高危人群的心理社会干预能够防止或减轻灾害后的不良心理反应,避免心理痛苦的长期化和复杂化,促进灾害性事件后的适应和心理康复。

通过有效的社会动员,法律、制度能规范集体、个人的行为;社会资源的调动可以提供生产、学习和生活所需的资料,保证各种社会组织的正常运转;道德、文明的力量可以约束人们的言行,减少社会丑恶现象发生;专业人员的参与可以发挥科学技术的力量。全社会、多方位的共同努力,使突发公共卫生事件的处理得到良好的社会环境支持,将损失降到最低程度。

心理干预的方式可通过媒体广泛宣传,及时、准确、科学的健康信息传播对稳定公众情绪,维护社会稳定,减少突发公共卫生事件对社会的不良影响发挥重要作用。信息传播的渠道有:人际传播、组织传播、传媒。传播的内容包括对突发公共卫生事件的科学认知、应急机制和政府的政策,以及心理应对的方法(核心内容)。

对高危人群的集体晤谈,又称严重事件晤谈,是一种系统的、通过交谈来减轻压力的方法。集体晤谈的目标有:①公开讨论内心感受;②支持和安慰;③资源动员,帮助当事人在心理上(认知和感情上)消化创伤体验,以及治疗性干预(心理咨询、药物治疗)。如美国"9·11事件"后,纽约几万名健康教育人员立即行动,为市民作心理指导,安抚那些陷入悲痛、急躁和失望的人们。

【案例二】 在"9·11事件"之后,大约1/5的美国人感到比以往任何时候都更加严重的抑郁和焦虑;大约800万美国人报告自己因为"9·11事件"而感到抑郁或焦虑;8个月后,纽约的很多学龄儿童做噩梦;7%的美国人说他们曾因为"9·11事件"去找过精神卫生专业人员;同样多的人因为恐怖袭击而服用处方药物,这比袭击事件发生前要高得多。

【案例三】 云娜台风肆虐浙江期间,温州乐清山区发生特大泥石流,造成46人死亡,21人失踪。74份评估问卷显示:4成以上的人出现不同程度的情绪、睡眠障碍;2/3的人群出现神经质样的表现。

同样的应激性环境刺激对不同的个体所产生的应激反应是不同的。主要取决于个体对事件的认识(即对事件的性质进行判断和评估)、应对能力和既往经历(积极应对还是消极回避,甚至极端的方式,结果肯定是不同的)以及社会支持(指来自社会各方面包括家庭、亲属、朋友、同事、伙伴、组织所给予的精神上和物质上的帮助和支援)情况。

【案例四】 在张北地震中,急性应激障碍的发生率为6.1%;受灾程度重,但灾后得到救援和支持较好的村急性应激障碍发生率为1.8%,而受灾相对较轻、支持较差的村为12%。

据报道创伤后应激障碍女性患病是男性的2倍;平均持续时间,女性为4年,男性约为1年,终身患病率约为8%。如能在急性期给予精神心理治疗,30%的人可以完全恢复,40%的人有轻微症状,20%的人持续存在中度症状,10%的人不愈或恶化。达到缓解的时间中位数至少为3年,1/3病人的病程超过10年。

张北地震后3个月,严重的创伤后应激障碍的发病率为18.8%,地震后9个月为24.4%。受灾程度重,但灾后得到救援和支持较好的村发病率低。

心理干预的目的在于帮助人们解决内部和外部困难,帮助他们选择替代他们现有行为、态度和使用环境资源的方法。结合适当的内部应付方式,通过社会支持和环境资源以帮助他们获得对自己生活(非危机的)的自主控制。这个模式要求涉及个人以外的环境,如同伴、家庭、职业、宗教和社区,这些是影响心理适应的几个外部维度,但影响心理适应的外部因素远不止于此。

实施心理干预有以下几个步骤。

第1步:确定危机问题。为了帮助确定危机问题,我们通常使用核心倾听技术(core listening skill),即同情、理解、真诚、接纳,以及尊重,以取得求助者的信任。

第2步:保证求助者安全。简单地说就是把求助者的生理和心理危险性降低到最小可能性。

第3步:是强调与求助者沟通与交流。心理干预不要去评价求助者的经历与感受是否值得称赞,或是否是心甘情愿的,而是应该让求助者相信"这里有一个人确实很关心他(她)"。也就是说,心理干预必须无条件地以积极的方式接纳所有的求助者,不在乎报答。

第4步:提供适当的方法或途径可供求助者选择。多数情况下,求助者处于思维不灵活的状态,不能恰当地判断什么是最佳的选择。有些处于危机的求助者甚至认为无路可走了。在这一步中,应该帮助求助者认识到,有许多可变通的应对方式可供选择,并思考变通的方式:①环境支持,这是提供帮助的最佳资源,求助者知道有哪些人现在或过去能关心自己;②应对机制,即求助者可以用来战胜目前危机的行为或环境资源;③积极的、建设性的思维方式,可用来改变自己对问题的看法并减轻应激与焦虑水平。如果能从这3个方面客观地评价各种可变通的应对方式,心理干预工作者就能够给感到绝望和走投无路的求助者以极大的支持。

第5步:制订计划。计划应该使求助者明确:①他(她)们能够得到相关组织团体、有关机构和个人所提供的及时支持;②相信求助者自己能够理解和把握行动步骤。计划应着重于切实可行和系统地帮助求助者解决问题。制订计划的关键在于让求助者感到自尊和独立性,并没有剥夺他们的权利。计划的主要目的是使求助者实现控制性和自主性(control and autonomy),是恢复他们的自制能力和保证他们不依赖于提供者。

第6步:得到承诺。工作者应该从求助者那里得到诚实、直接和适当的承诺。然后,在检查、核实求助者的过程中用理解、同情和支持的方式来进行询问。值得重视的是:核心的倾听技术在这一步骤中同样很重要。

在评估求助者情绪稳定性中有两个主要因素:危机的持续时间和求助者的情绪承受程度或应对能力。时间因素是指危机发生的规律:是一次性的还是持续性的危机?对求助者来说已经持续了多长时间?一次性或相对短暂的危机,我们称为急性或境遇性危机;而将复发性、持续时间较长的危机称为慢性、长期或转换性危机。

一次性危机求助者往往需要直接的干预来帮助克服某一事件或境遇所导致的危机,使求助者逐步恢复到危机前平衡状态。而慢性危机的求助者往往需要较长一段时间的咨询,特别需要心理干预工作者帮助找出适当的应对机制、发现其他能够帮助他们的人,重新确立以前危机阶段时有用的应对策略,并建立新的应对策略。

应对突发公共卫生事件是一项社会系统工程,需多个相关部门、多地域间密切合作,才能及时、有力地控制其发生和发展,把危害降至最低程度。因此,必须在政府的领导下,卫生、农业、质检、民航、铁路、交通、教育、旅游、林业、发展改革委员会、财政、公安等各个部门同心协力,密切合作,互通信息,共同落实各项防控措施;相关地区之间也要强化交流和协作,完善政府领导、部门负责和社会参与的工作机制,形成上下互动,横向联动的网络防控机制,及时有效地应对突发公共卫生事件。

思考题

1. 阐述突发事件的概念和类型。
2. 简述应对突发事件的策略有哪些。
3. 什么是心理创伤性应激障碍?其表现特征是什么?
4. 如何对心理创伤性应激障碍进行心理干预?

(黄敬亨 程茂金 梁 渊)

附录

卫生部突发疫情或卫生事件上报表

发生地点　　　省(自治区、直辖市)　　　　　地(市)
　　　　　　　县(市、区)　　　乡(镇)　　　村(街道)
突发疫情或卫生事件经过:
突发疫情或卫生事件涉及人口数:
发病人数:　　　　　　　　死亡人数:
年龄、性别职业分布和描述:
主要症状和体征:
流行病学调查结果:
实验室检测方法及结果:
初步诊断:
处理过程及采取的措施:
报告时疫情、事件的态势:
报告单位:　　　　　　　　报告人:
联系电话:　　　　　　　　报告时间:
注:若本表项目首次报告填写不全,可在后续报告中加以补充。

第四章 健康相关行为

健康教育的核心是行为转变,健康教育的性质、目的与任务必然要与行为科学紧密结合起来。为了达到通过健康教育转变人们行为的目的,必须对人类的健康相关行为进行诊断、分析与干预。行为诊断指的是确定行为与疾病和健康问题的关系,并描述行为的流行特征;行为分析指的是分析健康相关行为的形成因素与影响因素,即健康相关行为的倾向、促成和强化因素;行为干预指的是在行为诊断和行为分析的基础上,根据行为改变的理论与方法,对行为实施综合干预,其最终的目的是使人们改变不利于健康的行为,采纳有益于健康的行为。

第一节 行为概述

一、行为的概念

行为是指具有认知、思维能力、情感、意志等心理活动的人,对内外环境因素作出的能动反应,这种反应可能是外显的,能被他人直接观察到;也可能是内隐的,不能被直接观察。内隐行为需要通过测量和观察外显行为来间接了解。

人类行为由 5 个基本要素构成:行为主体、行为客体、行为环境、行为手段、行为结果。

行为主体:人;行为客体:人的行为的指向目标;行为环境:行为主体与行为客体发生联系的客观环境;行为手段:行为主体作用于行为客体时所应用的工具或使用的方法;行为结果:行为主体预期的行为与实际完成的行为之间相符合的程度。

简言之,行为(behavior)是有机体在外界环境刺激下所产生的生理、心理变化的反应。据此美国心理学家 Woodworth 提出了著名的"S"模式来体现行为的基本含义(图 4-1)。

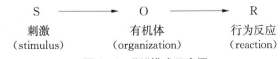

图 4-1 "S"模式示意图

S:内外环境中的刺激源;O:有机体,即行为主体——人;R:人的行为反应

人类的行为表现错综复杂,体现为同一个体在不同环境条件下行为表现不同,不同个体在相同环境条件下行为表现有所差异,即使同一个体在同样的环境条件下,由于其生理、心理等因素的影响,行为表现也不尽相同。然而,人类需要维持自身生存和种族延续,需要

适应复杂的、变化发展的环境,其行为特征仍有一定的规律性。

二、行为分类

人类不同于其他动物,具有生物和社会双重属性,据此可将人类行为划分为本能行为和社会行为两大类。

人的本能行为由人的生物属性所决定,是人的生物遗传信息作用的结果,而非后天习得,其行为特征主要是对环境的适应。得到公认的3个方面的本能行为有:

(1) 与基本生存有关的本能行为,如摄食行为和睡眠行为。

(2) 与种族保存有关的本能行为,典型的表现是性行为。

(3) 攻击与自我防御行为,表现为对外来威胁的反抗、妥协和逃避。这种本能行为广泛存在于低等动物乃至人类。值得一提的是,人类的本能行为已受到文化因素、心理因素、社会因素等的影响和制约,如饮食行为受到大脑认识活动的控制,定时进食和讲究营养;性行为受到社会法律、舆论与道德的制约。

人类的社会性是人与动物最本质的区别,人类不仅能够适应环境,更能通过劳动改造和维护环境,包括自然环境和社会环境。在这种情况下,人类个体通过与他人的交往、模仿、学习、教育、工作等就形成了得到社会承认、符合社会道德准则、行为规范和价值观念的人类社会行为。社会性行为是通过社会化过程确立的。这些社会化行为的造就机构包括家庭、学校、大众媒介、单位与社会团体以及非正式群体。社会行为的涵盖面非常广,如职业技能、社会角色行为、娱乐行为等。

三、行为的发展与适应

(一) 行为的发展

行为发展是指个体在其生命周期中行为形成与发展的过程,即在个体出生以后,随着生理的发育、心理的成熟以及社会交往的不断扩大,个体行为不断变化和发展的过程。在这个过程中,个体行为由于遗传因素与后天学习的作用,从偶然的、非系统的行为逐渐发展为连续而系统的行为,行为内容也越来越复杂。

在人的整个生命周期中,其行为发展可分为4个阶段。

1. 被动发展阶段(0~3岁) 通过遗传、本能力量的驱使,以及无意识的模仿来发展行为,多种动作、简单语言、基本情绪及部分社会行为初步形成。

2. 主动发展阶段(3~12岁) 开始主动模仿、探究,行为发展带有明显的主动性,对本能冲动的克制能力迅速提高,婴幼儿期形成的行为进一步发展。

3. 自主发展阶段(12岁至成年) 人们开始通过对自己、他人、环境、社会进行综合认识,调整自己的行为发展。

4. 巩固发展阶段(成年以后) 人的行为定式已经形成,行为发展主要体现在巩固、完善、适当调整几个方面。

人类行为的发展具有以下几个特点。

1. 连续性 个体的行为发展是一个连续的过程,不可能跳过其中的某一阶段而进入下一阶段。因此可以说个体现在的行为是过去行为的延续,而将来的行为又必然是现在行为的延续。

2. 阶段性 个体行为发展在某一阶段内呈量变,这种量变积累到一定程度后发展为质变,进入行为发展的下一阶段。在不同的年龄阶段,行为特征与规律有不同的表现。

3. 不均衡性　尽管人类行为的发展按一定的模式进行,但在个体行为的发展过程中存在着个体差异和发展的不平衡性,即同一个体在不同阶段行为发展速度不同,而不同个体间即使处在同一发展阶段,行为发展的程度也因人而异。

（二）行为的适应

行为的适应是指个体与环境之间保持动态平衡的过程。人类个体为了适应环境,就需要认识环境、与其他个体交流,从而发展了语言、感知觉、思维与智力,这种发展反过来又提高了人类适应环境的能力。在这一循环发展过程中,需要是人类行为产生和发展的基础,也是行为适应的必要条件。

行为干预重点在于从小培养健康的行为。认识行为的发生发展过程以及人类行为是在社会化过程中习得的。因此,健康行为的培养不仅仅是个体的事,而需要家庭、学校、社区和各社会团体的共同努力并营造健康的文化环境。

第二节　行为与健康的关系

人的行为既是健康状态的反映,同时又对人的健康产生巨大的影响。随着人类社会的进步与发展,可供人们保护和促进健康的资源越来越丰富,如抗菌素的问世、各种疫苗的发现、医疗技术与设备的发展、卫生服务网络的建立,以及人类生存环境的改善、生活水平的提高、健康保障的政策等,为人类健康水平的提高奠定了坚实的基础。但这并不能有效地控制慢性非传染性疾病和医疗费用日益上升的趋势,这是因为:①大量的流行病学研究证实人类的行为、生活方式与绝大多数慢性非传染性疾病关系极为密切,改善行为可以预防这些疾病的发生并有利于疾病的治疗;②感染性疾病、意外伤害和职业危害的预防、控制也与人们的行为密切相关;③已有的卫生服务与服务需要人们采取行动去利用。如疫苗有效,但其实际效果还取决于人们是否有效地去利用疫苗。

行为与健康的关系已经被大量事实所证实,影响健康的行为也多种多样。1967年,美国加州大学公共卫生学院院长布瑞斯洛（Breslow）和加州公共卫生局人口实验室的毕洛克（Belloc）对 6 828 名成年人进行了为期 5 年半的随访观察,发现了 7 项与人们的期望寿命和良好健康显著相关的简单而基本的行为。

（1）每日正常而规律的三餐,避免零食。

（2）每天吃早餐。

（3）每周 2～3 次的适量运动。

（4）适当的睡眠（每晚 7～8 h）。

（5）不吸烟。

（6）保持适当的体重。

（7）不饮酒或少饮酒。

20 世纪 70 年代,美国医学家爱伦·戴维（Alan Dever）通过对美国人死亡的调查分类,发现一半左右的死亡由于不良的行为或生活方式引起。

我国社会医学研究也表明:影响健康的 4 类因素中,行为或生活方式占 3 成多,且有不断上升的趋势。据 WHO 专家统计,不良的生活方式和行为占全部死因的第 1 位,在发达国家已占死因的 70%～80%,在发展中国家占 40%～50%,全球为 60%,因此,与其说我们面临的是心脑血管病和癌症的挑战,不如说是面临不良生活方式和行为的挑战。我国首都钢铁公司20世纪70年代起开展高血压病的防治教育,1974~1988年间,脑卒中发病率从155/10万下降到58/10万,死亡率由84/10万下降到18/10万。

行为与生活方式不仅与退行性疾病有关,而且也是其他类型疾病的重要危险因素,如:①传染性疾病:喝生水、吃不洁食物与肠道传染病有关;性生活紊乱可致性传播疾病蔓延。②意外伤害:驾车不系安全带、酒后驾车均可增加意外伤害。③职业损伤:不遵守安全生产操作规程,经常不正确使用劳防用品,可引起职业损伤,甚至职业病。

第三节　健康相关行为

行为学作为一门独立的学科,是在20世纪40年代末、50年代初形成的,这一学科的产生和发展对企业管理的科学化和现代化产生重大影响,并很快被应用于其他领域,形成众多分支,健康行为学即是其中之一。

健康行为学是研究健康相关行为发生、发展规律的科学。它应用行为科学的理论和方法研究人类个体和群体与健康和疾病有关的行为,探讨其动因、影响因素及其内在机制,为健康教育与健康促进策略和方法提供科学依据,从而服务于维护和促进人类健康的需要。

健康行为学不同于行为医学,行为医学是将行为科学的理论与技术用于临床治疗、康复及预防领域,它注重特定疾病的行为表现及其生理、病理、诊断和治疗;而健康行为学则立足于通过行为理论和方法的应用,促使人们保持并形成有益于健康的行为,改变不利于健康的行为,强调与疾病发生发展有关的行为问题,着眼于通过解决这些行为问题来维护和增进健康。

健康相关行为指的是人类个体和群体与健康和疾病有关的行为。按行为对行为者自身和他人健康状况的影响,健康相关行为可分为促进健康的行为,简称健康行为和危害健康的行为,简称危险行为两种。

一、健康行为

健康行为(healthy behavior)指朝向健康或被健康结果所强化的行为,客观上有益于个体与群体健康的一组行为。健康行为可分为五大类。

1. 基本健康行为　指日常生活中一系列有益于健康的基本行为,如合理营养、平衡膳食、积极锻炼、积极的休息与适量睡眠等。

2. 预警行为　指预防事故发生和事故发生以后正确处置的行为,如使用安全带,溺水、车祸、火灾等意外事故发生后的自救和他救即属此类健康行为。

3. 保健行为　指正确、合理地利用卫生保健服务,以维护自身身心健康的行为,如定期体格检查、预防接种,发现患病后及时就诊、咨询,遵从医嘱、配合治疗、积极康复等。

4. 避开环境危害　这里的环境危害是广义的,包括人们生活和工作的自然环境与心理社会环境中对健康有害的各种因素。主动地以积极或消极的方式避开这些环境危害也属于健康行为,如离开污染的环境、采取措施减轻环境污染、积极应对那些引起人们心理应激的紧张生活事件等都属此类行为。

5. 戒除不良嗜好　不良嗜好指的是日常生活中对健康有危害的个人偏好,如吸烟、酗酒与滥用药品等。戒烟、不酗酒与不滥用药品就属于戒除不良嗜好这类健康的行为。

二、危险行为

危险行为(risky behavior)指的是偏离个人、他人乃至社会的健康期望，客观上不利于健康的一组行为。危险行为可分为4大类。

1. 不良生活方式与习惯　生活方式是指一系列日常活动的行为表现形式。生活方式一旦形成就有其动力定型，即行为者不必花费很多的心智体力，就会自然而然的去做的日常活动。不良生活方式则是一组习以为常的、对健康有害的行为习惯，包括能导致各种成年期慢性退行性病变的生活方式，如吸烟、酗酒、缺乏运动锻炼、高盐、高脂饮食、不良进食习惯等。不良的生活方式与肥胖、心血管系统疾病、早衰、癌症等的发生关系密切。

2. 致病行为模式　是导致特异性疾病发生的行为模式，国内外研究较多的是A型行为模式和C型行为模式。

（1）A型行为模式是一种与冠心病密切相关的行为模式，其特征往往表现为雄心勃勃，争强好胜，富有竞争性和进取心，一般对工作十分投入，工作节奏快，有时间紧迫感。这种人警戒性和敌对意识较强，具有攻击性，对挑战往往是主动出击，而一旦受挫就容易恼怒。有研究表明，具有A型行为者冠心病的发生率、复发率和死亡率均显著地高于非A型行为者。

（2）C型行为模式是一种与肿瘤发生有关的行为模式，其核心行为表现是情绪过分压抑和自我克制，爱生闷气。研究表明：具有C型行为者宫颈癌、胃癌、结肠癌、肝癌、恶性黑色素瘤的发生率高出其他人3倍左右。

3. 不良疾病行为　疾病行为指病人从感知到自身有病到疾病康复全过程所表现出来的一系列行为。不良疾病行为可发生在上述过程的任何阶段，常见的行为表现形式有：疑病、恐惧、讳疾忌医、不及时就诊、不遵从医嘱、迷信，乃至自暴自弃等。

4. 违反社会法律、道德的危害健康行为　吸毒、性乱等危害健康的行为属于此类行为，这些行为既直接危害行为者的个人健康，又严重影响社会健康与正常的社会秩序。如吸毒可直接产生成瘾的行为，导致吸毒者身体的极度衰竭；静脉注射毒品，还可能感染乙型肝炎和获得性免疫缺陷综合征（艾滋病）；而混乱的性行为可能导致意外怀孕、性传播疾病和获得性免疫缺陷综合征。

三、不良生活方式影响健康的特点

由于不良生活方式就发生在人们的日常生活中，有这些生活方式的人又较多，往往不引起人们的重视。另一方面，动力定型的作用又使不良生活方式改起来比较难。正因为如此，不良生活方式比其他危险行为对人群整体的健康危害更大。不良生活方式对人们健康的影响具有以下特点。

1. 潜伏期长　不良生活方式形成以后，一般要经过相当长的时间才能显现对健康的影响，出现明显的致病作用。这一特点使得人们不易发现并理解不良生活方式与疾病的关系，加之行为的习惯性，改变起来难度较大。另一方面，这也给了我们有充分的时间采取干预措施，阻断其对健康的危害。

2. 特异性差　不良生活方式与疾病之间没有明确的对应关系,表现为一种不良生活方式与多种疾病和健康问题有关,而一种疾病或健康问题又与不良生活方式中的多种因素有关。例如,吸烟与肺癌、冠心病、高血压等多种疾病有关;而高血压又与吸烟、高盐饮食、缺乏运动锻炼等多种不良生活方式有关。

3. 协同作用强　当多种不良生活方式同时存在时,各因素之间能起协同作用、互相加强,这种协同作用最终产生的危害,将大于每一因素单独作用之和。

4. 变易性大　不良生活方式对健康的危害大小、发生时间早晚存在着明显的个体差异。例如,有的人吸烟会发生肺癌,而有的人也同样有此不良行为却没有得肺癌。此外,即使同时开始不良生活方式,以同样的量作用和同样长时间,其结果也不尽相同。

5. 广泛存在　不良生活方式广泛存在于人们的日常生活中,且具有这样或那样不良生活方式的人为数较多,其对健康的危害是广泛的。

第四节　健康相关行为转变的理论

人类的健康相关行为与其他行为一样,都是一种复杂的活动,受到遗传、心理、自然与社会环境等众多因素的影响。因此,健康相关行为的转变也是一个相当复杂的过程,各国学者、专家提出多种转变行为的理论,以期改变人们的健康相关行为,促进人类健康。应用较多也比较成熟的理论模式有知信行理论、健康信念模式和行为转变阶段模式。

一、知信行模式

知信行(knowledge-attitude-belief-practice,KABP)是知识、信念和行为的简称。这一理论认为:卫生保健知识和信息是建立积极、正确的信念与态度,进而改变健康相关行为的基础,而信念和态度则是行为改变的动力。只有当人们了解了有关的健康知识,建立起积极、正确的信念与态度,才有可能主动地形成有益于健康的行为,转变危害健康的行为。知信行的范围与难度的理论模式如图4-2所示。

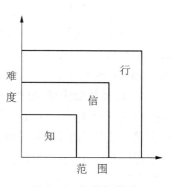

图4-2　知信行模式

例如,吸烟作为个体的一种危害健康的行为已存在多年,并形成了一定的行为定式。要改变吸烟行为,使吸烟者戒烟,首先需要使吸烟者了解吸烟对健康的危害,戒烟的益处,以及如何戒烟的知识,这是"知",是吸烟者戒烟的基础。具备了知识,吸烟者才会进一步形成吸烟有害健康的信念,对戒烟持积极态度,并相信自己有能力戒烟,这是"信",标志着吸烟者已有动力去采取行动。在知识学习、信念形成和态度转变的情况下,吸烟者才有可能最终放弃吸烟,这是"行",标志着实现危险行为的改变。

但是,要使知识转化为行为改变,仍然是一个漫长而复杂的过程,有很多因素可能影响知识到行为的顺利转化,任何一个因素都有可能导致行为形成/改变的失败。

知识、信念与态度、行为之间只存在着因果联系,并不存在三者间的必然性(图4-3)。行为改变是目标,为达到行为转变,必须以知识作为基础,以信念作为动力。知识是行为转变的必要条件,但不是充分的条件,只有对知识进行积极的思考,对自己的职责有强烈的责任感,就可逐步形成信念。当知识上升为信念,就有可能采取积极的态度去转变行为。

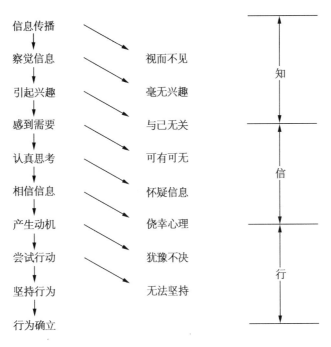

图 4-3 接受信息与改变行为的过程

态度是转变行为的前奏,要转变行为必先转变态度。影响态度转变的因素有:①信息的权威性。权威的信息号召力大、说服力强。信息的可靠性和说服力越强,态度转变的可能性越大。②传播的效能。传播的感染力越强越能激发和唤起教育对象的情感,有利于态度的转变。③"恐惧"因素。恐惧使人感到事态的严重性,但需注意恐惧因素若使用不当,有时会引起极端反应或逆反心理。④行为效果和效益。这是很有吸引力的因素,不仅有利于强化自己的行为,同时常能促使信心不足者态度的转变。在促使人们健康行为的形成,改变危害健康行为的实践中,常可遇见"知而不行"的情况,表现为难以割舍个人的爱好,缺乏持之以恒的决心,担心转变某行为会危及他们的社会关系,担心转变行为的意义不大或存在侥幸心理。只有全面掌握知、信、行转变的复杂过程,才能及时、有效地消除或减弱不利影响,促进形成有利环境,进而达到转变行为的目的。

二、健康信念模式

健康信念模式(health belief model,HBM)是基于信念可以改变行为的逻辑推理,如你相信某药有害于你的健康,你就不会去服用它;又如,你相信某食品有毒,有害于健康,你就不会去购买它。尽管信念可以影响行为的改变,但实际上并非所有的人其行为改变都受信念的影响。为了研究信念与行为改变之间的关系,20 世纪 50 年代,许多心理学家开始着手研究影响行为转变的因素。先后提出了健康信念模式用以解释信念如何影响行为的改变。以下是 Becker 等提出的健康信念模式(图 4-4),该模式已经被广泛地接受。

在健康信念模式中,健康信念的形成主要涉及以下几方面因素。

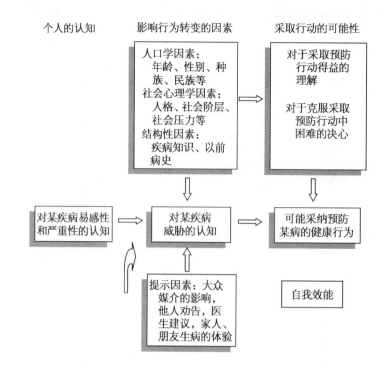

图 4-4 健康信念模式

资料来源：MH Becker, RH Drachman, JP Kirscht. A new approach to explaining sick-role behavior in low incom populations. Am J Public Health, 1974, 64: 205~216

1. 对疾病威胁的认知

（1）对疾病严重性的认知：首先必须认识到疾病可能产生医学或社会学的严重后果，如疾病会导致疼痛、伤残和死亡，以及社会学后果，如意识到疾病会影响到工作、家庭生活、人际关系等。相信其后果越严重，越可能采纳健康行为。

（2）对疾病易感性的认知：其次，人们需要判断自己患此疾病概率大小，概率越大，越容易采纳健康行为。

2. 对采取健康行为得益的认识和克服改变行为中困难的决心　对采取健康行为得益的认知指个体相信采纳健康行为后确实有好处，如个体相信吸烟确实与多种疾病有关，对健康的危害很大；对改变行为中困难的认知指个体认识到采纳健康行为中还面临着一些难题，如对个人爱好难以割舍，时间花费、经济负担等。对健康行为益处的信念越强，采纳健康行为的障碍越小，个体采纳健康行为的可能性越大。

3. 提示因素　指的是诱发健康行为发生的因素，如大众媒介对疾病预防与控制的宣传、医生建议采纳健康行为、家人或朋友患有此种疾病等都有可能作为提示因素诱发个体采纳健康行为。提示因素越多，个体采纳健康行为的可能性越大。

4. 其他相关因素　人口学因素：包括年龄、性别、民族、人种等；社会心理学因素：如人格特点、社会阶层、社会压力；结构性因素：如个体所具有的疾病与健康的认识。不同特征的人采纳健康行为的可能性相异。如老年吸烟者对于烟草导致冠心病、肺癌的认知要比青年人深刻，因此戒烟的可能性较青年人大。

健康信念模式是最常用于各种健康相关行为改变的一种模式。健康信念模式在健康促进领域中的应用日益广泛。它不仅用于解释各种健康行为的变化和维持,也成为指导行为干预、促使健康行为形成的重要理论框架。该理论认为信念是人们接受劝导、改变不健康行为,采纳健康行为的基础。如果人们真切地感受到不健康的行为对自己健康的威胁(认识到具体的危险及其严重性);相信改变不健康行为会得到非常有价值的效益(认识到对健康的好处),并对改变不健康行为过程所存在的障碍有思想准备,且有克服的办法,就有可能采取改变行为的行动。但是,具有信念和技能的人并不一定会改变自身的行为,还要人们的毅力和自信心,因此,在信念模式中引入了"自我效能"的理论。

自我效能(self-efficacy)指个体对自己有能力执行某一特定行为并达到预期结果的自信心。人们通过自身的实践,或是他人的实践经验,或是接受他人的劝告,而激发内在的动机,使他们相信自己有能力改变不健康的行为并获得预期的结果。这就是倍受人们关注的"自我效能"。90岁高龄的邓小平义无反顾地一举戒烟成功,伟人的自信和毅力堪称全国人民的典范。但并非所有的人都有如此高的自信程度(自我效能),尤其是人们要改变长期形成的不健康的生活方式和成瘾行为的确有一定难度,需要设定目标,应考虑到开始的目标应相对容易达到,设定的目标不可以过高,不合适的目标会使人失去信心。为了增加人们的信心,可以将长期目标分解成若干个短期目标,分阶段实施。同时,对自己设定的目标进行自我监测、自我评价和自我强化,以达到逐步改变不健康行为的目的。自从1997年Bandura在健康信念模式中引入了自我效能概念以后,使这个模式更趋完善(图4-5)。

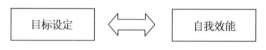

图4-5 自我效能

例如,某人从电视和报刊上看到有关锻炼的信息(提示因素),使他想到自己需要锻炼。他还记得上健康教育课时得知体育锻炼对预防冠心病的重要性,他知道他比其他人更易得冠心病,因为他有家族史、不良饮食习惯和轻度高血压,他得出结论自己是冠心病的易感者(对疾病易感性的认知)。基于上述因素,他充分认识到他必须十分关注自己的冠心病问题(对疾病严重性的认识)。他知道如果他坚持体育锻炼,将有助于延缓冠心病的发作,一旦发作也会提高他的生存率(对行动好处的认知),但是他也感到在繁忙的工作中要花费很多时间去锻炼确实不容易,况且还有雨天,活动场所等问题(对行动困难的认知)。他现在必须权衡利弊关系,决定他是否要锻炼。如果这个时候增强他的自信心,就有可能促成行为的改变。

三、行为转变阶段模式

行为转变阶段模式(stages of behavior change model)理论最突出的特点是强调了根据个人或群体的需求来确定行为干预的策略;不同阶段所采用的转化策略也不尽相同。

转变人们固有的生活方式和行为是一个十分复杂的过程。而且每个作出行为转变的人都有不同的需求和动机。为什么在一次干预中,行为转变成功的仅仅少数,而大多数是失败的,或是半途而废,尤其是成瘾性行为。究其原因就是没有认识到人群中所处的行为转变阶段是不同的。心理学家James Prochaskah和Carlos DiClimente博士通过大量的研究,提出了行为转变阶段模式,把行为转变分成5个阶段(图4-6)。

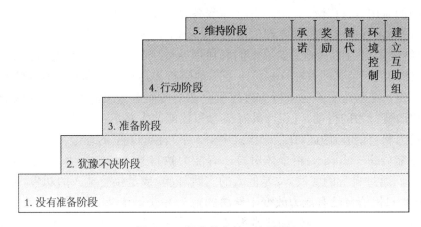

图 4-6　行为转变的 5 个阶段

资料来源：James Prochaska, John C. Norcross, Carlo C. DiClemente. Changing for good

1. 没有准备阶段（precontemplation）　处于这一阶段的人对行为转变毫无思想准备，他们不知道或不意识到自己存在不健康的行为的危害性，对于行为转变没有兴趣。如"我不可能有问题"、"吸烟不可能引起冠心病"。

转变策略：帮助提高认识，唤起情感，消除负面情绪。推荐有关读物和提供建议。只有当他们认为有需要时再给他们提供具体帮助。

2. 犹豫不决阶段（contemplation）　人们开始意识到问题的存在及其严重性，考虑要转变自己的行为，但仍犹豫不决，如"我知道吸烟不好，总有一天我要戒烟"、"锻炼确实对健康有好处，但是我现在还不想"。

转变策略：需要帮助促进行为转变（自我再评价），协助他们拟定行为转变计划，提供专题文章或邀请参加专题报告会。提供转变该行为的技能，指导行为转变的方法和步骤。

3. 准备阶段（preparation）　开始作出行为转变的承诺（向朋友和亲属宣布行为转变的决定，承诺还应包括建立必胜的信念）并有所行动，如向他人咨询有关转变某行为的事宜，购买自我帮助的书籍，制定行为转变时间表等。

转变策略：提供规范性行为转变指南，确定切实可行的目标。采取逐步转变行为的步骤。寻求社会支持，包括同事、朋友和家属的支持，确定哪些倾向因素、促成因素。克服在行为转变过程中可能出现的困难。

4. 行动阶段（action）　人们已经开始采取行动，如"我已经开始锻炼"、"我已经开始戒烟，并谢绝敬烟"。值得注意的是许多人在行为转变过程中没有计划、没有具体目标、没有他人帮助的安排，往往要导致行动的失败。

转变策略：争取社会的支持和环境的支持（如从家里和办公室移走烟灰缸；不购买高脂食品；张贴警示标语等）、替代方法（用饭后百步替代饭后一支烟；用无钠盐替代钠盐等）、请行为转变成功者做现身说法、家属与同伴的帮助和支持、激励政策等。

5. 维持阶段（maintenance）　人们已经取得行为转变的成果并加以巩固。在这一阶段要得到本人的长期承诺，并密切监测，以防止复发。许多人取得了行为转变成功之后，往往放松警戒而造成复发。复发的常见原因是由于过分自信、经不起引诱、精神或情绪困扰、自暴自弃等。

转变策略：这一阶段需要做取得行为转变成功的一切工作。创造支持性环境和建立互助组等。

行为的干预首先要确定靶人群所处的阶段,然后用相应的干预措施才能收到事半功倍的效果。例如当吸烟者感到吸烟是愉快的事而不认为是有害健康,这时如果给他过多的干预,预期不会收到很好的效果,甚至还会产生逆反心理。对于这些人,我们仅仅给予最简单的信息,并告诉他们,有需要的时候再给予帮助。这样我们可把主要精力和时间用于有需要戒烟的人。

第五节　健康相关行为的干预与矫正

我们已经知道健康相关行为分为健康行为和危险行为两大类,健康教育与健康促进的目的就是通过行为的干预与矫正,使人们形成并保持健康行为,改变危险行为。

一、转变行为成功的因素

要使人们的行为向着有利于健康的方向转变,需要通过教育者和受教育者两方面的共同努力。转变行为成功的主要因素有以下几点。

1. 认知　认识是行为转变的前提。促使人们理解健康、幸福和生活质量的提高,将很大程度上是取决于对行为和生活方式的选择。人们对健康的关注度越大,就更容易作出健康行为的选择。教育者和受教育者对健康行为、危害健康的行为有明确的认识,即明确意识到哪些行为有益于健康,哪些行为对健康有害是极为重要的。

2. 知识　掌握在生活方式领域中的知识,有助于人们的决策。例如知道血脂水平高意味着什么,人们就会决定如何通过膳食来降低血脂。知识有助于你了解危险因素以及如何去实现你的目标。教育者和受教育者了解健康行为对健康有哪些好处,益处有多大;危险行为对健康有哪些害处,危害程度如何,是行为转变不可缺少的。

3. 动机　是转变行为的动力,它是在需要基础上产生的。当需要的强度达到一定的水平并具备相应的条件时,需要就会转化为动机。引发动机的因素有外在的力量,包括奖励、证书、纪念品。但内在的动机更为持久。根据心理学家的观点,对于动机有3个因素是很重要的:①自主的而不是强迫的;②相信自己有能力、有信心去实现行为的转变(自我效能);③有良好的人际关系支持。

4. 技能和管理技术　技能有助于实现某行为的转变。如何控制你的情绪?如何选择有营养的饮食?如何在繁忙的工作中进行体育锻炼?如何做好自我监测?技能和管理有助于将自我转变的策略融合到生活中去。教育者帮助受教育者掌握行为转变的技能和管理;受教育者明确目标,按照行为转变的方法去做。

5. 社会支持　组织与环境的支持是十分重要的,例如,当你要戒烟的时候,你的领导、同事、朋友、家属的吸烟对你的影响极大。因为,行为的转变并非在真空的条件下,必须创造支持性环境,使人们更容易作出健康的选择。教育者要倡导社会支持、鼓励人们采纳健康行为、改变危险行为;受教育者要有采纳健康行为、转变危险行为的愿望,并决心采取行动。

6. 评估与监测　一旦确定了健康行为的选择,你就应当评估你现在的生活方式以及哪些行为需要转变。评估内容可以是医学检验(血压、血脂、血糖)、体育锻炼、膳食等,甚至包括态度问题,这有助于你理解社会和个人的关系。教育者应加强对健康行为转变的评估和监测;受教育者要巩固和发展有益于健康的行为。

7. 责任感 责任感是转变行为的核心,我们的目的是促使人们对个人和群体的健康承担责任。自我负责包括积极的参与行为与环境的转变并有预期的目标。有责任感还包括自我制约。行为转变是个人授权,包括有主人翁意识和参与决策过程。改变不健康行为不仅仅是个人的事,必然涉及整个社会甚至子孙后代的大事。

二、个体行为的矫正

运用操作式条件反射及生物反馈的原理和方法,矫正个体偏离正常的不健康行为,称为行为矫正(behavior modification)。行为矫正和行为干预并没有严格的区分。行为矫正首先必须明确问题的所在、起源和程度,分析维持不健康行为的社会和自然环境以及心理因素,据此选用适当的矫正方法并制定矫正计划和监测过程。行为矫正是长期的过程,而不是一次性的,因此需要制定长期矫正计划,并适时地进行评估,监测矫正的全过程,直致完全矫正成功,不可半途而废,功亏一篑。

行为矫正指的是按照一定的期望,在一定条件下采取特定的措施,促使矫正对象改变自身的特定行为的行为转变过程。行为矫正更注重人们在行为改变过程中的自觉投入。矫正对象是行为改变的参与者、核心,而不是消极的行为受限者。

行为矫正由3方面要素构成:行为矫正对象、行为矫正环境和行为矫正过程。行为矫正对象是确定的行为改变者。行为矫正环境包括行为指导者、矫正场所和矫正时机,矫正场所可以不固定,但大多数行为矫正的场所是固定的,便于对行为矫正效果进行观察、记录和评价;选择行为矫正的时机也很重要,在易诱发行为改变的特定时机进行行为矫正,容易取得最佳的效果。行为矫正过程就是行为矫正技术的选择和实施过程,其核心是针对矫正对象的具体行为来选择矫正技术。

行为矫正技术是从20世纪50年代末发展起来的,到目前为止,在健康教育领域内运用较为广泛的行为矫正技术有脱敏疗法、厌恶疗法、示范疗法和强化疗法等。

1. 脱敏疗法 脱敏疗法又可分为系统脱敏疗法、接触脱敏疗法和自身脱敏疗法等,主要用于消除个体因对某种因素过于敏感而产生的不良行为表现,如恐怖症、焦虑症和紧张症等。焦虑与放松是互相拮抗的生理过程,系统脱敏法就是运用交叉抑制原理,系统地训练病人放松,用放松来矫正焦虑。

该方法以认知原理为基础,在治疗中有目的地、循序渐进地主动提供这一刺激因素,适时修正个体对刺激因素的错误认知,再通过反复的操作、强化,就可以达到消除这种过于敏感行为的目的。脱敏疗法的成败取决于矫治过程的系统性、有专业人员指导,和适当的矫正环境。

2. 厌恶疗法 厌恶疗法又称去条件反射法,其基本做法是每当矫正对象出现目标行为或出现该行为的欲望冲动时,就给予一个能引起负性心理效应的恶性刺激。反复作用后,在矫正对象的内心就会建立起该行为与恶性刺激间的条件反射,引起内心的由衷厌恶,直至消除该目标行为。厌恶疗法常用于矫正各种成瘾行为、强迫症、恐怖症和异常癖好等,如吸毒、酗酒、吸烟。厌恶疗法在使用时应注意持续性,否则无法建立条件反射;二要注意强度的适宜性,使用不当可能引发新的紧张刺激;三要注意治疗原则的保密性,以防矫正对象产生对抗心理,无法实施行为矫正。

3. 示范疗法 示范疗法在应用时,将所要形成的健康行为或所要改变的危险行为分解成不同阶段或不同表现,设计相应的模拟场景,让行为矫正对象扮演其中角色或观察角色行为,身临其境模仿角色的示范,从而形成自己的行为。以现实生活中克服不利于健康行为的人为示范典型,鼓励和帮助矫正对象改变自身行为。

4. 强化疗法 强化疗法是一种在行为发生后通过正面强化或负面强化来矫正行为的方法。通常的做法是当矫正对象表现出有益于健康的行为时,对矫正对象施以正面强化,以肯定和巩固健康行为。正面强化的形式有口头表扬、奖状、物质/货币奖励等。反之,当矫正对象表现出对健康有危害的行为时,对其施以负面强化,使矫正对象由于逃避负面强化而放弃不利于健康的行为。本方法是迄今为止在帮助个体矫正危险行为、建立健康行为方面最有前途的行为矫正手段。但在使用该方法时,专业人员应注意选择正确的强化因素,安排适宜的强化活动,并随时听取反馈信息,以确保行为矫正的效果。

三、群体行为的干预

群体行为干预通常是以行政单位(社区、学校、工厂、医院等)为基础,运用行为团体干预法进行群体行为干预。团体(单位)不仅是社会的细胞,也是社会与个体相互作用的桥梁,是个体成员行为形成的微观环境。个体的行为、习惯、道德、价值观多是通过团体来实现的。另外,人的人际关系、社会关系以及社会态度的形成与改变等,也都受社会团体的影响。因此,团体可以显著地影响和改变个人的观念和行为。行为团体干预法的优点有:①是一种有组织的行为,以团体决策层为核心,得到组织、政策和资源的保证,全体成员或绝大多数成员的积极支持和参与;②行为干预有明确的目标和目的,这种目标和目的是由决策层所确立,并成为团体内全体成员的行为指向;③是一种有组织、有计划、有系统的教育活动,并得到政策支持,其实施过程处于严密控制之中,有专人负责,进行监测、信息反馈和调节,并对效果进行科学评价;④组织对其较个别或少量的个体给予更多的关注,所以团体促进不健康行为的转变,一旦获得成功,效果将更显著、更持久。

1. 争取领导 领导对健康相关行为干预目的、意义的理解与支持是目标人群行为干预的重要环节之一,其作用不仅在于领导自身的行为可以成为人群的榜样,更重要的是领导具有决策倾向性。领导对健康相关行为干预的理解和赞同,会使行为干预得到组织、资源、舆论等方面的支持。

2. 目标人群行为干预 目标人群行为的转变是健康教育与健康促进中行为干预的落脚点,因此通过各种方法促使目标人群中的每一个个体采纳健康行为、转变危险行为是健康相关行为干预的根本所在。通常采用的人群干预方法有:

(1) 提高群体的健康意识:利用大众媒体、培训与讲座、分发宣传材料等方法,向目标人群传播有关疾病与健康、如何改变行为等信息,提高群众的健康意识为行为转变奠定基础。

(2) 心理支持与压力:群体成员之间往往具有亲密的关系,每个成员有群体归属感和集体荣誉感。在这样的群体环境下,率先改变行为的个体可能成为群体中的骨干,起到示范与带动他人共同行动的作用。另一方面,由于归属感和集体荣誉感的存在,群体成员会受到群体规范的制约,形成群体压力。这种支持与压力的联合作用,能有效地促使群体中的个体形成健康行为,改变危险行为。

(3) 竞争与评价:在群体间引入竞争与评价机制,利用群体凝聚力,激发群体的强大力量,促使群体成员健康行为的形成与巩固。评价可以总结成功的经验,发现存在的问题,激励行为干预取得良好效果的群体,督促还存在差距的群体,最终达到增进健康的目的。

3. 创造支持性环境 这里所说的环境既包括物质环境条件,又包括社会环境。

（1）改善环境条件：环境条件的改善是行为干预中必须考虑的因素之一，如果没有环境条件的支持，即使人们已经做出了改变行为的决定，也会由于环境条件的制约而无法实施。例如，当人们了解了患病后及时就诊的意义，打算采取行动时，医院离家却特别远，给就诊带来了极大的不便，人们就可能放弃及时就诊这样一种健康行为。

（2）社会支持与制约：通过社会舆论的倡导，支持促进健康的行为，反对危害健康的行为。通过有关法规的制定，约束既不利于自身健康，又对他人健康造成损害的行为。

第六节　健康相关行为的评估

促使目标人群形成或巩固有益于健康的行为、改变危害健康的行为是健康教育的目的，而对目标人群健康相关行为的完整了解则是实施群体行为干预和个体行为矫正的基础，为此有必要掌握健康相关行为在人群中的分布，影响因素，即进行健康相关行为的评估。

健康相关行为评估的方法很多，每种方法各有优缺点。归纳起来，健康相关行为评估方法也与其他社会学研究方法相同，可分为定性研究和定量研究两大类。在现实生活中，为准确地对健康相关行为进行评估，一般都采用综合的评估方法。

1. 定量评估方法　是进行健康社会学研究最常用的一类方法。通过定量调查，研究者可以对研究对象的健康相关行为有量化了解，如了解目标人群的吸烟率、患某病后不能及时就诊者占该病病人的百分比等，从而评估健康相关行为在人群中的发生率、该行为对人群的危害，为制定健康教育策略与行为目标提供科学依据。在行为干预前后对目标人群的健康相关行为进行定量调查，可以使调查者明确行为干预的效果以及行为目标的实现的程度。由于行为发生频度和强度也关系到其对健康的影响，因此进行定量调查还可以确定该行为对健康的危害程度。

定量评估方法通过事先设计好的问卷、量表对调查对象进行行为调查与测量。在调查实施中，可采用面对面访谈、电话问询、个人自填问卷、团体自填问卷等方法。这些定量调查法可在较短的时间内，以完全相同的方式对众多调查对象进行调查，广泛获取资料。既节约了时间和调研费用，又减少了系统误差。

定量评估法缺点在于：

（1）判定行为的有无以自我报告为依据，如不进行实地观察，若调查对象有意或无意隐瞒实际情况，调查者则无法获取真实情况。

（2）定量评估法可以了解目标人群健康相关行为的发生情况，但往往无法对发生的原因作出解释，也无法分析目标人群行为转变程度的原因。

2. 定性评估方法　定性评估方法与定量评估方法相对应，侧重于对目标人群健康相关行为的发生、发展、改变、影响因素等进行较为深入的探究。例如，通过定性评估，可以了解目标人群患病后未就诊的原因；了解性活跃人群使用安全套这一行为的障碍以及使用方法是否正确等。了解这些信息，有助于选择适宜的行为干预方法，以达到更好的干预效果。

定性评估可采用专题小组讨论、深入访谈、行为观察等方法进行。

（1）专题小组讨论：是一种较为常见的定性研究方法，是指一个小组的成员在小组主持人的带领下，根据行为评估的目的，围绕某健康问题涉及到的行为及其相关因素进行讨论，自由、自愿地解释自己的行为，描述他人的行为，探讨行为的影响因素。该方法经济、易行，能在相对短的时间内直接听取目标人群的意见，反馈及时。

(2) 深入访谈：一般以一对一、面对面的方式进行，由调查员就调查的相关行为、行为成因、影响因素等问题进行访问式交谈，以评估目标人群的健康相关行为。该方法更适用于有个人隐私的相关行为的调查。

(3) 行为观察：指调查者深入目标人群生活的环境，观察其在日常生活中的健康相关行为，判别行为影响因素。通过行为观察获得的第一手材料更具客观性。在进行观察前，观察者应明确行为判定标准；观察时，应严格依据标准判定行为的有无，避免主观意志对观察结果的影响。

运用定性评估的方法，无法确定行为发生率。由于调查对象不是经过随机抽样得到的，因此定性评估的结果不具有代表性。

由于定量和定性评估方法各自具有优势与不足，所以在实际应用时通常是定量评估与定性评估方法同时使用，结合二者的优势，互相弥补不足，以全面评估目标人群的健康相关行为及其影响因素。

3. 敏感问题调查的随机化方法 在实际生活中，有些健康相关行为具有隐私性，人们往往不愿意对这类敏感问题进行正面回答。如果调查者不注意调查方法的可行性，很难得到有关敏感问题的真实结果。敏感问题调查的随机化方法正是用于解决这一难题的，该方法避免了调查对象在被问及隐私时的窘迫，减少了不真实回答和拒绝回答的发生，常用于调查婚前性行为、未婚怀孕、吸毒、性侵犯等敏感问题。

敏感问题调查的随机化方法操作如下。

(1) 设被调查对象人数为 N（即样本量为 N），有某种特定行为的人数为 A，则无该行为的人数为 $N-A$，该行为的发生率为 A/N。

(2) 调查者通过一个随机化设施把调查对象将要回答的问题分为两类，其一为有该行为，其二为无该行为。例如，以一个装有比例不等的黑白两色球的盒子为随机设施，黑色球代表有该行为，白色球代表无该行为，黑白两色球的比例为两类问题的比例。

(3) 被调查者从随机设施中随机得到一个色球后，不必告诉调查者自己得到的是哪类色球，仅仅回答"是"或"否"。例如：调查对象在调查者视线以外从盒子中摸球，如果摸到黑球，问题为"你有……行为"；如果摸到白球，问题为"你没有……行为"。不必告诉调查者你摸到的是何种颜色的球，仅仅回答"是"或"否"。

(4) 一个人回答完毕后将随机设施复原，对下一名被调查者进行同样调查，直至调查完毕。

(5) 全部调查结束后，调查者根据公式计算得到该人群中某行为的发生率。公式为：

$$Y = P \times A + (1-P) \times (N-A)$$

Y：全部被调查者中回答"是"的人数。

P：肯定性问题的比例。

$1-P$：否定性问题的比例。

该方法的原理是当调查者估计两类问题比例（如盒子中黑白两色球的比例），就可以据此判定被调查者回答的问题是肯定性问题的概率，从而也知道了被调查者回答的问题是否定性问题的概率。当回答"是"的人数确定后，就可以推算出有该行为的人数 A，进而得到该行为在人群中的发生率 A/N。

【案例】 对大学生进行婚前性行为的调查：调查开始前，调查者在一个盒子里以 7：3

的比例放入黑色和白色小球。随机抽取400名大学生作为调查对象,调查者要告诉调查对象黑色球代表有婚前性行为,白色球代表无婚前性行为。调查对象从盒子里随机摸出一个小球后,不必告诉调查者球的颜色,自己根据球的颜色代表的问题进行回答,仅回答"是"或"否"即可。一个人回答完后,将小球放回盒子,请下一名被调查者摸球、回答。

假设最终的结果是400人中有136人回答"是",则:

$$136 = 0.7 \times A + 0.3 \times (400 - A)$$
$$A = 40$$

即在这400名大学生中,有40人发生过婚前性行为,婚前性行为的发生率为10%。

思考题

1. 健康相关行为在促进人们健康方面的地位如何?
2. 人类行为的发展具有哪些特点?
3. 如何在控烟工作中运用健康信念模式?
4. 个人行为成功转变的步骤包括哪些?
5. 群体行为干预的策略有哪些?

(黄敬亨　邢育健)

第五章 影响健康的环境因素及健康促进

环境是以人类为主体的外部世界,是人类赖以生存和发展的物质基础和基本条件,是经济、社会、文化技术和自然环境的综合动态概念。

人类的健康除受社会因素的决定外,还受到来自全球环境变化的影响。所谓全球环境变化系指大气臭氧层损耗和全球气候变暖、生物多样性减少、土地利用格局与环境质量的改变(如水资源污染、城市酸雨、荒漠化、森林退化等)以及人口剧增等破坏生态平衡的多种因素。

人类健康对环境非常敏感和脆弱。一些环境变化对健康的影响往往波及面广,持续时间长,具有很强的隐蔽性和深刻性。提高人类健康水平和生活质量是人类可持续发展追求的最高目标。探讨环境-健康效应,以及消除或减轻环境对人类健康的危害,保持生态平衡环境的策略,已成为当前全球关注的焦点,人类卫生事业的重要任务,也是健康教育与健康促进工作面临的理论与实践问题。

第一节 环境污染与破坏导致的健康效应

一、大气污染

大气污染包括天然污染和人为污染两大类。天然污染主要由于自然原因形成,例如沙尘暴、火山爆发、森林火灾等。人为污染是由于人们生产生活活动造成的,如烟囱、工业排气管、汽车、火车等各种机动交通工具。

全球许多城市都存在空气污染问题,尤其在发展中国家的一些城市。如像在我国的沈阳、重庆、太原、石家庄等人口较多,工业相对集中,且大多属工业结构造成的环境污染与破坏的城市中,致使人群中的体弱者和老年与幼童发生呼吸系统疾病和心脑血管疾病的频率增高。众所周知,大气污染和污染程度与肺癌的地区分布、时间分布以及肺癌死亡率有较高的一致性。实验室研究也证实,污染的大气中有致肺癌的物质存在。据最近报道,我国南海、广州、珠海等珠江三角洲地区,肺癌的发病率比20世纪90年代增加了1倍,专家分析与该地区大量的灰霾天气,空气复合污染密切相关。灰霾天气时呼吸科门诊量剧增。目前全国的肺癌发病率占全部癌症33.1%,已经代替肝癌成为我国首位恶性肿瘤的死因。又据最近对美国20个城市近5 000万人口的资料分析显示,人群死亡率与死亡前日大气颗粒物浓度相关。PM_{10}每升高10 $\mu g/m^3$可引起总死亡率和心肺疾病死亡率分别上升0.12%和0.31%。又对美国50个州暴露大气污染16年的近50万成年人的死亡率数据分析发现,在控制饮食、污染物联合作用等混杂因素后,PM$_{2.5}$年平均浓度每升高 10 μg/m³ 心血管疾病死亡率增加 6%,说明大气污染长期暴露与心血管疾病死亡率增加有关。此外,大气污染的长期暴露还增加了心律不齐、心力衰竭、心跳骤停的风险。我国沈阳、本溪等地的调查也证实了大气颗粒物暴露与心血管疾病的死亡率的增加有关。

WHO 估计,全球有 6 亿人暴露在大大超过二氧化碳浓度允许限值的环境中,约有 10 亿人暴露在超出 WHO 规定的允许限值的飘尘中,对人群健康构成严重威胁。

二、淡水资源缺乏和饮水质量恶化

人类所拥有的淡水资源本来就十分贫乏,由于人口剧增,城市化过程的加速以及工农业的发展,对水的需求与日俱增,同时也由于长期以来人类对水资源的不合理的开发利用和无节制的浪费,加上人类生产生活活动对水的污染有增无减,人类在面临着水资源枯竭的威胁。早在 1977 年,联合国人类环境会议就曾向全世界发出警告:继石油危机之后,人类将面临水资源的危机。

由于人口压力和需求增长,人们不得不开发和利用一些备用或者质量较差的水资源。如我国分布在长江以北及长白山以西的广大区域饮用高氟水源,导致饮水型氟中毒。土地退化,水土流失,为我国粮食安全带来巨大压力,并且引起营养元素缺乏性疾病的发生。

水是最易遭受污染的环境因子,也是生态系统的介质,当生态系统局部受到污染时,水是污染物转移的媒介。与日俱增的未经处理和处理不完全的生活污水和工业废水排放入水体,更增加水污染的机会和程度。我国 86% 的城市河段水质普遍超标,全国 7 亿人饮用大肠杆菌超标水,1.64 亿人饮用有机物污染严重的水,3 500 万人饮用硝酸盐超标水。水污染对健康造成的损害主要是:

1. 介水传染病 人畜粪便、医院以及屠宰、畜牧、制革、生物制品、制药、酿造和食品工业的废水,可引起细菌、病毒、寄生虫污染,导致介水传染病(主要有霍乱、伤寒、痢疾、胃肠炎和肝炎等)传染和流行。WHO 调查表明,当前发展中国家有 10 亿多人受到介水传染病的威胁,每年约有 500 多万人死于介水传染病,儿童死亡的半数与饮水不良有关。由于为数众多的人口同时饮用同一水源,介水传染病常见暴发流行,波及面广,危害大,一次介水传染病可致千百甚至上万人发病。

2. 有害化学物质 水体中有害化学物质可致慢性中毒。这些化学物质主要有汞、铅、镉、砷、酚、多氯联苯等。有的污染物可导致致畸、致癌、致突变的"三致"作用,有的即有致癌作用。汞污染致水俣病,镉污染致痛痛病曾在日本流行,1958 年日本政府把水俣病确认为公害病。我国亦有儿童因水污染而血铅浓度超高的事例。

3. 水体富营养化及藻类毒素 水体富营养化使水域生物种群发生变化。藻类大量繁殖,野生动物家畜家禽饮用后可致死亡。富营养化在水库、江、河、湖、塘中的普遍存在,正在改变许多市政供水。游泳区的化学性质。水中有机物含量日益增多,必然须要增加氯化消毒剂用量,因此,可能产生更多的致突变、致癌物质,给人群健康造成潜在危害。

三、气候变化导致的健康损害

气候变化是全球关注的问题,2009 年 12 月召开的哥本哈根气候变化峰会就被冠以"有史以来最重要的会议"。气候变化对生态破坏与健康效应的研究正在全球全面展开。近 10 年在以几个前沿领域取得了进展:①气候波动及其趋势与健康结果之间因果关系的研究;

②寻找过去25年来(主要是人为的)气候变化对健康影响的证据研究;③未来10年中可预见的气候——环境状况下可能的健康影响范围的估计。联合国气候变化研究小组认为:温室气体正在使地球变暖,并将带来热浪和威力更大的风暴,同时导致动、植物灭绝和海平面上升。近年世界各地严寒和极端异常天气频发,正是全球气候变暖长期趋势的反映。

(1) 热浪强度直接影响健康。热浪强度增强和持续时间的增长导致疾病发病率上升。当气温超过一定限度时,死亡率显著增加。根据美国密苏里州1979~1989年10年统计数据表明,与炎热相关的死亡数字和夏天气温增高密切相关。气温向上浮动3~4℃,与炎热有关的死亡数字增加1倍,美国芝加哥气温在34~40℃,持续5 d后,死亡率较上年同时期增加85%。英国伦敦1995年夏季的高温引起死亡率上升16%,中国、加拿大、埃及等国的研究也发现相同的规律。与炎热相关的主要死因为中暑,有些是由于行为混乱和工伤事故,而大多数是由于呼吸系统疾病以及心血管系统负荷的增加所致。

(2) 气温升高导致虫媒传染流行病的概率增加。气候升高增加人们对感染性致病因子的暴露,包括虫媒体与细菌。如在澳大利亚,各种媒介昆虫(如蚊子)会向南播散,这会导致节肢动物传播的疾病如默里谷脑炎、罗丝河脑炎、疟疾、登革热发病率增加,给控制流行这类疾病的工作增加工作负荷和难度。气温升高和降雨增加极有可能导致传播疾病的蚊子扩散到与其现在分布相邻的地面生存和繁衍。气候变化对普通感冒、流行性感冒和肺炎的全球性和地方性分布影响可能发生变化。尤其对敏感人群如老人与幼童的侵袭,使这部分群体的患病率和死亡率升高。

此外,气温升高可能会改变现在流行病的流行状况,有的在高气温环境易于生存的细菌、病毒等病原体会大量繁殖,增加疾病的传播。同时也可能发现一些新的病原体,人类对这些病原体完全缺乏免疫力,因而带来的危害更大。

(3) 温室效应作用使海平面升高。据估计,海平面到2030年大约上升15 cm,到2100年会上升50 cm。海平面的这种上升会破坏和改变海滨地区。孟加拉国近1/4地区会被淹没,迫使15%~30%的人群迁移。海平面上升会干扰污水和废物处理系统,引起毒性和感染性致病因子的增加,导致海水倒灌影响海岸地带的地下水的安全,水的成分中含盐量增加,促使农田盐碱化。地球养育渔业的水域及靠自然潮汐帮助而进行的鱼苗的孵化也会受到严重干扰。总之,地球表面温度增加,促使两级地区和高山冰雪融化,使海平面升高,从而使地球上许多低地国家如丹麦、荷兰以及各国沿海地区带来生态灾难,并由此产生新的流行性疾病,给人群健康造成危害。

(4) 天气的不稳定性带来的臭氧层变化。臭氧层是位于平流层的重要气体,能吸收太阳光中波长300 nm以下的紫外线,保护着地球上的生命免受有害于人类生活和生存短波的太阳紫外线B段、C段辐射。臭氧层变薄增加了地面紫外线的暴露,臭氧层每减少1%,大约引起地球表面能导致生物损伤的B段紫外线(UVB)辐射的暴露上升1.5%。

UVB暴露的增加,对人和动物而言,其影响包括免疫系统抑制,减弱对感染性和真菌性疾病的保护作用;增加严重晒斑,白内障和表皮损害的发病率;减少维生素D合成;导致皮肤鳞状细胞癌。澳大利亚是世界上皮肤癌发病率最高的国家,每年约有2 500例额外的非黑色素瘤的皮肤癌和50例恶性黑色素瘤发生。臭氧层变薄还可以增加白内障的发病率。白内障由晶体浑浊引起,造成了全世界半数以上的失明病例。估计UVB增加1%,会导致非土著澳大利亚人增加0.6%~0.8%的重度白内障。

臭氧层的变薄,除温室效应原因外,还由于近几十年来,工业生产合成化合物氯氟烃类

(CFC_s)、卤代烃(holans)、气雾剂、绝缘泡沫、阻燃剂、一氧化碳和甲烷等大量开发和排放，使臭氧层遭到破坏，出现"臭氧洞"现象，危害人类健康。

第二节 交通安全与污染问题

一、交通安全的环境健康问题

WHO 于 2004 年 4 月 7 日世界卫生日命名为道路安全日，主题是"道路安全，防患未然"。说明 WHO 在强调道路交通伤害新观念中，明确提出道路安全是一个公共卫生问题，是可预见和预防的。卫生部门对道路交通伤害需要有个全新的认识观。

我国道路交通安全形势严峻，每年事故死亡人数高达 10 万人以上，日均死亡 300 人。

WHO 研究表明，道路交通事故比空难、海难事故严重，造成的死亡人数甚于战争，造成的经济损失占各国 GDP 的 1‰～3％。各国政府无不把预防和减少交通事故作为重要的执政目标。目前，我国汽车拥有量迅速增加，道路交通事故死亡人数占全世界的 15％，多年高居世界第一。

长期以来，道路安全一直被认为是交通部门或公安部门的责任，对卫生部门来说，主要任务是抢救伤员，然而，卫生部门不仅仅承担救治任务，更主要的是预防与控制。如果把"道路伤害—公共卫生"这个观念建立起来，卫生部门就可以在道路交通伤害中发挥更大的作用，而不仅仅是救治。

卫生部门的具体作用，是通过伤害监测和调查，系统地收集有关交通伤害的数量、范围、特征以及后果等方面的资料，研究道路交通伤害的成因及决定因素，以及分析通过干预措施可以改变的因素，然后通过计划、实施、监测和评估干预措施，探索预防和减轻车祸和创伤严重度的方法。

二、交通噪声污染成因及对人体健康的影响

从 20 世纪 80 年代始，国际上逐渐形成对人体健康危害新的评价体系，定量地描述各种污染物对人体健康危害程度的评价，其中包括城市交通环境的各种污染因素，如各种类型机动车尾气排放和交通噪声污染对公众健康的影响。

（1）交通噪声已成为日趋严重的环境问题。良好的交通应具有 3 个要素，即通畅、安全、低污染。世界各国许多城市发展交通以通畅和安全为目标，然而时至今日，汽车噪声源治理和低噪声路面的建设已经成为当前机动车急剧增加，交通噪声污染日趋严重情况下的当务之急。通常车辆速度提高 1 倍，平均噪声增加 6～9 dB，车流量增加 1 倍，噪声约增加 3 dB。大城市主要干道交通噪声已成为主要交通噪声源。

（2）噪声对人体的损害很严重。噪声对人体的危害主要是听力损伤及其连锁反应。危害轻者表现为听觉疲劳，重则出现噪声性耳聋。原因是耳蜗的螺旋器发生退行性变化，毛细胞退化或消失。据调查噪声对听觉器官的损伤，使高频听力下降 71％，语言听力损失 15％，噪声还可使人们的精神紧张，干扰思维，扰乱生活和工作秩序，降低劳动生产率和学习成绩。英国曾有对噪声难以适应而产生烦躁狂乱，精神失常，导致精神病病人明显增加的报道。日本亦有噪声引发心态反常，失去自控力而行凶的案例。

三、大气污染的主要污染源之一

交通运输业的发展是世界经济发展的一个重要动力,随着全球交通运输业的发展,"汽车尾气污染",即汽车排放的有害气体(一氧化碳、碳氢化合物、氮氧化物、二氧化硫、铅、苯并芘、固体可吸入颗粒等)引起的空气污染,已成为欧美发达国家大气污染的主要来源之一。我国近年来随着经济的快速发展,汽车的生产和保有量飞速增加,尤其在一些大城市,如北京目前的汽车保有量已超过400万辆,这样大量的机动车上路使汽车废气排放总量迅速增加,加上我国机动车排污控制技术水平低,汽车制造工艺水平局限及保养能力较差,旧车淘汰率低,道路条件不适应汽车增长速度,交通阻塞严重,汽车减速行驶或空挡停车频繁,汽车燃料不良等因素,造成严重的汽车尾气污染。据研究在北京、上海、广州等大城市中,汽车废气对大气污染的贡献已超过50%以上,进一步增加了城市生态压力。

最近,有报道指出,航空污染十分严重,航空排放大量的二氧化碳是导致温室效应的重要原因。美俄两国的卫星相撞事件进一步引发人们对天空污染的关注。

四、交通污染对心血管系统的影响

近年来越来越多的研究表明,交通污染可显著增加机体患心血管疾病的风险。德国的一项病例交互研究发现,交通污染暴露1 h内发生心肌梗死的OR值为2.92。驾驶汽车、乘坐公共交通工具,骑摩托车或自行车在道路上所花的时间与心肌梗死发生的风险呈正相关关系。美国波士顿人群资料分析显示,交通来源的颗粒物暴露可使1 d后人群总死亡率上升2.3%,脑血管疾病死亡率上升3.7%。研究还发现,交通来源的颗粒物对人群死亡率的影响要大于来自固定污染源(如发电厂)产生的颗粒物。除上述短期影响外,交通污染的长期暴露也可增加人群患心血管疾病的风险,居住在交通干线附近或住宅周围交通流量大者患心肌梗死的风险增加。

第三节 室内空气污染

室内并不局限于我们居住的空间,而包括日常工作生活的所有室内空间,如办公室、会议室、教室、医院诊疗室等室内时空环境和影剧院、图书馆、体育场所、舞厅、候车候机室,甚至包括室内工作场所和生产场地。

室内环境质量状况的分析十分复杂,污染物的种类繁多,包括化学性污染、微生物污染以及放射性污染等。以下仅阐述其中几个问题。

一、室内放射性氡污染

氡为放射性物质,是WHO确认的19种环境致癌物之一。1987年氡被国际癌研究机构列入室内致癌物质。通过长期的流行病学调查,动物实验、细胞和分子实验研究均已证实氡及其子体是导致人类肺癌的主要危害因素之一。氡致癌的机制是弥漫在空气中的氡可衰变为铅、铋、钋的放射性同位素。以金属离子形式与空气混合被吸入肺内,有的则附着在支气管上皮黏膜上,有的溶入体液进入细胞组织。它们继续衰变放射出α、β、γ线致使细胞损伤而诱发癌变。美国权威机构估计,全美肺癌年发病率的8%~20%是由室内氡引起的,平均每天约有60人因室内氡超标患肺癌而死亡,超过了每天因获得性免疫缺陷综合征(艾滋病)死亡的人数。氡对身体健康的确定性效应表现有:乏力、脱发、牙龈出血、白细胞降低、性欲减退等。

鉴于氡对机体的影响和危害,公众在购房或租房时,地产商或租赁商应该提供有关氡浓度的数据,正是有了公众知情权的压力,开发商才会在选址、选择建筑材料时考虑氡的污染。

近年来,经我国放射防护部门监测确定,有不少公共建筑、宾馆、住宅等存在氡的超标现象。有6类场合出现氡超标的可能性大:在铀、钍含量高的地层上或地质断裂带建造的房屋;用含镭量高的矿渣、石渣、混凝土材料等建造的房屋;室内表面裸露和覆盖差,通风不好的地下室、密洞、人防工事、地下商场和地下铁道等;室内裂缝多的地下室或楼下一层;已知室内外辐射水平高的房屋。

二、致病建筑物综合征

近些年来随着科技进步和公众生活水平逐渐提高,各种新型建筑材料、装饰材料和日用化学品进入居民住宅和公共建筑,加上大型现代建筑物的密闭化和居民家庭普遍使用空调,造成室内空气污染问题普遍存在,有的还很严重。通常每人每天要吸入 $10\sim13\ m^3$ 空气,若长时间在室内并吸入含有多种污染物的空气,会引起身体不适,如眼和鼻腔黏膜刺激症状、过敏性皮炎、哮喘等症状。1985 年 WHO 将这种现象命名为"致病建筑物综合征"。据调查报道,美国的 120 万座办公大楼中有 2 500 万工作人员患有"致病建筑物综合征",历史上英国、西班牙、澳大利亚等国均曾爆发过室内空气污染引起的军团病。

大量研究表明,某些污染物室内浓度比室外严重,因为室内的污染物来自室外,同时也有室内建筑装修材料挥发和其他因素释放的有害物,加烹饪、吸烟等。因此,只对室外空气进行监测并不能全面正确评价人群对污染物的实际接触水平。

室内空气污染物主要有:挥发性有机化合物、一氧化碳、氮氧化物、硫氧化合物和可吸入性颗粒物,这些污染物通常来自燃料的燃烧,如烹饪、吸烟等。而挥发性有机化合物通常主要来自许多建筑装修材料和家具。有机化合物向空气中不断挥发,在短时间内不能完全消除。

三、室内危害人体呼吸系统物质之一——甲醛

甲醛有强烈的刺激性,以气体形式挥发,性质活泼、易于氧化,可引起流泪、咽痛、咳嗽、胸痛、头痛、恶心等,对动物甲醛可引起鼻癌。甲醛在居室建筑材料、装修材料和家具中应用十分广泛,如复合木板粘合剂,作为墙体保温材料的脲醛树脂等。据中国环境监测总站的调查,新建成的装修和未装修的住宅,甲醛污染都很严重,未装修的房间由于墙体内装有脲醛泡沫塑料隔热层,在无通风的情况下,室内空气中甲醛的浓度最高时竟然是室外的 600 多倍。经过装修的住宅,复合木地板、墙面涂料以及中密度板家具均会散发出甲醛。在装修后 5 天内,室内甲醛浓度最高,是室外的数百倍之多;装修 6 个月后,室内是室外的 40 倍以上;装修 1 年后,室内是室外的 15 倍左右。北京环境监测中心的统计也显示,新装修的室内甲醛沉底明显高于旧房,有家具的居室空气中甲醛浓度明显高于没有家具的居室,有中密度板新家具的居室中甲醛浓度最高。

一般在明显感到刺激性化学气味时,可以认为室内甲醛超过了容许的标准,此时对人体就会造成伤害。通常偶然时间接触会刺激眼睛、鼻腔和呼吸道而引起过敏反应,长期接

触会增加患鼻癌的风险。闻到有明显化学气味时要即时开窗通风。

四、危险的芳香味——苯系物

在现代居室中各种油漆、涂料的广泛使用是造成苯系物污染的主要原因。而苯系物多具有致癌、致畸的作用。

苯系芳香族是一类特殊的碳氢化合物。室内的苯、二甲苯等苯系物的污染物通常由于在装修过程中以及日常生活中使用了不合格的化学用品而产生,如不合格的油漆、溶剂、涂料、粘结剂、清洁剂、化纤地毯和杀虫剂等。

居室内的苯系物以苯和二甲苯为主。我国对室内空气环境苯的最高容许浓度为 $0.1~mg/m^3$(《中华人民共和国卫生部行业标准 WS/T182-1999》)。如果室内苯含量浓度超过此标准,则对人体造成危害。苯系物本身具有明显的芳香型刺激性气味,正常情况下超过此标准人体就会有明显感知,也能凭感知判断苯系物的存在,苯是重要的致癌物,主要危害是可引起白血病,长期的低浓度接触会增加人群患癌的风险。

在感知或经测定证明室内苯系物超标时,最简单的办法是打开门窗通风换气,外出或清晨更应注意通风,或设置简单的净化装置降低室内苯浓度,注意找到苯系物的产生源头,在专业人员指导下采用针对性的措施予以清除。

五、冬季施工混凝土防冻剂氨气

冬季施工因天气寒冷,为防水泥混凝土冻结影响工程质量,普遍使用含氨的防冻剂。氨气是带有强烈刺激气味的气体,可以刺激黏膜,尤其是眼结膜,高浓度氨气会引起呼吸窘迫综合征、呕吐,还有可能烧伤皮肤、眼结膜和呼吸道黏膜。据调查,北京新写字楼多数有氨气污染现象。

氨气在一定温度、湿度条件下可溶于水泥并释放。在温度高湿度大时氨气浓度会明显增加,当感受到有明显刺激气味并伴有头痛、恶心等反应时,可以判断氨气已超标。

室内消除氨气可用通风空气净化器的措施消除,若严重超标时,不宜在室内居住,并需要保持较长时间的通风。目前科学家们正在研究采用先进的光催化和冷触媒技术降低室内氨气污染程度。

总之,室内装修时,由于施工过程中散发大量有机物,主要有芳香烃、直链烃、卤代烃、醛、酮、醇、酸等,这些物质是危害健康的主要成分,它们对人体的损害往往是多系统、多器官、多组织、多细胞和多基因的,不同有机物的毒性作用不同。消费者在购买建材和使用新宅时予以重视。

第四节 农药污染的危害

为了防治病虫害,提高粮食和农作物产量,满足人类日益增长的需求,无论是发达国家和发展中的国家,在农业生产中都必须大量反复的施用农药。目前世界上已能生产千余种农药,在增加农作物产量的同时,也对环境和人类健康带来威胁。

一、农药对土壤的污染

施用农药首先使土壤受到污染,因为不论采取何种方法施用农药,黏附在农作物上的药量一般只占 30% 左右,其余大部直接施入土壤,有的则通过降雨淋洗、种子消毒、枝叶凋落等途径进入土壤造成污染。在土壤生态系统中,农药可进一步从土壤迁移到相邻的环境介质,并同时发生各种化学转变,参与生态系统的物质循环。土壤中的残余农药通过食物链和生物浓缩,经农作物和其他生物体进入体内并高度浓缩,从而对人体健康产生严重危害。

二、农药对人体的健康影响与危害

全球农药杀虫剂使用量每 10 年增加 1 倍,在发展中国家增速更快,每年全球发生急性农药中毒事件逾百万起。据报道,自 1981~1985 年间,我国平均每年有 10 多万人发生农药中毒事故,目前尚未得到有效抑制。近年来国际相关组织对我国的果蔬农药残留问题十分关注,国际绿色和平组织报告称,他们从中国 40 个果蔬样品中检出 50 种农药残留,并以此推断,北京、上海、广州三地居民几乎每天都在饮用一杯威胁健康的农药鸡尾酒,此说虽有夸大成分,但不得不考虑我国农药残留超标问题确实较严重的存在。

1. 农药引起的急性中毒　农药引起的急性中毒主要见于未能科学施用农药,缺乏保护知识的工作人员,也有的是误服和自杀者。农药既可通过呼吸道和皮肤接触,也可通过污染的食物经消化道进入人体。有研究用少量的 10%"涕灭威"和颗粒剂处理玫瑰花丛周边的土壤,24 h 后用 2.4 g 和 3.0 g 薄荷叶喂家兔,分别引起发病和死亡。在生活环境中,如皮肤直接接触施用过农药的草地,可引起皮肤发炎等不良反应,这种情况多见于儿童。

2. 农药对机体的慢性危害　农药对机体的慢性危害是残留农药在食物、土壤、水中聚集的长期效应。其危害特征取决于不同农药的理化性质。最易在体内蓄积的农药是有机氯农药,如"DDT"、"六六六"等,可导致肝肿大,肝功能异常。鉴于有机氯农药对机体的毒害,我国早在 1983 年起停止生产,但其长远的、潜在的影响尚待彻底消除。

有机磷农药慢性中毒时,主要损害神经系统。可表现出共济失调、震颤、头晕、头痛、嗜睡、抑郁、记忆力减退、视觉模糊等症状。

有些农药可以损害人体的生殖系统,引起不孕症、自然流产和早产等。有些农药与婴儿体重不足,死亡率增加有关。

对大量接触农药的职业人群研究表明,某些癌症的发生与农药密切相关,如有机氯农药与食管癌、胃癌、肠癌、肝癌等消化系统肿瘤有关。又据实验研究结果显示,"DDT"有致突变和致畸作用,有机磷农药也有致突变的作用。

第五节　应对环境变化的策略

(1) 牢固树立以人为本、科学发展的理念。当今世界经济和科技高速发展,日新月异。在全球经济一体化的形势下,协调发展经济与保护环境,保障人类健康,正在国际社会取得了广泛共识,即"可持续发展"。因为地球资源不会自然增长,许多矿产资源不可能再生,何况中国当前面临着脆弱、严峻的生态环境,客观形势要求我们思考怎样才能科学的发展,如何以不同于传统的方式进行生产和生活。并以人为本,以健康为中心,首先保证人类有清洁的空气、符合饮用的淡水、无污染的食物、健康的人居环境等,使这些生命支持系统,符合人类的生存和生活需求,保持这个系统的完整和协调。

我国党和政府高度重视发展问题,近年来提出了一系列可持续发展的全新理念。一再强调要注意发展的质量和效益,指出要牢固树立保护环境的观念。良好的生态环境是社会生产力持续发展和人们生存质量不断提高的重要基础,要彻底改变以牺牲环境、破坏资源为代价的粗放型增长方式。不能以牺牲精神文明为代价,不能以牺牲生态环境为代价,更不能以牺牲人的生命为代价,去换取一时的经济增长,这样的增长是难以为继的,即使一时经济搞上去了,最终也可能要付出沉重的代价。要引导各行各业的决策者、管理者深刻领会科学发展精神,关注生态——健康效益,汲取发达国家和中国某些生产企业正反两方面的经验与教训。事实是有人为了企业的短期效益,污染一条河,破坏一方土的行为在一些地方仍然普遍存在。

【案例一】 20世纪90年代,我国淮河流域兴起小制革、小化工、小电镀企业,开始的时候,污染只牺牲了少数人,企业和业主赚钱,地方政府亦有收益。不久,这类企业星罗棋布,淮河流域全线污染,陷入巨大的生态灾难,1.5亿人口非但没有富裕起来,相反还拿出数百亿元治理污染,经济损失巨大。又如烟草流行的扩散是一个对公共卫生具有严重后果的全球性问题,国际社会忧虑烟草消费和接触烟草烟雾对全世界健康、社会、经济和环境造成破坏性后果。然而在我国某些地方,为了GDP的增长,仍然竭力把烟草企业"做大做强",根本不考虑烟草带来的负面效应,这种"污染财政"、"烟草财政"带来的是短期效益,而非长远利益,损害的是公众的健康和国民的健康素质,也制约了社会经济的发展。事实证明,1995年环境污染的经济损失高达1 875亿,占当年GDP的37.5%,其中体现在人体健康损失的占32%,农业损失占32%,工业材料和建筑物损失占30%,其他损失占6%。正如日本发展学家指出,靠牺牲民众教育、劳动保护、社会服务、医疗卫生、生态环境等社会进步因素而求得经济指标的增长作为第一战略,其后果是令人失望的。历史和现实的经验告诉人们,在举国上下学习科学发展观的今天,必须认清世界发展趋势,从群众的根本利益的角度权衡得失,趋利避害,处理好眼前利益和长远利益的关系,制定正确的公共健康的方针政策,坚持在经济社会发展的基础上促进人的全面发展,坚持促进人与自然和谐发展,不仅要关注经济指标,还要关注人文指标、资源指标和环境指标,把提高人的健康素质和生活质量作为发展的首要目标。

(2) 切实执行环境卫生标准。应加强环境执法力度,切实执行环境卫生标准。从1979年全国人大常委会原则通过《中华人民共和国环境保护法(试行)》起,我国新时期的环境立法已走过30年的历程。30年来环境立法发展迅速,已形成以《环境保护法》为龙头,以《环境污染防治法》、《固体废物污染环境防治法》、《海洋环境保护法》、《环境噪声污染防治法》、《放射性污染防治法》、《环境影响评价法》等单行性法律为主干,以《自然保护区条例》、《公共场所卫生管理条例》等行政法规和1 000多个地方性法规、行政规章和地方性规章为枝叶的较完整的环境法律、法规体系。这些法律法规都直接或间接的关系公众健康,因此它不仅为我国的环境保护提供强有力的保障,同时也在保护人民的健康中发挥了重要作用。然而,我国的环境状况并未随着法律法规的不断健全而得到根本的改善,环境形势依然十分严峻,经济社会发展与资源环境,人们生存环境不相协调的矛盾仍然相当突出,其原因是多方面的、十分复杂的。但是环境执法不足,环境法律法规执法不到位是重要原因之一。必须查找掣肘和干预环境执法的根源,在继续完善法律法规使之适应实际需要的基础上,进一步完善环境管理体制和工作机制,加大经费保障的力度,加强执法人员的能力建设,提高执法人员的素质,维护公民的环境权益,真正改善公众的生存环境。

卫生标准是执行有关卫生法律的重要依据和技术性法规。同理,环境卫生标准是有关环境的法律法规的依据和技术性规定,从保护人群健康和保证人类生活质量出发,对生活环境中与人群健康有关的各种因素(物理、化学和生物)以法律形式做出的量值规定,以及为实现量值所作的有关技术行为规范的规定。根据有关法律规定,凡是保障人体健康、人身财产安全的标准和法律及行政法规规定必须是强制性标准,因此环境卫生标准具有立法意义。有关企业和生产单位,要按照标准要求,从设计、生产、使用等各个环节对危害人群身体健康的各种有害因素应采取必要的防治措施以保证实现标准要求。

为了保障人群身体健康,我国制定了各类直接为卫生监督和卫生管理服务的单项(个性)环境卫生标准,作为各项法规实施的技术保障,包括《空气污染物卫生标准》、《生活饮用水卫生标准》、《涉及饮用水卫生安全的产品卫生标准》、《水源水卫生标准》、《医院污水排放标准》、《土壤及固体废弃物卫生标准》、《住宅与规划卫生标准》、《工业企业卫生防护距离标准》、《环境污染物所致健康危害判定标准》、《环境射频辐射卫生标准》、《环境医学评价技术规范》等。内容覆盖了人们生产生活最重要的方方面面。这些环境卫生标准的制订程序规范、科学严谨,采用了环境流行病学调查,动物、植物实验和人群健康状况的动态观察等方法,同时对各国环境污染情况进行典型调查,引进先进方法,并结合本国的经济技术条件,确定要求,提出有害物质在环境中的最高容许浓度值。因此,环境卫生标准具有科学性,技术性和可操作性的特点,是进行环境卫生监督的重要依据,衡量和评价生产生活环境的准绳,也是卫生工作实行科学管理的重要组成部分。当前的问题是,随着社会经济的迅速发展,人们物质生活水平的提高,对健康的需求日趋增加,对卫生标准提出了更高更严的要求。我们一方面要加强相应的卫生法规建设,在行政立法的前提下,根据经济发展不同阶段的需求和精神文明的发展,制定更新相应的环境卫生标准,同时要健全监督的体制和机制,加强预防性的监督,积极争取社会力量的配合和群众参与,让卫生标准切实得到实施并收到良好的经济效益与社会效益。

(3) 积极开展环境健康教育。应拓宽环境教育与健康教育的维度,积极开展环境健康教育。环境是影响人类健康的重要因素,环境与健康紧密相连,环境教育(environmental education)是为可持续发展服务的教育,而健康教育内涵则覆盖了生态学因素,同样体现了生态大众健康和可持续发展的理念,两者拓宽领域,即可整合为一个可持续发展框架下的新模式——环境健康教育。

1) 环境教育与健康教育相辅相成。环境教育的基本目的和目标是什么?它与健康教育有什么内在联系?

1975 年《贝尔格莱德宪章》指出:"环境教育的目的是要促进全世界所有人的意识都关注环境及其问题,并促使他们个人或群体具有解决当前问题,预防新问题的知识、技能、态度,并推动和投入到这项工作中去。"同时该文件列举了环境教育所要实现的目标,包括意识、知识、态度、技能、评价和参与。1977 年的第比利斯政府间环境教育大会充分肯定了《贝尔格莱德宪章》的论断,又更进一步系统地阐述了环境教育的目的与目标。会议的《宣言与建议》进一步明确了环境教育的3项具体目的:①促使人们清楚地意识并关注城乡地区经济、社会、政治和生态方面的相互依赖性;②为每个人提供获取保护和改善环境所必需的知识、价值观、态度、义务和技能的机会;③建立个人、群体和社会对待环境的新的行为模式。

环境教育的最终目的是培养具有环境素质的公民,1990 年 Marcinkowski 综合学者对环境素质的研究指出,环境素质应包括:①对环境的认知与敏感性;②尊重自然环境的态度,关切人类对自然的影响;③自然系统如何运转,以及社会系统如何干预自然系统的知识;④了解各种环境相关问题;⑤能使用初级的或次级的讯息来源,借以分析、合成和评估环境问题资讯,并基于事实或个人价值观评估环境问题;⑥全力投入和负责地、主动地力求环境问题的合法;⑦具有补救环境问题的策略知识;⑧具有发展实施和评估单一策略和综合计划以补救环境问题的技能;⑨主动参与各阶层的工作以补救环境问题。由此可见,环境素质涵盖了环境知识层面,技能层面,环境态度、敏感度和价值观等信念层面,以及个人投入、责任感、主动参与等行为层面。

健康教育所追求的目标,主要是使人们掌握健康的知识;转变健康的态度;树立健康的信念;采纳健康的行为四个层面,并把减轻或消除危险因素,尤其是行为危险因素,提高公民生活质量和健康素质作为最终目标。可以说,环境教育与健康教育在4个层面发展目标上是基本一致的(图5-1)。而在教育内容上更是相互重叠,你中有我,我中有你,具有很大程度的一致性。

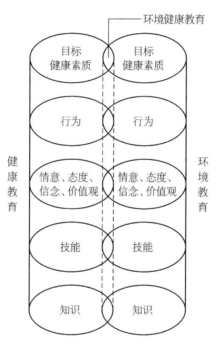

图5-1 环境教育与健康教育的关系

环境教育是针对人类生存危机提出来的,环境的热点问题往往就是健康的热点问题,离开了人类生存与健康,环境教育就迷失了目标与方向。目前欧洲一些国家已尝试开展环境健康教育。

根据学习经验迁移原理,不应把两个领域的教育看成是不相关联的教育,各行其是。而应把两种教育结合起来,彼此学习,扬长避短,顺应情势,共同进步。加强环境健康教育队伍的能力建设与培养,善用和整合社会和学校资源,只有两种教育相辅相成,才能取得事半功倍效果,达到环境教育与健康教育的共同目标。

2) 提高公众环境健康意识,改变不利于可持续发展的行为。自20世纪80年代以来,尽管社会对环境与健康问题越来越多的给予关注,媒体也不时做了相关报道,但环境健康教育并未有计划、有目的地进行。

人们的环境意识仍较薄弱,对我国严峻的环境形势及其对健康造成的危害的认识仍很不足,更缺乏与环境和谐相处的知识与技能。2000年张建群等曾对大连市500户家庭的975名居民对环境与健康问题的认识作了调查分析。结果显示,对全球荒漠化和酸雨不知道的人达40%以上,对由于环境问题导致的健康损害如水俣病、痛痛病、多氯联苯中毒和砷中毒等公害病不知道的占80%以上;对二噁英和含铅汽油毒性不知道的超过一半以上。作者以居民对环境问题的认识做因变量,以年龄、性别、文化程度、经济收入、职业、居住地区和信息来源为自变量,进行多元统计分析发现,对居民的环境意识影响最大的因素是文化程度,文化程度高的人群比文化程度低的人群的环境意识高的概率为5.8~8.9倍。这从一个侧面提示教育对环境认知的影响。国外研究表明,受过环境教育的人群其环境意识较未受过环境教育的人群有明显的提高,且可使人群在日常生活中自觉的、有目的地注意对环境的保护,将有关环境保护的知识转化到日常行动之中;1995年4月到1996年10月,我国学者对全国不同地区5个县20所农村中小学校进行环境健康教育干预研究,效果评估表明:实验校较对照校环境卫生面貌变化明显,苍蝇密度较对照校降低1~5倍,改善了供水设备,促进了学生饭前便后洗手和不饮生水行为;集体驱蛔后的再感染率较对照校减少36.8%,夏秋季腹泻减少42.5%,口腔卫生合格率高出1倍。说明实施环境健康教育干预对控制学生肠道传染病和寄生虫病均有良好的效果。河北医科大学学者于1996年10月到2000年12月的环境健康教育研究,也得到了类似结论。国外研究还表明,通常人们对环境的态度从很小年龄就开始形成(4~5岁的儿童就能够形成对政治和环境问题的认识,到青春期的时候他们已经获得足够的有关诸如对生态学、科学技术、经济等重大环境问题的知识,而且能够形成他们自己的观点)。总之,国内外实践使人们深刻地认识到,无论是环境健康强烈意识的激发,还是正确的环境与发展的理念与价值观的重组,以及对环境监督与执法的参与和支持。尤其是人们在面临环境健康问题时做出的行为抉择,以及对那些不利于可持续发展行为的转变,都必须以教育为手段,教育在采纳有利于健康环境的行为,提高公众环境与健康的综合素质中起着无可比拟的作用。

3) 环境健康教育方法学的几个问题:首先,应该根据WHO西太区健康促进的三维框架及广泛的实践经验,以场所为基础开展环境健康教育。这是落实党的十七大指出的,必须把资源节约型、环境友好型社会放在突出位置,落实到每个单位,每个家庭的最好途径。无论是城乡社区、公共场所、医院、职业场所、家庭及学校,在要求人们树立正确的环境意识,自觉保护环境的共同目标下,都有各种与健康相关的特殊问题,需要根据本场所本单位的特殊性决定环境教育的侧重面。如工矿企业的节能减排、农村社区的改水改厕和环境卫生,医院污物污水的处理,家庭的绿色文明和绿色消费等。以场所为单位还便于与国家大型的活动相结合。如城市社区的环境健康教育就可以融入创建健康城市的活动中,依靠创建健康城市这一平台,有效地争取政府行为与行政干预,更好推动环境健康教育与健康促进的发展。

其次,环境健康教育必须以行为改变为重要目标。宏观环境的变化与改善表面上看完全是政府层面上的事,个人难以作为。然而究其环境变化的根本原因还是人类的各种活动,是传统价值观支配下的人类行为的后果。如果每一个单位,每一个家庭,每一个人都来实践低碳生活,注意节电、节油、节气,从点滴做起,牢牢树立节约资源保护环境的意识,并实实在在地带入人们生活的方方面面,那就不会聚蚊成雷,破坏生态平衡。因此,环境健康教育应该是宏观与微观结合的,是具体又实际的,从人们的实践行动出发的。

【案例二】 这方面我国也有成功的实例,云南省丽江市禁用塑料袋(禁白)5年,通过多方努力，查获不可降解塑料袋 6 000 多万个，快餐盒 100 多万个，使丽江成为没有白色污染的美丽的城市，此举比美国旧金山市整整超前 3 年多。

再有，环境健康教育可以运用丰富多彩的健康教育方法。无论是传播、教育、干预等方法一般说都适用于环境健康教育。环境健康教育既可以设科教学，安排在课堂内授课，更应开展实践性活动，因为环境本身就是一种教育资源，可以说是延伸的课堂。如果人们对自己所处的周边环境进行调查、观察就会得到深刻的印象与启示。

英国伦敦大学英王学院的卢卡斯教授所构建的环境模式当前广受欢迎，我国的环境健康教育可以借鉴该模式开展。该模式由关于环境教育、在环境中教育和为了环境教育 3 部分组成。卢卡斯认为"关于环境教育"是知识的目标，必须强调在知识技能的基础上实施在环境中的教育，转变态度，积累经验，通过在环境中的教育最终来实现"为了环境的教育，"形成有益于环境的行为。卢卡斯认为模式中的 3 个层次似乎都不能单独实现环境教育的总体目标，只有 3 个方面结合起来，才能实现个人在环境素质上的综合发展。

最近在欧盟六国资助和协调下，建立了一个包括 17 个国家的 30 个成员参加的环境健康网站。该网站的工作主要是：①关注 4 个优先健康问题，即哮喘和过敏、癌症、神经发育障碍、内分泌紊乱；②支持综合的健康和环境政策的发展。网站主要为科学家提供研究的信息服务，同时也不失为构建一个环境健康教育的平台。

思考题
1. 举例说明环境问题（如气候变化等）对健康的影响。
2. 试述应对环境变化的健康教育策略是怎样的。
3. 什么是环境健康教育的重要目标？

（吕姿之）

第六章 人群健康与健康社会决定因素

WHO在《阿拉木图宣言》中指出："健康是人的基本权利,达到尽可能高的健康水平是世界范围内一项重要的社会性目标。"健康不仅仅是没有疾病或不虚弱,而是身体的、心理的健康和社会适应的完美状态,健康是人类全面发展的首要目标之一,是社会经济持续发展的重要促进作用。我国政府也高度重视人群健康状况,提出"健康是人全面发展的基础,健康关系千家万户的幸福"。为了进一步维护和提高人群健康,需要我们全面、科学地理解健康的概念及影响健康的各种因素,采取综合性干预措施,针对影响健康的决定因素实施健康促进和人群健康策略,缩小社会不平等的差距和不公平的状况,实现人人健康。本章将重点介绍人群健康发展、健康决定因素、健康社会因素行动框架等方面内容。

第一节 人群健康概述

人群健康（population health）建立在公共卫生、社区健康和健康促进的基础之上。它研究的是决定人类健康的综合因素,即影响健康和生活的各个因素和条件及其相互间的影响。人群健康策略的宗旨是维持和提高整个人群的健康状态,并且消除不同人群之间的不平等的健康状况。人群健康策略不仅仅在于提高健康状况水平,它在促进健康的同时,还能在全人类范围内带来更大的社会、经济和环境效益,促进可持续发展和平等的卫生保健系统的建立,发展强大的社会联盟和全民参与,提高国民生产能力和生命质量。

一、人群健康的发展背景

随着社会目标的深入发展,人们对健康的概念有了全面的理解,对如何维护和促进健康也有了完整的认识。在此基础上,人群健康策略逐渐得以形成和发展。

过去人们一直认为,传统卫生保健服务,如医院和医护人员对人类健康起着决定性的作用。到了20世纪70年代,人们才开始逐步从更广泛和深层次角度来分析和理解影响健康的各种决定因素。1974年加拿大政府发表了重要的卫生政策文献——《加拿大人健康的新展望》,即LaLonde的报告,阐述了"健康"的概念及决定健康的不同因素。人群健康取决于行为生活方式、环境因素、生物因素和卫生服务系统,改变生活方式和社会-物理环境,而不是对现有的卫生保健系统投入更大资金,能更好地维护和促进人群健康。LaLonde的报告引起了人们的关注和重视,卫生策略的重点逐步转移到初级预防保健和健康教育,强调个体水平的行为改变作为有效的干预策略来维护和促进健康,即开展与健康危险因素有关的个体行为和生活方式（如吸烟、酗酒、营养、体育锻炼等）干预项目。这个时期,这种模式并没有包括影响人们生活方式选择的社会、经济和政治环境因素,也因此被认为是"责备病人"的干预模式。

20世纪80年代后,人们开始进一步认识到社会、经济、环境等因素将直接或间接地影响人类行为和生活方式,从而危及健康状况,将重点从"个体行为和生活方式选择"转移到健康的决定因素。WHO 1986年提出的《渥太华宪章》和"实现人人健康:健康促进框架"(JakeEPP,1986)在白皮书基础上指出:"更广泛的社会、经济和环境因素决定个体行为的选择,继而影响人类健康,这些因素包括个人收入水平、社会地位、就业、教育、住房、生活和工作环境等。"健康是多种因素和条件直接作用和相互影响的结果。健康促进是提高人们维护和增进健康的过程。卫生政策的重点包括加强社区行动、倡导健康公共政策、创建健康环境、发展个人技能和建立广泛联盟来实现健康。

1989年,加拿大高级研究所(CIAR)最先提出了人群健康的概念,认为包括社会、经济、遗传、个体、卫生保健等许多因素及其相互作用影响人类的健康状况和功能,人群健康研究为制定卫生政策提供了有力的科学依据。1994年,在CIAR研究的基础上,人群健康被加拿大卫生部门纳入卫生政策,并发表了《人群健康策略:加拿大健康的投资》,报告总结了健康的决定因素,提出建立在这些因素基础上的人群健康框架。目前,人群健康策略影响着加拿大、美国等发达国家的公共卫生政策的重点和方向。加拿大卫生部也因此将人群健康作为国家卫生四大主要任务之一,四大任务包括:卫生系统的更新和支持;危机管理;人群健康策略;少数民族健康服务等。

二、人群健康的概念

根据1997年加拿大卫生界的定义,人群健康是指受社会、经济、环境、个人健康行为、个体能力和应对技能、生物和遗传、性别、文化、早期儿童健康发展和卫生服务等综合因素影响的人群健康状况,这个健康状况是明确的、可测量的、可监测的。人群健康方法既肯定卫生保健系统、遗传和其他个体因素对健康的重要性,同时又强调这些健康决定因素之间的相互作用对健康的影响。

与传统卫生保健系统仅仅针对个体病人不同,人群健康通过预防影响健康决定因素的方法来提高整个人群的健康水平。它不仅作为全面理解健康和健康决定因素的一种方法,同时也是人群健康促进行动的框架、合作的方法。

21世纪我们正面临着建立社会公平、公正和健康促进政策的挑战和机会,社会各个部门、各个层面的政策决策者必须考虑他们决策的健康影响,并承担起人类健康的社会责任。为达到"人人享有卫生保健"的全球目标,世界卫生组织提出了人群健康促进的五项重要策略和行动领域:即制定健康的公共政策、创造支持性环境、强化社区行动、发展个人技能和调整卫生服务的措施和方向。人群健康促进工作是复杂而又艰巨的,因此,卫生管理和决策部门必须从政策、环境、社会实践和研究多方面来全面、科学地研究影响人群健康的各种决定因素,预防(prevent)健康危险因素的影响,促进(promote)各个部门系统和结构的改善,保护(protect)我们所有社区和人群的健康和高质量生活,减少健康的不平等,实现人人健康。

三、人群健康的战略意义

作为人类基本权利的人群健康,不仅是经济和社会发展的一项先决条件,而且也是在社会发展的广泛背景中正在积极争取实现的一项重要目标,提高个体与群体的健康水平是人类社会发展过程中的永恒主题。

随着全球化、工业化和人口老龄化进程日益加快,人类社会的生存和生命环境不断发生变化,全球卫生状况和人群健康面临着越来越多的挑战。21 世纪以来,就发生过许多与人类健康息息相关的公共事件,甚至灾难。不可否认,医学卫生领域同样也取得了显著进展和成果,但总体来看,进展情况并不平衡,全球面临着许多新发和再发疾病流行的威胁,一些已知的危险因素,如烟草、高血压、乙醇、胆固醇、超重、水果、蔬菜摄入不足、缺乏体力活动、心理紧张等因素使慢性非传染性疾病和精神卫生问题日益增长并日趋严重;获得性免疫缺陷综合征(艾滋病)的流行,疯牛病(克雅病)、O-157 大肠埃希菌肠炎、埃博拉出血热的侵袭,严重急性呼吸道综合征和各类流行性感冒的暴发等公共卫生危机给人们的生活带来了深刻影响,同时给人类社会敲响了警钟。

健康促进、提高生命质量和预防早死是公共卫生的主要目的,公共卫生当前的重点是传染病、慢性非传染病和卫生安全三大内容。任何一个国家和政府都应积极承担起维护和促进大众健康的责任,预防、控制和消除人类疾病的发生与流行,创建良好的人类生存和生命环境,保障公共卫生和社会健康、可持续发展。

健康教育与健康促进是公共卫生的核心任务,以促进个人、群体行为改变和环境改变为重点的健康教育和健康促进,是疾病预防控制和提高群体健康水平的最经济有效的必要途径,在改善和维护人类健康方面有着不可替代的作用。

我国政府为实现"健康中国 2020"指明了政策方向:"健康是人类全面发展的基础……保障国民的健康公平性已经作为一项衡量社会公正和公平的重要指标……获得基本医疗卫生服务是公民的一项基本的权利。"

人群健康问题已经成为国际社会与各国政府所关注的主要社会问题,实施基于人群健康的社会发展战略已成为缩小社会不平等的差距和不公平的状况,推进社会和谐发展的重要措施,它不仅可以促进全社会的参与,统筹优先配置社会资源,而且可以协调政府和社会各部门之间的责任与发展目标,还可以规范居民个人的行为生活方式,充分体现了与其他社会公共政策的相互协调性和互补性。因此,人群健康政策在全球卫生工作中具有重要的战略地位和重要意义,尤其在社会经济迅猛发展的 21 世纪,开展人群健康促进,其意义将更加深远。

第二节 健康的决定因素

自从 1986 年《渥太华宪章》发表以来,健康促进已经致力于创建健康的支持性环境的诸多行动,但是同时面临着许多挑战,包括应对健康与疾病潜在结构性基本问题、人类生存环境的变化,以及这些变化对人类健康影响。随着全球日益加速的城市化建设和世界经济系统的变化,人们将重新认识到健康决定因素的重要性,以及各种影响因素对健康的巨大影响。

一、影响健康的因素

分析影响人群健康的因素是认识人群健康状况的基础,是实施卫生规划和干预战略的必要前提。从健康的整体观出发,健康是许多因素相互制约、相互作用的结果。现代医学普遍认为,影响人类健康的因素概括起来可分为4大类,即生物遗传学因素、环境因素、医疗卫生服务因素、行为与生活方式因素。

1. 生物遗传学因素

(1) 病原微生物。从古代到20世纪中期,人类疾病和死亡的主要原因之一是病原微生物引起的各种传染性疾病和感染性疾病。病原微生物包括病毒、立克次体、细菌、螺旋体、真菌和放线菌等,人类健康进步史实际上就是不断与各种病原微生物作斗争的过程。

(2) 遗传。某些遗传或非遗传的内在缺陷、变异、老化也可导致人体发育畸形、肿瘤、代谢障碍、内分泌失调和免疫功能异常等,已知人类的遗传性缺陷和遗传性疾病约有3 000种,全世界每年大约有500万出生缺陷婴儿诞生。据调查,我国出生缺陷发生率为4%~6%,每年约100万例,其中先天性心脏病约22万例;神经管畸形10万例;唇腭裂5万例;先天愚型3万例。

(3) 个体生物学特征。在社区人群中,特定的人群特征,如年龄、性别、形态、对某疾病的易感性、遗传危险性等,是影响社区人群健康水平的生物学特征。

2. 环境因素 环境是人类赖以生存和繁衍的重要条件和基础,环境对人类健康至关重要,所有人类健康问题都与自然和社会环境中的危险因素密切相关。当今世界面临三大社会问题:环境污染、人口和贫困,每个问题都严重威胁着人类的健康。

(1) 自然环境。自然环境因素主要是指阳光、空气、水、气候、地理等,是人类赖以生存和发展的重要物质基础,是人类健康发展的根本。饮用水污染,城市交通造成的大气污染,突飞猛进的城市化、工业化,这些自然环境中存在的生物性、物理性和化学性危险因素都会造成自然环境污染和恶化,给人类造成疾病的威胁。

(2) 社会环境。人类健康不仅受到自然环境的影响,社会经济条件对人类健康产生重大作用。社会环境因素就更为复杂,可涉及政治制度、法律、经济水平、文化、教育、人口状况、科技发展、风俗习惯等诸多因素。社会经济发展程度与健康呈现密切的正相关系,良好的社会环境无疑对个体和人群健康起到良好的促进和维护作用。

总之,社区的地理位置、生态环境、住房条件、基础卫生设施、教育、就业、社区邻居和睦程度等自然和社会环境因素都不同程度地影响着社区的卫生状况与人群健康的水平。

3. 医疗卫生服务因素 医疗卫生服务是指医疗卫生机构和专业人员为了达到防制疾病、促进健康的目的,运用卫生资源和医疗技术的手段向个体、群体和社会提供必要服务的过程。医疗卫生服务的内容、范围与质量直接关系到人的生、老、病、死及由此产生的一系列健康和卫生问题。因此,深化医药卫生体制改革,合理配置医疗卫生资源,健全医疗卫生服务体系,提升医疗卫生服务能力,是实现"人人享有卫生保健"的根本性措施。

4. 行为与生活方式因素 行为和生活方式是指人为满足生存和发展而形成的生活意识和生活行为习惯的统称。国内外大量研究表明,在现代社会里,不良生活方式和有害健康的行为已经成为危害人们健康,导致疾病发生的主要健康危险因素。例如吸烟、酗酒、滥用药物、缺乏体育锻炼、不合理饮食习惯、不良性行为、精神紧张等不良生活方式和习惯成为导致人群心血管病、脑血管病、恶性肿瘤等"现代生活方式疾病"患病率不断增高的危险因素。根据WHO的估计,从全球看,由于行为和生活方式引发的疾病和死亡的比重,在发达国家为70%~80%,在发展中国家为40%~50%,已成为当今主要的公共卫生问题和影响健康因素。

上述4大类影响健康的因素之间相互关联和综合作用,共同影响人群的健康和疾病状态。因此,对人群健康及影响因素的研究,有助于进一步认识人的健康的整体性,以及人与自然和社会环境的统一,开展有效的健康教育和健康促进,持续提高人群的健康水平就必须全面、科学地考虑和分析这些因素的综合影响。

2002年,世界卫生组织发表了题为"减少风险,促进健康"的《世界卫生报告》,报告定量分析当今世界主要的人类健康风险所造成的疾病、残疾和死亡,明确指出:"引起全球和地区主要疾病负担的前十大重要致病危险因素是:出生体重过轻、不安全性行为、高血压、烟草的使用、乙醇的摄入、高胆固醇、超重、不合理饮食习惯、缺乏体力活动、不安全卫生设施和卫生习惯等,这些因素导致的死亡合计占世界范围全部死亡的1/3以上。"2004年JAMA发表了《美国疾病死亡研究报告》显示,美国2000年人群死亡的真正根本原因(actual cause of death)是烟草使用、不良饮食和缺乏体力活动、乙醇摄入、病原微生物感染、毒物、交通意外、不安全性行为和非法用药等这些可改变的行为危险因素,其中,烟草使用、不良饮食和缺乏体力活动及乙醇摄入等前3位主要致病危险因素分别占全部疾病死亡原因的18.1%、16.6%和3.5%。

因此,不论是在发达国家还是在发展中国家,慢性非传染性疾病(non-communicable chronic disease)已成为影响人类健康和疾病的主要负担,而引起全球和地区主要疾病负担的重要致病危险因素均是慢性非传染性疾病所特异的。随着社会经济的不断发展,人民生活水平的日益提高,以及人口老龄化进程的加快,我国人群疾病流行规律、疾病谱和死因谱都发生着巨大变化,循环系统疾病、恶性肿瘤和呼吸系统疾病等慢性非传染性疾病正严重威胁着人群的健康和生命,已成为社会越来越突出的公共卫生问题,这既对健康教育与健康促进工作提出更高的要求,同时也为健康教育与健康促进提供更为广泛的发展机遇。

二、健康决定因素的内容

1974年,加拿大卫生与福利部前部长Marc Lalonde在报告中阐述了影响人类健康状况的重要因素,概括为:行为生活方式、环境、生物因素和医疗卫生服务等,明确了行为和生活方式对人群健康的重要影响,强调把个体水平的行为改变作为有效的策略来促进健康,从那时起,人们逐渐认识到医学和卫生服务决定人类健康水平的作用是相当有限的,对医疗保健的投资并不会进一步提高人类健康,而另一方面,人们越来越多地意识到,并进一步研究和探讨其他一些因素,包括经济、文化和政治等社会环境因素对人类健康影响。

健康决定因素(determinants of health)是指决定影响人群健康状况的因素,是作用于人群健康的多种因素的集合。20世纪80年代后,人群健康政策和研究方向逐步转移到健康决定因素,即收入和社会地位;社会支持网络;教育意识;就业和工作环境;社会环境;物理环境;生活技能、个人卫生行为和应对技能;健康儿童发展;生物和遗传;卫生服务;性别;文化。上述这些因素是相当复杂的,都对健康起着决定作用,同时相互之间产生影响,这些决定因素既包含个体水平,如个人卫生行为、生物、遗传等,又包含人群水平,如教育、就业、收入差异等。人群健康决定因素能间接影响个体水平因素。

Whitehead和Dahlgren两位学者也描述了健康的主要决定因素(图6-1),阐述了影响人群健康的因素是错综复杂,并且是相互影响的,形成了健康决定因素的概念,因此,要维护和提高人群的健康水平必须全面考虑这些决定因素以及这些决定因素之间的相互影响。

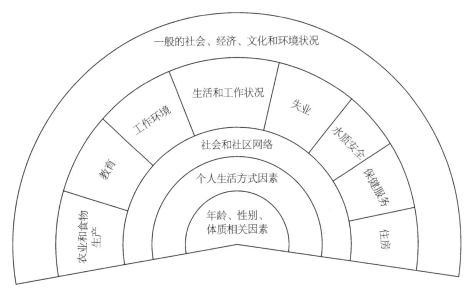

图 6-1 健康的主要决定因素

三、WHO 行动策略——健康社会决定因素委员会

健康是人类的基本需求,然而健康不公平已经成为影响全球健康的核心问题。这不仅是贫穷国家,也是富裕国家在公共卫生方面所面临的主要挑战。如何增进健康,促进健康公平?各国研究均表明,如果沿袭传统健康政策模型,单纯强调直接导致疾病的生物原因是远远不够的。2005 年,在当时的 WHO 总干事李钟郁博士的提议下,建立了健康社会决定因素委员会(Commission on Social Determinants of Health),目的是在全球范围内收集、比较和整合有关健康的社会决定因素的证据和成功经验,了解这些因素作用于健康公平的途径,采取一系列积极行动,通力合作,并倡导把健康的社会决定因素纳入卫生规划、政策和技术工作中,促进全球健康公平。

在来自 17 个国家的 20 名委员的带领下,委员会进行了大量工作,于 2008 年发布了题为"用一代人时间弥合差距"的报告(Closing the gap in a generation: health equity through action on the social determinants of health),该报告提出健康不公平深受政治、社会和经济等因素影响,在健康不良问题上呈现的不公平现象从任何角度看都非"自然"现象,而是社会政策和规划不完善、资金投入不均衡和政策失误掺杂在一起造成的不良后果。结构性因素和日常生活环境交杂在一起,构成了健康的社会决定因素。委员会呼吁用一代人时间弥合健康差距,从健康的社会影响因素方面进行全球动员,并且确立了健康的社会决定因素的概念框架和行动领域。

2007 年 WHO 总干事陈冯富珍博士表示"没有人应当由于不公正的原因,包括那些经济或社会原因,而被保护生命和促进健康的干预措施拒之门外,健康的社会决定因素委员会正力图解决其中一些原因⋯⋯当涉及健康时,公平就是真实的生与死",并承诺 WHO 将在健康的社会决定因素方面采取行动。毫无疑问,改变健康的社会决定因素和健康公平是一项长期议程,因而需要持续性支持和投入。

第三节 健康社会决定因素

人群健康的社会影响因素是非常复杂的,同时也是多方面、多层次的相互作用,它涉及人们生活和工作环境以及人们的生活方式,涉及与健康相关的经济、政治、社会政策和法规。国外研究表明,即使在发达富裕国家,低收入人群的健康指标普遍低于高收入人群,更易患病和降低期望寿命。人类健康受社会环境的综合影响越发明显,人们越来越多地认识到健康的社会决定因素与人类健康的关系。

一、健康社会决定因素的概念和特点

1. 健康社会决定因素的概念　WHO对健康社会决定因素(social determinants of health, SDH)概念的界定已受到广泛认同,即在那些直接导致疾病的影响因素之外,由人们生活和工作环境中社会分层的基本结构和社会条件不同所产生的影响健康的因素,它们是导致疾病的"原因的原因"(cause of cause),包括人们出生、成长、生活、工作和进入老年时所处的的全部社会条件和环境,以及为应对疾病制定的系统,这些社会决定因素包括社会的各项构成因素,内容非常广泛,受到经济、社会、政策和政治一系列更广泛方面的影响,它们主要通过对人的生理、心理以及社会适应能力等方面的作用,直接或间接地影响人类的健康。健康社会决定因素可概况地划分为以下两方面。

(1) 日常生活环境。由社会分层决定的在儿童早期发展、社会环境和工作环境中所面临的健康危险因素;不同人群的差异化的物质环境、社会支持网络、社会心理因素、行为因素、生物因素等;所接受的健康促进、疾病预防和治疗等卫生服务状况。

(2) 社会结构性因素。社会分层的状况和程度;文化、社会规范和价值观;全球和各国的经济、社会制度;全球、各国和地区的治理进程。

大量研究表明,不良的社会政策、不公平的经济条件和混乱的政治状况三者构成对大部分的健康不公平的根本原因。健康社会决定因素充分表达了WHO所倡导的健康公平和人权的价值取向,呼吁各国政府应充分考虑他们制定的政策和措施对人群健康的广泛影响。

2. 社会因素影响健康的特点

(1) 广泛性。广泛性是指社会因素对人们身心健康的影响非常广泛,许多是人们日常生活中没有足够认识到,社会因素往往是潜在的、深层次的和不直接的危害影响,对个体而言,一种社会因素可同时导致全身多个系统发生功能变化。

(2) 恒常性。恒常性是指社会因素往往对人们身心健康的影响是持续和不间断性。

(3) 累积性。累积性社会因素是以一定的时序作用于人体,可形成应答累加,功能损害累加或健康效应累加作用。

(4) 联合性。社会因素既可直接影响人们的健康,也可以多种社会因素同时作用,明显增强致病危险性。

二、健康社会决定因素的基本内容

1. 收入和社会地位　大量研究表明,收入和社会地位对于健康很重要,是最重要的单一健康社会决定因素。健康状况随着收入和社会地位提高而改善。高收入决定良好的生

活状态,如安全住房、良好工作条件、有能力购买充足的营养品等,高收入和高社会地位往往能导致更好地对生活环境和受挫状态的控制,同时能做出审慎决定,这将对个体健康产生重要影响。许多研究表明,有限的选择和较弱的应激技能将通过人体免疫和激素系统增加疾病的易感性。

世界银行的报告指出"可持续发展的经济政策就是政府能采取的提高全民健康水平的重要措施"。同样,研究证明,社会财富分布得越均匀,全人群健康水平就越高。日本就是一个很好的例子,日本在过去50多年中,从一个高婴儿死亡率、低期望寿命的国家,发展成为世界上拥有最好健康状况指标的国家之一,与此同时,日本国民经济和人均收入迅猛发展,日本卫生资源的投入占GDP的6.8%,同时,日本是一个社会财富分布较均匀的国家。

收入和社会地位与健康有着密切的关系,收入、物品、服务及带来繁荣生活的机会分配不公平都将导致健康不公平,这种关系并不随着疾病发生和死亡的病因、性别、地域的不同而改变。

2. 社会支持网络 良好的健康与家庭、朋友和社会的支持有着密切关系。相互支持的社会关系和支持网络有利于人们改变健康意识、处理各种危机、维护良好生活环境、促进身心健康。同样,家庭和朋友能帮助提供基本的支持,如食物、住房、相互照顾等。美国的一项调查研究显示,良好社会接触越多的人往往早死率越低。通常情况,已婚人群比未婚者期望寿命更长。

社会关系所包含的相互理解、包容、关爱、尊重和扶持能抵御疾病,发挥支援的作用。一些专家认为,社会支持网络如同那些已被证实的疾病危险因素一样,对健康有着相当重要的影响。

3. 教育 健康水平随着教育水平的提高而上升,教育有助于改善健康,而教育程度往往与个人的社会地位、经济状况、就业等密切相关。儿童的有效教育和成人的终身教育是个人健康和国家财富的重要影响因素。

教育促进健康和财富,教育使人们通过掌握科学知识和培养解决问题的能力来控制生活状态。教育增加就业机会、收入保障和工作满意度,同样,教育能提高人们获得和理解有利于健康信息的能力,从而维持个人和家庭的健康。调查发现,教育水平越低者更易失业和贫穷,继而对健康状态产生负面影响。

4. 就业和工作环境 就业对个体身体、心理和社会健康有着重要影响,在职者的健康状况往往比失业者较好,尤其是那些拥有较多工作控制权的在职者,失业往往与不良健康有关系。研究发现,失业者要比就业者承受更多的心理挫折、焦虑、沮丧、活动减少及健康问题和入院。世界卫生组织有关文献指出"社会失业率越高,社会就越不稳定,最终导致家庭和社区的不良反应和失业者本人的身体健康问题"。

工作场所的组织构架、管理方式和人事关系均会影响健康。工作条件本身也极大地影响个人健康和情绪反应。能较好控制工作环境和减少工作挫折的人比那些工作危险大和挫折多的人更健康和长寿。

5. 社会环境 一个社会的价值观和准则以不同方式影响个体和群体的健康状况。社会的稳定、差异的认同、安全良好的工作环境和和谐的社区带来支持性的社会环境,降低和减少有害健康的危险因素。研究显示,较低的情感支持和社会参与对健康和生活有着负面影响。

6. 自然环境 自然环境是主要的健康决定因素之一,直接或间接地影响人类健康状况和水平。自然环境包括空气、水、土壤等的污染造成多种不良健康后果,如癌症、出生缺陷、呼吸系统和胃肠道疾病等。人造环境中,住房、室内空气质量、工作和社区安全、交通和道路状况等因素能显著影响人类身体和精神健康。

7. 个人卫生行为和应激技能 良好的个人卫生行为和应激技能能有效帮助人们预防疾病,促进卫生保健,增强自信,处理外来的挑战和危机,解决问题,做出有利于健康的选择。个人卫生行为是指能直接影响健康的个体决定和行动,是日常生活中人们选择做或不做的行为,如饮食、运动、吸烟、饮酒和性行为等。应激技能指人们处理危机和问题的方式,它是人们在生活过程中逐步培养的,是解决外来的影响和压力的内在资源。

8. 儿童的健康发展 儿童的健康发展意味良好的身体健康,与年龄相适应的身体、心理和社会适应能力,有效的社会接触能力,良好的应激技能,控制生活的选择,自尊、良好的归属感和被爱的感受等。

有证据表明,儿童早期经历对其大脑的发育,以后的应激技能和身心健康有着重要的影响。低收入家庭更易出现低出生体重儿、不易获得营养食品和学习困难等一系列问题。同时,决定健康的其他因素也会影响儿童和青少年的生理、社会、精神、心理和情绪的发展,如住房和环境、家庭收入、父母文化水平、医疗服务的获得等都影响青少年的健康发展。

9. 卫生服务 特别是那些维持和促进健康的措施,如预防疾病、康复和初级保健服务有利于人群健康状况。例如,免疫预防接种、乳腺癌筛检等均有利于基本的预防和早期发现。

10. 性别 性别不仅仅只是生物学上的性别差异,更体现于人类文化上的不同,从而影响健康状况。性别意味着社会赋予的两性在角色、个性、态度、行为、价值观、相对权力和影响力的不同。许多健康问题是以性别为基础的社会和文化地位或角色而引起的,如妇女更易受性或其他暴力的伤害;男性往往由于冠心病、致命的意外伤害、癌症和自杀而比女性早死等。

11. 文化 文化既是个人历史,又是更广泛的社会、政治、地域和经济因素的产物。文化差异会导致人们在获取健康信息、参与预防和健康教育、使用卫生保健系统、选择与健康有关的生活方式及理解健康与疾病的关系等方面表现出不同。另外,当文化和种族影响人们的社会和经济状况时,其对身体和精神健康的影响也显而易见。

WHO认为:"一旦人们的生活水平达到或超过基本需求,有条件决定生活资料的使用方式,文化因素对于健康的作用就越来越重要了。"Rena Pasick在《健康行为与健康教育》一书中提出:"文化通过其独特而共享的价值观、信念和实践显示其直接与人们的行为相关联;文化间接与人们的行为相关联;文化影响健康教育信息的接受和采纳。"

12. 生物和遗传作用 人类的生物属性和遗传因素是影响健康的基本决定因素,随着分子生物学和遗传基因的发展,遗传特征、家族发病倾向、成熟老化和复合内因学说等都已在分子生物学的最新成就中找到客观依据,生物与遗传危险因素与健康的其他决定因素共同作用影响人类健康和疾病的发生。

三、健康社会决定因素的行动框架

健康是人类追求的永恒主题。当前,人类生存环境逐渐恶化,新发传染病不断出现,突发公共卫生事件日益增加,人类健康受到严重威胁。WHO健康社会决定因素委员会自2005年成立以来,建立了多个全球性信息网络,组织开展了健康社会决定因素的研究分析和政策建议,致力于使人们获得更有效、可及、质量可靠的卫生服务,减少不公平性,促进全民健康,从而推动经济社会可持续发展。根据全球健康的社会决定因素的分析,从影响健康的"原因的原因"入手,以实现健康公平和健康发展为基本价值目标,建立起完整的"健康社会决定因素"概念框架(图6-2),并指出3项实现健康公平、促进健康发展的行动原则和策略。

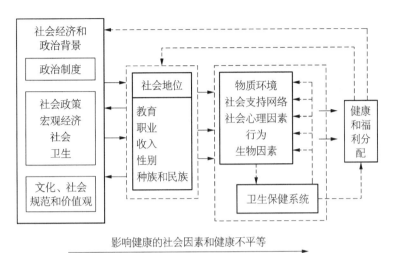

图6-2 影响健康的社会因素和健康不平等

（1）改善日常生活环境,即改善人们出生、成长、生活、工作和老年环境。由于社会组织方式上存在差异现象,社会内部以及不同阶层之间人们享受美好生活和良好健康的程度不一,这种差异反映在儿童早期和就学环境上、体现在就业性质和工作环境上、并显示在建筑环境状况上以及所处自然环境的质量上。这些环境的性质决定了不同群体不同的物质条件、心理、社会依托以及行为举止,进而决定了不同群体受到健康不良问题影响的程度。社会分化也造成了不同阶层获得和利用卫生保健机会不一,结果造成在改善健康和福利、预防疾病、康复和生存等方面的不公平现象。因此,改善日常生活环境的主要措施包括：

1）确保公平的起步。全球至少有2亿儿童不能充分发挥其潜力。这对他们的健康和整个社会都产生巨大的影响。早期的关注和干预是最有可能减少卫生不公平现象的方法之一。世界卫生组织健康社会决定因素委员会认为儿童发展的综合措施不仅包括儿童的生存以及生理发展,同时也包括其社会、情感、语言、认知发展,并呼吁：建立机构间机制以确保儿童早期发育方面的政策一致性；针对所有儿童、母亲和照护者的综合性高质量一揽子规划；为所有儿童提供高质量的中小学义务教育。

2）提供良好的环境。居住环境直接影响人们的健康和过上欣欣向荣生活的机会。人们的日常生活和居住条件对卫生公平性具有很大影响。获得高质量住房以及干净的饮用水和环境卫生都属于人的基本权力。因此,政府应提供更多的、经济上负担得起的住房,提供干净饮用水、环境卫生和电力保障等措施,不断改善城市居住条件；应进行城市规划和设计,以促进健康行为和安全,包括投资发展交通系统、零售规划、合理环境设计和法规调控来管理促进身体活动、鼓励健康饮食、控制乙醇饮料零售点,减少暴力和犯罪；通过农村发展的持续性投资来促进城乡健康的公平性,废除导致城市贫困、土地匮乏和人们无家可归的排斥性政策和措施；确保应对气候变化和其他环境恶化,并考虑到卫生公平性的经济和社会政策。

3) 创造公平的就业和体面的工作。就业和工作条件对卫生和健康公平有着不容忽视的影响。在良好的就业和工作条件中，人们能够获得经济保障、社会地位、个人发展、社会关系、树立自尊，并可防范来自生理、心理和社会方面的危害和疾病。因此，应将全民就业和公平就业作为国家或地区及国际社会与经济决策制定的核心内容；确保为男人和妇女提供安全、保障而薪酬合理的工作；通过核心标准和政策，改善所有工人的工作条件，控制危险因素的暴露，减轻工作压力，减少健康危害性行为，促进所有工人的健康。

4) 实行终生的社会保护。作为在儿童期、工作生涯中以及在老年期，所有人都需要终生的社会保护，政府应建立合理的社会保障体系，一方面通过全民社会保护政策，满足人们生活所需；另一方面，政府设置最低工资，满足人们基本生活所需，这样社会保护政策和就业政策就互为补充，起"双重保险"的作用。社会保护政策要推广至通常遭到排斥的人群，确保从事艰苦工作的人群、其他脆弱人群能够维持健康生活的最低收入。

5) 完善全民的医疗保健。获得和利用医疗卫生保健系统是健康的重要决定因素，对良好和公平的健康至关重要。如没有合理的医疗卫生保健，就会丧失改善基本卫生状况的众多机会。因此，医疗卫生保健系统应以公平、公益和基本为原则，以疾病预防和健康促进为基础，侧重于初级卫生保健和提供全民基本卫生保健，并尽可能减少个人的医疗支出；增加卫生部门人力资源和培训，加强卫生能力建设，改善健康的社会决定因素。

(2) 在全球、国家和地区的不同层面，处理这些日常生活环境的结构性因素，解决权力、收入、资源分配不公等问题。更深层的社会因素决定了日常生活环境方面的不公平性。不公平性现象是系统性和结构性的，是各种社会规范、政策和措施以及容忍或实际促进不公平分配和不公平获取权力、财富及其他必要社会资源的惯例造成的。

因此，政府应该在所有政策、系统和规划中体现健康公平，通过在健康社会决定因素上的统一行动，增进健康公平，并以此作为政府绩效的衡量指标；加强政府在支持健康社会决定因素方面的系统监测和全面监督作用；积极行动，建立高效和公平的税收体制，促进公平筹资和公平配置；增强政府在提供健康相关基本服务（如清洁饮用水、市政卫生等）中的突出作用，加强对影响健康的产品和服务（如烟草、乙醇和食物等）的管理；在社会结构中消除性别歧视，建立和执行促进性别公平的法律和措施，把性别歧视纳入违法行为范畴；国家政府应当加强政治和法律体系，在社会运行，尤其在对健康公平产生影响的决策过程中，公平地分配表决权，做到给所有的社会群体赋权，保证公平参与；让健康公平成为一项全球发展目标，通过采纳健康社会决定因素框架来加强多边发展行动。

(3) 衡量问题，评估行动，扩大知识基础，培养致力于健康社会决定因素的专业人才，并提高公众对健康社会决定因素的充分认识。

一个关注健康和健康公平性的社会，将重视其全体公民的生存与健康，这样的社会将测量健康和健康公平问题的严重程度和其决定因素，并利用各种资料来规划和调整政策和项目，促进全民健康福利最大化。

开展健康社会决定因素的监测、研究和培训。国家应建立健康公平性监测体系，定期收集关于健康社会决定因素和健康不公平问题的数据，为国家和地方卫生决策者提供支持；相关部门将健康社会决定因素纳入决策者、利益相关者和医务人员培训的标准内容和必修课程中，并为提高公众的认识进行投资；政府应加强能力建设，促进各部门决策者和规划者对健康公平性影响力的评估。

当然，疾病预防与控制、健康教育与促进工作都需要卫生部门作为合作伙伴积极参与其中，关注包括卫生服务在内的健康社会决定因素，将有助于提高卫生服务的效果，卫生服务部门也将在涉及健康社会决定因素的政策开发中，扮演领导者和决策者的角色。然而，缺少卫生服务并非造成全球疾病负担的根本原因，如水源性疾病并非源于缺少抗生素，而是源于不清洁饮用水，以及那些妨碍了向所有人提高清洁饮用水的社会和经济因素；心脏疾病并非源于缺少冠心病医疗机构，而是源于人们的日常行为和生活方式，以及那些塑造人们生活的环境因素。

良好的社会因素和环境对人和人的健康是至关重要的，不同社会环境和经济社会地位人群中存在着系统性的健康状况差异，由于这些健康状况差异是由于社会各种因素所导致，它们被看成一种社会不公平，必须通过社会行动来改变。因此，针对健康社会决定因素的主要行动必须来自卫生部门及政府相关部门，有效的人群健康策略必须建立在《渥太华宪章》中的五大行动领域，通过帮助人们控制健康和相关的社会决定因素来维护和促进健康，这些重要策略包括：制定健康的公共政策；创造支持性环境；强化社区行动；发展个人技能和调整卫生服务方向。

思考题
1. 如何正确理解健康的主要决定因素？
2. 健康社会决定因素的基本内容是什么？

（周　雷）

第七章 健康管理与我国的健康促进

萌芽于20世纪70年代的健康促进认为改变环境和改变个人行为(生活方式)是降低发病率/死亡率,维护和改善国民健康的最有效途径。世界各地的实践证明,1986年首届世界健康促进大会提出的5点行动策略在解决新时期人类面临的健康问题是卓有成效的,群众参与健康促进活动和决策过程是巩固成果的关键。然而,健康促进的理念在20世纪90年代初期由黄敬亨教授为首的一批学者引进中国之后,步履维艰,至今尚在艰难跋涉之中。

与健康促进理念差不多时间引进中国的健康管理理念,从一开始就没有局限在体制内。因为健康管理强调的不是"提供资源",而是"有效地利用有限的资源来达到最大的健康效果",所以从一开始就具备了顽强的生命力。2003年的"SARS危机"催生了科学发展观,以人为本,中国充分认识到健康是人全面发展的基础,关系到千家万户的幸福。这一根本的观念转变解放了思想,带来了健康管理的春天。

健康管理开始全面出现在崛起中的中国大地,犹如雨后春笋,蓬勃发展。《健康管理师》一书指出:"健康管理是对个体或群体的健康进行全面监测、分析、评估,提供健康咨询和指导以及对健康危险因素进行干预的过程。健康管理的宗旨是调动个体和群体及整个社会的积极性,有效地利用有限的资源来达到最大的健康效果。健康管理的具体做法就是为个体和群体(包括政府)提供有针对性的科学健康信息并创造条件采取行动来改善健康。"

维护和促进国民健康是事关中国能否可持续发展的国计民生大事,我们必须通过健康管理来调动全社会的积极性,整合体制内和体制外的资源,全面促进国民的健康。从这个意义上来看,健康促进从健康生态学的高度为我们指明了正确的方向,提供了具体的行动框架;健康管理更多的是在操作层面上为国民的健康促进提供具体的途径和方法。在中国特定的政治、经济、社会环境下,健康促进和健康管理,两者相辅相成,缺一不可。只有通过正确的健康管理理论与实践让人们从根本上认识到生物-心理-社会-环境医学模式促进国民健康的威力,健康促进才会真正地惠及神州大地,造福华夏子民。

为了理解健康管理是如何在操作层面上为国民的健康促进提供具体的途径和方法,我们有必要对健康管理的实质做一讨论,从根本上认识健康管理的价值所在。要理解健康管理在新时期的价值,我们有必要对解释人类健康-疾病现象的医学模式的演变史做一简单的回顾,并将医学模式在中国的演变史放在近代和现代史的大背景下进行思考和探讨,以真正理解健康管理在新时期国民健康维护和促进中的重要作用。

第一节 人类健康-疾病模式的演变

通常人类用特定的模式来解释各种自然现象。模式,就是用于解释自然现象,消除困惑的信仰系统。医学模式就是人类解释健康-疾病现象的信仰系统。在人类的历史长河中,用于解释健康-疾病的医学模式经过多次变迁,反映了人类认识自然的螺旋式上升的演进过程。下面选择历史上有代表性的主要医学模式做一简单回顾。

一、神道医学模式

人类早期对健康的认识是从疾病开始的。当时人类认为没有疾病就是健康。那么什么是疾病呢?从最早的医学模式来看,疾病其实是一个语言学上的词汇,用来称呼有人类以来就存在的,可能发生在社会任何成员身上的一类特有的,影响到人类的生存和发展的现象。

12 000 年前的史前文化认为,疾病这种现象是由体外邪魔侵入人体产生的。把邪魔从体内驱除出去就可以治疗疾病,恢复健康。考古学中发现古人类头盖骨上的小洞就是当时巫医使用颅骨环钻术(trephination)为病人驱除邪魔的证据。3 800 年前的巴比伦和亚述时期,人类健康被认为是上帝的恩赐,疾病是来自上帝的惩罚。这种健康-疾病观念在希伯来人中一直延续到 3 000 年前。可以说,在医学的最原始阶段,人类认为健康-疾病现象是由神灵或魔鬼造成的。因此,祈祷和驱邪是当时维护健康,治疗疾病的主要手段。有学者将见诸于所有古代文明的这类超自然的医学模式称为"神道医学"。

二、经验实证医学模式

大约在 2 500 年前,西方医学之父希波克拉底(Hippocrates)诞生于希腊爱琴海东南面的科斯岛。希波克拉底和他的追随者挑战了几千年以来占主导地位的神道医学,首开经验医学之先,认为疾病不是神灵或魔鬼等人体以外的超自然因素所导致的,而是有其人体自身存在的自然原因,这些自身的原因是可以探知的。希波克拉底认为"人体包括血液、黏液、黄胆汁和黑胆汁。正是这 4 种成分构成了人体的健康和病痛。健康就是这 4 种物质相互之间在浓度和数量上都处于合适的比例并且相互融合的一种状态。4 种体液分别代表 4 种元素与器官,其成分比例随季节和年龄的变化而变化。所有的人类疾病都是由胆汁和黏液产生的。胆汁或黏液,无论其中哪一种变得过湿、过干、过热或过冷就会致病。而引起上述变化的因素有食物、饮料、劳累、外伤、气味、所见所闻的刺激、纵欲以及冷热等。"

希波克拉底的名著《空气、水和地方》提出"不健康状态或疾病是人与环境不平衡的结果",认为"环境,包括气候、土壤、水、生活方式及营养所导致的体液失衡,是导致古希腊人生病的主要原因"。这充分体现了古希腊时代的整体医学(holistic medicine)观。既然疾病是由于体液失衡引起的,就可以通过改变饮食和环境来控制引起体液失衡的原因而达到恢复健康的目的。具体手段有导泻、催吐、静脉放血、食养法、灼疗法、药物、运动锻炼和外科手术等。据考证,流传至今的《希波克拉底文集》并非一人一时之作,而是一批追随者经过至少 100 年的努力,融入了同时代其他希腊名医的成就而写成的。同一时期稍早的希腊哲学家恩培多克勒提出"宇宙万物由水、土、气、火4种基本元素构成。生命是由一种独特的元气(灵气)来维持的。元气运行全身,借助气管与外界相连,维持生命的平衡"。学界相信这一理论对希波克拉底的体液平衡学说有重要影响。

无独有偶,在大约相同或稍早的时期,中国的医家也在与疾病斗争的长期实践中从神道医学进入经验实证医学。大约在2400年前,中国众多医家经过长期的努力,编撰了大型传世医学理论著作《黄帝内经》,对中医学理论体系(阴阳五行、五运六气、藏象经络、病因病机、治则治法、预防养生以及在上述理论指导下的辨证论治)的构建产生了重要而深远的影响。《黄帝内经》认为"人体正常的生命活动过程体现了阴阳平衡。疾病就是因为内因和外因破坏了人体的阴阳平衡而导致的。人体受自然界的影响会相应地产生生理上的适应和病理上的反应"。中医认为"正气存内,邪不可干;夫百病之生也,皆生于风寒暑湿燥火;太过或不及的风、寒、暑、湿、燥、火就是六淫,六淫致病","同时,内伤七情也可致病。七情指喜、怒、忧、思、悲、恐、惊。七情在一般情况下属于正常生理现象,但波动过于激烈或持续过长,就会导致机体多种功能紊乱而生病"。因此,治疗疾病必须"治病求本"、"调整阴阳"、"急则治其标,缓则治其本"、"治未病"和"扶正祛邪"等。

比较东西方建立在经验实证基础上的医学模式和医学理论体系,我们可以发现,中医学的整体观与古希腊医学的整体医学观;《黄帝内经》中的阴阳平衡学说与《希波克拉底文集》中的体液平衡学说;源自思想家左丘明的中医五行学说(水、火、木、金、土五元素)与古希腊哲学家恩培多克勒的四元素学说(水、土、气、火);中医学中的"气"或"元气"与恩培多克勒的"元气"或"灵气";中医学"治病求本"、"调整阴阳"和"扶正祛邪"的治则治法与古希腊医学"通过改变饮食和环境来控制引起体液失衡的原因而达到恢复健康"的治疗原则都有着惊人的相似之处。

客观地看,无论是东方还是西方,在19世纪自然科学迅猛发展之前,建立在临床实践基础上的经验实证医学模式对疾病的理解都十分笼统,"知其然不知所以然",医生只能是根据自己对患者的观察和分析,结合自己或他人的经验,采用笼统的"调整阴阳"、"扶正祛邪"、"控制引起体液失衡的原因"来指导治疗,因为没有针对性的、立竿见影的诊断和治疗手段,只能强调通过饮食调理、按摩、锻炼、养生等自然途径来促进康复。医生的具体治疗手段主要是提供关于生活方式治疗的意见,给予非特异性的药物和其他辅助手段来支持身体功能的恢复,缓解疾病的进程。通过提供健康生活方式的建议来维护健康的模式(正气存内、邪不可干)是当时最主要的医学实践之一。

然而,建立在临床经验之上的西方体液平衡医学模式或东方阴阳平衡医学模式对因生育所导致的母婴死亡率高问题和控制传染病流行的问题都基本上无能为力。19世纪初,西方25%的儿童活不过2岁,50%以上的儿童活不过10岁,婴儿死亡率在200‰~300‰之间。在美国,1912年孕产妇死亡率大于600/10万,婴儿死亡率>100‰。14世纪的鼠疫大流行,在5年时间里夺去了欧洲2500万人的性命。随着工业化和城市化的进展,传染病对人类的健康威胁越来越大。1854年,伦敦一条街周围霍乱暴发,曾经出现过5 d内死亡127人,3周内死亡500人的悲剧。中国20世纪上半叶有记录的主要鼠疫流行就发生了27次,几乎遍布全国,至少死亡38万人。福建省1945年鼠疫流行,发病24 914人,死亡19 376人。有学者研究医学史后发现,西方是在19世纪现代微生物和免疫学诞生之后才实现了对传染病的有效控制;中国则是在20世纪下半叶才真正实现了对传染病的有效控制。

三、生物医学模式

经验实证医学模式统治医学界2 000多年。直到19世纪才被以生物医学为基础的理性医学模式所逐渐取代。19世纪早期,在政治和社会变革及文化思潮的影响下,唯物主义开始占优势并促进了自然科学和技术的发展,随之新的理性医学概念和生物医学模式开始出现:最重要的医学问题必须在微生物中求得解决,健康与疾病的问题必须用生理学和生物化学的实验结果来回答。自1675年列文虎克使用显微镜后,细菌学和病理学等学科开始飞跃,带来了医学模式上的革命。主流社会彻底抛弃了主导西方医学2 000多年的体液平衡经验医学模式,"单因单病"和"病在细胞"的生物医学模式开始主导西方医学:每个病都有相对应的精确病因(从笼统的失衡概念到具体的细菌、病毒、营养素缺乏等)和病变部位(从泛泛的大脏器到细胞和分子水平),疫苗、药物和手术是治疗疾病最好的方法。

19世纪末巴斯特和科霍等发现了病原微生物如霍乱弧菌、伤寒杆菌、鼠疫杆菌等。第二次世界大战以来细菌学、免疫学和现代药物学的最新进展应用到有组织的公共卫生领域,使人类首次主动地控制了许多人类一直只能被动无奈受害的传染病如鼠疫、霍乱、伤寒、黄热病、白喉、百日咳、破伤风、痢疾、肺结核、麻疹、风疹等。

由于细菌学和营养学帮助人们在微观世界里找到了许多疾病的发病原因,于是就给人们带来了一个印象,好像所有的疾病都是由细菌/病毒或营养素缺乏引起的,通过化学和生物学手段找到杀死细菌/病毒的药物或缺乏的营养素就能解决问题。1908年埃里奇(Paul Ehrlich)发现治疗梅毒的有效药物洒尔佛散(Salvarsan),20世纪30年代发现磺胺类药物。40年代,佛来明(Alexander Fleming)发现青霉素,瓦克斯门(Selman Waksman)发现链霉素。这些发现和随后大量各种抗生素的发现,的确为传染病的治疗提供了威力强大的武器。对于化学品在身体内所起作用的知识根本地改变了现代治疗学的方向。随着疫苗、抗生素的发现,加上营养改善和整体生活水平的提高,导致了欧洲和美国传染病发病率和死亡率及孕产妇死亡率和婴儿死亡率大幅度下降,人的平均期望寿命显著增长。

然而,建立在近代自然科学基础上的生物医学模式追求因果性规律,把理性片面发展为"工具理性",用"观察、假设、求证、结论"的逻辑对生命过程进行越来越细致的分析,完全背离了理性的完整性,使得健康-疾病的过程很容易被误解为一系列精密的机械和化学步骤的总和,生物因素(甚至是理化因素)决定一切。人体各部分的有机整合,人与环境的互相影响,躯体、精神和社会的和谐关联都不见了,人的医学被还原为普通意义上的生物学,还原为生物物理学和(或)生物化学,甚至进一步还原为非生物学意义上的物理学和化学。经验实证医学中宝贵的整体医学观在生物医学模式控制传染病的凯歌声中被无情地抛弃了。然而,人并不是单纯的生物人,人的社会属性决定了人的健康-疾病状态决不会仅由生物属性所决定,更多的是由其社会属性所决定。即使是传染病的发生和流行,也受许多非生物学因素影响,如国际和国内旅游、生物恐怖、医院感染、移民和城市化等。英国流行病学家马默特经过25年的研究发现,社会地位越高的人,健康水平越高。当人们的物质生活水平超过一定的阈值后,能够在多大程度上掌握自己的人生和参与社会生活直接影响到人们的健康、幸福和长寿。在美国首都华盛顿,从市中心到相邻的马里兰州蒙哥马利县,每隔1.6 km,居民的预期寿命就相差1.5岁,居住在两端的黑种人贫民和白种人富翁,预期寿命相差20年。自20世纪下半叶开始,随着人类文明的发展和现代化的进程,影响健康的非生物医学因素越来越多,在健康-疾病的动态平衡关系中越来越重要。生物医学模式驱使的现代医学高度专业化、分科化和局部化的弊端开始越来越明显。

四、生物-心理-社会-环境医学模式

20世纪50年代,发达国家基本上控制了传染性疾病和感染性疾病之后,心脏病和恶性肿瘤等慢性非传染病开始威胁人类的健康。单因单病的生物医学模式指导不了慢性病的防治。科学家开始研究新问题,总结新经验,始于40年代的以弗兰明汉心脏研究为代表的对心血管疾病的研究和始于50年代的以杜尔和希尔的吸烟和肺癌关系研究为标志的对癌症的研究为现代医学对非传染病采用预防和干预健康危险因素的新途径提供了大量可靠的科学根据。到70年代,已经有足够的科学证据提出"健康危险因素"的概念和"多因多病的生物-心理-社会-环境新医学模式"。

健康危险因素就是能使疾病或死亡发生的可能性增加的因素,或者是能使健康不良后果发生概率增加的因素。新医学模式认为,疾病的产生除了生物学原因之外,人的心理、社会、环境因素也会发挥很大影响。因此,对于国民健康来说,最重要的不仅仅是医疗,还包括改变自然和社会环境及调动人们维护自身健康的积极性,改变不健康的行为和习惯。我们追求的应该是健康,不应该是仅仅看病。始于40年代,因健康新需求和科学新进展所产生的多因多病的生物-心理-社会-环境新医学模式,到20世纪70年代基本成熟。在多因多病的生物-心理-社会-环境新医学模式的指导下,西方从决策者、医护人员到媒体和普通老百姓都积极维护自己的健康,抽烟、酗酒、缺少运动、高胆固醇和高血压等健康危险因素已经成为西方家喻户晓的名词。通过预防和控制心血管疾病,1972~2004年,美国心血管病的死亡率下降了58%。

五、医学教育在近代医学模式转变中的作用

应该指出的是,西方医学在近代实现医学模式转变的过程中医学教育起到了举足轻重的作用。美国1910年的福勒斯纳(Flexner)报告对建立美国和加拿大的现代医学教育制度和实现从经验医学模式向生物医学模式转变过程中的影响是巨大的。由于该报告的发表和建议落实,美国和加拿大的医学院校从1910年的155所下降到1935年的66所。福勒斯纳报告的作用在今天被公认是在北美洲创立了一个延续至今的先进的医学教育模式。这个模式是建立在当时十分先进的生物医学模式的基础上的,强调医学长学制精英教育,医学教育与医学科学研究紧密结合,政府和学术团体对医学院校的管理和规范等。应该说,福勒斯纳报告促进了西方主流社会实现医学模式的转换,彻底抛弃了主导西方医学2000多年的体液平衡经验实证医学模式,使西方医学能够轻装上阵,逐渐地成为今天全球现代医学的主流,以至于我们往往会下意识地将现代医学和西方医学等同起来。

需要指出的是,西方医学在19世纪实现医学模式转变的过程中,矫枉过正,开始忽视了经验实证医学模式中宝贵的整体医学观。然而,在20世纪70年代现代医学实现从生物医学模式向生物-心理-社会-环境医学模式的转变中,整体医学观重新被予以重视。而中国由于历史的原因,医学在上世纪上半叶并没有与世界医学接轨,没有条件全面交流分享世界医学的新进展,没有机会系统地接受生物医学模式,没有能力和条件摆脱经验实证医学加在我国医学界的沉重负担,没有条件和资源建立统一的医学教育系统。虽然20世纪下半叶我国开始建立医学教育系统,但走了不少弯路。在西方发达国家已经开始从生物医学模式向生物-心理-社会-环境医学模式的转变时,我们还没有完成从经验实证医学向生物医学模

式的转变。

第二节 在近代、现代史大背景下医学模式在中国的演变

当19世纪自然科学在西方兴起并蓬勃发展之时，中国正处于清帝国日落西山之际。通过1840年的鸦片战争，西方用"坚船利炮"无情地摧毁了清帝国闭关自守、关门独大的美梦。面对西方列强的野蛮入侵，部分晚清重臣在19世纪中叶发起洋务运动，开始引进西学，主张"中体西用"，企图用西方以"坚船利炮"为代表的新技术来巩固中国封建专制主义的政体。

（1）中国引进主要是西方的自然科学，不包括人文科学和古希腊理性科学。在上述"中体西用"思想的指导下，加上中国几千年"大墙（great wall）文化"的无形约束，始于洋务运动延续至今100多年来中国引进西方科学的主流都是"师夷长技以制夷"，有意或无意地忽视了西方科学是不仅包括自然科学（"夷之长技"），还包括人文科学和古希腊理性科学等一整套知识体系这个事实。在这个背景下引进的科学其实是作为"坚船利炮"基础的近代自然科学（"夷之长技"），既不包括西方的人文科学，也不包括古希腊的理性科学，过分强调功利、效率和对环境的掌控。

由于近代自然科学通过技术实现了部分掌控自然环境的意志，给当时的中国人印象最深，因此，中国人在引进科学这个概念时，往往将"科学"和"技术"放在一起，简称"科技"，实际操作中其实更关注的是技术。正如梁启超指出的那样，中国人过分地把科学工具化、功利化，是"把科学看得太低了，太粗了"，就是相对的尊重科学的人，还是10个有9个不了解科学的性质。他们只知道科学研究所产生的结果的价值，而不知道科学本身的价值，他们只有数学、几何学、物理学、化学等概念，而没有科学的概念。

（2）中国选择性地接受西方医学中的医疗技术部分和卫生工具。在西方自然科学基础上形成的当时最先进的生物医学模式给西方医学带来了强大的生命力。包括人文科学和古希腊理性科学等的西方科学完整体系为西方医学的壮大提供了肥沃的土壤，使西方医学逐渐成为现代医学的主流。然而，西方医学在被中国接受的过程中也遇到和西方科学引进中国时一样的命运。中国人接受的西方医学，主要也是建立在自然科学基础上的生物医学模式，既不包括现代医学中的人文科学部分，也不包括古希腊理性的完整性思维。虽然早在16世纪中叶（明末清初）西方医学就已经开始传入中国，但一直步履艰难，影响甚少。也许是在中国"大墙文化"的保护下，《黄帝内经》中的"阴阳平衡学说"并没有像西方《希波克拉底文集》中的"体液平衡学说"那样遭到当时貌似锐不可当的生物医学模式的毁灭性打击。中医整体观和建立在经验实证医学模式基础上的中医理论和实践体系因此得以代代传承，成为东方医学的一块瑰宝。如果说西方科学开始是随着"坚船利炮"而强加给中国人的，那么建立在当时十分先进的生物医学模式基础上的西方医学在中国的命运转折点则与一种致命的传染病（鼠疫）有关。西方医学之所以能够被中国人从上到下真正接受，在很大程度上得益于20世纪初中国现代医学和现代公共卫生先驱伍连德在东三省得心应手地应用理性医学在3个月内成功地控制了当时传统中医基本上无能为力的烈性传染病鼠疫的大流行。

虽然当时中国开始真正接受西方医学，但也是有选择性地接受，轻科学，重技术，十分功利化，主要接受的是医疗技术部分和卫生工具。这种选择性接受的偏好在"Health"一词的翻译中就可见一斑。英语"Health"这个单词在西学东进的早期是被译为"卫生"的，如1859～1889年间嘉约翰的译著《卫生要旨》和1905年清政府在巡警部内设立的"卫生科"。到20世纪30

年代才开始出现翻译为"健康"的例子,如美国医学博士米勒耳医师的医学科普著作"The Way to Health"被翻译为《健康生活》,1932年由上海时兆报馆印刷发行;1932年南京成立"南京市健康教育委员会",而不是"卫生教育委员会"("卫生教育"和"健康教育"都是"Health Education"的译名)"。在关键概念"Health"翻译汉语选词上也许是有意也许是无意的差别带来的是意想不到的长期后果。在汉语含义中,健康是一个"目的",一种"状态",一种"结果";而"卫生"则仅仅是一种"方法",一种"措施",一种"手段"。据《辞海》,健康指"人体各器官系统发育良好,功能正常,体质健壮,精力充沛并具有良好劳动效能的状态",而卫生一般指为增进人体健康,预防疾病,改善和创造合乎生理要求的生产环境、生活条件所采取的个人和社会措施,包括以除害灭病、讲卫生为中心的爱国卫生运动。知道了"健康"和"卫生"的区别,我们就很容易理解目前医改实施方案为什么会犯把措施当目的的错误(试图通过解决病有所医的问题来提高全民健康水平),因为医改实施方案的起草者之一是"卫生部",不是"健康部"。卫生部强调"手段"天经地义,因为卫生的属性就是"措施和手段","结果"在这里不重要。如果医改实施方案由"健康部"来参与或主导,那么,只关心措施,不关注健康,就是严重的失职。有意思的是,在韩国,政府负责国民健康的部门的名称汉字表达是"健康部";在日本,该部门名称汉字表达是"厚生省"。日本厚生省的"厚生"相当于英语里的"health"和"wellness"两层含义(笔者与日本厚生省官员沟通所知)。从"health"翻译这个例子我们可以清楚地看到历史在我们认识上留下的烙印,我们也应该从中体会到观念的重要性和正本清源的必要性。

(3) 中国1949年才开始全面从经验实证医学模式向理性生物医学模式转变,晚了50年。受延续数百年明清政府闭关自守政策的影响,加上20世纪上半叶的中国面临的主要问题是连绵不断的天灾战乱,以及极其恶劣的卫生环境、四处施虐夺命的传染病,国民迫切需要的自然是生存必需的生活条件和生产环境,选择性接受传统中医所缺乏的、能够很快见效的、建立在自然科学基础上的医疗技术和手段(如微生物学细菌检测手段和抗生素、疫苗、血清等)和卫生措施(如隔离、检疫、消毒等),将"health"翻译成"卫生"在当时应该是顺理成章的事情。虽然20世纪的中国有引进和推广当时先进的生物医学模式的迫切需要和巨大需求,但在1949年以前中国并不具备全面开始从经验实证医学向理性生物医学,从传统阴阳平衡模式向生物医学模式转化的社会环境和社会条件。这个保证医学模式转变的社会环境和社会条件直到1949年新中国的诞生才出现。

连年战祸之后,1949年的中国万业待兴。然而,国民的健康状况极差。当时全国人口的发病数累计每年1 400万,死亡率在30‰以上,其中半数以上死于可预防的传染病。婴儿死亡率在200‰左右。解放初期,结核病患病率高达4%左右,死亡率高达250/10万,居人口十大死因之首。一些大城市的梅毒患病率达4.5%～10.1%,某些少数民族地区的患病率高达21.7%～48%。

当时中国面临的最主要国民健康问题是严重危害人民健康的传染病、严重威胁母婴生命的感染性疾病和严重威胁我国国力和战斗力的敌人细菌战。因为当时的国民健康问题事关国家存亡,理性的政府全面引进并大力推广能有效预防和控制传染病的生物医学模式,组织专业人员深入厂矿和缺医少药的农村,推广新法接生、新法育儿,查治梅毒,推广儿童预防注射和避免某种儿童传染病的暴发,收效明显。新法接生就是应用生物医学模式一个成功的例子。当时生孩子被认为是肮脏见不得人的事情,在不少地方临产的孕妇甚至被赶到牛羊圈里去分娩,或者在屋里但不许在床上分娩。接生的人大部分是没有文化的"接生婆"。她们断脐带时用的是生锈的剪刀、破碗瓷片等,手也不洗。据统计,当时每年约有

20多万妇女和100多万新生儿死于旧式接生法。因此,当时妇幼卫生的首要任务就是改造旧式接生,推行新法接生,以减少新生儿破伤风和产褥热。新法接生的实质就是用细菌学知识指导无菌分娩。在生物医学模式指导下的新法接生使1954年北京市区产妇死亡率从7‰下降到7‱,基本上消灭了新生儿破伤风和产褥热。以反细菌战和新法接生为切入点,中国开始全面从经验实证医学模式向理性生物医学模式转变。

客观地看,当时引进中国的理性生物医学模式是在新政府提倡爱国卫生运动(主要强调改变环境和改变行为)的配合下发挥作用的。没有政府动员群众去改造环境和行为的基础,生物医学模式在当时是不可能成功地控制传染病,降低妇婴死亡率的。可以理解的是,受中国传统主流宗教信仰和当时意识形态观念的影响,西方医学中的带有明显基督教烙印的人文科学部分被彻底屏蔽,轻科学、重技术的偏好在医学教育中得到进一步的强化和延续。不幸的是,爱国卫生运动的优良传统,在20世纪50年代和60年代政治化的潮流中被异化了,失去了其中和生物医学模式互补的为了健康的目的去改变环境和改变个人行为的最宝贵的部分。在此期间,"为了健康的目的去改变环境和改变个人行为"被异化为"为了政治的目的去改变环境和改变个人行为"。此举的一个意想不到的结果是医学界因此基本上拒绝承认改变环境和改变行为(心理-社会-环境)在维护和促进国民健康中的作用,生物学因素成了衡量一切的唯一标准。结果是今天已成为中国主流医学,源于西方医学的现代医学,既没有接受西方医学中的人文科学部分,又没有继承我国爱国卫生运动重视心理、社会和环境因素的优良传统,客观上造成了"跛脚"的、缺少人文科学营养和医学整体观(生物-心理-社会-环境)的中国现代医学。

(4) 改革开放后主要还是引进医学技术。回顾历史,我们可以看到,当西方发达国家在生物医学模式的指导下,在人文科学和理性思维的支持下,经过半世纪的努力,基本控制了传染病,美国人平均寿命从1911年的46岁增加到1950年的68岁,而中国1949年才从战乱中走出,平均寿命只有35岁;当西方已经发现生物医学模式不能很好的解释第二次世界大战后开始在西方流行的慢性非传染病时,我们才开始在全国范围内推广生物医学模式,控制传染病,比西方整整落后了半个世纪!更不幸的是,由于历史的原因,从1949年到1978年,中国是一个高度封闭的国家。由于西方封锁禁运,加上自己闭关锁国,整整30年,中国医学界与世界医学界基本隔绝。当西方在20世纪70年代开始实现从生物医学模式向生物-心理-社会-环境新医学模式转变的时候,中国正在进行"轰轰烈烈"的文化大革命,意识形态问题绝对优先,解决温饱问题迫在眉睫,基本上没有多少人知道并关心西方为了追求更高境界的健康,在新的科学发现基础上已经开始了新一轮的医学模式转变。

"三十年河东,三十年河西",建国30年后的1970年代末,中国国家领导层达成共识,决定打开国门,引进新技术和外资。1977年9月,邓小平明确指出"我们实行'拿来主义'"。"拿来"什么?一是技术,二是管理。1978年2月邓小平再次强调"引进技术的谈判要抢时间,要加快速度"。在全面技术引进的社会大背景下,我国医学与世界主流医学接轨时由于下面3个原因又不幸走上了一条注定是落后于人的旅程。

1) 主流社会指导思想上重技术和设备,轻医学模式和科学思维,大家关注的自然也是医学新技术新设备,很少有人注意到我国在医学模式上的落后。

2) 改革开放初期的重点是解决温饱问题,关注的是威胁国民健康的传染病和营养不良,慢性病还没有成为我国主要的健康问题。生物医学模式主导了我国医学技术的引进。

3) 在通过请专家进来和派技术骨干出去以加快与世界医学主流接轨时,由于关注点和本身语言及经济文化背景准备上的局限性,对生物医学进展学得很到位,对先进的新医学模式不敏感,多数人视而不见。少数人注意到西方医学模式的转变并介绍到中国,不幸的是一直被有意无意地忽视了。

请进来和派出去都需要通过语言交流,要求参与人员有一定的外语基础。20世纪70年代末和80年代初,刚刚从"文革"阴影中走出来的中国百业待兴,人才青黄不接。以英语作为主要交流工具的现代医学科学需要的是既懂英语又懂专业的医学人才。当时的中国医学界整体上与现代主流医学已经隔绝多年。十年动乱使得"文革"前培养的医学人才专业荒疏,英语交流能力普遍不强。另外,"文革"前的医学院校毕业生接受的基本上是受前苏联医学体系和意识形态影响很深的医学教育,学的主要是基本筛选掉西方人文科学内容的单因单病的生物医学模式。中国改革开放后首批接触到西方发达医学科学进展的医学界人士最初基本上都有"刘姥姥进大观园"的感觉,目不暇接。

人们在过量信息冲击下的通常反应是选择性地接受和自己相关的、容易理解的急需信息。20世纪70年代末80年代初医学主流在新的生物-心理-社会-环境医学模式指导下,各个方面都取得了很大的进展。然而由于从20世纪50年代开始中国与外界的基本隔绝导致了中西方社会、环境、心理学背景的巨大差别,加上心理、社会、环境往往涉及意识形态,系统引进具有政治风险,当时的中国医学界有时是选择性排斥,有时是很难理解,基本上是忽视现代医学在社会、环境、心理等方面的最新进展。而且,当时的中国急需解决的是生物医学模式,能有立竿见影效果的医学问题,如传染病和营养缺乏等,与健康相关的心理、社会、环境因素并没有导致突出的健康问题。因此,首批接触西方医学科学新进展的中国医学界精英很自然地选择主要学习和引进生物医学的新进展。加上大多数派出去的临床医学精英们受西方国家不准执业行医和语言交流能力的限制,只能在实验室里干和在临床观察。由于新的生物-心理-社会-环境医学模式在临床中的应用主要通过计划、协调、组织、医患沟通、环境设计、人际交流、政策制定等方式实现,比较难以在短期内观察学习和领会,而医学技术上的新进展如彩色超声仪、计算机体层摄影等先进的仪器设备很容易观察体会到其优点,所以,我国主要引进并取得立竿见影效果的是基础医学中的分子生物学和临床医学中的先进医学技术和设备。

(5) 落后的医学教育体系将中国医学界固化在生物医学模式。对西方先进医学模式中生物医学部分的敏感和对心理、社会、环境部分的不敏感反映到医学教育模式上导致了我国医学教育在教学大纲、教学计划、教科书和教学组织等安排上的致命缺陷。少数中国医学精英注意到国外医学模式的转变,由于上述原因,没有在中国形成有影响的声音。在"路径依赖"的惯性控制下,中国近30年有选择性地与世界先进医学接轨,通过落后的医学教育体系把中国医学界固化在过时落后的生物医学模式里面。一代又一代的医学生学习的是生物医学模式需要的知识和技能,对生物-心理-社会-环境模式所需要的知识和技能基本上不了解。西方发达国家20世纪50年代就开始培养的公共卫生基础能力"监测",我们到80年代才引进。今天还有不少公共卫生专业人员不知道"监测"的真正含义。

在落后过时的生物医学模式指导下,掌握了国家健康资源配置权的某些人并没有真正认识到,除了生物因素之外,心理、社会和环境因素对国民健康维护和促进也很重要。在国家资源的分配上,大量的钱不是从生物、心理、社会、环境多方面入手,用在全面改善提高全民的健康素质上,而是不成比例地专注生物因素,过度地投资在医学技术上,造成大量的医疗资源浪费,分配资源、选拔人才的唯一标准是生物医学指标。几乎是一刀切地将大量的资源用于盖大楼,买仪器设备,做分子生物学研究,做基因研究,发 SCI 论文。这种做法的结局是,楼房、仪器、设备和国外发达国家接轨了,SCI 论文大量增加了,然而,医患关系越来越紧张,所谓的"看病难,看病贵"之风越演越烈。

(6) 新医学模式呼唤关注健康危险因素的健康管理的实质。新的生物-心理-社会-环境医学模式告诉我们,生物医学因素需要考虑,心理、社会、环境因素更要考虑。我们应该将资源科学合理、按需求地用于生物、心理、社会、环境各方面,去维护和提高中国人民的健康。WHO 总干事陈冯富珍指出:长期被视为伴随富裕社会的慢性病现在已经改变了位置。全球 80% 的心脏病、高血压、癌症和糖尿病等疾病负担现在集中在低收入和中等收入国家。慢性病的增加带来了长期的昂贵医疗费用和对医护人员的大量需求,给各国卫生系统造成了巨大的负担。然而,多数慢性病具有共同的健康危险因素,这很有利于进行预防和管理。

不幸的是,多数健康危险因素出现在生物医学模式主导的医疗卫生系统直接控制范围之外。我们确实需要新的思维、新的模式。生物-心理-社会-环境医学模式就是可以帮助我们正确地认识环境、充分地认识自己的新模式。新的模式要求我们关注包括生物、心理、社会、环境因素在内的所有健康危险因素,如生物学因素:高血压、高血糖、高血脂等;心理学因素:压力大、生活满意度低、工作满意度低等;生活方式因素:睡眠障碍、不合理膳食、药物滥用、吸烟、运动少等;医疗系统因素:医疗事故、院内感染等;环境因素:包括自然环境和社会环境因素(收入、教育等)。可以说,确认和去除健康危险因素代表的是一种观念上的革命。

如上所述,诞生于 20 世纪末的健康管理的科学基础和指导思想是近 60 年的医学科学成果和据此产生的新医学模式。可以说,健康管理是在先进的生物-心理-社会-环境医学模式指导下形成的新学科,是对现存落后、过时生物医学模式的冲击,是在完善根本无法满足新时期国人新的健康需求的现存医疗卫生体系,可以帮助全面提高国民健康素养,让国人活得更好、更长、更有意义。同时,健康管理也在弥补现有体制下医生做不了的事和没有积极性去做的事。

如图 7-1 所示,健康管理的价值就是针对相对健康的人群、患有小病的人群和患有大病的人群采取不同的科学方法确认、评价和去除健康危险因素,以达到维护和促进健康的目的。确认、评价和去除健康危险因素,这是现有医疗卫生体系没有提供的,是 21 世纪中国崛起中国人健康迫切需要的,代表的是先进的生物-心理-社会-环境医学模式。因此,这是健康管理的实质。

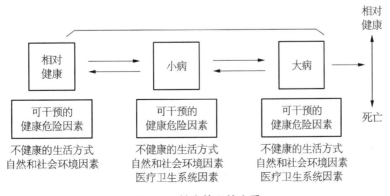

图 7-1 健康管理的实质

第三节 健康管理在我国健康促进工作中的作用

由于时代进步，文明发展，单因单病、病在细胞的生物医学模式已经不能适应21世纪人类健康的需要。多因多病的生物-心理-社会-环境医学模式才是新时期指导我们维护和促进健康的指南针。在新医学模式的指导下，健康教育正在向健康促进发展。健康教育是帮助单独行动或集体行动的个人作出影响本人健康和其他人健康的知情决策的过程。健康促进是使人们能够提高控制自身健康能力和改善自身健康的过程。健康管理是科学确认、评估和去除健康危险因素，达到维护和促进健康的目的的过程。可以说，三者都是生物-心理-社会-环境新医学模式的具体体现。

我国在1949年以后一直沿用战争年代使用的卫生宣教概念，直到20世纪80年代才在卫生宣教的基础上引进健康教育的理念和方法，20世纪90年代才开始引进健康促进的理念和方法。健康促进的理念和5点行动策略还没有在我国真正发挥作用。其主要原因之一就是缺乏具体可操作的途径和方法，不能真正调动国民积极参与。正是在这个关键环节上，健康管理可以在我国的健康促进工作中发挥巨大的作用。

（1）健康管理为健康促进理念提供了令人信服的理由。健康促进认为改变环境和改变个人行为（生活方式）是降低发病率和死亡率，维护和改善国民健康的最有效途径。根据传统的生物医学模式，要降低发病率和死亡率，首先必须找到具体的生物学病因和死因。然而，21世纪大多数疾病已经不仅仅是由生物学病因导致的，死亡的原因也不仅仅是生物学的了。要改变人们脑子里固有的生物学病因死因的观念，接受改变环境和改变个人行为（生活方式）可以降低发病率和死亡率的观念，必须有一个切实可行的切入点和行之有效的具体措施。即改变环境和改变个人行为（生活方式）是如何降低发病率和死亡率的？健康管理的理论告诉我们，21世纪威胁我们健康，增加发病率和死亡率的元凶是因工业化和城市化带来环境和个人生活方式的巨大变化而导致的大量健康危险因素。通过改变环境和改变个人生活方式，我们可以有效地减少和去除健康危险因素，达到维护和促进健康的目的。健康管理的实践已经积累了足够的科学证据证明减少健康危险因素可以维护和促进健康，如去除吸烟这个健康危险因素可以显著减少肺癌和许多肺部疾病的发病率和死亡率。

（2）健康管理为群众参与健康促进活动提供了切实可行的具体措施。群众参与健康促进活动和决策过程是巩固健康促进成果的关键。由于健康促进的五项行动策略偏重宏观，在我国国情下存在操作层面上的客观困难。以科学确认、评价和化解健康危险因素为切入点，健康管理可以调动决策者和群众两方面的积极性。

1）共同参与制定促进健康的公共政策。如制定并推行公共场合禁烟的法规，因为公共场合吸烟产生的二手烟危害是危害每个人的健康危险因素，必须去除。

2）共同参与创造安全、满意和愉快的生活和工作环境。因为不安全、不满意和不愉快的生活和工作环境是增加发病和死亡机会的健康危险因素，决策者不能容忍，群众更不愿意接受，所以双方都有积极性来化解这些健康危险因素，创造健康的生活和工作环境。

3）共同参与加强赋权社区。在社区开展健康行动，无论是生活社区还是功能社区，都与每个人的健康休戚相关。让社区自己组织起来开展健康行动，远比政府包办好得多，可以更有效地化解社区里的各种健康危险因素，可持续地建设健康的社区。

4) 共同参与发展个人技能，控制自己的健康和环境，有准备地应对人生各个阶段可能出现的健康问题。健康管理理念认为每个人都是自己健康的第一责任人。只有接受了健康管理的理念，每个人才能积极参与健康促进的第四个行动策略。光靠外界推动是落实不了的。

5) 共同参与调整社区卫生服务方向，建立一个有助于健康的卫生保健系统。健康管理强调确认、评价和化解各个方面的健康危险因素，包括不合理的卫生保健系统所产生的健康危险因素。如普通感冒没有并发症和其他临床需要就给打点滴，既浪费卫生保健资源，又危害健康，是科学理性的决策者和个人都不愿意看到的现象。因此双方都有积极性参与共建一个健康的卫生保健系统。

总之，21世纪威胁国民健康，增加发病率和死亡率的主要原因是大量的健康危险因素。健康促进为我们把握方向，健康管理通过确认、评价和去除可干预的健康危险因素，为我们提供了健康促进的具体途径和方法，她将在我国国民的健康维护和促进卫生事业发展中发挥不可估量的巨大作用。

思考题

1. 试述健康管理和健康促进的异同点。
2. 历史上有代表性的主要医学模式有哪几个？各有什么特征？
3. 试讨论"健康"和"卫生"二词的区别并讨论其在我国健康促进工作中的现实意义。
4. 试从近现代医学模式在中国的演变史来探讨目前我国医学界重病轻防、医患关系紧张等问题的根源。
5. 什么是健康管理的实质？试从此方面论述健康管理在我国健康促进工作中的作用。

（黄建始）

第八章 传播与传播技巧

第一节 概述

信息传播已成为决定人的生存和发展、决定人类对其资源的利用开发及占有方式的最基础的条件。而人,作为社会的人,为了生存和发展,任何人都必须与别人结成一定的生产关系和社会关系,为此,人与人之间都不可避免要相互影响、相互作用。从健康的角度而言,当今社会,无论是从家庭范围还是全球范围来看,人类健康状况的改善离开了人们全身心的有效的参与必将是一事无成。随着主要传染病的根除和控制,疾病谱、死因谱已经有所改变,无论是发达国家还是发展中国家都面临着疾病的双重威胁,包括心脑血管疾病、癌症、暴力、意外伤害和精神障碍,还有获得性免疫缺陷综合征(艾滋病)对人类造成的威胁、职业病和环境公害等。对于这些问题不可能有什么灵丹妙药,控制和预防这些对健康的威胁,必须解决引起这些问题的行为因素和社会因素,必须依赖于个体和社会的有效参与,也就是要广泛开展健康传播活动。没有健康传播活动,健康促进是一句空话。因此,作为一名健康教育工作者,不仅必须具备相当的业务水平,具有丰富而坚实的医药卫生专业知识,而且还必须掌握一定的传播技巧,否则达不到传播效果。传播在健康教育、健康促进中发挥着巨大作用:

(1) 在健康促进工作中适当的选择传播方法,可取得事半功倍的效果。
(2) 传播是健康促进工作的最基本手段,没有传播,健康促进就无法进行。
(3) 在健康促进中运用传播学可为健康促进决策提供科学依据和方法。
(4) 适当地运用传播技巧可减少健康促进成本投资。
(5) 恰当地运用传播学知识进行健康促进是一个国家、地区文明程度和科技发达的标志之一。

传播(communication)又可译为交流、交往、通讯,它是一种社会性传递信息的行为,是个人之间和集体之间以及集体与个人之间交换和传递新闻、事实、意见的信息过程。广泛地看,传播有两种定义:一是将传播看作是一种过程;二是将传播看作是在协商和交换意见。

传播是人类生存与发展的一种基本方式,作为一种社会现象,在人类早期社会就已存在。人类传播的进化实质是符号与通道的演变与进步。在以往漫长的几百万年中,人类在创造自身特有的符号之前,使用的是与其他动物相似的符号进行传播的,包括视觉、听觉符号等,例如用手势、刻木、结绳等原始方法来传递信息。直到约300万年前,开始第1次传播革命,即由非语言传播转变为语言传播。语言的出现,丰富了人类交往,使传播活动有了一个明显的飞跃,大大推进了传播的发展。但语言传播有其局限性:一是空间限制,即只能局限在人际传播的范围内;二是时间限制,即口头语言转瞬即逝,有关信息只能靠个人记忆保持。

第2次传播革命,是以文字出现和造纸、印刷术的发明为特征。最早出现的文字都是图形文字,这是比口头声音语言更适宜保持与理解的形象语言。公元105年,中国人蔡伦发明了造纸术,这使手写传播的空间大大增加。到1045年,我国宋朝的毕昇在世界上首次用胶泥活字印刷书籍,比德国的古登堡印刷术早发明400多年。印刷传播的革命,突破了手写传播体系不可复制或复制率低下的局限性。

以电子为媒介的传播革命称为第3次革命。传播工具和技术的高速发展,使信息载体插上翅膀,飞越时间和空间,将分散在地球四方,延续了几千年的人类精神文化结构成一个容纳无限知识内容的大系统。从1925年第1个实验电视的出现迅速发展到闭路电视,从数字计算机到电子计算机,从电话到通信卫星,从1957年苏联发射第一颗人造地球卫星这一全球信息革命的开始到现代社会最新的传播媒介"信息高速公路",把人类带进了信息时代。在我国,以因特网为主体的新媒介和传播技术的研究也日新月异。互联网的出现,不仅为人们提供了一个获得信息的新渠道,更为人们构建了一个全新的信息环境,使传播活动产生了前所未有的高速性和准确性,完全打破了时空的限制,使社会的生产方式、工作方式和生活方式发生了翻天覆地的变化。人类已进入了"现代传播"的时代,也就是由传播事业、传播技术、传播观念这3个层次构成了完整的现代传播的内涵。

1. 传播事业　专门从事传播活动的社会机构和部门,包括报纸、杂志、图书、广播、电视、电影、广告和音像等的制作出版机构和部门。

2. 传播技术　信息传播得以实现的"硬件"。例如电子传真、卫星通讯、电脑信息处理、彩色复印、高速轮转印刷、全息摄影、激光光导纤维通讯和海底电缆等。

3. 传播观念　信息传播得以开展的"软件"。它是指人们对信息实质、传播机制、传播过程、传播效果和传播功能等一系列有关传播的基本理论问题的认识,如传播学及其研究成果。

由于分类方法的不同,传播研究的内容可以分成不同的部分或方面。按照传播过程中所涉及的诸环节,传播研究可以划分为传者研究、信息研究、传播渠道研究、受者研究及效果研究;按照人类传播行为的不同层次,传播研究可以划分为内向的信息传播研究、人际传播研究、群体与组织传播研究和大众传播研究;按照传播系统及其与整个社会的关系,传播研究可以划分为对传播过程本身的研究、对传播的社会功能与作用及社会制约的研究等。

传播作为一种普遍的社会行为,具有以下一些基本特性:

1. 社会性　信息传播是人们建立相互联系、维系社会生活和社会关系的一种纽带。人必须有所归属,人不能离开他人而生存。可以说,一个人如果脱离了社会,不进行传播活动,就不会是一个完整的人。

2. 普遍性　无论是从人类发展的历史来看,还是从个体的发展进程来看,人类传播行为无处不在,无时不在,是人与生俱有的。

3. 工具性　它是人类检测、适应、改造环境的工具。健康信息传播是健康教育用于帮助、指导人民群众提高卫生知识水平和自我保健能力,进而预防疾病、促进健康的工具。

4. 共享性　信息交流的目的是为了使传播双方共同占有某种观点、知识、新闻、事实,分享某种情感等等。我们搞健康教育,就是希望广大人民群众能接受我们的健康观念,采纳健康的生活方式,否则便失去了传播的意义。

5. 互动性 一般来讲,传播不是一种单向行为,而是人与人之间的相互作用、相互行为。这一点在人际传播中表现得更为明显。

根据传播的特征,人类传播行为又可分为以下4类:

1. 自我传播 又可称做内向传播或自身传播。指个体接受外界信息后,在大脑内进行信息加工处理的心理过程。自我传播是人类最基本的传播活动,是一切传播活动的前提和生物学基础。

2. 人际传播 是社会信息在个体之间的传递,是最基本的社会传播形式。人际传播是指人与人之间面对面地进行信息交流。

3. 组织传播 包括自我传播和人际传播,是组织之间和组织内部成员之间的信息交流活动。现代通常所说的公共关系就是由组织传播发展而成的一门独立的研究与实践领域。

4. 大众传播 是指职业性传播机构通过报纸、广播、电视、电影、杂志等大众传播媒介向范围广泛、为数众多的社会大众传递信息的过程。由于健康传播的特性和特点,这种传播方式被越来越多的健康教育工作者所采纳。美国传播学者沃纳·赛佛林认为,大众传播的特征主要体现在3方面:①针对大量的、异质的和匿名的受众;②消息是公开传播的,安排消息传播的时间通常以同时到达大多数受众为目的,而且其特征是稍纵即逝;③传播者一般是复杂的组织或机构,因而可能需要庞大的开支。

第二节 传 播 模 式

美国著名的传播学家哈罗得·拉斯韦尔(HD Lasswell)于1948年在一篇题为《社会传播的构造和功能》的论文中,开门见山地提出了一个后来在传播学研究中最有名并广为流传的命题,即"一个描述传播行为的简便方法",就是回答下列5个问题(图8-1):

谁?	Who?
说了什么?	Says what?
通过什么渠道?	In which channel?
对谁?	To whom?
取得了什么效果?	With what effect?

著名的拉斯韦尔模式或5W模式由此产生,并在以后的传播研究中被学者们频频引用。

谁	说什么	通过什么渠道	对谁	取得什么效果
传者	信息	传播途径	受者	效果

图8-1 拉斯韦尔公式及其相应的传播过程诸要素

从某种意义上说,由于传播现象的多样性和复杂性,要求所有的模式都对传播现象作出完美无缺、包罗万象的概括似乎难以实现。尽管还有许多其他的传播模式,包括香农(CE Sharron)-韦弗(W Weaver)的信息论模式、施拉姆(W Schramm)模式、格伯纳(G Garbner)模式、纽科姆(T Newcomb)的认识一致(连贯)模式、余也鲁先生的综合性传播模式等,但和许多好的模式一样,拉斯韦尔模式已抓住了传播的主要方面。作为概括传播过程的早期尝试,该模式具有综合性及简洁明了的特点,而且可以用来将传播研究划分为几种独特类型,分别研究传播过程的各个组成要素:研究谁构成传者研究或控制研究;研究说了什么,构成传播内容研究;研究通过什么渠道,属于媒介分析的范畴;研究对谁即受众研究;研究取得了什么效果即效果研究。

一、传者

传者(communicator)指传播信息的人或物(机构)。传者可以是人,也可以是一个机构,例如电视台、广播电台、报社、出版社、杂志社、影剧院以及各级宣传部门和教育机构等,都属于传者范畴。因此,我们不能把传者仅仅理解为一个人,它也包括了一切传播机构。传者是相对于受者而存在的,两者互相依存,又可相互转换角色。这种角色的互换,正是信息沟通和产生共识的基础,是社会性传播活动的保证。

健康教育工作者都是从事"传者"工作的。作为健康知识、健康信息的传播者,传者具有以下职能。

1. 收集信息　即从繁多的信源中发现、选择并取得那些对受者有价值的信息的过程。信息的采集、整理与积累是传播研究与传播实践的基础和必要前提。

2. 加工制作信息　为了一定的传播目的,将收集到的信息进行加工处理,优选信息内容,用适当的传播符号和传播媒介表现出来,使其形成信息。信息质量的优劣,直接影响到传播的效果。就健康教育而言,有效的健康传播要求把医学科学知识转化为易于为受者理解、接受和实践的健康信息;要求健康信息传者与受者之间进行双向的信息的交流。因此,信息的加工制作要力求做到准确、鲜明、生动、易懂、适用。

3. 发出信息　将加工制作好的信息通过相应的传播渠道传递出去。作为一个传者,他把一种信息制作出来并传出去,都是出于个人的需要或群体的需要,其目的是通过信息的传递与沟通,使受者建立起与自己一致的情感和认识,采取相同的态度或行动。

4. 收集与处理反馈信息　信息反馈是指传者获知受者接受信息后的心理或行为反应。为实现传播目的,传者必须了解受者对信息的反应,了解传播效果,以便不断调整其传播行为,不断拓深双方的交流与沟通。这一点对健康教育工作者是十分重要的。如果我们发出的健康信息不能被受者所理解、所采纳,那我们的传播工作就没有达到目的,是失败的健康传播活动。

在传播过程中,信息每经过一个人,就是通过一道关口。传播学把这种信息传递过程中的周折视为一种普遍的、必然的现象。认为形成这个周折的根本原因是传者与受者之间存在的一种把关作用,或称把关人。把关人可以是一个人,也可以是一个集体。

"把关人"理论是由美国社会心理学家、传播学的奠基人之一库尔特·卢因提出的,他认为在群体传播过程式中,存在着一些把关人,只有符合群体规范或把关人价值标准的信息内容才能进入传播的渠道。所谓把关人(gate-keeper),是指在信息传递路线上,决定让哪些信息通过的人。他们的职责是对信息进行选择、取舍,突出处理及删节,决定向受众提供哪些信息,并试图通过这些信息造成某种影响。因此,把关人在信息的选择、制作、发放过程中承担着主动、积极的责任。例如,记者、编辑以及媒体的决策者在新闻传播中一直充当至关重要的"把关人"角色。

把关人这个概念的含义是相当广泛的,但把关人的含义与传者的含义是不同的。虽然在一次传播活动中,传者既是传者,又是把关人,但不能把把关人当作传者理解(图8-2)。

从图8-2中可以看出,传者可以是把关人,而把关人是在信息传递的过程中出现的。如果把关人把传者制定的信息改变后再传,那么就不是原来的一次传播活动,而是出现了新的传播活动。所以,不能把把关人当作传者来理解。也就是说,在一次传播活动中,信源

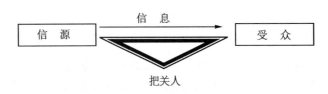

图 8-2 把关人在传播过程中的位置

是由传者发出的,而不是把关人发出,这是区别传者与把关人的关键所在。

健康教育工作面对的是广大人民群众,它既涉及人们的衣、食、住、行,也包括人们的生、老、病、死和精神健康。它是把医药卫生知识以及促进人们健康有关的各种生活知识,通过群众所喜爱的各种形式传播给群众,去感染群众,教育群众,促使他们自觉地改变不利于健康的行为,采纳健康的生活方式。健康教育工作关系着人们的身心健康和国家、民族的繁荣昌盛,因此,作为健康教育工作者,既要做一个称职的传者,同时也要做一个称职的把关人。

二、信息

信息(information)是指传者所传递的内容。信息是用一定符号表达出来的,对人与事物的判断、观点、态度以及情感。

健康信息是指与人的健康有关的信息,泛指一切有关人的身体、心理、社会适应能力的知识、技术、观念和行为模式。作为健康信息应具有以下特点。

1. 符号通用 即信息传递过程中所使用的符号必须是通用的,以避免传而不通。用受者不懂或难懂的语言、文字等来传播健康信息,受者将难于理解、接受,达不到健康教育的目的。

2. 科学性 科学性是健康信息的生命,是取得健康传播效果的根本保证。不正确、不科学的信息不仅不会促进人们的健康,甚至会草菅人命。

3. 针对性 根据受者的需要,因时、因地、因人有针对性地制作、传递有关健康的信息。

4. 适用性 应保证所传播的健康信息不被错误理解,并能在现有的社会经济水平上加以应用。

5. 指导性 健康信息应具有较强的现实指导意义,告诉人们如何运用健康知识、技能,力劝人们采纳健康的行为方式。

6. 通俗性 力求用受者易于接受的符号来传递信息,少用专业术语。

三、传播渠道

信息传递的方式和渠道统称为传播渠道(channel)。在传播活动中可采纳的传播渠道是多种多样的,采取不同的传播渠道对传播的效果有直接的影响。

根据健康信息传递的特点,传播渠道通常可以分为以下几类:①口头传播,如演讲、报告、座谈、咨询等;②文字传播,如报纸、杂志、书籍、传单等;③形象化传播,如以图画、标本、实物、模型、照片等进行传播;④电子媒介传播,如电影、电视、广播、录音录像、幻灯、投影等;⑤综合传播,如行政立法、展览、文艺演出、卫生宣传日等活动。

健康教育工作者在进行传播活动时,应根据当时的具体情况,因人、因地、因时有选择性地选择传播渠道,尽量兼顾各方面的利益。恰当地选择传播渠道是一门综合而又复杂的学问,包含着许多技巧,涉及许多学科和领域,但总的说来,应遵循以下几方面的原则。

1. 保证效果原则 传播一定要有效果,而且要讲究效果,没有效果,传播活动就难以继续下去。特别是对于健康教育工作来说,保证效果显得尤为重要。我们传播健康信息给广大人民群众,就是希望他们能够通过我们的传播活动,产生知、信、行的转变,最终提高人们的健康水平。健康信息传播如果不能够产生效果,那我们的传播活动就失去了意义。

保证效果原则,是我们从事健康传播活动的首选原则、根本原则。从传播学角度讲,整个传播活动有没有实际意义,首先要考虑是不是有效果,即保证效果原则,其次才是其他原则。

2. 针对性原则 主要是指针对当时的具体情况、具体对象来选取传播渠道。例如,对一群文盲进行函授教育这种途径没有针对性,而采用简单的图解、形象地进行面对面的传播,这才有针对性。

3. 速度快原则 就是力求将信息以最快的途径传递给受众。如某地发生传染病大流行,如果此时仍采取小范围的口头传播方式,显而易见,对及时控制传染病的大流行是难以立即见效的,此时应充分利用大众传媒,广泛宣传。

4. 准确性原则 传播媒介传播信息的准确性是指信息能准确地送达受者。例如,英语听力考试,假如是由一位教师站在讲台上宣读考题,坐在后面的学生可能就听不清楚而影响其准确性,如果每一位学生配戴一副耳机,通过录音设备传送,其准确性就会明显提高。

5. 经济性原则 所谓经济性原则就是从经济的角度考虑选择哪一种传播渠道。在保证效果、保证针对性、保证速度快且准确的原则的前提下,将经济成分考虑进去,这是科学的态度,也符合我国的国情。假如某一个传播渠道符合前面4个原则,但费用太高,传者或受者无法承受;而另一种传播渠道基本符合前面4个原则,且费用相对低廉,传者或受者能够承受,我们就应该选择后一种传播渠道。实际上,在具体工作中经济因素是占有相当地位的。

以上5个原则是针对一般情况而言,在实际工作中应具体情况具体分析。不要过分强调某一原则而偏废其他原则,要综合考虑,合理选择。

四、受者

受者(audience)是指信息通过各种渠道所到达并被接收的个人或群体,大量的受者也可称为受众。早期传播学者认为受者像一个固定的靶子,处于完全消极、被动的地位。然而实践证明,受者往往很顽固,"子弹"可能击中"靶子",而"靶子"不倒或不能穿透"靶身",或受者有时乐于被击中,却没有相应的行为产生。这种"靶子论"或"枪弹论"又称"魔弹论"、"注射器论",是后人概括20世纪初流行的传播效果观的形象称谓。其基本观点是接受者的所有成员以一致的方式接受媒介信息,这种刺激即刻触发直接的反应,这一理论以"刺激-反应"机制和媒介效力强大为基础。但往往受者的被动是表面的,实际上受者一方面有选择的主动意向,另一方面也可以各种方式向传者发出反馈信息。

把社会市场理论应用于健康传播就是一个很好的例证。在这个理论中,受者/受众是健康知识、行为、技能的消费者,在他们购买健康产品的过程中也像一般的消费者一样有以下5个步骤:①引起需要;②寻找信息(市场调查);③评价行为(对选择集合的评价);④决定购买;⑤买后实践行为。社会市场学的重点是以受众为主导,需要对受众的价值观、需求、心态有充分了解,才能制定适合受众观感、满足受众需求的传播方案。作为健康教育工作者,要准确把握健康消费者购买行为的发展过程,才能达到最佳的传播效果。

人类对信息有着不同的反应,这与个人性格、态度等多方面因素有关,主要原因有:①人们各自的心理构成是千差万别的;②人们的先天条件和后天知识形成了个人之间的差异;③人的心理构成之所以不同于其他人,是由于他在认识客观环境时获得的立场、价值观和信仰所造成的;④个性的千差万别来自于人们在认识客观事物时所处的不同社会环境;⑤人们认识客观世界的重要因素之一,就是在理解客观事物时带有成见。

有研究资料表明,随着年龄的增长,人们花费在娱乐性信息内容上的时间逐渐减少,而用于接受知识性、时事性内容的时间越来越多;随着受教育程度的提高,人们在决定如何使用闲暇时间的问题上更倾向于增加使用印刷媒介的时间而减少使用电子媒介的时间。

人从事任何一项活动时都与其特定的心理特点与心理动机有关,对受者而言,选择或接受某一信息是受其心理因素支配的。要想让受者接受传者所传播的信息,就不得不考虑受者的心理特点及心理动机。1983年由W·戴维森教授提出的大众传播"第3人效果理论"和1999年由D·肖等4人提出的"议程融合论",这两个最新的有关传播学的理论从不同侧面揭示了以往被研究者们忽视的心理过程和社会大众潜在的自主力。

1. 受者的心理特点 人的任何活动都有心理现象,受者的认识、态度和行为无不与心理现象有关。研究与了解受者心理现象,特别是存在于受者当中的共同性的心理因素则能使我们的传播内容更易为受者所接受,收到更好的传播效果。

(1) 求新心理。心理学反射原理证明,越是新鲜的东西,越能激发人的愉快心理,越能引起人对外界刺激物的注意。在新异刺激物的直接影响下,人们会自然而然地把感受器官转向这些刺激物,对于一些新鲜的事物人们都有一种先睹为快的共同心态。这就要求传者的信息制作要立意新、角度新、技巧新,这样才能最大限度地调动人们去接受、理解信息的热望和兴趣。

(2) 求真心理。真实性也就是客观性,是信息的基本属性之一,是信息取信于广大受众的根本保证。特别是进行健康传播活动时,只有保证信息内容的科学性、真实性,才能更好地指导人们选择健康的生活方式,赢得人们的信赖与爱戴,否则将会起到误导作用或导致逆反心理,给人们的生命和健康带来极大的危害。

(3) 求近心理。即指受者总是喜欢知道发生在自己周围的、同自己有关的事情,这也是受者自身直接或间接的需要,影响着他们对信息的选择。这种求近包括生活、地域、情感、认识、知识等上的接近,是和他们的日常生活息息相关的。

(4) 求短心理。人们普遍喜欢接受那些短小精悍、一目了然的信息,而对那些文字表述冗长单调、内容重复啰嗦的信息则大多持排斥态度。市场竞争的激烈、生活节奏的加快,更使得人们希望在有限的时间内获取最大量的信息,"长话短说"正是这种求短心理的表现。

除了上述一些心理因素外,还包括求奇、求乐、自尊等。传者应能够较为客观、全面地收集受者反馈,掌握受者心理,以达到最佳传播效果。

2. 受者对信息的选择性

(1) 选择性接受:选择与自己固有观念一致、自己需要、自己关心的信息,回避那些与自己固有观念相反或自己不感兴趣的信息。想买电脑的人会注意电脑广告,想买房的人会注意房产信息,这就是选择性接受。

(2) 选择性理解:同一信息,不同的人可有不同的理解,它受到人们固有态度和信仰的制约,是所谓"仁者见仁,智者见智"。

(3) 选择性记忆：记忆是人脑对过去经验的反映，它具有选择性。在人的识忆过程中，当前的外部信息和内部信息结构及期待倾向都会在信息加工过程中起作用，因此，识记材料的性质、数量、内容，记忆时的情境，人们已有的知识经验，动机，情绪和某些个性品质等主客观因素，都对记忆效果有一定影响。人们易记住自己愿意记的事物，易忘记自己不喜欢的事物。

上面3种选择是传播过程中的主要干扰因素。对一般性信息，选择性因素干扰较小，而对争议较大的信息，干扰也较大。当受者对某一个问题一无所知的时候，传者可以很容易地向他灌输一种"崭新"的观点，因此，传者应设法减少选择性因素的干扰。

3. 受者的动机 动机也就是行为发动的原因，它可以是有意识的，也可以是无意识的。我们知道，人类离不开传播活动，因为传播活动就像空气，无时不有，无处不在。受者不仅选择性地接受信息，还会主动地需求信息，这是一条普遍规律。其动机有以下几种：

(1) 消遣。它是受者利用媒介最重要的原因之一，包括看电视、听音乐、读报纸等。

(2) 填充时间。如开汽车、做家务时听听音乐，候车时看报纸、杂志等。

(3) 社交需要。通过从各种媒介获取的信息作为与别人交谈的话题，因为传播具有社会性，是人的一种需求、一种需要。而需要是跟人的活动联系着的，需要一旦被认识，并驱使人们去行动时，就以活动动机的形式表现出来，它激发人的活动朝着一定的方向，追求一定的对象以求得自身的满足。

(4) 心理需要。不同受者有不同的心理需要。与别人闹别扭时，收看电视以求得安慰；自信心受挫时，阅读小说以求解脱。

(5) 寻找情报。为了消除疑虑、证实问题而寻找情报。如要写一篇综述，需要查阅大量的文献资料；要做某一个课题，先参阅他人的研究成果。

(6) 解决疑难。当有疑难问题时，除向他人请教外，还可求助于传媒。如不了解某一个字的正确拼写方法去查字典，搞不清某一种药的具体功效去查阅说明书等。

五、效果

任何传播活动都具有一定的目的性，都会产生传播效果（effect）。这里所谓的"传播效果"，通常具有双重含义，狭义上它是指传播者带有说服动机的传播行为在受众身上所引起的情感、思想、态度和行为上的反应。广义上，传播效果是指传播活动对受众和社会所产生的一切影响和作用，也不管这些影响和作用是直接的还是间接的，是显性的还是潜在的。研究健康传播效果的目的在于探索健康传播效果产生的规律及提高传播效果的方法，使健康传播实现其预期目标，更好地发挥健康传播在健康教育、健康促进活动中的作用，为提高全民的健康水平服务。

传播效果是传播活动的目的所在，价值所在，又是评价传播者、评价传播媒体业绩的重要依据。传播活动是否成功、效果如何，主要从受者身上反映出来。根据健康传播的目的，健康传播的效果可分为以下4个层次。

1. 知晓健康信息 是传播效果中的最低层次，是仅作用于受传者的感觉、知觉的浅层传播效果。只要受众或受者感知这些信息就行，一般不要求他们动脑筋思考。这一层次传播效果的取得，主要取决于传播信息的强度、对比度、重复率和新鲜度等信息的结构性因素。健康传播者通过多种渠道向受众传递医疗卫生保健信息，就是要使受者在维护自身及他人健康、控制疾病危险因素、疾病与伤残防治和康复等方面与其共享信息。通过这类信息的共享,使公众的医药卫生知识水平不断提高,为其自身保健技能的提高打下良好的基础。

2. 健康信念认同　不仅作用于受众的感知觉,还进一步影响其思维、情感的中层次传播效果。受者接受所传播的健康信息,并对信息中倡导的健康信念认同一致,自觉或不自觉地依照这样的信念对自我在健康方面的态度、行为和客观环境进行分析判断,有利于受者的态度、行为的转变以及对健康环境的追求与选择。

3. 态度转变　"态度"是指人们对特定对象的认知、情感和意向的比较持久的内在结构,而在日常用语中"态度"一词多指人的体态或口气等,如"态度和蔼"、"态度傲慢"。态度的形成既有社会交往过程的影响,又有心理过程的作用,态度一旦形成就具有固定性,成为一种心理定势,一般不会轻易改变。受众的态度是受众行为的先导,先有态度,才会有行为。健康传播者通过健康信息的传播,使受者的态度向有利于健康的方向转变,转变其不利于健康的态度。

4. 采纳健康的行为　是传播效果的最高层次。受者接受健康信息后,在知识增加、信念认同、态度转变的基础上,改变其原有的不利于健康的行为和生活方式,采纳有利于健康的行为和生活方式,这是健康传播的最终目标。只有实现了这一层次的传播效果,才能彻底改变人类的健康状况,实现人人享有健康的宏伟目标。

六、创新扩散理论

创新(innovation)是指一种新的思想、技术、事物或行为方式。创新是当今世界的一个潮流,推动着社会的发展和进步。

创新扩散(diffusion of innovation)是指"创新"在一定的时间内通过一定的渠道在某个社会群体中的传播。创新扩散是一个过程,它受到创新的自身特性(相对优势、兼容性、复杂性、可验证性、结果的可见性)、传播渠道、时间、社区人群心理行为特征和社会系统等诸要素的影响。创新扩散研究的发展可以追踪到早期的乡村社会学研究。Ryan 和 Gross 受启迪,于 20 世纪 20 年代杂交玉米种在美国爱荷华州农民中普及应用的实例,对这一创新的传播现象进行了研究。创新扩散研究的发展可以追踪到早期的乡村社会学研究。后经一系列相关研究,形成了创新扩散的经典模式。自从 20 世纪 60 年代后,创新扩散理论模式被应用到各学科领域。

社会对创新的接受程度与创新本身的特征有关。如果一个创新被人们认为有很大的相对优势、兼容性、经得住试验、结果可见性和较少的复杂性,就会较快地被人们所采用。具体而言:①相对优势:较原有事物具有优势的程度,如性能独特、节省费用和时间等。②兼容性:与采用者原有的价值观、经验和需求相吻合的程度。③复杂性:理解和使用的难易程度。④可验证性:可经得住试验的程度。⑤结果的可见性:如,糖尿病病人正确采纳饮食和运动疗法,使糖尿病得到了控制。这是采纳新的生活方式后看得见的结果。

一项创新的推广需要时间,群众对创新的采用要经历一系列的心理过程,一项创新扩散的时间周期与采用者人数增长的关系呈现一定的规律,以时间为横坐标,以采用者的人数为纵坐标,根据采用者的分布,可以将其分为 5 种类型:①领头人:是社会系统中最早采用创新的人。这些人一般见多识广、承担风险能力强、善于创新和冒险。②早期采用者:作为行动楷模,早期采用者对他人起着角色示范的作用,影响他人的行为。③早期多数:他们位于早期和晚期采用者之间,在播散过程中具有承前启后的作用。④后来多数:这些人慎思多疑,他们感到创新是安全的才会采用,群体规范的力量对他们的采用起了很大作用。⑤保守者:这些人是社会系统中的少数,他们对创新持怀疑态度,甚至持反对意见。

社会系统中,公众领袖在传播中具有重要的作用,这些人能够在期望的方向上影响他人的态度和行为决策,他们对创新扩散的作用不可轻视。例如,新的健康知识和技术在社区的传播中,社区领导、社区医生就承担着领头人这一角色。创新扩散理论提供了一种考虑和解决问题的理论框架和方法,有利于思考健康促进策略和制定健康促进方案。如为了便于信息传播需对创新的知识和技术进行选择,对于不同采用者采取相应的促进措施,充分利用和开发社会系统中利于传播的条件等。同时,有助于我们认识"创新"扩散的渐进过程,解释和预测扩散规律。健康教育的实践中,人们对某种创新的接受往往是经过健康教育工作者耐心说服和帮助,故需研究健康教育干预措施对创新采纳的影响。当今世界信息、通讯和网络在迅速发展,健康教育工作者要善于借助于这些新的技术进行创新扩散。

第三节 人际传播

人际传播是指人们面对面(face to face)地进行信息和情感的交换。人际传播具有3个功能:信息沟通、思想沟通和情感沟通。人具有社会属性,需要相互交流,即使是小事一桩抑或根本无任何缘由。我们知道,人花去了一生中的大部分时间与人交流,因为人们聚在一起就是一种交流,就是陌路人聚在一起也能交流,例如坐飞机旅行、在候诊室候诊或观看球赛等。

就健康传播而言,运用人际传播方式有其特殊的优势:

(1) 由于人际传播是通过人际关系的运转进行传播的,传播者处于主动地位,可以更有目的的、有针对性地进行信息传递,因而比较容易以情感打动对方,使接收者易于认同。

(2) 由于人际传播无需经过传播媒体的中介作用,因而能迅速收到反馈信息。

(3) 在人际传播活动中,由于是面对面的交往,人体全部感觉器官都可能参与进来,接收信息和传递信息。

(4) 人际传播可以使用语言和大量的非语言符号,如表情、姿势、语气、语调等等,许多信息可通过非语言符号获得。

(5) 人际传播更易于沟通传者和受者/众之间的情感,建立起相互信任与合作的关系。

在人际传播过程中,一个人可以定位于多种人际传播网络的模式中。图8-3为4种群体人际传播网络,即环型网络、链型网络、Y型网络、轮型网络。小圆圈代表参与传播活动的群体成员,横线代表成员之间的双向传播关系。可见,每个成员都在传播活动中扮演着不同的角色。

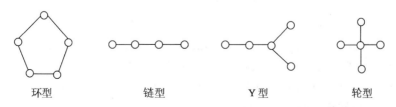

环型　　　链型　　　Y型　　　轮型

图8-3 群体人际传播网络示意图

一、传播技巧

在人际传播活动中,听、说、看、问、答、表情、动作等都是构成人际交流的基本方式,每一种方式的运用都有一定的技巧,技巧运用的好坏直接影响到传播的效果。作为健康教育工作者,首先要掌握以下几点基本技巧:①讲话速度适中,不要过快,也不要过慢;②尽量少用专业词汇,语言简单明了,通俗易懂;③对方讲话时要仔细倾听,不要轻易打断对方的说话,不要四处观望;④用表情和动作支持对方,鼓励对方把不清楚的问题提出来,把真实的思想、认识说出来;⑤注意观察对方的表情和周围的环境;⑥用举例的方法来说明问题;⑦使用手头的材料、器具帮助说明问题;⑧注意问话技巧,选择好的提问方式;⑨回答问题时,先要搞清问题的核心,还要注意对方提问的意图,不要过于简单地回答问题,也不能给对方似是而非的答案。

1. 谈话的技巧 谈话是人们通过言语活动互相交流思想、互通情感的过程。言语传播是人际交往最常见的形式之一,不管是一般的人际传播还是公共关系活动,都大量采用言语传播方式。言语传播是指传者通过口腔发声并运用特定的语词和语法结构及各种辅助手段向受者进行的一种信息交流,言语传播通常采用面对面的方式。语言虽然是自然赋予人类的特有的传播工具,但运用的是否得体、准确、恰当、流畅,也有一个技巧问题。

(1) 尊重对方。这是谈话时最重要的一个技巧。在言语传播中,无论受者是什么人,无论他同你的社会地位相差如何悬殊,大家在人格上都是平等的。传播要取得效果,必须建立在传受双方互相尊重的基础上,互相之间最大限度地取得信任、理解和合作。传者要热情、亲切、诚恳,努力做到"声情并茂",否则,即便是有"雄辩"之口才也只能给人以哗众取宠、花言巧语之感。谈话的口气要和蔼亲切,在与对方交谈时说话要有停顿,避免长时间自己一个人说话。

(2) 力求讲普通话。我国地大人多,语言丰富,在谈话过程中应力求使用双方都能听懂的语言,讲话速度要慢,吐字清晰。但如果交谈双方都精通某一地方语言,也不强求一律使用普通话。作为健康教育工作者,在深入基层开展工作时,也不妨学习一些当地的土语、方言,以便更好地沟通。

(3) 适当重复重要的和不易被理解的概念。对于比较重要的或对方比较陌生而难于理解的概念可适当重复,使听者得到更深的印象和回味。

(4) 语言通俗易懂。使用简单句和通用词语,避免使用对方不易理解的专门术语和俚语。不要卖弄学问,要以清楚明白地表达内容为准则,切忌只重形式的倾向。尊重群众习惯,使用群众语言,是取得沟通的一个桥梁。

(5) 谈话的内容简单明确。一次谈话围绕一个中心主题,涉及内容不要过多。当然不是说只能谈主题,必要时可从主题发散开去,但所谈内容必须是围绕主题的,而且要注意发散出去还要收得回来,发散出去并非为了淡化主题,而是为了强化主题。

(6) 及时取得反馈。在谈话的过程中可随时停下来询问对方是否听懂了,是否有问题,是否有需要重复的地方,并注意对方的情绪变化和行为反应。

(7) 使用辅助材料。必要时可运用图画、模型等来辅助谈话,以达到更好的沟通效果。

2. 非语言传播技巧 除言语交往手段外,尚有非言语的交往手段,如人的外貌、表情、手势、交谈者双方的相互状态等。在人际交往过程中,非语言的运用往往大大超过语言的运用。人的精神风貌,对于建立人与人之间的联系,对于交往的内容和情绪,均有很大的影响。在实际生活中,"初次印象"往往影响相互关系的发展。表情和手势,尽管其中有些组成成分是先天的,但均作为社会的交往手段而发展。在不同的文化条件下,同样的面部表情或手势,可能具有相反的意义。

(1) 无声的动姿。又称动态体语,即通过无声的动作来沟通思想和感情。

1) 手势:双手的运用可以非常鲜明地表达一个人的意向。例如兴奋时鼓掌、愤怒时握拳、不知所措时抓耳挠腮等。恰当地运用手势,会增强传出信息的清晰性,增强表达思想感情时的感染力。

2) 触摸:这是具有较强感情色彩的非语言形式。日常生活中运用的比较多的触摸语是握手。握手时应正视对方,面带微笑,完全伸开手掌握住对方,力量适中。和不同的人握手时还需注意一些细节问题,例如男女之间、上下级之间握手。

3) 眼神与注视方向:表示对对方的重视和关注程度。眼睛是心灵的窗户,人的喜怒哀乐都可通过眼神表达出来。在什么场合下用什么眼神,是很有讲究的。

4) 面部表情:是人际交往中解除生疏紧张气氛的重要因素。和蔼可亲,平易近人,是人际交往的先决条件,也是卫生工作者良好医德医风的具体表现。

(2) 无声的静姿。又称静态体语,主要通过体态、姿势、仪表服饰等非语言形式传递信息。它能够显示人的身份、气质、文化修养及一个人的心理状态。例如衣冠楚楚给人以良好印象。

(3) 有声的类语言。口语的物质载体是声音,声音的音量、速度、语调、节奏等虽然并不是语言,但如有意识地加以控制和运用,也会产生语义效果,因此又称为类语言。类语言在言语传播中能够起到制造、强化、改变气氛的作用,如"嗲声嗲气"、"轻声细语"就是通过语言的声调、语气等类语言来传递自己的感情。因此,要使传播有感染力,就应学会控制声音。

(4) 时空语。即在人际交往中利用由时间、环境、设施和交往气氛所产生的语义来传递信息。

1) 时间语:约会时准时赴约,表示对对方的尊重;无故不来或拖拖拉拉等这些"时间语"则会对传播效果产生负效应。

2) 空间语:包括交往环境和交往中双方所处的位置。在安静整洁的环境中,朋友比肩而坐,这种交往轻松自如、和谐而有安全感。一般地说,封闭式的安静环境、较小的空间适宜做较长时间的深谈;而开放的场所,则比较适合进行较大规模的宣传活动。

3. 倾听技巧 有效地听取对方讲话是人际交往的基本技能之一。倾听的意义在于首先调动自身的知识储备来完善讲话者的内容,从而使自己获得最大的信息量。这里所讲的"倾听",不是指生理机能的"听力",而是一种心理功能,是对接受到的信息所做的积极能动的心理反应。倾听时应注意以下一些问题:

(1) 专心听对方讲话,不受外界干扰。

(2) 要尽量让对方把话讲完,不轻易打断对方的讲话,在对方说话离题太远时,应委婉、恰当地加以引导,这也是对对方尊重的表示。

(3) 对对方的谈话要作出适当的反应,不可自始至终默不作声。

(4) 充分听取对方的谈话,捕捉每一个有关的信息,不要轻易给对方的话作出判断,也不要急于表达自己的观点和意见。通过对方的谈话内容,了解对方,以便调整自己的谈话内容。

(5) 有时对方可能因种种缘故绕着圈子讲话,这时就需要能够分辨出"表和里",听出话外音,捕捉真实信息。

(6) 不论是对方没有讲清楚还是自己没有听清楚,都应客气地请对方重复,一直到听清楚为止。

4. 提问技巧 问的目的在于开启话题,获取信息,便于进一步沟通。提问方式有时比问的内容还要重要。同样一个问题,善于提问,则可清晰完整地获取所需要的信息;反之,则可能一无所获。要注意以下几点:

(1) 提问时,不要一个问题接着一个问题问,要给对方以间隙。

(2) 注意提问时的口气,不要把提问变成质问。

(3) 根据不同情况及提问目的采取不同类型的提问方式:

1) 封闭式提问:要求对方简单回答"是"或"不是",或给予简短而准确的答复。例如:问"你抽烟吗",答"抽"或"不抽"。

2) 开放式提问:给回答一方以思考、判断和发挥的余地,问者可从对方的回答中获得较多的信息。例如:问"你为什么要吸烟呀",答"为了社交的需要等"。

3) 探索式提问:为进一步了解对方存在某种认识、信念、行为现象的缘由而提问,以寻求更深层次的信息。例如:问"你为什么喜欢骑自行车上班呀"。

4) 倾向性提问:也叫诱导型提问。这种提问往往加入了提问者的倾向意识,提问者实际上已表明了自己的立场,诱导对方按自己的思路回答问题,有暗示作用。例如:问"你今天感觉好点了吧"、"这本画册漂亮吧"。

5) 复合式提问:在所提的问题中包含有前四种问题中的 2 种或 2 种以上类型的问题即为复合型问题。例如:问"你抽烟吗",如果答"抽",再问"你为什么要抽"。

5. 反馈技巧 反馈指受者接受信息后所产生的反应又回到信息发出者的现象和过程。在健康传播过程中,传播者及时取得反馈,使健康教育者得以及时了解受传者的知识、态度及行为状况;同时,适当地给予反馈,则使受传者可获得必要的激励和指导。

在人际传播中,常用的反馈方式有 2 种:①"语言"反馈,即用语言表达反馈信息;②"体语"反馈,即交谈双方用动作、表情等"身体语言"来反馈信息。

在健康传播活动中,应注意运用以下一些反馈技巧:

(1) 积极性反馈。受者对传者的言行表示理解、赞同或支持。如说"是这样的"、"我也这样认为"或伸出拇指表示赞同等。

(2) 消极性反馈。受者对传者的言行表示不赞同或反对。如说"我不同意"、"我反对"或摇头、摆手表示反对等。

(3) 模糊性反馈。受者对传者的言行没有表示出明确的态度和立场。如说"是吗"、"真的吗"等。

(4) 鞭策性反馈。在有些情况下,需用这种方法来激励健康传播对象树立更高层次的目标,以促使其知、信、行达到更完善、更健康的境界。运用这种反馈技巧,需首先对对方的言行作出客观的评价,然后说明这种言行给你的印象,接着向对方提出要求,最后请对方作出答复,即为"4 步谈话法"。

(5) 情感性反馈。对对方的感情流露作出恰当的反应,表示对对方的理解,这对于建立良好的人际关系是至关重要的。

6. 组织小组讨论技巧 在我们的健康传播活动中,针对特定的对象,也经常采用小组讨论的方式,大家各抒己见,畅所欲言,在轻松、愉快的气氛中获得知、信、行的改变。

(1) 热情接待。主持人应提前到达活动场所,对前来参加讨论的小组成员表示欢迎。在开始讨论之前大家互相之间可就一些轻松话题进行交谈以建立良好的人际关系。

(2) 打破僵局。讨论开始时往往会出现僵局,主持人可利用"开场白"或介绍大家互相相识来打破僵局。

(3) 使用引发材料。主持人用开放式提问方法提出一个有争议的问题,或利用某些文章、幻灯片、录像片等作引子,为人们提供生动形象的讨论情境和主题。

(4) 头脑风暴法(Brain Storming)。又称"快速反应法",是西方国家倡导的发现性教育方法中常用的一种方法。即首先由主持人提出一个开放性问题,如"为什么艾滋病近年来会在世界范围内流行"、"为什么我国的肥胖儿和超体重儿愈来愈多"等,然后由各位各抒己见,并不加评论地记录下每一种意见。人人都表述了自己的观点后,再组织大家一起将各种意见进行分类,分析各类的特点,最后作出总结,得出必要的结论。其优点为能充分发挥参加者的主观能动性,最大限度获取信息;缺点为处于发言高潮时组织者有时会出现失控现象。

(5) 轮流发言。即与会者依次发言,人人参与,机会均等。运用这一方法有3条原则:①在发言过程中不干扰、不打断发言;②在全体人员发言结束前不作任何评论和总结;③允许不想发言的人不参加讨论,不可强迫发言。该方法使用于会议开始和结束时或需获取信息反馈时。

(6) 分散议论法。即化整为零,2~4人组成一个小组,经小组充分讨论后,再集中起来由每一小组派一名代表作汇报。

(7) 无记名提案法。即让每个人在纸上写下自己的意见,集中放入纸箱中,然后每个人随机抽取一张,当众读出纸条上所写的内容,再根据发现的问题进行讨论。这种方法适用于对敏感性问题的讨论。

二、人际传播形式

人际传播是健康教育最基本和最重要的途径之一。健康教育中常用的人际传播形式包括以下几种。

1. 健康咨询 是一种个别指导方式,由健康教育或医务工作者为人们解答生活中的各种健康问题,帮助个人避免或消除心理、生理、行为及社会各种非健康因素的影响,以促进身心健康。从宏观的角度来看,个别指导效率较低,因为它需要大量的人力和时间,但是从个体的角度来看,个别指导可以带来良好效果。

2. 讲座 是开展健康教育工作常用的一种传播形式,属公众传播范畴,为一个人或多数人传播信息的行为。其优点为受众面积大,信息传递直接、迅速,通过口头传播,影响人们的观念,激发人们的思想,从而形成一种严格的思维。而且,由于是有目的、有组织、有计划、经过认真准备而进行的传播,因此论证严密、条理清楚且具有较强的说服力。缺点为以此种方法传播受者通常较被动、传播过程中缺乏充分反馈、传播内容不易留存。

3. 小组活动 是以目标人群组成的小组为单位开展健康教育活动,如班组活动、孕妇学习班等。小组活动属小群体传播范畴,由于受教育对象置身于群体中,受群体意识、群体规范、群体压力、群体支持的影响,而更容易摒弃旧观念,接受新观念,发生知、信、行的改变。

4. 个别劝导 是指健康教育工作者在健康教育活动中针对受教育者的具体情况,通过传授健康知识,发展其健康技能,说服其改变不健康的行为习惯。

第四节 传播材料的制作与预试验

传播材料一般可分为视听材料和印刷材料两种。由于制作材料是一个十分费时和费钱的工作,因此,在进行健康传播活动时不应急于制作新材料,而应首先考虑在现有的材料中是否有适用于该项目的传播材料,充分加以利用。如果没有可利用的材料,在新的传播材料制作好后,也要首先进行预试验,由受众对材料进行全方位的评估,以便进一步改进材料的制作,提高传播效果。

一、制作原则

制作原则主要有以下几点。

(1) 材料的形式和内容等均应服从项目的需要,各种形式的材料所传播的信息必须彼此呼应,并有助于整个传播计划的目的的实现。材料制作可选取一些权威的言论、生活典型事件等,以增加信息的可信程度,使信息以更贴近目标人群的日常生活的方式表达。

(2) 掌握目标人群的基本情况,包括其所处的外部环境、文化背景、生活习俗、宗教信仰、对卫生知识的需求等,从而保证制作出的传播材料具有较强的针对性。

(3) 需考虑制作机构的制作能力、技术水平、资源条件、所需制作材料的难易程度等因素以保证制作计划具有可行性。

(4) 制作材料时应考虑目标人群是否具备相应的传播媒介,是否有经过培训的传播者。

(5) 各种传播材料应从总体上保持一定的统一和谐,各种名词、概念和术语等应保持一致,重点要突出,避免使目标人群感到无所适从。

(6) 适当配以音乐、使用幽默的手法、进行情绪化处理或制定项目标志等可增强传播效果,增加环境气氛的烘托,加深受传者对信息的理解。要知道信息的强度、对比度和新鲜度越强,重复率越高,就越容易引起人们的注意。

二、材料的预试验

传播材料的预试验是指利用一系列的专门测试方法对传播材料,特别是其原型进行测试,以试图弄清该种材料与目标人群的相关性、可接受程度及预期的效果,并指出其中模糊不清乃至混淆之处,以尽量节约材料的成本。从科学的角度而言,预试验是任何一个实验项目或是社会项目必不可少的环节。预试验的基本方法如下。

1. 问卷调查法 问卷调查法是调查者运用统一设计的问卷,利用书面回答的方式,向被调查者了解情况并收集信息的方法。传播材料预试验的问卷调查,一般是使用一份经过精心设计的问卷,选择有代表性的不同人群进行测试。受试者人数的多少取决于项目的规模及拥有的资源,要求受试者自己阅读有关的材料,独立完成问题并在一定时间内交还。

2. 中间位置间断调查法(central location intercept interviews) 即在一个受众常常经过的地点(如超市门口、地铁出口、汽车站等)进行调查。该方法有以下特点:

(1) 该法是以"打断"开始的,首先简单询问受者几个问题,以确定其是否符合预试验要求。

(2) 如果合格,将其带到特定的测试点,给他们看预先准备好问卷,要求其作出回答。

(3) 问卷题目主要是由多选题和封闭式题目组成。

(4) 一般持续时间不超过 15~20 min。如果实在不行,可准备小礼品以示鼓励,并强调该研究的重要性。

3. 剧场测试法(theater testing) 剧场测试法对于某些视听材料的预试验尤为适用。该方法具有以下特点:

(1) 将大量的受试者集中在一起进行测试,并要求对其评价。

(2) 事先不公布这次测试的真正目的。

(3) 将有关健康信息和其他信息混杂在一起播出,尽量模仿自然状态下的传播方式。

(4) 技术性要求较高,对于地点的选择、调查表的拟定及活动的组织都有一定的要求。

4. 重点人群调查法 由 8~10 人组成一个小组,一位主持人主持讨论,分发讨论提纲,受试者自由交流,在讨论过程中如有新的有价值的意见,主持人可及时对整个讨论加以引导以得出有意义的结论。该方法有以下特点:

(1) 重点人群组调查对于一项传播计划的形成具有特别的价值。

(2) 必须精心选择重点人群组的受试对象,需有代表性。

(3) 在正式讨论前 1~3 周可对受试者进行一些背景调查以决定其是否合格。

(4) 应尽量避免将专业人员作为受试对象,参加者彼此之间不熟悉。

(5) 讨论进行的次数无特定要求,可根据项目需要及资源情况而定。

(6) 主持人应具备主持小组讨论的技巧。

(7) 讨论结果应有专人记录,记录可采用笔记、录音、录像等方法。

5. 可读性测试 主要是测试受试者需具有何种程度的教育水平才能够读懂相应的文字材料的方法。其特点有:①快速;②成本低;③具有可度量性;④迫使作者追求一种简洁明了的文风。

6. 把关人调查(Gate-keeper Interview) 把关人调查是在预试验时必须完成的一项任务。该调查可与受众预试验同时进行,以便能够对这两方面的资料进行综合分析,使传播材料的制作更臻完美。具体方法有:调查表法、举办小型座谈会、个别接触、电话采访等,包括对该材料的全面的评价以及个人的看法。

思考题

1. 传播对人类的生存与发展的意义是什么?
2. 举例说明如何灵活应用"5W"传播模式。
3. 试述"创新扩散理论"在实际工作中的应用。
4. 请说明人际传播的优势和技巧。
5. 练习制作一幅预防艾滋病的宣传画。

(王书梅)

第九章 健康促进的测量及其指标评价

健康促进评价指标要力求客观、全面地反映个体、群体和社会的健康状况及发展趋势，以寻求促进健康的有效途径。因此，健康促进测量是卫生事业的一项重要内容。通过科学、有效的测量方法，采用特异、敏感的测量指标，以了解人群健康状况的分布和趋势，讨论和分析影响人们健康的因素，促进社会制定有益的经济和卫生政策，以及评价健康促进项目效果都是十分重要的。

第一节 健康促进测量的指标体系

人体的生命活动过程是极其复杂的，如何对其进行测量，通过哪些指标来反映人体的生命过程或状态，如何进行分析和评价，是健康促进测量的重要内容。由于人类健康（包括个体或群体）状况受多种因素的影响，包括自然与社会环境因素、个人行为因素、人类生物学因素和卫生保健因素的影响，个体或群体的健康状况都是影响健康的诸多因素共同作用的结果。因此，在讨论测量健康促进的指标体系时，必须充分注意产生健康问题的原因或危险因素的影响，注意体现生物-心理-社会医学模式，使测量指标体系进一步完善，并形成系统化。

一、健康促进测量指标的分类、作用及意义

（一）健康促进测量指标的分类及作用

健康促进测量指标包括针对健康状况和对生活质量进行评价两方面。反映健康状况的指标根据考察对象、范围、内容、侧重不同可分为很多类型，各自从不同的侧面反映人的生活质量。既可从群体着眼考虑，也可以从个体角度考虑；既可按生物、心理、社会等不同侧面划分，也可按结构和功能来描述；从时间取样范围划分，还有断面和过程之分；从群体指标来看，还有直接和间接指标之分。

健康是一个复杂的生物学和社会学现象，涉及自然、生物、社会等多个方面，其内涵抽象，外延广泛，很难进行准确而全面的测量，而且对健康判定与社会发展程度及人们的生物学、社会学特征有关。此外，分析健康问题的人由于其背景不同或出于不同的目的和需要，往往会从不同的角度去考虑健康问题。因此，用于测量健康促进的健康指标可以有多种分类，以满足从不同的角度，或在不同的层次和水平上评价居民健康状况的需要。

根据不同的分类标准可将健康指标分为如下几类。

（1）按照健康测量的对象：分为直接指标和间接指标。直接指标是指可以直接测量个

体或群体健康状况的健康指标。常用的直接指标包括生长发育、营养状况、症状和功能、疾病、残疾、死亡、心理及行为指标。间接指标是指通过对人的生活环境和人口学特征的测量,间接地反映健康状况的健康指标。由于人的健康水平与其人口学特征及其生存环境密切相关,因而间接指标可以在一定程度上反映人的健康状况。常用的间接健康指标主要包括反映人口学特征的指标(如性别、年龄、职业、文化等)和反映环境的指标(如国内生产总值、人均国民生产总值、就业率、识字率、人均收入、人均住房面积、安全饮水普及率、每千人口医生数、每千人口病床位数等)。

(2) 按照健康测量的内容:可分为生理学指标、心理学指标和社会学指标。人的健康具有生理、心理和社会3个方面的特征,因而反映健康状况的健康测量指标无疑也应包括这3个方面。

这种划分是与世界卫生组织提出的多维健康概念相对应的。

(3) 按照健康测量的方式:可分为客观指标和主观指标。客观指标是通过物理检查和实验室检查等手段获得的生理、生化等方面的指标或其他客观存在着的指标。也就是我们通常所说的"硬指标"。这种指标能够较客观地反映实际存在的可以测量到的健康现象或事物,但难以反映人们的主观感受和心理活动。主观指标是指通过自我报告的形式来反映人们在健康方面的主观感受、心理活动等指标,它可以弥补客观指标在健康测量中的不足。从某种意义上讲,主观健康指标更能够体现人的社会性。

(4) 按照健康测量指标本身的性质:可分为指标和指数。指标是指对健康现象的具体测量,它能够从某一方面或某一侧面来反映健康状况。在评价健康状况时,常常多个指标结合起来进行评价。指数(或系数)是指由多个指标通过某种方法或法则构成的综合指标或量表得分,它更能全面地反映客观现象如恩格尔系数等。对于主观感受、观点、倾向、心理活动,通常只能用指数形式来测量。

(5) 其他分类:健康测量指标还有许多其他分类,如将健康指标分为结构指标和功能指标、个体指标和群体指标等。健康测量指标分类的目的并不是非要将某个指标归为某一类,主要是为了更清楚地了解各类健康测量指标的功能及健康测量指标之间的联系和区别,以便更合理、更有效地选择和使用健康测量指标。在实际工作中,常根据需要和可能将多种分类结合起来,以不同的组合形式加以归纳和应用。

(二) 健康状况测量指标的体系分类

1. 健康状态的个体和群体指标体系 个体指标主要分为:①定性指标:描述个体生命活动的类型及完成情况,如老人活动项目测量、儿童发育测量等。②定量指标:描述结构和功能达到的程度如身高、体重、活动幅度等。

群体指标主要分为:①定性指标:群体生命活动类型及实际情况,如交往、婚姻、生育等。②定质指标:群体素质,包括生长发育程度、群体气质、特性、疾病比例等。③定量指标:群体数量和各种活动在数量上的反映。

2. 健康状态的生物(理)、心理和社会学指标体系

(1) 生物(理)学指标。年龄、性别、生长发育、遗传、代谢等主要反映人的生物学方面特性的指标,也是医学研究最早的一面。

(2) 心理学指标。气质、性格、情绪、智力、心理年龄等反映人的心理学特点的指标。

(3) 社会学指标。社会经历、人际关系、社会经济地位、生活方式、环境、物质精神、生活满意程度以及社会发展群体构成等指标。

3. 健康状况的直接、间接指标体系　由于人的健康状况的复杂性及科学技术水平的客观条件的限制,许多指标一下子难以直接测量。又由于人的生命活动状态的质量在很大程度上取决于周围的环境,特别是社会的发展。因此,在一些较为复杂的情况下,如度量一个国家人民的健康水平时,可利用一些间接易测指标,也能较好地反映出健康状况。

(1) 直接指标。直接度量个人或群体的健康状况。

(2) 间接指标。度量社会发展的指标有国内生产总值(GDP)、人均GDP、国民收入、人均住房面积、每千人口医生数、安全饮水普及率、文盲率等。因为健康本身就是社会发展的一个重要侧面,故度量社会发展本身也能反映健康状况。度量自然生态环境的指标有人均绿化面积、食谱、土壤中元素含量等。

2000年由联合国制定的《千年宣言》提出了千年发展目标:解决贫困和饥饿、缺乏教育、性别不平等、幼儿死亡、孕产妇死亡、获得性免疫缺陷综合征(艾滋病)和其他致命传染病、环境可持续发展和发展全球合作伙伴关系。众所周知,健康是实现这些目标的关键。其中3个目标涉及健康问题,另外的5个目标与健康密切相关。例如,更加健康就可以工作、照看孩子,避免在医疗方面巨额的开支,从而减少了贫困;教育和健康相辅相成;妇女在权利平等的情况下可以保护自己和家人的健康;清洁的空气和水是同健康息息相关的;伙伴关系对于未来的卫生体系是非常重要的。要想实现千年发展目标必须实现这种转变,这也是卫生体系发展的动力。

4. 健康状况的综合性指标体系　在实际工作中,常常采用综合性指标体系把多种情况组合起来测量,以评价健康状况。

(1) 生活方式和行为指标:消费类方面指标、业余活动指标、职业方面指标。

(2) 环境指标:自然环境方面、社会环境方面指标。

(3) 生物学指标:生长发育方面、生理方面、心理方面指标。

(4) 保健服务指标:医疗服务方面、预防服务方面指标。

(5) 生活质量指标:生活质量指数、社会健康指标。

二、健康促进测量指标体系

自WHO提出"2000年人人享有卫生保健"的目标之后,尤其是《渥太华宪章》发表之后,健康促进评价指标体系的研究有了较大的发展。越来越多的地区和国家开始研究并使用一些综合性的评价指标体系。1997年,第4届国际健康促进大会期间,WHO提出了如下的评价指标。

(1) 人群健康学指标:如生长发育、生育率、健康寿命等。

(2) 日常生活质量指标:如无病痛或残疾、情绪愉快、精力旺盛等。

(3) 临床健康学指标:如发病率、死亡率、病死率等。

(4) 社会健康学指标:如失业率、居住条件、空气质量等。

(5) 生物学和生物医学指标:如DNA、免疫缺陷等。

2000年,第5届国际健康促进大会在墨西哥的墨西哥城召开,参加会议的各国卫生部部长共同签署了《部长宣言》,并制定了《国家健康促进行动规划框架》,指出对于综合性干预措施的健康促进结果评价包括以下9个方面。

(1) 知、信、行的测量,包括健康相关知识、态度、动机、行为、个人技能的改变和自我效能。

（2）社会行动与影响的测量，包括社区参与、社区赋权、社会规范和公众舆论。

（3）健康政策和组织实践的测量，包括政策制定、立法、规章、资源分配、组织实践、文化和行为。

（4）健康生活方式和条件的测量，包括烟草使用、食物选择和获得、体力活动、饮酒、违法性药物滥用以及社会和物理环境下的安全性因素与危险性因素比值的测量。

（5）有效健康服务的测量，包括提供疾病预防服务、卫生服务的获得以及健康服务在社会文化上的适应性。

（6）健康环境的测量，包括使用烟草、酒类、违法药物，为青少年和老年人提供的健康环境，远离暴力和药物滥用。

（7）社会结果的测量，包括生活质量、职能独立、社会支持性网络、社会公正和平等。

（8）健康结果的测量，包括发病率、致残率、可避免性死亡率的改变，社会心理适应能力以及生活技能的改变。

（9）能力建设结果测量，包括可持续发展、社区参与和社区赋权。

第二节 健康促进测量常用指标及意义

为迎接21世纪，WHO西太平洋地区提出将重点放在生命的准备期、婴儿期、青年和成年期等时期个人的生活质量上，最后以提高老年人的生活质量为最终目的。对很多影响个人健康的因素必须进行监控和评价，有些因素并不直接与健康有关，但对生活质量有相当大的影响。因此，新指标在提高生活质量方面将发挥重要的作用。从身体、精神健康和社会适应的意义上，有许多类型的指标反映生活质量，如健康状况、卫生服务、环境卫生、人口、社会经济、心理社会、健康生活方式等。以下所列的各项指标并非是指令式的，而是探讨式的。因此，可以预计指标种类和应用于各地区的目标不可能是一致的，需要修改和精炼已有的指标并找出新的指标以满足具体项目目标的要求。

一、人口学测量指标

反映该地区的人口构成、性别比例、人口自然增长率、期望寿命（健康期望寿命）、教育水平、老龄化程度，从总体上衡量该地区的健康水平。同时也为计算各种率提供基础数据。人口学指标主要有以下几项。

（1）按年龄和性别分组的人群的百分比。

（2）按民族分组的人群百分比。

（3）15岁以下人口占总人口的百分比。

（4）60岁以上人口占总人口的百分比（超过10%为老龄化社会）。

（5）65岁以上人口占总人口的百分比（超过7%为老龄化社会）。

（6）粗出生率（1/1 000，未经标化的出生率）。

（7）粗死亡率（1/1 000，未经标化的死亡率）。

（8）人口自然增长率（1/1 000，为出生率与死亡率之差）。在一定的条件下，人口保持相应的增长率是健康水平高的标志，增长率过高则反映健康水平低下。社会发展程度愈高，增长率则会趋向稳定的低水平。

（9）性别比例（男性人口/女性人口）。

(10) 期望寿命(life expectancy)，指某个年龄组人口预期今后尚能存活的平均年数，是根据各年龄组死亡率用编制寿命表的方法来计算得到，而不是死亡年龄的均数。它是用人们的生存时间长度来反映健康水平，常用的是出生时平均期望寿命，是人口中全部活产婴儿估计所能生存的平均年数，是反映一个国家或地区的经济、卫生发展状况和人口健康水平的重要指标。

WHO提出了"21世纪人人享有卫生保健"的总目标之一是使全体人民增加期望寿命和提高生活质量，即不仅要提高期望寿命，更重要的是要提高生活质量。因此，进一步提出了健康期望寿命的理念，进一步发展了以下指标。

(1) 失能调整生命年(disability adjusted life years, DALYs)。是指死亡导致的生命时间损失与失能状态下的生存时间相结合的综合指标。早死导致生命时间损失(yearly of life lost, YLLs)，是经过年龄权重调整以及经过了时间贴现的标准减寿年数。其实用的标准取其期望寿命男性为80岁，女性为82.5岁，时间贴现率为3%。失能状态下的生存时间(years of life disability, YLDs)，是根据失能比例、发病率、发病年龄、病程、失能权重等，利用积分函数计算出的，并经过时间贴现。DALYs即为YLLs与YLDs之和。DALYs将疾病导致的两个重要的负面作用——过早死亡和失能结合起来，以用于估计疾病带给人群的负担，其值越大表示疾病造成的损失也越大。它是失能因素纠正后生活质量人年数。

(2) 无残疾期望寿命(disability free life expectancy, DFLE)，是指从寿命表中的平均寿命中减去因残疾而耗损的寿命后所得的平均寿命。它与传统的期望寿命不同的是，传统的期望寿命是以死亡为观察的重点，而DFLE是以无残疾作为观察重点。该指标反映了居民处于健康状态下的平均寿命，即反映了人生存的质量，而不仅仅是生存的时间长短(无残疾期望寿命的计算详见《实用卫生统计学》的有关章节)。

(3) 质量调整生存年(quality adjusted life years, QALYs)，是用生命质量来调整期望寿命或生存年数而得到的一个新指标，是生存数量和生存质量两者综合而形成的一种多维的定量化的健康测量指标。它通过生命质量把疾病状态下或健康状况低下的生存年数换算成健康人的生存年数。首先用生命质量评价方法得出各种健康状况的效用值(参考尺度0~1，0表示死亡，1表示完全健康)作为权重(W_i)，再计算各种健康状态下的生存年数(Y_i)，那么QALYs可用下式计算(式中n为健康状态数)：

$$QALYs = \sum_{i=1}^{n} W_i Y_i$$

此指标具有很多的优点，反映健康的灵敏度较高，既能反映健康的积极方面，又能反映健康的不良方面。不仅考虑到疾病现象的存在，还涉及疾病所致的后果。

(4) 活动期望寿命(active life expectancy, ALE)，是1983年Katz首次提出的，即能够维持良好的日常生活活动功能的年限。ALE比DFLE又前进了一步。

二、卫生政策测量指标

制定卫生政策在于确保提供必要的健康先决条件，促进发展健康的生活方式；保护社区、家庭和个人远离危险因素和条件，使他们尽早作出最有利于健康的选择。这些政策包括：卫生资源的公平分配、就业保障、足够的住房、普遍获得高质量的教育、获得有利于健康的食品、获得健康的相关知识、有安全的交通、有娱乐和体育锻炼的场所、有发展生活技能的机会、与社会支持性网络连接。有些政策虽然对健康的关系不是那么直接，但对于提高生活质量、发展健康促进项目至关重要。在卫生政策方面，特别要体现在组织的变革、资金的到位和国家、地方制定的法令、规章和规范的实施。

国家的卫生政策及有关法律、条款是发展卫生事业，提高社会卫生水平的关键因素，也是反映一个国家和地区领导层是否重视居民健康的依据之一。卫生政策是影响健康的一个十分重要的外环境因素。无论是集权制还是分权制管理的国家，卫生政策都会影响到卫生资源的分配、群众的参与、卫生体制与医疗保健体制等方面。卫生政策测量指标包括以下几点。

（1）国家和地方政府部门对卫生事业的重视程度。是否正式把健康促进或健康城市目标纳入政府卫生事业发展规划，是否制定地区健康促进规划等。

（2）卫生资源分配的情况。卫生资源分配的足够程度和公平程度。卫生事业费占财政支出的比重是指政府在卫生事业上的投入，包括医院经费、卫生院补助、防疫事业费、妇幼保健经费、药品检验机构经费、中等专业学校经费等，是反映各级政府在卫生事业方面投入水平的指标。卫生事业费占财政支出的比重反映了政府在卫生事业上投入的相对水平，公式如下：

$$卫生事业费占财政支出的比重 = 某年卫生事业费/同年财政支出 \times 100\%$$

（3）社区参与改善卫生状况的程度。社区参与是国家和地区改善卫生状况提高健康水平的重要途径之一，而群众参与是有效地改善社会卫生状况的重要途径。人群的健康意识和参与程度会直接影响到卫生政策的贯彻实施。

（4）卫生组织机构和管理体制的完善程度。健康促进主要针对的是健康的决定因素，由于决定健康的因素是多样的，所以多部门的合作是非常必要的，特别是与社会、经济和环境部门的合作。因此，建立有权威性、有凝聚力的多部门组成的领导机构是必不可少的。在制定策略时，应重点考虑不同部门间的合作。管理体制的完善程度、可用卫生服务的普及程度和系统性，卫生管理体制内部的协调性，卫生信息系统的利用程度，项目规划和规划制订、执行情况来分析。

与其他类的指标相比，卫生政策指标更具有宏观性和非定量性。以往的社会卫生状况分析中，对卫生政策指标常忽视。然而这一指标的评价越来越为政策分析者、决策者和卫生状况研究者的重视，并成为社会卫生状况分析指标不可缺少的一部分。

三、环境卫生测量指标

环境是人类发展的基本条件，环境的优劣直接影响着人们的身心健康，影响着人们的生存与发展。常用的环境卫生测量指标有：①万元 GDP 用水量。②空气质量 API 指数优良天数/年，是一种反映和评价空气质量的数量尺度方法，就是将常规检测的空气污染物的浓度简化成为单一的概念性指数数值形式，并分级表示空气污染程度和空气质量状况。目前我国计入空气污染指数的项目有：二氧化硫、氮氧化物和总悬浮颗粒物。③TSP（大气总悬浮微粒）年日平均值（mg/m^3）。④SO_2（二氧化硫）年日平均值（mg/m^3）。⑤烟尘控制区覆盖率（%），指各烟尘控制区面积之和/总面积 $\times 100\%$。⑥环境噪声平均值（dB）。⑦工业废水处理率（%），指工业废水处理量/工业废水总排放量 $\times 100\%$。⑧工业固体废物综合利用率（%），指工业固体废物利用量/工业固体废物总量 $\times 100\%$。⑨汽车尾气达标率（%）。

⑩人均公共绿地面积(m²/人)。⑪雨污分流、污水截流处理率(%)。⑫环境卫生设施配套率、完好率(%)。⑬人均体育场地设施面积(m²/人),指全市范围内体育场、体育馆、社区内专门用于居民体育运动的健身房、健身点、学校体育场地以及社会经营性体育场地面积之和/人口总数。⑭道路完好率(%)。⑮环境清扫保洁率(%)。⑯生活垃圾日产日清率(%)。⑰生活垃圾分类收集率(%)。⑱水冲式公厕覆盖率(%)。⑲燃气使用普及率(%)。⑳残疾人无障碍设施完好率(%)。

四、社会经济测量指标

千年发展目标首先提出要解决贫困和饥饿问题。WHO指出:"当前,无论是城市还是农村,成百万的人民挣扎在极端贫穷和日益恶化的环境之中,这些对人类的健康和福利极为不利。贫穷扼杀了人们的志向和抱负以及对将来美好的憧憬,更限制了人们自我发展的空间。因此促进健康与社会经济发展是政府的中心职责。"测量社会经济的指标有以下几种。

(1) 国内生产总值(gross domestic product,GDP)。是衡量一个国家或地区经济发展水平、发展速度、比例和效益的重要指标,是指一个国家或地区内所有经济部门的劳动者在一定时间内(常为1年)所生产的全部最终产品的总量,是社会全部生产活动的最终成果。GDP以货币为单位,不仅包括物质生产部门提供的产品(货物)价值,也包括非物质生产部门提供的劳务(服务)价值,比较真实地反映了一定时期国内经济发展水平。

(2) 人均居民收入。是反映居民生活水平的重要指标。其中居民收入指一定时期内从国民收入分配、再分配所得归个人所有的货币形式和实物收入,主要包括以下几部分:①居民所得的劳动报酬或劳动收入,包括职工工资、农民所得劳动报酬、个体经营的劳动者的收入及其他劳动收入;②居民从工作单位获得的非工资性其他收入,如差旅补助、生活困难补助、独生子女费、交通费、食品补助等;③从国家财政和集体经济的公益金中得到的收入,如离退休金、抚恤金、救济金、助学金、转业退伍金、五保户生活费等;④其他收入,如利息、红利、租金等财产性收入,赠送等转移性收入,侨汇、出售财物和废品收入等。由于居民的健康水平与其收入水平密切相关,因而该指标是评价健康状况所必不可少的间接健康测量指标。

(3) 恩格尔系数。是指家庭总支出中用于食品的百分比,系数越低,说明生活水平越高。

(4) 人均住房面积(m²/人)、住房成套率(%)及热量摄入量。其既是社会经济指标,又是社会卫生指标,反映居民的基本生活条件。其中住房面积指调查时点居民的实际居住面积。食物摄入也是反映国民基本生活条件的指标,常以热量(焦耳)摄入为单位。

(5) 劳动人口的就业率和失业(待业)率(%)。是综合性的指标,它既可以反映国家经济发展水平和工业化程度,又可以反映劳动人口潜在能力、社会安定程度和生活质量。

(6) 15岁以上成人识字率(%)。是反映国民受教育程度的指标,与其相对应的负指标是文盲率。

(7) 安全饮水普及率(%)。指某地某一时点使用安全饮用水的户数与总户数之比。它是反映居民生活条件的指标。由于是否饮用安全水与消化系统疾病的发生率密切相关,而消化系统感染又是反映居民健康水平及卫生保健工作水平的指标,因而该指标在一定程度上可以间接反映居民的健康状况和卫生保健水平。公式如下:

安全饮水普及率＝使用安全饮用水的户数/总户数×100%

(8) 5岁以下低出生体重率(%)。
(9) 18岁以下儿童经济低于贫困线率(%)。
(10) 按性别所有儿童完成初等和中等教育的百分比(%)。
(11) 15岁以上受教育平均年数。
(12) 25岁以上受教育平均年数。

此外还有：①职工养老保险覆盖率(%)；②职工工伤保险覆盖率(%)；③职工失业保险覆盖率(%)；④老人福利床位数(张/千人口)。

五、卫生服务测量指标

卫生服务不仅仅是指临床服务，还包括预防、保健、临床、康复、计划生育技术和健康教育。卫生工作必须结合社会和经济的发展，再建卫生与社会的纽带。卫生服务的责任在于促进全体人民的健康，而不再仅仅满足于治疗某些疾病。事实上，每天都有无数的人罹患和死于各种可以预防、可以治疗，或者自己遭致的疾病。而且，许许多多的人不能随时享受任何形式的卫生保健。因此，不论城市还是农村，都必须实施"人人享有卫生保健"的策略，降低社会不公平程度是公共卫生工作中压倒一切的目标。因此，在医疗卫生服务中要十分重视给予弱势群体不同程度的关注。政府要制定一系列政策，保证弱势群体的利益不受侵害。

卫生服务指标涉及面比较广，有医疗卫生服务需要量及利用率、卫生资源、医疗卫生费用及医疗卫生服务效果等。其中最主要的是医疗卫生服务需要量及利用率、卫生资源和医疗卫生费用指标。

1. 常用的卫生服务测量指标 主要有：①2周内每千人门(急)诊人数及次数；②1年中每千人口住院次数及住院天数；应就诊而未就诊率(%)及其原因分析；应住院而未去住院的比例及原因分析；免疫接种覆盖率(%)；③4个月内婴儿母乳喂养率(%)；④1岁以内接受全程免疫接种率(%)；⑤妊娠期间破伤风毒素免疫率(%)；⑥育龄妇女家庭计划入户率(%)；⑦孕产妇产前检查率(%)；⑧孕妇培训率(%)；⑨产后访视率(%)；住院接生率(%)；⑩已婚妇女节育率(%)；⑪花在老年保健上的卫生预算百分比(%)；⑫65岁以上老年家庭健康保险率(%)；⑬上门护理率(%)；⑭缺乏医疗保险的人数等。

2. 卫生资源测量指标 主要有：①卫生经费占国民生产总值(gross domestic product, GDP)的百分比；②公共卫生支出(public expenditure on health, PEH)占总卫生经费的百分比；③公共卫生支出占政府财政支出的百分比；④社会健康保险支出(social security expenditure on health, SSEH)占公共卫生支出百分比；⑤卫生服务费用指标，如人均卫生(医疗)费用、每次门诊(住院)费用及卫生费用中由个人承担的比例等；⑥每千人口医生数，指某地调查时点每千人口的医生人数，是反映该地区一定人口中拥有医生水平的指标；⑦每千人口护士数，指某地调查时点每千人口的护士人数，是反映该地区一定人口中拥有护士水平的指标；⑧每千人口药剂师数，指某地调查时点每千人口的药剂师人数，是反映该地区一定人口中拥有药剂师水平的指标；⑨每千人口床位数，指某地调查时点每千人口的床位张数，是反映该地区一定人口中拥有床位水平的指标；⑩每百万人口大型设备台(件)数，指某地调查时点每百万人口的大型设备台(件)数，是反映该地区一定人口中拥有大型设备水平的指标。

六、健康知识、态度、信念和实践指标

健康知识、态度、信念和实践指标（knowledge，attitude，belief and practice，KABP）包括与健康相关的知识、态度、信念、个人技能和自我效能等。健康教育的目标是改变不健康的行为，知识是改变行为的基础，信念是改变行为的动力。因此，"知、信、行"的改变是健康促进项目评估的重要内容。由于"知、信、行"信息是来自调查对象的自述，受调查对象是否愿意讲真话，及调查者的语言"暗示"、"诱导"都会影响信息的可靠性和准确性。因此要十分重视问卷的设计、调查员的培训并尽可能结合现场察看。

提高公众和领导的健康意识是十分重要的，因此了解领导层的 KABP 尤为重要。要求所得到的信息尽可能全面、具体，如艾滋病的传播途径有性传播、医源性传播和母婴垂直传播都要分别询问，还要了解是否知道生活接触和蚊虫叮咬不会传播。通过分析可以更深入地了解人群对传播途径理解的深度。知识的知晓率、态度、信念、行为的发生率通常用百分比表示。

行为发展是健康的重要标志。健康行为对健康有明显影响，但产生的结果比较缓慢。某些不良健康行为、生活方式（如平衡膳食、体育锻炼、吸烟、饮酒、吸毒、性乱交等）可直接影响居民的健康，甚至造成严重的社会问题。常用的健康行为指标有：

(1) 吸烟率＝吸烟人数/调查 18 岁以上人数×100%；
(2) 人均烟草消耗量＝烟草消耗总量/总人口数；
(3) 饮酒率＝饮酒人数/调查人数×100%；
(4) 人均乙醇消耗量＝乙醇消耗总量/总人口数；
(5) 未婚少女怀孕率＝少女怀孕数/18 岁以下少女数×100%。

七、健康状况测量指标

健康状况是衡量卫生服务效果的主要依据，同时也客观地反映卫生服务的需要量，为政府部门提供卫生服务的决策。健康状况可以用生理健康指标、疾病指标（发病率、罹患率、感染率）、死亡指标（死亡率、可避免的死亡率的下降、前 4 位死因、婴儿死亡率等）、营养状况指标（贫血患病率）和残疾率进行分析。

(一) 生长发育指标

生长发育指标又分为体格发育指标和心理发育指标两类，主要用于评价少年儿童群体健康状况，也可用于衡量一般居民健康状况。生长发育指标又可从形态和功能两方面来评价。形态发育指标常用身高、体重、坐高、胸围表示；功能发育指标常用肺活量、肌力表示。心理发育指标因操作烦琐，结果不够准确，仅用于个体评价，而不作为群体健康状况的评价指标。由于功能发育与形态发育密切相关，常用身高、体重两项代表生长发育水平，具体评价方法如下。

1. 身高 指人体直立时（小儿仰卧时）的净高度。它是评价身体发育的基础指标，也是身体生长长度的主要指标之一。该项指标在青少年中主要用来评价身体的增长速度以及整体的发育状况，而在成年人中该指标是综合评价健康状况的一项主要参数。由于身高发育在 2 岁以内发展很快，2～11 岁左右渐趋于每年增长 5 cm 左右。男性 13～15 岁、女性 10～13 岁时出现增长加速，而后增长速度迅速下降。女性 15 岁、男性 18 岁左右渐趋于零增长。身高的正常值一般是在大范围人群调查的基础上确定的，通常采用离差评价法进行描述。如以同年龄组的群体身高值的均数为基准，在此基础上增、减若干倍的标准差值，形成不同的等级离差，并以此作为个体身高评价的标准。

2. 体重   指人体的净重量。不同年龄的体重能反映个体的发育及营养状况,也可用于群体营养状况的研究。处于不同年龄阶段的人,其体重通常有一个理想范围。然而,这一真正理想范围的获得通常较为困难。我国正常男性平均体重为 65 kg,女性为 55 kg,体重过重与许多疾病有联系。随着人们审美观的发展,对体格发育有了新的认识,提出了关于标准体重及理想体重和超重等概念,并形成了相应的计算公式如下:

$$男性标准体重(kg)=身高(cm)-105$$

$$女性标准体重(kg)=身高(cm)-100$$

$$男性理想体重(kg)=身高(cm)-105-(身高-152)\times 2/5$$

$$女性理想体重(kg)=身高(cm)-100-(身高-152)\times 2/5$$

超重的定义为:超过标准体重 10% 为偏重,超过 20% 为肥胖。评价标准:以标准体重加减 10% 为正常体重范围。实际体重不足或超出此正常范围者即为消瘦或超重。小于标准体重 10%~20% 为轻度营养不良,小于 20%~40% 为中度营养不良,小于 40% 为严重营养不良;大于 10%~20% 为超重,大于 20% 为肥胖。另外,还有学者提出体格指数,如体重(kg)/身高(cm),表示每 1 cm 身高占有多少重量,以衡量一个人的体格状况。

近年来,在群体医学研究中普遍采用了体质指数(body mass index,BMI)作为评价体重的指标。其计算公式如下:

$$体质指数(BMI)=体重(kg)/身高(m)^2$$

采用体质指数评价体重,使得不同身高的人群可以采用同一衡量标准来评价体重,因而,使群体研究中大样本数据的处理更加方便。

3. 新生儿低体重发生率   一般以出生体重小于 2 500 g 为低出生体重。低出生体重发生率表示每 100 名活产数中体重不足 2 500 g 的婴儿所占的百分比。其计算公式如下:

$$新生儿低体重发生率=某年出生中体重小于 2\,500\,g 婴儿数/同年活产数\times 100\%$$

(二)疾病指标

1. 发病率(incidence rate)   表示在一定时期内,某一特定人群中新发生某病病例的频率。

$$发病率=\frac{某年(期)内新发某病病例数}{同年(期)暴露人口数}\times K$$

常用时期是 1 年,K 可用 100%、1 000‰、10 000/万或 100 000/10 万表示。

发病率是一项重要的人群健康状况指标,常用来描述疾病的分布、病因研究以及评价卫生服务和预防措施的效果。这种指标是政府和卫生行政部门分析居民健康状况的常规内容。对一个人口经常变动的地区,分母用暴露人口最为合适。

2. 罹患率(attack rate)   罹患率是特殊情况下发病率的一种计算方式。通常用来表示有明确暴露史的人口中急性感染的发病率。

$$罹患率=\frac{观察期间新发病例数}{同期暴露人口数}\times 1\,000‰$$

罹患率通常用于一次疾病的流行或暴发的调查,观察期间可用日、周和月。分母以明确的暴露人口来计算,常用于急性病的暴发调查,如食物中毒等突发事件。

3. 患病率(prevalence rate)   患病率指在某规定时间内某一人群中某病的新、旧病例数所占的比例。慢性病通常使用"患病率"而不用"发病率",因为慢性病病人的发病时间比较难确定。患病率包括时点患病率和期间患病率。

(1) 时点患病率,又称患病率或现患率,指在调查时点(检查时点)上,一定人群中某病现患病例的频率。

$$时点患病率=\frac{观察时点内某病的新旧病例数}{同期平均人口数}\times K$$

式中,K 可选用 100%、1 000‰或 100 000/10 万等。

(2) 期间患病率,指在观察期间,一定人群中存在的新病例和老病例,即"现患病例"数。"现患病例"是指在观察期间以前就已作出诊断,但未愈而转入观察期间的病例。

$$期间患病率=\frac{观察期间新旧病例数}{同期平均人口数}\times K$$

式中,K 可选用 100%、1 000‰或 100 000/10 万等。适用于描述病程长的慢性疾病,如心血管疾病和肿瘤等。

患病率的高低取决于疾病的发病率和病程,三者的关系如下:

$$患病率=发病率\times病程$$

如果一种疾病的发病率很低,但病程很长,则患病率可能较发病率相对高;相反,如果一种疾病的病程很短,发病后迅速痊愈或死亡,则横断面调查的患病率会很低。

(三) 死亡率指标

1. 死亡率(mortality rate) 反映人群死亡水平,指的是在一定期间内总死亡人数与该人群同期平均人口数之比。

$$死亡率=\frac{某人群某年总死亡人数}{该人群同年平均人口总数}\times 1\,000‰$$

它是人群死亡水平的总的度量,在一定程度上可反映人群健康状况的重大变化。死亡率的高低不仅与居民健康状况有关,还受到人口性别、年龄构成的影响。

2. 围生期死亡率(perinatal mortality rate,PMR) 是指妊娠 28 周至出生后 7 天内死亡的新生儿比例。

$$围生期死亡率=\frac{(妊娠 28 周或以上胎儿死亡数+7 天内新生儿死亡数)}{(同年活产数+妊娠 28 周或以上胎儿死亡数)}\times 1\,000‰$$

围生期死亡率是评价围生期保健工作质量的主要指标。围生期主要死因有先天畸形、早产和母亲妊娠并发症等。因此,在围生期内对孕妇、胎儿和新生儿进行一系列保健工作,尽早检出遗传性疾病和先天性畸形胎儿,防治母亲各种疾病及并发症,加强出生后 1 周内新生儿护理等均可降低围生期死亡率。

3. 新生儿死亡率(neonatal mortality rate,NMR) 出生后 4 周内死亡称为新生儿死亡。

$$新生儿死亡率=\frac{出生后 4 周内新生儿死亡数}{同年活产婴儿数}\times 1\,000‰$$

新生儿死亡与早产、先天畸形、出生时损伤及临产时的各种因素有关。

4. 婴儿死亡率(infant mortality rate,IMR) 婴儿死亡率是指某年每千名 1 岁内活产婴儿的死亡数。

$$婴儿死亡率=\frac{某年某地区1岁以下婴儿死亡数}{同年该地区活产婴儿数}\times 1\,000‰$$

婴儿死亡率是一项重要的指标,它不仅反映医疗卫生条件和婴儿健康状况,而且还反映整个居民健康水平以及营养状况等。因此,许多国家以婴儿死亡率作为衡量妇幼保健、公共卫生状况和社会经济发展水平的指标。

5. 5岁以下儿童死亡率(under 5 mortality rate,U5MR) 是联合国儿童基金会用来衡量健康水平和变化的重要指标,既反映婴儿死亡率,又注意到较大儿童的死亡率。5岁以下儿童的死亡率及其下降率与国民生产总值增长率共同使用,就可表示一个国家或地区在某一时期内,不断满足人民最基本需要的进展情况。

$$5岁以下儿童死亡率=\frac{某年5岁以下儿童死亡数}{同年5岁以下儿童人数}\times 1\,000‰$$

6. 孕产妇死亡率(maternal mortality rate,MMR) 指怀孕至分娩后42 d的孕产妇的死亡率。它不包括与怀孕分娩无关的意外原因的死亡。

$$孕产妇死亡率=\frac{年内孕产妇死亡总人数}{年内活产数}\times 100\,000/10万$$

孕产妇死亡率的分母应包括所有妊娠妇女数,但由于活产孕妇数登记远较死胎孕妇数完整,故习惯上仅用活产数表示。

孕产妇死亡率不仅反映产科保健质量,也反映一般经济发展情况,与社区经济、文化发展状况、对产妇的医疗照顾水平及产妇健康状况等有关。解放后,中国大力推广新法接生,普及产前检查,使孕产妇死亡率显著下降。

7. 病死率(fatality rate) 表示一定时间内,患某病的病人中因该病而死亡的比例。

$$病死率=\frac{一定时间内因某病死亡人数}{同期确诊的该病病人总数}\times 100\%$$

病死率反映疾病的严重程度,同时受医疗水平的影响。由于病人总数难以得到,通常所说的病死率主要是医院统计资料,严格说是住院病人的病死率。

(四)营养摄入情况(标准)

除生长发育指标外,通过评价一个人每日摄入的营养素的总量及各种不同成分的量也是评价健康状况的经典方法。

八、生殖健康与计划生育测量指标

生殖健康与计划生育是我国的国策,男性与女性的性健康和生殖健康关系到民族的素质。应利用妇女的技能和知识,为提高生殖健康提供更坚实的基础。妇女在维护个人、家庭以及社区的健康方面发挥着巨大的作用,尤其是在性健康和生殖健康方面。因此维护妇女健康及其在健康促进方面的作用是十分重要的。评估生殖健康和计划生育常用指标有:①总生育率(1/1 000 育龄妇女);②儿童死亡率(1~4岁,1/1 000 人);③低出生体重率(%);④5岁以下儿童低体重率(%);⑤母亲死亡比(1/100 000 活产数);⑥围生期保健覆盖率(%);⑦生殖健康和预防获得性免疫缺陷综合征(艾滋病)知识知晓率(%);⑧妊娠妇女血清梅毒阳性率(%);⑨妊娠妇女 HIV 感染率(%);⑩贫血妇女流行率(%);⑪因流产住妇产科医院率(%);⑫妇女不育率(%);⑬避孕节育知情选择率(%);⑭专业接生率(%);⑮住院分娩率(%);⑯流产比(1/1 000 活产数);⑰孩子的出生时间和间隔适当的家庭百分比(%);⑱少女妊娠率(%);⑲离婚率(%)。

九、心理社会学测量指标

随着生活节奏的加快、竞争的加剧和人际关系的紧张,不可避免地造成心理上的紧张或障碍。当一些因素的刺激强度过大或作用过久,会使人体心理功能失去平衡,引起抑郁和焦虑等情绪反应,进而可发展为某些身心疾病及精神性疾病。而某些疾病或意外创伤又会影响人们的身心健康,使之产生一系列心理问题。抑郁和焦虑会明显地影响病人的舒适感,影响病人判断和对治疗的依从性,降低了病人的生活质量。一些研究还表明,抑郁是最常见的与免疫异常和免疫疾病有联系的一种心理状态,会导致抗体生成下降,淋巴细胞增殖反应受到抑制,NK 细胞活性下降等,是影响各种疾病临床过程和恢复的重要因素。因此,对心理社会学的测量成为健康测量的重要内容之一。目前常用于测量社会心理学的指标有:①自杀率(%);②他杀率(%);③老年人自杀发生率(%);④老年人严重抑郁症发生率(%);⑤老年人痴呆发生率(%);⑥居民对生活现状满意率(%);⑦居民对未来的信心支持率(%)。

十、伤害与安全测量指标

贫困和不平等是以暴力为主要形式的心理不平衡现象的根源。创造健康和安全的环境是健康促进的重要任务,但要考虑其与心理、社会环境的密切关系。健康促进和健康保护活动十分重要,例如改善工作条件,特别是小企业和农业。通过职业卫生和安全措施以及工作场所的健康促进,必将减少工作相关的伤害。主要指标有:①工作相关的伤害率(%);②因工伤致残者的百分比(%);③其他伤害率(%);④非正常(意外)死亡率(%);⑤车祸死亡率(%);⑥暴力伤害死亡率(1/10 000);⑦火灾死亡率(1/10 000);⑧家庭暴力(1/1 000 户);⑨安全带使用率(%);⑩入户盗窃率(1/1 000 户);⑪居民安全感的感受率(%)。

第三节 生活质量评价

生活质量评价是更科学地评估人群的健康状况的方法。它不仅涉及人们的生命质量,而且更加关心人们的生活质量;它不仅考虑客观的生理指标,而且更加强调病人的主观感受和功能状况;它不仅用于指导临床、康复治疗,更为卫生部门提供决策依据。

一、生活质量评价的内容

生活质量评价涉及两个方面的内容:一是生活质量的确定因素(自变量),这些因素与个人的生活条件和境遇相联系,包括医疗保健、健康行为、卫生知识和态度、卫生服务利用、社会关系、工作条件等因素以及经济、教育和人口等可对生活质量产生影响的因素;二是生活质量的变化因素(因变量),包括对处于疾病状态下的人的健康状态即生理、心理及社会功能状态、主观满意度和疾病特性的具体描述。

1. 生理状态 反映个人体能和活力的状态,通常包括活动受限、社会角色功能受限和体力适度性等 3 个方面的内容。

（1）活动受限。通常用3项指标来衡量：①躯体活动受限，如屈体、弯腰、行走困难等；②迁移受限，如卧床或不能驱车或不能利用公共交通工具等；③自我照顾能力下降，如不能自行梳洗、穿衣和进食等。

（2）一般社会角色功能受限。人的社会角色表现为担当一定的社会身份，承诺相应的社会义务并执行相应的社会功能。角色功能测定可作为健康状态测定的指标之一。角色功能受限不仅能反映病人的生理状态，而且还要受心理状态和社会生活状态的影响，因此它是反映个人生活质量的一个综合性指标。

（3）体力适度性。主要指个人在常态活动中所表现出的疲劳感、无力感和虚弱感。体力适度是一个相对概念，不同的社会角色在其常态活动中所支付的体力是不同的，因而其所表现出的体力适度性也是不同的。对于重体力劳动病人来说，疲劳和虚弱常是他们社会角色功能受限的重要原因。

2. 心理状态　心理变化主要是指情绪和意识的变化。因此对情绪反应的测定和认知功能的测定，构成了生活质量的重要组成成分。

（1）情绪反应。负性情绪反应主要有恐惧、忧虑、压抑等心理症状。情绪反应常常是生活质量测量中最敏感的部分。这是因为它不仅受生理状态的影响，也受社会功能状态的变化的影响。

（2）认知功能。包括机智、思维，注意力和记忆力等。认知功能在生活质量测量中不总是一个敏感的指标，这是因为认知功能障碍常常发生于特定的疾病或特定的疾病阶段，但它仍是生活质量评价的不可缺少的内容。

3. 社会功能状态　人所具有的社会功能除了角色功能外，还包括社会交往功能。社会交往是人的一种基本需要。有无能力实施社交活动是衡量一个人能否达成正常生活的标准之一。许多疾病和治疗都会给病人的社交活动造成主观上或客观上的困难。

根据社会交往的范围和深度，可将其分为3个不同的层次：①社会整合，即指个人属于社会组织成员并以其成员身份参与社会活动；②社会接触，即指一般性的人际交往和社区参与，如亲友交往和参加集体活动等；③亲密关系，即指个人关系网中最具亲密感和信任感的关系，如夫妻关系。

二、生活质量评价的工具

常用的测定工具有如下几种。

1. 疾病影响量表（sickness impact profile，SIP）　是由 M Bergner 建立的一个包括136个条目的量表，它包括12类问题。其中有3类归为生理方面，4类归为心理方面，其余5类各自代表独立的内容。主要用于测量在疾病和治疗影响下的行为改变和角色功能表现。它假定在任何疾病状态下，病人都会有相似的行为变化。这些行为可能是生理性的，也可能是心理性和社会性的。因此，它适宜于测定任何疾病病人的健康状态。

2. Nottingham 健康量表（Nottingham health profile，NHP）　是由 J McEwen 于1970年在 Nottingham 市建立的一个量表。该量表由健康问题和个人生活问题两部分组成：第1部分包括38个条目，可归纳为6个方面，即睡眠、生活活动、精力、疼痛、情绪反应和社会孤独感；第2部分包括7个方面的陈述，如就业问题、操持家务、社会生活、家庭生活、性生活、爱好和兴趣以及度假等。Nottingham 健康量表设计的目的是评价个人对卫生保健的需要和保健的效果，并可作为人群健康状态的评价指标。评价的对象是全体人群包括健康人和病人,量表的内容更接近正常人所面临的问题。

3. Well Being 质量量表(quality of well being scale,QWB) 是由 RM Kaplan 等建立的。量表包括两个部分:①有关病人日常生活活动方面的内容,包括移动、生理活动和社会活动 3 个方面,每个方面下设 3~5 个分级陈述;②对 21 个症状及健康问题的描述。这些症状和问题几乎包括了所有的疾病可能出现的问题。Well Being 质量量表以指标定义清楚和权重合理而闻名,因此常用该量表来计算。

4. WHO 生命质量量表简表(WHOQOL-BREF) 是 WHO 在 WHOQOL-100 的基础上研制的,属于普适性量表。该量表是在世界卫生组织的统一领导下,由 15 个国家和地区的研究中心共同研制而成的,它不仅具有较好的信度和效度,被广泛应用在不同的文化背景下测定生命质量。目前我国内地及台湾地区均发展了中文版本的量表,且在一般人群的生命质量评价上,具有较好的一致性。

5. 欧洲五维生命质量量表(EQ5D) 是由欧洲生命质量项目组研制的一个非特异性健康相关生命质量量表,最初的研究成员来自英国、芬兰、荷兰、挪威和瑞典等 7 个欧洲国家,研究者们通过激烈讨论和实验,共同开发了欧洲五维度健康量表(EQ5D)。最初,EQ5D 只在荷兰、英国、芬兰、挪威和瑞典使用,现在该量表已在全世界的大多数国家中使用,并且量表的翻译是在研究组的密切监控下完成的。目前成员包括了意大利、西班牙、比利时、丹麦、美国、德国、南非、加拿大、新加坡、希腊等。

三、生活质量评价的应用

健康寿命年即健康调整生命年(health adjusted life years,HALYs)。健康寿命年是一个综合反映人群生活质量和生存数量的指标,国外常以此作为卫生投资的效益指标。在传统的寿命计算方法中,有一个极不合理的地方,就是把健康人的生存时间和病人的生存时间等质看待。长期带病生存的病人的生存状态是不完善的,应该从他的生存时间中扣除不完善部分,由此获得的生存时间才能和健康人处于等质状态。生活质量评价提供了衡量生存时间质量的内容。

计算健康寿命年,需要经过精确量化的测定量表。目前国外常用的量表是 QWB 和 Rosser 评价模型。在计算过程中,生活质量得分充当一种权重值,因此需将整数分值转换为小数分值。例如,某状态的满分为 10 分,病人得 5 分,此时病人的该状态的权重值为 0.5。假定某人群的平均寿命是 71.6 岁,其中健康生活 65.2 岁;非卧床活动受限(生命质量权重值为 0.59)4.5 年;卧床功能丧失(生命质量权重值 0.34)1.9 年,计算其健康寿命为 68.5 年,即这一人群因功能丧失使人均健康寿命损失 3.1 年。如果这一人群有 1 000 人,则总的健康寿命损失量为 3 100 年。

第四节 健康促进测量指标的选择原则

目前,可用于健康促进测量的指标很多,在具体应用时,不可能也没有必要把所有的指标全部选入,多采用多种不同指标组合形式。如何选用才最合理?一般认为,可根据评价目的选择少数重要的、能说明主要问题的指标,而不是越多越好。同时还应考虑到指标的测量方法应精确度高。在实际工作中,还要考虑指标的科学性、可靠性、敏感性、特异性,以及指标的实用价值和测量所需要的人力物力等,以便推广,并能将结果进行比较和评价。

现归纳以下几条基本原则,以供选择合理指标实际应用时参考。

一、目的性原则

目的性原则就是要求在选择健康测量指标时,要求所选指标的应用范围、测量内容和测量时间与所要描述的健康状况相对应。虽然选择指标是为了描述健康状况,但应针对具体问题选用相应的健康测量指标。首先,要求范围对应。描述个人健康状况选与个人有关的指标(如生长发育、情绪、智力、人际关系等);描述家庭健康状况选与家庭有关的指标(如家庭关系、家庭人口、经济、结构等);描述单位、地区或国家健康状况时选用群体指标(如人口数、出生率、死亡率、期望寿命、安全用水普及率、成人识字率等)。其次,要求内容相应,描述躯体健康,选择躯体指标;描述心理健康选择心理指标。这里值得指出的是,在个体还比较容易区分生理、心理和社会方面的内容,到家庭和大群体层次时就比较困难了。一般多综合性评价或选几项指标评价,不严格按生理、心理,社会等来分类。再者,要求时间对应。横断面研究选择相同时点指标进行分析;纵向(趋势、动态)研究则选择历史指标进行比较分析。

二、可行性原则

可行性原则是指在选择健康测量指标时,应尽可能考虑其可行性。如许多直接指标很好,如慢性病发病率、个人智力、社会能力等,但很难获得。相反,许多间接指标如社会经济发展等,比较容易获得。在实际工作中就应适当选取慢性病死亡率或社会经济发展等一些间接指标。

三、公认性原则

公认性原则是指在选择健康测量指标时,虽然对选用某些指标道不出详细的机制,但有权威的机构或专家经常选用,事实上已为大家所公认。从理论上说,这似乎不够科学,但实质上这些指标是综合人类直觉的"类经典"信息,具有一定科学价值。如目前在地区、国家乃至世界范围内描述健康状态时几乎都是使用这几项指标:①出生时期望寿命(岁);②出生率(‰);③死亡率(‰);④人口增长率(‰);⑤孕产妇死亡率(1/10万);⑥婴儿死亡率(‰);⑦5岁以下儿童死亡率(‰);⑧成人识字率(%);⑨安全用水普及率(%);⑩寿命损失率(岁/人)。

【案例】 全球性健康促进的指标和分类(表9-1)

表9-1 全球性健康促进的指标与分类

分 类	指 标
提供卫生保健的指标	有效性、可得性、经济与文化的可得性、服务的利用率、服务质量
初级卫生保健覆盖率	有关健康信息与教育覆盖率、食品与营养的提供、饮水与卫生、母婴健康、免疫、地方病的预防与控制、常见病与伤害、基本药物的提供、其他推荐体系的覆盖
基本健康状况指标	营养状况与社会心理发展、婴儿死亡率、儿童死亡率、5岁以下儿童死亡率、期望寿命、母亲死亡率
其他健康状况指标	特定疾病死亡率、特定疾病发病率、特定疾病致残率、社会与精神健康

资料来源:World Health Organization. Development of indicators for monitoring progress towards health for all by the year 2000,1981

目前,有人提出,在衡量健康状态时还应注意选用正向指标,如人群中无病者所占比例、健全者所占比例等,这反映了医学发展的又一种新的指向。

四、系统性原则

系统性原则是指在考虑选用指标时,特别在对一个地区、国家的健康状况进行研究时,指标的选择一定要有系统性。要考虑到用生物-心理-社会医学模式来衡量各个侧面,不能只见树木,不见森林,要系统综合评价。如单凭生长发育和经济收入,资本主义国家健康水平当然较高,但如果综合社会问题,心理、精神疾病问题综合评价,情况则未必尽然。

五、发展性原则

发展性原则主要指在选择健康测量指标时,应结合科学发展的需要。由于科学的发展,不断揭示生命活动的本质,人们对健康的认识不断深入,随之各类健康测量指标也会不断发展。一些旧的指标会被新的指标所淘汰,旧的标准被新的标准替换,这是一种必然规律。在实际工作中要善于发现、发展、丰富和完善健康测量指标。如对死亡率的校正,近来提出的寿命损失率等,都标志着人们对健康认识的深化。

六、科学性原则

科学性原则是指在选择健康测量指标时应坚持所选指标必须具有科学性。科学性包括客观性、特异性、灵敏性、准确性、稳定性和重现性等。科学性原则主要表现在选用指标时应注意以下几点。

1. 客观性 客观比主观好,因为主观就易产生偏倚,就会导致错误的结论,如高血压病人主观感觉不如量其血压准确;问心脏病人是否感到心悸,不如做心电图准确。

在观察病人时切忌受下列因素的影响:病人对药物的印象、对医生的威望、语言的诱导和暗示,医生的主观偏向性等,故提倡双盲试验(即病人及医生都不知用何种药物)。

2. 特异性和灵敏性 特异性是某种疾病专一的、特有的指标只反映某特定情况的变化。例如婴儿死亡率是儿童健康水平的一项敏感指标,且是有效而可靠的指标。然而,它对任何具体的卫生措施却没有特异性,因为婴儿死亡率下降,可归因于大量的社会经济、卫生事业发展的相关因素,却很少归于具体哪一项卫生行动。如检出病原体、抗原抗体相结合的免疫反应(较高滴度)、用内镜找到病变、组织切片看到异常变化、找到癌症细胞都属特异性。灵敏性是指指标对有关情况和现象变化能敏感地反映出来,如病情稍有变化就能反映出来的。灵敏性既要考虑寻找灵敏的指标,还要考虑灵敏的方法和灵敏的仪器(高分辨率、高精度的仪器),如冠心病病人安静时,心电图可以无改变,运动试验后就可能出现变化;又如隐性糖尿病病人空腹血糖可以正常,但给予糖负荷后,糖耐量曲线可能就不正常。测定某种重金属物质在人体的分布,一般仪器测量不出,用原子吸收分光光度计便可测出。为了研究细胞结构的变化,用电镜能大大提高灵敏度。

3. 合理性和科学性 只有合理和科学,指标才有用。如观察针刺补泻手法,其观察指标是采用病人的主观感觉好(烧山火——温热感;透天凉——发冷感),还是客观指标好呢?自然是客观的较好,客观指标测定血糖变化好呢,还是测血管变化(容积变化)好呢? 当然测血管容积变化较为合理,有科学性。又如研究中医阴虚证的机制,推想阳虚火旺,交感神经功能亢进,因此以尿中儿茶酚胺量作为观察指标,这是合理并具有科学性的。

4. 稳定性和重现性 稳定性是指指标的观测值的变异程度,变异程度小就是稳定性高,灵敏度与稳定性是矛盾的统一,心率灵敏度高而稳定性差,体温灵敏性差而稳定性高。稳定性高往往重现性高,重现性高才有实用价值。

影响稳定性的因素有很多,如仪器、操作技术、责任心、受试者的心理活动、实验环境条件的变化等,控制系统误差可以提高稳定性。

5. 准确性和精密性 准确性(或准确度)是指观察指标(观察值)与真值的差异程度,主要受系统误差影响。如打靶,每发子弹(相当于观察值)与靶心(相当于真值)的差距大、距靶心远就是准确性差,即"不准"。手表上所表示的时间与实际的时间,也是观察值与真值之间的关系,如差距大,就是准确性差。做生长发育调查如果身高计,体重计不经校正,所测的结果与真实值有差距,这就是准确性差。

精密性(精密度)是指观察值的可重复性的大小,如打靶密集于某一点可谓精密度高,弹点分散则称为精度低。用体温计测皮肤温度误差 0.1℃可谓精密度高。但体温计未经校正与真正温度相差 1.5℃可谓准确性差。1/1 万的天平精密度高,但未经校正称得不准叫精密度高准确度低。因此,选用的指标最好准确度高,精密度也高。

思考题

1. 简述健康促进测量指标的分类及作用。
2. 健康状况综合性指标体系包括哪几方面指标?
3. 反映生活质量的主要指标有哪几项?

(黄敬亨　程茂金)

第十章 健康促进规划设计

当前,卫生工作面临严峻的挑战主要是城市化的快速发展;老年人口的迅速增加;慢性非传染性疾病的快速增长;环境的急剧恶化;同时,某些旧的传染病死灰复燃,新的病种又时常出现。应对这样的挑战的策略,必须是以人为本、以健康为中心,从社会、经济、环境全方位解决健康问题,重要的方法就是以健康促进创造健康的人群、健康的社会、健康的环境。

健康促进是一项复杂的系统工程,其作用涉及目标人群的生命准备、生命保护和晚年生命质量的各个阶段;其内容涵盖健康促进,预防疾病,控制影响健康的各种危险因素,以及政策和组织机构等众多领域。因此,每项健康促进与教育的活动无论周期长短都必须有科学的、周密的规划设计。

任何一项健康促进规划均由设计、实施和评价3个部分组成,三者之间是相互制约、密不可分的整体。规划设计的目的是针对项目需求,合理调动和使用资源,寻求解决问题的最佳途径,并为项目的执行与评价提供量化指标。项目设计的另一目的是提高项目地区的人群接受项目的程度,影响相关领导对项目经费预算和资源分配的决策,并为相关领导提供对项目进行控制和干预的机会,从而增加他们的参与程度,获得他们对项目的重视和支持。总之,项目规划设计的目的是为项目的成功做出有效的决策和为项目争取支持。

第一节 规划设计的意义

第54届世界卫生大会提出"进一步支持发展以证据为基础的健康促进活动,把健康促进列为世界卫生组织的最优先重点之一"。第6届国际健康促进大会承诺"健康促进作为全球的发展中心,健康促进作为各级政府的核心职责;健康促进作为社区和社会团体的中心工作"。因此,其意义重要,我们必须十分重视。健康促进规划的设计、执行和评价,就是为健康促进活动提供科学"证据"。目前,在医学科学管理工作中,特别强调"循证管理"。《雅加达宣言》指出:"世界各地的研究和个案调查提供了信服的证据:健康促进是有效的。"现将健康促进规划设计的意义阐述如下。

1. 规划是科学管理 健康促进活动面对着众多的健康问题和有限的人力、物力、财力矛盾,如何根据社会需要和主客观条件选择优先项目,并从一系列可行的策略和措施中作出最优选择,把有限的资源应用在刀刃上,这是健康促进的最主要、最基本的职能。制订健康促进规划可避免年复一年地做同样的一件事,以利于克服工作中的盲目性。

2. 规划是行动指南 健康促进是有规划、有组织、有系统的教育与社会活动,有着明确的近期和远期目标。规划就是实现目标的行动纲领。没有规划的工作不仅不能很好地完成预期的任务,也难免产生差错,造成人力、物力不必要的损失,所以一定要按规划行事。

3. 规划是协调纲领 健康促进活动往往涉及多部门、多学科、多渠道,由不同的专业、工种和人员分头作业共同完成。规划就是把这些单位、个人形成一个组织,让每一个成员都知道自己的职责、工作进度。规划以书面形式使各方面的人员都能参照执行,各司其职。不难想象如果没有一个共同执行并遵守的规划和统一安排的进度,是不可能顺利地达到预期的目的。

4. 规划是评价标尺 规划工作是评价效果、检查工作的标尺,也是提高各级行政和专业人员的自觉性、开展学术研究、改善信息系统的客观依据。规划与评价为进一步提供现有方案中哪些是好的,需要进一步执行;哪些是不理想的,需要修订。在健康促进与教育活动进行过程中需要检查、监测与评价各个活动的成功与否。规划与评价的各个方面是相互依存的,对规划的评价理解得越深,就越容易实现规划目标,在执行过程中越少麻烦。没有规划设计也就无从测定并评价其效果。规划目标为评价提供依据。

第二节 规划设计的原则

一、目标原则

规划设计必须自始至终坚持以正确的目标为指向,使规划活动紧紧围绕目标开展,以保证规划目标的实现,健康教育与健康促进规划应有明确的总体目标(或称远期目标)。这是指在执行某项健康促进规划后预期应达到理想的影响和效果。同时,要有切实可行的具体目标(或称近期目标)。这是为实现总目标所要达到的具体结果,要求是明确的、具体的、可操作的、可测量的指标。这样才能体现规划的整体性和特殊性,才能保证以最小的投入取得最大的成功。

二、整体性原则

在制订规划时,必须明确健康促进是以人为本,以健康为中心,从社会、经济、环境全方位解决健康问题,因此必须充分考虑整体性的概念,而不能把规划的内容限定在卫生部门的领域内。健康促进规划应立足于社会大卫生的理念。

三、前瞻性原则

一切规划都是面向未来的,要预测未来、把握未来。规划的制订和执行要考虑长远的发展和要求。前瞻性目标要体现一定的先进性,如果目标要求过低,将失去规划的激励功能。同时,还要考虑到可持续发展的问题。

四、灵活性原则

在制订规划时要尽可能预计到在实施过程中可能发生的变故,要留有余地并预先制订应变对策,以确保规划的顺利实施。但不能因为灵活性原则,而随意更改规划,只有经过评价与反馈,有修改规划的指征,认为确有修改的必要时才能由制订者进行。

五、可行性原则

遵循一切从实际出发的原则,一要借鉴历史的经验与教训,二要做周密细致的调查研究,因地制宜地提出规划要求。同时,要清晰地掌握目标人群的健康问题、知识水平、思想观念、经济状况、风俗民情等一系列客观资料,实行分类指导,提出真正符合具体实际,有可行性的活动规划,即在限定的条件下是可行的。在一定的时间内,有必需的人力资源、经济、立法和社会政策的支持和有能力去建设伙伴关系和联盟。

六、参与性原则

鼓励社区干部和群众积极参与项目的制订及项目的各项工作。要求社区群众早期参与社区需求分析,只有把规划的目标和目标人群所关心的问题紧密结合起来,才能吸引群众参与,得到群众支持,并收到预期效果。参与是规划成功的保证。

七、成功的原则

《墨西哥部长宣言》指出"我们承诺,促进健康和社会发展是政府的核心义务和职责,并由社会其他所有部门共同分担。我们认识到,加强社会各阶层、各部门之间协作,从社会、经济、环境全方位解决卫生问题,已迫在眉睫。在地方、地区、国家和国际的卫生政策项目中,把健康促进应摆在重要位置"。为了保证项目规划的成功,规划必须有明确的目的和目标并得到有关领导的承诺,参与的各方都要有明确的任务和他们的责任;工作机制应透明;制订的策略应该是综合性的;规划实施过程应该包括监督与评价,各项指标应该是可测量的;有权威性的项目负责人或协调人。

【案例一】 获得性免疫缺陷综合征(艾滋病)防控项目规划

投　　入 → 政府提供规划和经费 → 艾滋病项目规划
↓
组织措施 → 多部门合作 → 政府各部门、非政府组织等
↓
干预措施 → 教育与行为干预 → 教育、咨询、媒介、提供安全套、一次性注射器、免费检测、替代治疗、保密
↓
环境措施 → 教育策略 → 个人:自尊、动机、社会经济
　　　　　　　　　　　社会:行为规范、文化价值
　　　　　　　　　　　组织:服务、信息、立法
↓
中期目标 → 规划目标 → 熟悉HIV传播、减少社会歧视、支持社会规范、提供技能
↓
远期目标 → 战略目标 → 消除HIV传播,降低HIV感染,减少HIV对个人、家庭、社会的影响

第三节　基　线　调　查

基线调查是任何一个项目所必须进行的最基础工作,没有基线调查就不可能实施科学的规划设计,也不可能为项目效果提供科学"证据"。因此,实地调查是最基础的、最重要的

一项技能。基线调查的步骤如下。

一、研究项目的确定和调查方案的制订

首先调查者必须明确项目的目标,调查的对象、内容、方法等都是服务于这个目标。当确定项目规划后,就要制订研究方案。一般来说,研究方案应包括以下要素:调查对象、抽样方法、测量方式、问卷设计,以及后续进行的归类和统计分析。

二、抽样设计

基线调查通常不需要(也不可能)进行普查,因此抽样调查是最常用的方法。抽样是指从目标人群(总体)中抽取一部分"样本",由此取得与目标人群较为接近的结果。这是一种既省时、省力又具有科学性的方法。

随机抽样即严格按照随机原则进行抽样。总体中每个成员都有被选作样本的同等机会,也就是概率相等。"随机"不是"随便",随机抽样必须遵循以下程序:①将总体中的每一个成员编号,从而排除抽样者一切可能的偏见;②随机确定某一个数字,如尾数为某个位数或两位数,以此为据,按一定的比例顺序抽样,也可以使用"随机数字表"抽样(该表是根据概率论原理、由电子计算机编制而成)。这种抽样方法,不仅能保证调查结果的科学性和可靠性,还能据此精确地估计抽样的误差。

随机抽样可以分为简单随机抽样、分层随机抽样、整群随机抽样等,各有所长,一般采用整群或分层方式,或几种方法混合使用。如对某市的调查可以用整群抽样的方法,抽取若干街道,每个街道随机抽取若干里委会,每个里委会再随机抽取所必需的样本量。这样,样本就具备了比较充分的代表性。

抽样调查最大的优点是:比普查省时、省力、成本低;由于调查数量比较小,调查的质量比较容易控制。缺点是:设计实施比较复杂,资料分析有一定难度。

(一)抽样的误差

抽样调查存在两种误差。

1. 随机误差 即抽样误差,指所抽的样本与总体之间的差异。这类误差是正常的、无法避免的,可以通过统计学方法进行估计误差的范围。

2. 系统误差 又称偏倚(bias),使调查结果偏离总体的真实值,这是一种错误,无法用统计学方法加以处理。系统误差可来自:①调查对象,如调查对象的有意隐瞒,对调查内容不理解或因隐私等原因而拒绝回答,或因外出而造成无应答偏倚;②调查观察者,如调查者用诱导性、暗示性提问;③测量偏倚,调查用的仪器、试剂稳定性差或操作性差异;④被调查者的回忆偏倚;⑤因调查环境不同而影响了被调查者的应答。

基线调查过程中要特别注意防止产生偏倚(bias),可以通过严格的培训、统一的标准、科学合理的质量控制措施来减少这类偏倚。

(二)抽样的样本大小

在抽样调查中,样本数的确定是关键:太少,反映不了总体;太多,则造成浪费。从常理来说,样本数量总是越大越好,事实不然,样本过大,不仅造成人力、物力、财力的浪费,而且样本太大很难保证调查资料的准确性。确定样本的规模,是一种在准确性与经济效益之间取得最佳组合的艺术。一般来说,样本数应占总体数的1/1 000~1/10 000,但总体再小,样本数一般也不应少于200;总体再大,样本数一般也不应多于10 000个。

抽查的样本大小有以下几种简便方法可供参考。

1. 低限度的人群调查样本数　低限度的人群调查样本数如表10-1所示。

表10-1　人群调查所需最小样本数

年龄(岁)	男	女	年龄(岁)	男	女
15～24	200(如可能)	200(如可能)	45～54	200	200
25～34	200	200	55～64	200	200
35～44	200	200	总数	800或1 000	800或1 000

2. 一次性抽样调查的样本量估计　确定样本数既要根据总体的大小,还要依照总体内特定变数的异质性程度、要求达到的精确度、容许误差的大小等因素来确定,以下是最简易的测算公式:

$$N = 400 \times Q/P$$

式中的N为估计的样本量,P为总体中估计的阳性率,$Q=1-P$。如估计目标人群中某事件的发生率为50%(P),则$Q=1-0.5=0.5(50\%)$。代入公式求出需要的样本量为400个;如果目标人群中某事件阳性率为20%,则需要样本1 600个。

本公式只适用于总体的阳性率在10%~90%之间,即属于"常态分布"。

3. 评估干预效果的样本量估计　为了监测人群经干预措施后某项危险因素或生物学指标的变化程度,必须进行定期评估。为防止失访的偏倚,在基线调查及其后的随访中(如1、3、5年后)都使用独立的横断面代表性样本,就不会发生随访时的失访问题。

样本大小计算时基于以下假设:①显著性水平=5%($\alpha=0.05$);②把握度=80%($1-\beta=0.8$);③双侧检验,因为危险因素可能增加也可能降低;④样本系取随机抽样,如取整群抽样可能要增加样本量;⑤所选择样本是独立样本。公式如下:

流行率:$N = 2P(1-P)(Z_{1-\alpha/2}+Z_{1-\beta})^2/d^2$

测量值:$N = 2\sigma^2(Z_{1-\alpha/2}+Z_{1-\beta})^2/d^2$

式中,N=样本大小;d=改变的绝对值;$Z_{1-\alpha/2}$在二项分布$1-\alpha/2$点上,即$\alpha=0.05$,Z值$=1.96$;$Z_{1-\beta}$在二项分布$1-\beta$点上,即$\beta=0.2$,Z值$=0.84$;P=流行率;σ^2=方差。

例:假定某人群吸烟率为60%,经干预后预期降低绝对值为20%,问需调查多少样本?

将上述假设代入公式:

吸烟率:$N = 2(0.6)(1-0.6)(1.96+0.84)^2/0.2^2 = 0.48(2.8)^2/0.04 = 94$

假定人群样本舒张压的标准差为1.33 kPa,预期第2次检测差数的绝对值为0.53 kPa,问需调查多少样本?

舒张压:$N = 2(1.33)^2(1.96+0.84)^2/0.53^2 = 98$

假定人群总血清胆固醇,样本标准差为1.13 mmol/L,以及预期改变的绝对值为0.45 mmol/L,问需要调查多少样本?

总胆固醇:$N = 2(1.13)^2(1.96+0.84)^2/0.45^2 = 98$

三、问卷设计

在确定调查目的和样本量之后,就要设计问卷。问卷一般由一系列问题组成。从形式上看,可分为3类:①开放式问卷。只提问题,不给答案,让被调查者自由回答。②封闭式问卷。每个问题给出若干答案,让对方自由选择其中一个,如果可以选择多个必须加以说明。③混合式问卷。即兼有开放式问题和封闭式问题。选择何种方式应根据调查要求而定。一般来说,开放式问卷可让被调查者畅所欲言,收集的资料丰富,但难以归类汇总;封闭式问卷便于计算机统计,适用于大规模的调查研究项目,但有时会出现知其然而不知其所以然。

问卷的搜集原则是要立足于调查的目标,使问卷易于回答。问卷的内容包括以下几个部分。

(1) 说明调查目的。问卷的开头应附一段简要的说明,介绍调查的性质和目的,保证调查内容保密,不公布调查对象的姓名和身份。要求对方能真实地反映调查情况,以期获得正确的答案。

(2) 范例说明。解释提问的方式和答题的方法。封闭式答卷中,一般用"√"表示肯定的意思。如果要求在答案中只选择一个或多个都应该预先说明。开放式问卷中,也应该提出一些具体要求,以防答非所问,离题走样。

(3) 内容明确而不含糊。封闭式问卷中,提供的各个答案,应详尽无缺,使各种情况都能"对号入座",使每种情况只能找到唯一对应的"座位"。如问卷中提到"你是否戒烟限酒",就会使人感到为难,虽然通常烟酒不分家,但并非总是如此。

(4) 概念明确。对一些概念性的问题必须有明确的界定,如"你是否吸烟",对"吸烟"就必须有明确的界定,指成年人每天吸烟 1 支或以上,连续吸烟达 6 个月或以上者作为吸烟者。又如"你是否戒烟",对"戒烟"也必须有明确的界定,指吸烟者不吸烟连续达 6 个月及以上者。

(5) 措辞规范。提问要简洁、恰当,切合调查对象的受教育水平和其他特征,否则会影响回收问卷的质量。如"你是否有多位性伴侣",这样的问题会使人感到反感而不予合作。因此,措辞应尽量委婉,多用中性词。

(6) 避免用诱导性、暗示性的问题。有时出题不当会产生诱导或暗示作用,如"体育锻炼是否促进了你的健康",这样的提问本身就带有倾向性,很容易诱导人们回答"是"。

问卷的内容大致应包括:①有关个人的背景资料。如年龄、性别、职业、教育程度、经济状况、种族、居住地区、宗教信仰、政治倾向等。②有关调查目的部分。这是最主要的调查内容,应紧扣项目目标,一项内容不能多,一项内容也不能少。多则造成资源的浪费,少则可能造成科学性的缺损。③调查者、调查日期、调查花费的时间、复核者、复查日期。

四、调查方法

调查方法有实地面对面的调查、邮寄问卷调查法、电话访谈法、查阅记录数据法、现场观测法等。基线调查多采用实地调查法。总之,应根据调查内容和研究的条件(经费、时间等)作出决定。

注意,在定量调查的同时,要十分重视定性调查。定量调查提供了许多"现象",而后者要说明的是造成这些"现象"的"原因"。

五、资料的统计分析

调查完毕就进入最后一个阶段——汇总调查数据进行科学的统计分析。通过数据的分析,提出存在的问题、解决的办法,为制订规划提供依据并为今后的评估提供基础数据。

第四节 规划设计的模式

规划设计的模式是指规划设计的框架结构,其中包括项目规划设计的基本要素、规划设计的程序。根据设计模式进行设计,预期可以达到科学、全面、合理的设计方案。不管模式有多少,但其设计程序基本上是一致的。通常都包括以下 7 个阶段:①评估靶人群的需求(为什么要做?);②确定优先要解决的问题(做什么?);③制定总目标与具体目标(达到什么目的?);④提出干预措施(用什么方法干预?);⑤执行干预措施(如何组织干预?);⑥评价规划效果(预期达到什么效果?);⑦作出评估报告(总结)。

在众多模式中,主要介绍以下 3 种。

一、评估-分析-行动模式

评估-分析-行动模式即"3A"模式(assessment - analysis - action)。"3A"模式就是系统地从实际出发,制定并实施具体的行动规划,包括 3 个相互联系的步骤(图 10 - 1)。

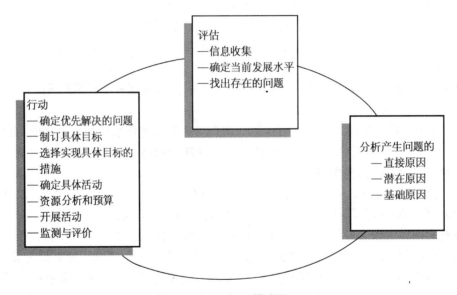

图 10 - 1 "3A"模式图

1. 评估(assessment) 通过科学、完整的资料收集进行社区需求评估,确定当前发展水平、取得的成绩和存在的问题。有时我们不能从常规报表中得到准确反映实际情况的数据,特别是在贫困地区。这时,可通过住户调查来了解情况。信息收集的内容包括:社区概况;人群健康状况;环境卫生现状;社区居民对健康和环境的知识、信念、态度、个人卫生行为、投资能力等;执行机构和相关组织的职能、人员数量和质量、资源状况和以往的经验;当地的传播资源及居民接受情况;相关政策、法规、规定及地方风俗习惯等情况。

2. 分析(analysis) 根据上述信息可以发现存在的问题,要深入了解产生问题的原因,还需要进一步分析。"3A"模式的第 2 步就是把产生问题的原因分成 3 类进行分析,即直接原因、潜在原因和基础(结构)原因。

(1)直接原因是直接造成问题的原因。例如,当地从未开展控烟工作,直接的原因是当地居民吸烟普遍,居民从来不知道吸烟有什么危害、戒烟有什么好处。

(2) 潜在的原因是直接原因背后的原因。例如,为什么当地从未开展控烟工作?潜在的原因可能是领导还没有认识到戒烟的重要性,没有把戒烟工作列入议事日程;可能当地没有人主管这方面的工作;或缺少"懂行"的技术人员等。

(3) 基础原因是使直接原因和潜在原因长期存在的原因。例如,贫困、无知、人口素质差、习俗偏见等等。解决基础原因比较困难,需要比较长的时间,即便如此,仍然要研究用什么方法、采取什么可行的、实际的措施加以解决。从长远的观点,改善基础原因(条件)是最根本的。

3. 行动(action) 评估和分析的目的是为了指导制订行动规划。为制订行动规划,我们必须经过以下步骤:①确定优先解决的问题;②制定具体目标;③选择实现具体目标的措施;④确定具体行动;⑤进行资源分析和作预算;⑥开展活动;⑦确定对具体活动进行监测与评估的指标。

作为"3A"模式的重要部分,即确定监测与评估的指标,定期进行评审是很重要的。它们是开始第1轮"3A"模式和继续第2轮"3A"模式的重要工具,以此取得经验,找出最好的解决问题的方法。

因此,规划制订的过程,首先是评估现状,分析原因和需求,然后按程序决定规划内容。

二、归元-赋权-控制模式

(一) 概念

归元-赋权-控制模式(multiplicity and regression - empowerment - control)是根据健康促进多元化理论设想,在中国、联合国儿童基金会健康教育合作项目实施过程中,由安徽省健康教育所建立的(图10-2)。

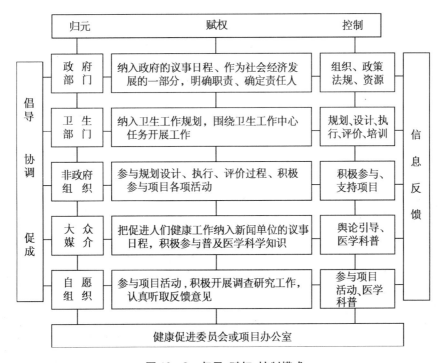

图 10-2 归元-赋权-控制模式

1. 归元 依据健康促进规划总是由多部门、多学科共同完成的。把健康促进项目的各项工作具体地分解,将各项工作"回归"到相关的单位。承担项目某一要素的单位,做出必要的承诺,并把项目工作作为本单位不可缺少的一部分,结合自身的中心工作开展。从而使项目工作分工明确、各司其职。

2. 赋权 依据项目多元分工,把项目工作责、权、利赋予有关部门,由各有关部门按照本部门运行规律统筹规划本部门的健康教育工作。各部门在执行健康促进规划过程中,在规划目标不受干扰的情况下,自主实施。赋权是指给予权力,使赋权单位应有的权力回归。

3. 控制 对健康促进项目实施单极化管理。依据项目规划和归元、赋权状况,对各有关方面执行项目的过程进行组织、协调、监督、监测、培训、指导,并及时将监督、监测的有关信息反馈,督促领导部门及时提出相应的对策,运用倡导、促成、协调行政干预等方法促进健康促进多元化的整合,保证各部门健康促进项目工作的良性运转,高质量地完成项目工作,使项目效果、效能、效益最大限度地实现。

(二)归元-赋权-控制模式的优、缺点

1. 归元-赋权-控制模式的优点

(1)成本优势。如果对多元化组织能很好地整合,即可发挥"共济效应",降低项目成本。

(2)资源获得。众多的组织机构参加,而且是规范地实施,这是很大的健康教育资源。

(3)扩大影响。健康促进多元化使健康教育主体势力加强,外延扩大,市场占有面(健康教育普及)和市场效益(健康教育质量及效果、效益)都明显提高。

(4)创新发展。多元化组织机构必然有多元化的视角,使健康促进工作在多方面创新发展。

(5)解决问题的能力增强。多元化视角和多元批判产生的决策异质性,必然强化决策过程的恰当抉择,使健康促进活动更加优化。

(6)促进环境优化。多元化组织的管理多样性,使系统的确定性程度降低,机动性提高,系统的灵活性增强,从而能更好地适应环境,促进健康教育环境的优化。

2. 归元-赋权-控制模式的缺点

(1)价值取向不同。由于价值观的差别,对健康教育专业的内涵及其外延、健康教育事业、健康教育机构认识的不同、价值取向的不同,对健康促进多元化有不同价值观的审视。

(2)整合的困难。结构整合和非正式整合都存在一些难以克服的困难。

(3)适应。不同部门间的融合差异模式短期内尚难建立。

(4)组织认同。脆弱的健康教育组织认同与归属心理影响了健康教育的责任心。

(5)团体冲突。团体关系的紧张、冲突、摩擦有时是难以避免的。

健康促进工作的多元化是未来发展的必然趋势。认识多元化不等于多极化,多元化是有序的社会现象。健康促进多元化是在政府(健康促进委员会或项目办公室)的统一管理、控制下,特别是从宏观上对健康促进多元化现象进行控制,例如规划、检查、考核等。健康教育专业机构应当在专业指导上发挥作用,特别是从专业知识、技术上提供服务,例如专业培训、技术合作等。

多元化应强调组织间的互动整合,互动可以促进组织间的沟通、协调。良好的互动可以及时对健康促进工作作出评价,防止问题的积累,有利于创新扩散。控制互动过程是互动整合成功的关键。任何封闭、排他都是有害的。健康促进需要合作,合作是多元化组织发展的基础。

多元化需要运用政策的杠杆作用。法律、政策是多元化组织整合的重要武器。通过倡导、协调和促成促进多元化组织的整合很有必要。对于行政性团体可以采用行政性秩序整合。对于非行政性团体可用调节性秩序整合。

三、格林模式

格林模式又称 PRECEDE‑PROCEED 模式(图 10‑3),是由美国著名学者劳伦斯·格林(Lawrence W Green)提出的。该模式的特点是从"结果入手"的程序,用演绎的方式进行思考,即从最终的结果追溯到最初的起因。也就是说,在制定规划之前,先问为什么要制定该规划。另外,必须在设计干预规划前对产生结果的重要影响健康因素作出诊断。PRECEDE‑PROCEED 模式的结构考虑了影响健康的多重因素,以帮助规划制定者把这些因素作为重点干预的目标,并由此产生特定的规划目标和评价标准。

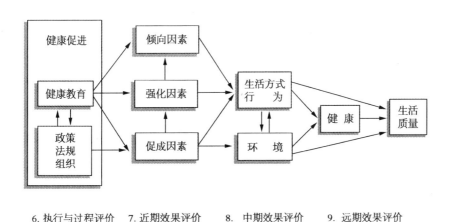

图 10‑3　PRECEDE‑PROCEED 模式

(一) PRECEDE‑PROCEED 模式的组成

PRECEDE‑PROCEED 模式由两个阶段组成。

1. 诊断阶段(或称需求评估)　即 PRECEDE 阶段(predisposing, reinforcing and enabling constructs in educational/environmental diagnosis and evaluation 的英文缩写),指在教育、环境诊断和评价中应用倾向、促成及强化因素。

2. 执行阶段　即 PROCEED 阶段(policy, regulatory and organizational constructs in educational and environmental development 的英文缩写),指执行教育、环境干预中应用政策、法规和组织的手段。

(二) PRECEDE‑PROCEED 模式的程序

根据 PRECEDE‑PROCEED 模式的程序,将规划设计分成 9 个基本步骤,即从最终的结果追溯到最初的起因,用演绎的方式逐步推进。

1. 步骤1　社会学诊断。通过估测目标人群的生活质量入手,评估他们的需求和健康问题。

2. 步骤2 流行病学诊断。通过流行病学和医学调查确认目标人群特定的健康问题和目标。

3. 步骤3 行为与环境诊断。这一阶段的任务在于确认与步骤2选定的健康问题的相关行为和环境问题。

4. 步骤4 教育与组织诊断。为制订教育与组织策略以促进行为和环境的改变,影响行为与环境的因素有数百种之多,将这些因素归纳为3大类,即倾向因素、促成因素和强化因素。

(1) 倾向因素。包括个人或群体的知识、信念、态度、价值观等,是产生某种行为的动机。

(2) 促成因素。包括技能、资源或执行规划中的障碍、可能促使行为与环境改变的各种因素。

(3) 强化因素。指奖励及采纳健康行为者的反馈信息。

研究这3类因素的主要目的在于正确地制订教育策略,即根据各种因素的相对重要性及资源情况确定干预重点。

5. 步骤5 管理与政策诊断。评估组织与管理能力及在规划执行中资源、政策、人员能力和时间安排。通过社区开发、协调、完善组织与政策,以利规划的顺利开展。

6. 步骤6~9 为评价阶段。评价不是PRECEDE-PROCEED模式的最后步骤,评价工作贯穿于整个模式始终。

虽然规划设计模式和内容各不相同,但在规划设计程序上都是基本相同的。一般可将健康促进规划设计分成以下几个程序:①社区需求的评估;②确定优先项目;③确定总体目标和具体目标;④教育策略和干预规划的制定和执行;⑤规划的评估。

第五节 社区需求的评估

制定社区健康规划应遵循"循证"的理念,规划必须严密设计、精心执行、科学评价。在执行规划的过程中,要加强社区政府的领导和支持、富有成效的社区参与以及多部门、多学科的积极合作,这是开展项目活动不可缺少的要素。在制定社区健康促进规划时,重要的不是我们主观上要解决什么问题,而是某社区需要我们解决什么问题?哪些问题能通过健康促进干预得到解决?目前应优先解决的健康问题是什么?这就需要从分析社区的生活质量和健康状况入手。

一、社区诊断

社区诊断(community diagnosis)又称社区评估(community assessment),是一个通过客观的科学方法对社区主要健康问题和影响因素,以及与这些问题有关的社区内的组织机构、政策、资源现状进行确定的过程。社区诊断的目的是了解社区的特点,确定社区人民对自己健康需求和生活质量的判断。在本阶段,规划者需要通过多方面调查,了解社区的经济水平、生产类型、人口学特征、人均收入、人民生活状况。观察了解社区的特点,特别是通过与社区各方面人士座谈,了解社区人群需求是什么?他们对哪些事情最不满意?他们认为哪些现状需要改变?让人们自己确定影响他们生活和健康的主要问题。通过社区诊断,进一步制定针对社区主要健康问题和主要危险因素的策略。

社区诊断应遵循参与的原则。只有通过目标人群对自己的主要健康问题和要达到的目标的认同,并以主人翁意识积极主动地参与,项目才能获得成功。另要遵循的原则是要认识环境因素对健康和健康行为的影响,在社区需求评估中,应从不同渠道获得资料及社会学指标,以扩大对社区的了解。在分析社区需求时,不仅要考虑健康资料,同时还要考虑影响健康的各种因素,这种广角方法的好处还在于使规划制定者对客观事物更敏感,并认识到社会和经济状况是行为改变的"原动力"。如果我们把问题分析的很狭窄,解决问题的手段自然受到限制。

这一阶段通常要求有解决问题的目录,包括要控制和预防的疾病,主要还是应该考虑它的因与果以及预期未来可能的结果。疾病预防与健康促进略有不同,预防疾病的目标是没有疾病;而健康促进是寻求创造和维护健康和支持性环境,在政策和社区水平上提供保护因素、生活技能教育以及发展健康的生活方式和条件。尽管这两种手段有些不同,但两者都是为了获得健康。预防规划是通向健康之路。重要的是,目标和结果决定了相关所有部门的共同参与。

一旦有些问题确定了,项目目标和结果也就确定了。这一过程对构建和加强所有参与者(社区成员、相关部门和机构的代表)的能力是十分重要的。鉴于需要资金的投入,重点在于提高公众和政策制定者对全过程的了解。因此,动员他们参与社区需求评估并将评估信息广为宣传极为重要。

(一)社区评估内容

生活质量与健康之间是一种双向关系,健康能够影响生活质量及社会的良好状态;同时生活质量和社会问题又会影响健康。这些因果关系受社会政策、卫生服务、健康促进规划的影响。因此,健康促进主要作用于卫生与社会领域,而不是单纯的医疗卫生服务。

社区诊断主要评估社区群众的需求与愿望,以及生活质量。尽管生活质量较难定义且难以测量,但目前仍有许多手段用以评估生活质量,包括客观指标与主观指标。客观指标包括社会性指标:失业率、教育、经济、卫生政策与卫生服务等;环境状况指标:居住密度及空气质量指标等。更重要的是主观性的评估指标,主要是通过调查社区成员对生活质量的判断取得,如对生活的适应度和对生活的满意程度。

以妇幼卫生需求评估为例,其评估框架如下。

1. 与健康有关的问题 了解谁需要保健、病情发生在哪里、疾病发生的时间、直接和间接原因及其相关因素、如何解决这些问题。

2. 与健康服务相关问题 了解服务有无针对性、是否有足够的覆盖面(资源的可得性、地理的可及性、目标人群对服务的利用、服务的完整性、服务质量与效果、服务是否包括了与母亲和儿童有关的内容)、人们利用服务的情况;服务提供时是否考虑了危险人群;服务质量;服务人员的素质和态度;机构间的相互合作情况;是否建立经常性评估制度。

3. 当地资源情况 卫生资源(谁提供卫生服务和咨询?人们有病找谁?需要谁?何处提供服务?寻找服务者来自何处?何时提供服务?提供哪些服务?花费多少?)、非卫生资源及其他。

4. 当地高层领导对卫生政策的承诺 是否有足够的资源投入,资源分配是否合理,社区参与水平,组织和管理网络的建立。

5. 社会与经济状况 人口增长率、国民人均生产总值、人均年收入水平、就业情况、成人识字率、人均住房面积、教育水平、交通状况。

6. 立法情况 执行《母婴保健法》、相关法律法规等情况。

(二) 社区需求评估方法

在过去的工作中,人们多重视定量的评估,如流行病学数据、人口学调查和对服务设施数量的调查;而对于定性的研究,如服务对象的主观情感、愿望和要求往往没有受到应有的重视。认为定性的资料是非理性的、不科学的,因而是不可接受的。实际上在健康促进规划设计中更多的是依据群众的主观感受和社区的需要,而不是由专业人员来判断。群众自己决定是否要改变生活方式和是否接受卫生服务或接受哪一种服务。因此,规划应兼顾居民和社区团体的主观意愿和情感,而不是仅仅依靠客观的、僵化的数据。在社区需求评估中不仅要重视定量的研究,同时也必须十分重视定性的研究,两者是相辅相成、不可或缺的。社区需求评估通常采用以下方法。

1. 知情人座谈会　邀请社区卫生行政领导、有关卫生专家、社区工作者、各有关组织和群众代表等知情者提供社区需求的信息,汇集意见和建议,集思广益。

2. 特尔斐法(Delphi technique)　该方法是将问卷寄给少数专家,可避免高级专业人员的观点对其他人的影响。通常由设计委员会提出15～30名参加人员,寄出问卷,要在2周内就表格中的内容按要求打分后寄回,将第1次问卷综合结果列在第2份问卷上。如第1次提出20个项目,要求参加者从中选出最重要的7个项目,按期邮回。将寄回的问卷每一类得分相加,按最终得分数次序排列,并附评语总结用于第2次问卷,如有必要可进行第3次问卷。不论进行多少次问卷调查,都应将最后一次问卷的结果告诉参加者。该法的主要优点是用通讯方法可扩大调查范围;参加者不记名就保证答卷的真实性不受成员的威望、权力和政治的影响。

3. 社区研讨会或群众听证会(community forum or public hearing)　社区研讨会通常由地方政府召集以广泛听取社区居民不同意见,凡是对该问题有兴趣的居民均可参加,可以采用畅所欲言,或限定时间发言,或要求参加者对某问题给予评分或分小组讨论,最后再反馈。此常用于确定一般的需求,然后再通过其他方法进一步评选。研讨会召开之前应通过各种渠道广为宣传,让群众有充分的思想准备。

4. 专题组讨论(focus group process)　专题组法最适用于探索性研究。它用以发现或验证新观念、新意见,形成"假设"。专题组成员由有相同的社会背景(如性别、年龄、文化程度、经济收入、生活方式等)的人组成,组员之间在会前是不认识的,每组8～12名。小组通常是在非正式场合(如在某人家中),没有严格的讨论议题,是在极其宽松的条件下畅谈己见。小组由经专门培训的主持人根据评估范围或主题指导讨论。专题组讨论要连续召开,直到没有新的观点和意见为止。通常要召开3～4个专题组讨论会,如需了解不同地区或层次人群的意见,可分层召开。该法优点是讨论内容灵活、讨论环境宽松、费用低廉且方便;缺点是所得资料为定性的,由于参与人数较少,代表性差,成功与否取决于主持人的技巧,所得结果仅是初步的。

5. 小组工作法(nominal group process)　该方法简便易行,由靶人群亲自参与社区需求评估,所得资料真实可靠,对掌握社会(或疾病)问题,探讨原因均有重要作用。该方法可以获得定量与定性两种资料,由参与者按所提问题的重要性评选和排序获得定量数据,通过描述性讨论得到定性资料。采用这种调查须事先根据调查目的和内容拟定详细的调查纲目,组织和培训调查人员,使他们明确调查目的、步骤和基本方法。

要注意精选调查对象,即要选择那些对该地区某事件(或疾病)发生发展情况较了解的人。每小组人数以5～7人为宜。首先由主持人提出问题,如本地区目前主要的健康问题是什么?各自将答案记下,然后将各人所提的问题全部写在黑板上。为确保所有参与者对各人所提的问题有较清晰的理解,进行描述性讨论,讨论的目的仅仅是为了搞清题意,而非深入的讨论或争辩。待弄清题意后,进行表决,在黑板答案中选择他们认为最重要的事项,并按重要性列出序号(如从20个事项中选择5项)。最后将各组的选择结果汇总,得票最高者应是该社区存在的最重要的健康问题。

6. 观察法(observation)

(1) 参与性观察。研究者直接参加项目社区的日常生活活动,通过观察、听取人们谈论及用各种方法提出问题,了解情况,达到了解所要观察的内容。

(2) 非参与性观察。观察者暗中跟踪观察,在观察中记叙观察情况。

观察法常用于行为观察,观察行为产生的背景及其影响因素,如文化、经济、社会环境等。

7. 利用常规资料 利用卫生部门提供的发病率、患病率、死亡率、入院率、出院率等资料,从文献、以前编辑的年鉴、社会医学以及保健机构获得数据。

8. 流行病学调查 当缺乏相关资料或资料缺乏代表性时,可进行现场调查,如快速流行病学评估法、抽样调查。调查时应保证数据的代表性和科学性。

二、流行病学诊断

1. 流行病学评估的主要任务 确定哪些健康问题是最严重的问题,哪些行为因素和环境因素引起这些健康问题。

(1) 流行病学评估与社会评估是两种互补的方法。流行病学评估的第1步就是从分析广泛的社会问题入手,找出导致健康问题的影响因素,如失业、住房拥挤、交通不便、文化程度低、经济收入差均可导致人们的健康问题。如当地居民的主要健康问题是营养不良,而社会无法提供足够的营养品或提倡科学的膳食方法来解决营养不良问题,最好的办法是鼓励居民开发庭院,种植黄豆,并提供食品加工方法资料,通过这种干预方法,使居民的营养状况和生活条件都得到改善。

尽管健康教育工作者不可能总是运用这种方法解决群众的健康问题,但可通过与其他部门的合作,也可促进政策的改变或是指导群众充分利用非卫生部门的社区资源。

(2) 流行病学评估的另一方面就是评估已确定的健康问题与社会问题的吻合程度。我们经常面对许多健康问题,但因现有资源匮乏,必须先权衡健康问题的轻重缓急,使能产生最大的社会效益。如报告某地婴儿死亡率明显升高,群众反映医院技术条件很差,要求当地政府部门改善医疗条件,面对这种情况,在制定妇婴保健规划前,就要在诸多的社会问题中找出引起健康问题的特殊原因。经仔细分析后发现当地健康问题受民族、产妇年龄、经济收入及婴儿保健方面具体情况的影响。这个社区婴儿死亡率高的原因不在于医院的医疗条件,而是由于妇女孕期缺乏医疗保健、母婴缺乏营养、婴儿没有进行免疫接种等。因此通过购买新仪器、增加新设备来改善医院对婴幼儿的保健服务是一种花费高、效果不大的措施;而提高孕期保健,增加营养食品的供应,加强婴幼儿免疫接种是行之有效的方法。通过分析,使健康问题与社会问题之间关系更为吻合,从而制订出更综合、有效的健康促进规划。

2. 流行病学诊断的目的 流行病学诊断的目的有以下几点。

(1) 找出因某健康问题而受累的是哪一类人群,不同性别、年龄、种族、职业间的流行是否相同,而其中哪一类人群受影响最大。

(2) 找出与该健康问题有关的各种影响因素是什么,其中什么因素影响最大。

(3) 明确规划应针对哪类人群,解决什么问题。
(4) 明确预期能得到什么效益、什么时候得到,这些效益能持续多长时间。
(5) 提出完善规划目标的行为与环境问题。

可以试着通过社会诊断与流行病学诊断,对你所在地区的健康问题和行为问题,以及环境因素作出评估。

第六节　优先项目的确定(健康问题或行为问题)

社区需求的项目往往是多方面、多层次的,如全面出击而资源有限则势必不可行,所以必须选择优先项目以缩短战线。确定优先项目在于真实地反映社会存在的、群众最关心的健康问题,以及反映各种特殊人群存在的特殊健康问题。决定哪些是最重要、最有效的,所用的人力和资金最少却能达到最高效益的项目。

在众多的社会需求中,确立优先项目的评价标准有以下几条。

1. 重要性　该项目能反映社区存在的最重要的健康问题,反映群众最关心的问题,也是促进健康、预防疾病最有效的问题。

2. 可行性　该项目易为群众所接受,便于执行,有客观的评价指标或定量测定效果的方法,能够系统长期地随访观察。

3. 有效性　指该项目对结果能产生有效的影响,如降低发病率、死亡率,提高母乳喂养率。此外还包括社会效益,如直接或间接地增加收益;公众关系的潜在效益,如改善群众关系,提高精神文明和改善社会环境面貌;群众自觉参与的潜在性等。

确定优先的最简单方法是把各项的社区需求转化为目标,对各种目标的可能结果作比较,以达到有客观的依据。确定优先项目应考虑以下 3 层问题:①权衡所确定的不同社区需求的重要性的顺序;②把最重要的社区需求转变成目标,客观地判定是否有可能最大限度地达到目标;③成本-效益的估计,即用最低的成本达到最大的效果和最高的社会效益。

在安排优先项目时有两个标准可供选择,即重要性和可改变性,基于问题的相对重要性和可变性来考虑(图 10-4)。

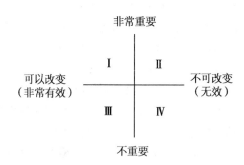

图 10-4　根据问题的重要性和可变性评估优先项目

Ⅰ:问题非常重要,经干预后效果非常好,如某些呼吸道传染病——白喉、麻疹等,发病率高、传染性大、后果严重,通过免疫接种效果非常好,因此可列为优先项目;Ⅱ:问题非常重要,但干预后无法改变或效果不佳,如病毒性感冒流行极广,发病频度高,但目前尚无有效的免疫方法;Ⅲ:重要性不高,但有高效,如预防儿童吸入异物;Ⅳ:重要性低(病例很少),效果也成问题,如预防婴儿猝死。用上述方法选择或确定优先项目是一种有用的工具

第七节 规划目标的确定

当项目确定后,就要把该项目转化为规划的目标。一个规划必定要有明确的目标,并且是可以测量的,否则规划就失去意义,其实施过程及效果也就无从评价。

总目标(goal)是指在执行某项健康促进规划后预期应达到的理想影响和效果。总目标通常是指远期的、较为笼统的和不要求达到可测量的效果,有时总目标可能永远不能实现。如项目为围生期保健的健康促进规划,其总目标为:通过提高产前保健质量以促进儿童良好地生长发育、提高产妇和婴儿生存质量。

具体目标(objectives)是为了实现总目标而所要达到的具体结果,要求是明确的、具体的、可测量的指标。规划的具体目标必须回答 3 个 W 和 2 个 H,即 Who——对谁? What——实现什么变化? When——在多长限期内实现这种变化(1 年、5 年)? How much——变化程度多大(增加多少或减少多少)? How to measure it——如何测量这种变化(指标或标准)。如围生期保健规划具体目标为:通过本规划实施 2 年后,使产妇死亡率较规划执行前下降 20%;5 年后下降 50%。这一规划的具体目标中回答了"对谁:产妇;什么变化:死亡率;多长限期内实现这种变化:2 年、5 年;变化多少:2 年降低 20%,5 年降低 50%"。

除规划的具体目标外,还可有教育的具体目标和行为的具体目标。教育目标是为实现行为的转变所必须具备的知识、信念、态度和技巧,包括靶人群将接受什么知识(或态度、技巧)、接受多少,在多长的时间内达到。

行为具体目标,如执行该规划 3 年后达到:①100% 的孕妇接受产前检查;②95% 的孕妇接受新法接生。

教育具体目标,如执行该规划 3 个月后达到以下几点。

(1) 知识方面:①100% 的孕妇能说出产前检查的好处;②95% 的孕妇知道妊娠中毒症的症状。

(2) 信念方面:①100% 的孕妇相信她们能够用母乳喂养自己孩子;②80% 的孕妇相信新法接生比老法好。

(3) 技能方面:①60% 的孕妇的丈夫掌握测量血压的技巧;②80% 的孕妇的丈夫能听胎动;③90% 的孕妇的丈夫能测定小便中蛋白含量。

【案例二】 控制吸烟规划(表 10-2)

表 10-2 控制吸烟规划

干预措施	评价
倾向因素 　　知识、信念、行为	知识、信念、态度的改变
促成因素 　　烟税和价格、禁止烟草广告和促销活动、健康警语、限制有害物质、禁止向未成年人售烟、建立无烟区、打击走私……	吸烟率下降,相关疾病下降
强化因素 　　组织领导、亲属朋友、激励	

第八节 干预策略的制订

健康促进重要的原则是针对健康的决定因素和病因或危险因素,而不是针对结果(疾病)。由于病因的多样性,所以健康促进需要多部门的合作,尤其是社会、经济和环境部门。在规划设计书中,必须提出最有效的策略和干预措施。策略是为实现项目目标而确定的总体执行思路,措施是策略的有机组成部分,是体现项目策略的具体方法。策略与措施的制订是以现状分析结果为基础的。

健康促进规划的目标在于使靶人群自愿地改变行为和环境,而干预策略的制定主要是通过教育与组织的手段以确定影响行为与环境的因素,即确定要促使行为与环境改变需要使哪些因素发生改变。任何一种行为都是由多种因素决定的,并对行为产生不同的影响,只有全面分析这些决定因素后,才能制订出恰当的干预策略。《健康新地平线》指出:"必须将侧重点从疾病的本身转移到导致疾病的各种危险因素,以及良好的健康状况是怎么得来的问题上。一种疾病可能有多种有关的危险因素;反之,一种危险因素也可引起或影响多种疾病或病状,因此,对健康的决定因素或危险因素的干预是最经济、有效的策略。"

一、影响健康行为的3类因素

任何健康行为都受到3类因素的影响,每类因素都会对行为产生不同的影响,此3类因素是倾向因素、促成因素和强化因素。

1. 倾向因素(predisposing factor) 倾向因素通常先于行为,是产生某种行为的动机或愿望,或是诱发产生某行为的因素,其中包括知识、态度、信念及价值观。一般可把倾向因素看作"个人"的偏爱,在教育过程中可能出现在一个人或一组人身上,这种偏爱不是趋向于有利的健康行为就是趋向于不利的健康行为。

(1) 知识(knowledge)。知识对形成健康的行为十分重要,但知识的增长不总是伴随有行为的改变。我们可认为知识是产生行为改变的必要条件,但不是充分条件。

(2) 信念(belief)。信念是指自己对某一现象或某一物体的存在是确信无疑的,也就是自己认为可确信的看法。在健康方面的信念有"我确信吸烟是有害的"、"只要下决心戒烟肯定是可以实现的",这种信念会影响他们采纳戒烟的行为。如坚持错误的信念就不会改变其错误的行为。可以认为信念是改变行为的动力。

(3) 态度(attitude)。态度是指个体对人、对事所采取的一种具有持久性而又一致性的行为倾向,态度代表信念的集合。态度通常以好与坏、积极与消极加以评价。如人们都以积极的态度投入移风易俗,则成功的可能性就大。

(4) 价值观(value)。人们都珍惜自己的生命和健康,毋庸置疑,个人的价值观和行为的选择是紧密联系在一起的,然而自相冲突的价值观是相当普遍的。前加拿大卫生福利部长拉朗德曾说:"绝大多数加拿大人希望有良好的健康而不愿生病,希望长寿而不愿短命,可是,有些人却不愿意为了保持健康而摒弃一时的欢乐和自我放纵,也不愿为预防疾病而忍受不便。"因此帮助人们解决健康价值观的冲突是健康教育的一种重要技术。

不难相信,要使40%的人发生行为转变,就要有60%的人持积极态度,并参与改变行为实践;要使60%的人参与实践,就要有80%的人相信这种实践对其健康是有益的;要使

80%的人相信,就要使90%以上的人具有改变某种行为所必须具备的知识。

不言而喻,倾向因素是产生行为的"引子"或"促动力",即动机,直接地影响行为的发生、发展。健康教育的重要任务就是促进个体或群体形成动机,自愿地改变不健康的行为。

2. 促成因素(enabling factor) 促成因素是指促使行为动机或愿望得以实现的因素,即实现或达到某行为所必需的技术和资源,包括保健设施、医务人员、诊所及任何类似的资源;医疗费用、诊所距离、交通工具、个人保健技术;行政的重视与支持、法律、政策等。在教育过程中如不考虑促成因素,行为的目标就可能达不到。人群的健康行为与当地医疗服务、资源的可得性和是否方便有很大的关系和影响。因此,除了教育之外,还应该为靶人群提供卫生服务并创造行为改变所必需的条件。

3. 强化因素(reinforcing factor) 强化因素是存在于干预行为后加强(或减弱)某种行为的因素,如奖励或惩罚以使某种行为得以巩固或增强、淡化或消除。强化因素多指与个体行为有直接影响的人,如有关的保健者、教师、同伴、长辈、配偶、领导等。如高血压病人的强化因素为配偶、亲属和医生,他们经常督促病人及时服药,巩固病人依从性行为。强化因素积极与否取决于重要人物的态度和行为,大量研究表明:青少年的吸烟行为与其密友和父母亲的态度及行为影响最明显。

以农村改厕为例,消极的影响因素可能有:①倾向因素。如 a. 知识的缺乏。对不卫生厕所危害的无知,对卫生厕所对于健康、经济、社会等方面好处的知识缺乏。b. 观念的差异。认为厕所就是脏的,祖祖辈辈都这样过来了,改不改无所谓;认为改厕是政府的事,与自己无关。c. 价值观问题。认为改厕要花很多钱,不值得;认为改厕的好处是长期的需要,不值得马上投入。②促成因素。社会经济基础薄弱,政府无改厕资金,农民无力负担。无适宜的改厕技术和维修技术,技术人员和施工队伍缺乏。部门配合不力,相关部门各自为政,使改厕工作流于形式。③强化因素。各级领导对改厕工作不认识、不重视。乡村医生、教师等对改厕工作认识模糊。领导对改厕工作难度过分强调,对改厕工作无奖励制度。

任何特定的健康行为都受这3类因素共同作用,由于行为具有多面性,所以教育策略宜采用综合性手段显得十分重要。任何改变行为的教育规划都要注意到这几类影响因素,如规划不同时考虑促成因素和强化因素而仅在倾向因素上进行广泛教育(卫生宣传),那么极有可能对行为毫无影响,这是不足为奇的。

3类因素并不互相排斥,同一因素有时可归入两类因素,如对吸烟的态度可看作是倾向因素,然而他作为同伴、兄长又可看作是强化因素。在任何一类因素中,都具有积极的作用或消极的作用。教育者的任务在于克服消极作用发扬积极作用。健康促进规划就是从分析这些因素中产生的。

二、干预策略和措施的制订

(1) 社会动员与争取领导,通过有效的措施,推动项目区各级政府的承诺,对项目提供组织支持、政策支持和资金支持。

(2) 促进部门间的合作和项目间的联系。采取有效的手段促进相关部门的合作,加强不同项目间的联系与合作,借鉴其他项目的经验,利用其已有的成果为本项目服务。

(3) 目标人群的确定。根据规划的目标决定应向谁进行教育,如规划的目标是提高母乳喂养率,教育的主要对象则应包括孕妇及其亲属(丈夫、婆婆、母亲)、妇产科医护人员、妇幼卫生保健人员、有关行政领导。如规划的目标是预防中、小学生吸烟,教育的主要对象应是中、小学生及其家长、教师、学校及教育系统的领导。教育的对象应根据项目的目标而定,以达到事半功倍的作用。任何项目的成功都需要不同类别人群的共同努力,需要他们的积极参与。目标人群通常可以分为3类。

1) 一级目标人群:规划希望这些人群将实施所建议的健康行为或项目活动,目标将最终通过他们的行动来实现。他们是项目的直接的受益者。

2) 二级目标人群:对一级目标人群有重要影响,能激发和加强一级目标人群行为和信念的人。

3) 三级目标人群:决策者、经济资助者及其他对项目的成功有重要影响的人。

(4) 制订干预内容和方法。行为和环境的改变是通过知识、信念、态度、价值观的改变和社会的支持而实现的。行为的改变必须是自愿而不是强迫的,因此就需要通过教育来增加人们的健康知识,使其自愿地采纳有益的健康行为。干预的内容应遵照规划目标有的放矢地进行。

干预的方法多种多样,有组织的、政策的、法规的、教育的、个别指导和团体干预等方法。我们不能指望某一种方法就能对行为产生明显的效果,有的方法对某些人的效果可能很好,而对另一些人效果就不一定好;对同一批人在某种情况下效果很好,而在另一种情况下则可能不好。因此,为使行为发生变化必须开展立体干预活动。每一种干预方法都要适合于特定的环境和人群,不仅要考虑受教育者人群的特点和素质,还要考虑到教育工作者的交流能力。总之方法宜多样化、系统化、科学化。

应该认识到仅采用一种教育方法很少能对人们的行为发生明显的持久的影响。采用面对面交谈或采用多种教育方法,就可能达到较大的、比较长期的效果。同时必须强调教育的艰巨性和长期性,只有通过长期的反复的教育,特别是要通过医务人员、社区领导、朋友和家庭的不断强化,才能最终达到行为的改变。在规划开展的早期采用大众媒介、发放传单以动员群众,唤起群众的热情也是可取的,但不能作为主要的手段,以防止发生"烟花综合征"。不论采用哪一种教育方法,都必须作如下评价:①是否容易为受教育者所接受?②方法是否简便?③效率与效果如何?④是否经济?健康教育的资源通常是紧缺的,为保证最经济地利用这些资源,必须十分注意分析反馈信息、修改干预规划、选择最有效的教育方法,以取得更大的效果。

(5) 教育资料。教育资料主要有两大类:一类是视听资料,包括电影、电视录像和录音磁带;另一类是阅读资料。无论哪一类资料都必须强调科学性、针对性、通俗性、趣味性。由联合国儿童基金会、世界卫生组织和联合国教科文组织联合出版的《生命知识——母子健康须知》为此作出了榜样。此书是由世界各地区的主要医学权威及儿童保健工作者共同编写,书中很少用医学术语,以简洁流畅的文字,通俗易懂的语言和图文并茂的形式向人民传授有关妇女围生期保健、婴幼儿科学喂养和预防儿童常见病等知识,一般具高小文化程度以上读者都能看懂。读者包括政治家、教师、宣传工作者、保健工作者、妇联和工会领导、宗教领袖以及凡是能够教育和帮助家长们保护他们孩子的工作者。书中的知识一旦为广大群众了解和掌握,不仅可大大改善妇女和儿童的健康状况,且可使成千上万的妇女儿童免于因缺乏卫生知识而引起的疾病和死亡。此外,对资料来源、经费,资料的品种、数量、发放渠道,宣传器材设备等在设计书中都应有所规划,有所准备。

(6)队伍建设和能力培养。依靠什么力量开展项目活动,这是个关键问题。除广大医务人员、保健工作者和基层卫生骨干力量作基本力量外,应广泛利用传播媒介,积极使宣传部门参与群众的健康促进和健康教育工作,支持社区健康规划。另一项很重要的工作是发动群众,组织群众,依靠社会力量如工会、妇联、共青团、红十字会及科普协会,尤其是项目区域内的各企业等单位。如社区自办的"综合性学校",自愿组织的"中心学习小组"等都是近年来群众自发兴起的、行之有效的教育组织。为发挥自愿者的作用,应对自愿者进行持续的、认真的指导和培训。

健康教育的目标主要是通过受教育者的行为来实现的,因此应指导工作人员如何影响受教育者的行为。培训目的有:①充分认识教育的目的及自己的职责;②培养传播的技能,如交谈技巧、工作能力;③培训工作人员如何处理那些与受教育者联系时所遇到的问题;④如何收集反馈信息、及时修改教育方法。

通过有效的培训,形成项目区的技术队伍,增强项目区对项目执行和管理的能力。

(7)确定具体活动日程。确定要进行那些活动才能实现预期目标,并对各项活动的进行时间、负责人、所需经费等作出具体安排,即作出具体的行动计划,行动计划一般以年为单位,可以用工作日程表的形式列出该年的行动计划。工作日程表中应包括活动内容、活动执行时间、负责人和所需经费等内容。

(8)质量控制。建立健全各级项目执行机构、人员的落实。建立系统、完善的质量控制与监测体系,及时发现计划、材料、策略及实施中的问题并进行调整。

第九节 规划评价

规划评价是规划设计的重要组成部分。评价贯彻于规划设计、执行、评价的全过程,因此,在规划设计书中必须明确各项评价内容、指标或标准,评价时间和评价方法等。

评价规划实施效率,评价各种教育活动是否按规划的预期程序实施及实施的效果如何,因此,早在规划中应详细列举各项活动的要求,预期目标、监察与登记详细内容,评估影响规划实施的因素,有利于对实施过程中存在的问题作出及时的调整。采用内部评价还是外部评价也应作出明确的规定。

关于评价的主要内容将在"健康促进规划的评价"章节中详细讨论。

总之,健康促进规划设计的要点有如下几点。

(1)健康促进是有规划、有目的、有评价的教育活动,不论其涉及什么项目(急、慢性传染病或慢性非传染性疾病或某种行为)、什么范围(社区、学校、工矿企业或医院)、什么对象(农民、学生、工人等)都必须制订规划。

(2)健康促进的目的是促使个体和社会自觉地采纳有利于健康的行为,创造有利的社会环境以促进某种行为的改变,因此健康促进策略应针对影响行为的3类因素,即倾向因素、促成因素和强化因素及改变环境(包括改善医疗服务)的各项措施。

(3)每一项健康促进规划都必须有明确的目标。具体目标有管理目标、教育目标、行为目标、环境目标和规划目标。具体目标必须是明确的、可测量的。具体目标应包含对谁?什么内容?多长时间?变化多大?用什么指标或标准?

（4）为保证最经济地利用有限的资源，应作社区需求评估确定优先项目。选择最有效的干预策略和对行为产生最大影响的干预方法，特别要强调综合性的原则。

（5）在规划设计中合理选择研究方法和编制调查表，严格进行质量控制，做好疾病的监测和人员的培训，及时写出评价报告。

（6）规划设计、执行和评价的全过程中应由社区领导、群众代表、相关部门共同参与。并给社区赋权。

（7）在需要开展大量工作的项目中，应将其分成许多小项目，这些小项目可纳入总体规划之中。

（8）任何类型的研究方法、研究策略都可使用，但其侧重点要放在社会、经济、环境、流行病学和行为学的方法，而不是生物医学的方法。

思考题

1. 说明在规划设计中应用"模式"的重要性。
2. 简述项目规划书中各部分的内容和性质。
3. 请举例说明格林模式中，从结果入手追溯到最初起因的过程。
4. 请简述社区需求评估的方法。
5. 掌握社区需求评估资料搜集和分析方法。
6. 请撰写一份完整的项目规划书。

（黄敬亨　邢育健）

附录一

健康教育项目的申请

中国疾病控制中心健康教育所项目办公室　　蔡　颖　安家教

健康教育项目是在20世纪90年代初以国际合作的形式在国内首先开展的，如中国联合国儿童基金会健康教育合作项目。健康教育项目的立项和实施有效地动员了各级领导和决策者，促成了各部门各项目间的横向联系，增进了社会各界对健康教育的理解，激发了广大群众对健康知识的需求意识，从而促进了健康教育事业的发展和健康教育工作机制的逐步形成。中国健康教育界当时面临的突出问题是专业人员缺乏，在"老少边穷"地区尤其是这样，对专业人员的能力建设是项目实施的切入点和重点。对于项目在健康教育事业发展中的作用，内蒙古自治区卫生厅原主管厅长曾有过很精辟的比喻："在我们健康教育事业面临十分困难的情况下，联合国儿童基金会的项目是一针'激活剂'，这针激活剂使我们能够保留住这支队伍、这个机构，等到国民经济状况好转的时候，这支火种就会成为燎原大火"。在目前的局势下，项目这种激活剂的作用仍然是非常必要的。

以项目促工作已经成为健康教育系统的共识，为了使项目的"种子资金"利用的更加合理，更加有效，2000年起，一些主要的健康教育项目活动开始采取招投标的做法，实践证明，这种做法对于充分调动各项目单位的积极性和潜能，提高项目执行的能力都大有裨益，使项目执行的质量和效果提升到一个新的阶段。招投标的过程分为"招标、竞标、评标、定标"四步。首先根据项目的需要，由项目主管单位向全国或部分省市发招标通知，明确项目要求、范围、截止时间等。招标活动遵循自愿申请、公开、公平、公正、择优、鼓励竞争的原则，鼓励各项目单位积极参与投标。各省在调研的基础上，结合项目要求和当地的实际情况，制订项目的投标方案,撰写标书。项目主管单位组织健康教育、传播学等各方专家及其他项目管理人员组成评审组对标书进行审评,最终确定中标地区。

现在还有些地方对项目存在"等、靠、要"的思想,这显然不符合当前的形势。怎样才能申请到项目,从何处申请?以下是申请项目单位所需的基本条件。

(1) 明确的项目目标。要根据当地的具体情况,在需求评估的基础上,确立项目目标。要求目标清晰、可行,确实是针对当地存在重要的健康问题,并且属于申请机构的相关工作领域。

(2) 项目实施的有效性和可测量性。项目采取的干预手段应能够产生预期的效果,干预手段的确立主要包括以下步骤:开展必要的目标人群研究,以区分不同目标人群特征,确立目标人群及每类目标人群传播目标;列出影响项目目标的所有影响因素;考虑可能解决问题的策略、不同措施以及其作用的大小,选择可能解决问题的干预措施。干预措施需要达到以下要求:符合目标人群的需求,并对他们有吸引力与激励作用;传播信息能在何时、何地到达目标人群,并能发挥作用;干预措施的效果可以测量和评价。

(3) 实施项目的人力、物力、政策和资源。项目单位与项目实施人员需有积极性与执行项目的能力,以及可靠的时间保证,所在单位及主管部门领导重视与支持项目工作。

(4) 项目的可持续性。项目结束后,项目实施单位仍可持续开展此项工作,以达到更好的项目效果,切实发挥项目经费"种子资金"的作用。

(5) 项目的创新性和可推广性。利用项目的有限经费,根据当地的情况,开发出适宜的干预方法,并可以在其他地区推广使用和借鉴。

(6) 以往执行项目的经验。如果申请单位曾有成功执行类似项目的经验,会对项目的申请成功起促成作用。

(7) 计划书的完善。一份合格的项目书对能否中标起着举足轻重的作用。项目书应至少主要包含8项内容:背景(包括当地的基本情况介绍、开展项目的原因,曾经成功执行项目的经验等)、目标人群、传播目标、核心信息、开展活动(此处为项目书的重点,包括时间、地点、参与人群、方式、方法等)、任务分工及时间表,预算及项目的后续活动。另外如有合作伙伴及其他可利用资源也应做相应介绍。

目前,开展健康教育和促进项目相关的单位和组织主要有4类:①国际合作项目。世界卫生组织(http://www.who.int/)、联合国儿童基金会(http://www.unicef.org/)、世界银行(http://www.worldbank.org.cn/Chinese/)、联合国计划开发署、全球基金(http://www.chinaglobalfund.org/)、中英性病、艾滋病防制合作项目(通常简称"中英项目")。②政府项目。全国亿万农民健康促进行动(http://www.nahpf.com/)。③企业合作项目。强生(中国)有限公司,福特基金会(http://www.fordfound.org/),欧洲前景集团,百时美施贵宝公司(http://www.bms.com.cn/)。④其他(NGO)。

附录二

上海市曹家渡街道

脑卒中后肢体残疾社区康复项目

上海市曹家渡街道,人口7.8万,老年人口占22%。社区每年脑卒中发病250例,存活病人中1/3生活不能自理,1/3生活部分自理。

一、本项目遵循的原则

本项目遵循WHO社区康复定义:"在社区的层次上采取康复措施,这些措施是利用和依靠社区的资源进行的,作为一个整体,这一过程应包括残疾者自身、他们的家庭和社会"。

二、社区康复服务网络

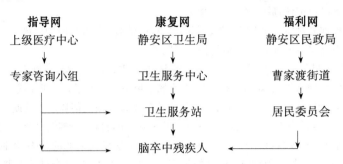

三、项目规划设计及评估

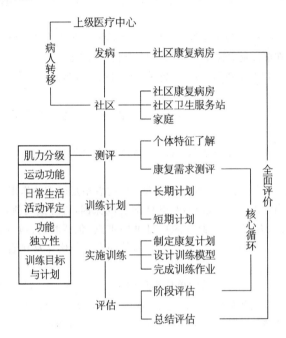

第十一章 健康促进规划实施

在完成一项健康促进规划的设计之后,应该通过有效的实施使规划中的预期目标得以实现,获得预期的效果。规划实施是按照规划书去实现规划目标,获得效果的过程,也是体现规划根本思想的具体活动和行动。没有有效的实施工作,再好的规划也只能是一纸空文。因此,规划实施是项目主体工作部分,也是重点和关键。在执行这些行动计划中必须构建基础设施,如工作网络、执行规划的知识和技能和对执行过程的研究。这种支持主要有卫生部门内部和外部的协调,包括非卫生部门的支持:非政府机构、私有部门、保险机构和其他合作伙伴等。

在格林(PRECEDE-PROCEED)模式中,特别强调在项目规划实施中应充分发挥政策、法规和组织的作用。正因为健康促进活动涉及多部门、多学科、多手段,如果没有一个具有权威性的领导和协调职能的组织是无法执行项目规划的。因此,项目实施过程要选择最有效的策略和干预措施。首要的任务是机构建设和政策改革,以利于加强协调、动员多部门的参与,也有利于建立一个支持性政策环境。其次要重视人才的开发,提高项目管理水平和实施人员的技术水平,提高规划设计和实施的能力。第三,要重视以社区为载体的干预策略。第四,重视监测与评估,为保证健康促进活动的质量,必须建立系统的质量控制体系。任何一项全面综合的健康促进规划,以上4方面的内容都不可缺少。建立健康促进项目执行的组织和协调机构,扩大现有机构的功能,协调各机构的关系,形成统一的、强有力的健康促进体系,对项目取得长期效果是至关重要的。

健康促进行动规划有效的实施应包括:提高公众和领导的认识;传播健康促进信息;制定健康公共政策;强化社区健康行动;创造支持性环境和鼓励健康的生活方式。实施的重点在于加强各部门的健康促进能力,保证健康促进所需要的机构和设施,筹集必要的资金。此外,我们还必须具有监督和进行质量控制的计划及结果评价机制。

第一节 社 区 开 发

社区开发(community development)是联合国倡导的一项世界性运动。其内涵是在当地政府的组织领导下,提高群众参与社区工作的积极性以及发展社区成员间的相互支持,依靠自己的力量去实现项目目标,动员社区资源,规划社区行动,进一步发展与改善社区经济、社会、文化状况。《阿拉木图宣言》中把社区开发与社区参与作为健康促进的重要战略措施。同时也认识到为改善人民的健康状况,首先必须改变对人民生活起重要影响的组织结构,而不仅是改变个体的行为。社区开发一方面要推动项目区各级政府对项目的承诺,在政府的支持下开展项目工作;另一方面要通过社会动员、示范等措施激发项目区群众对项目的需求和愿望。这两方面的结合,一个从上层推动,一个从底层拉动,可有效地推动项目的开展。推动策略包括通过传播国家卫生政策、向各级政府领导说明项目的意义、项目对社会和经济产生的效益;争取从组织、政策和资源上的支持;促进部门间和项目间的合作与联系,借鉴其他项目的经验,利用其已有的成果,为本项目服务;通过有效地培训,增强项目区对项目执行和管理的能力;建立系统、完善的质量控制与监测体系。拉动策略包括社会动员;加强个人的健康教育;建立示范户带动整个社区;针对项目区的实际,研究、确定可行的筹资方法,动员足够的资源。在社区中执行健康促进项目规划是最好的领导开发和社会动员方式,它有利于提高社区居民的健康意识,增强社区自己解决自己相关健康问题的能力。其结果将体现在社区的意见得到尊重,社区参与意识得到增强,政策支持条件得到改善,资源得到增加,最终达到改善社会不公正现象的目的。在社区执行健康促进项目主要有以下4个方面的实施措施。

(1) 建立领导机构。一般地说健康促进项目是一项巨大、复杂、跨部门、跨行业的社会系统工程,所解决的问题不仅是医学问题,更是一项社会问题,仅靠卫生部门是承担不了的。因此开发领导参与、支持健康促进规划、实施和评价活动是极为重要的。建立项目领导委员会(如健康促进委员会)是十分必要的。其目的是发展健康促进项目成功所需的政府政策和环境的支持,包括:①开发健康促进策略规划;②规范、强化、协调健康促进活动的组织;③动员多部门和社区参与健康促进活动;④制定政策措施支持预防工作和健康行为的改变。

此外,建立项目技术组,如专家组或专家咨询小组,为项目提供技术指导,如教育资料的编写与制作,紧密地与大众媒介、社区组织密切协调,提供指导,帮助以社区为基础的干预设计、实施和评价等。

任何项目从规划伊始,就应该考虑到可持续发展问题。其中最为重要的是领导的承诺和支持,尤其是社区领导的支持。

(2) 积极动员靶人群参与。任何一项健康促进项目都必须十分强调参与的原则和过程,即使是国家或省级的项目,最终都必须落实到基层才能得以实施,因而规划制定者必须倾其全力争取基层的参与。任何一项规划没有基层组织的合作与支持是不能取得成功的。

社区参与是指社区领导和群众代表共同参与健康促进规划的设计、执行和评价以及决策的全过程。这种社区参与越早越好,早期社区成员的参与可为社区成员培养主人翁情感,正是这种主人翁的精神会带来无法估量的力量,同时也决定项目的长期效果。参与是巩固成果的要素。参与项目规划包括:①确定社区的主要健康问题及危险因素;②对不同人群组推荐干预的策略和解决办法;③评估当前的差距和资源能力;④参与实施项目活动,包括组织建立、政策改革、卫生服务、特殊人群与特殊场所的干预;⑤评估项目效果等。

健康促进项目在执行过程中的关键在于帮助社区居民提高对健康促进项目规划的认识及其主动参与精神,向执行规划的社区提供技术帮助及为能给社区提供支持与帮助的组织建立联系。在规划评价过程中同样要求社区参与评估规划的进展,这样有利于调动社区的积极性,并能充分地挖掘与开发当地的资源以维持规划的发展。如苏州市健康促进会在开展行业健康单位建设项目中,安排单位的代表作为项目指导、项目评估的志愿者,参与培训、指导和评估,就取得了多元的效益。任何一种仅依靠经济投入再加一点下级提供的资料总结而制定的规划或形式主义的参与都是不可取的,它将对所设计的规划产生严重的威胁。要特别强调社区的自主权,即社区赋权(empowered community)。

（3）加强网络建设和部门间的协调。健康促进主要针对的是决定健康的因素、产生健康问题的原因或危险条件，而不是它的终结。由于决定健康的因素是多样的，因此多部门的合作是非常必要的，特别是与经济、社会和环境部门之间的合作。在制定策略时，应重点考虑不同部门间的协调。实践证明，多部门联合的健康促进策略是最有效的，因而完善基层组织与强化部门间的合作是关系到项目成败的关键。

国内外的经验表明：社区联盟是有效的多部门参与形式。因为社区联盟有共同的利益和目标，就是促进社区居民的生活质量的提高，在此共同目标下，社区内各有关团体和个人在合作关系基础上，充分发挥各自的主人翁参与意识，这是协调行动的重要步骤。实践证明，部门间的行动最容易体现在社区一级，在这里群众和社区对问题的看法具有整体性而不是相互割裂。权力下放和对地区负责是跨部门合作成功的关键。新的健康挑战意味着需要建立新的和多种多样的网络以促成部门间的合作。这些网络能在社区内部之间提供相互帮助，并促使这种战略的信息交换，这是非常有利于不同场所健康促进工作的。为充分发挥社区联盟的巨大政治和经济力量，需要社区政府的组织与协调，以创造良好的规划执行的内外环境，保证项目目标的实现。在项目执行过程中，要特别强调社区的领导和社区的网络建设。《松兹瓦尔宣言》指出了4种关键性的公共卫生行动策略，以促进在社区水平创建健康的支持环境：

1）通过社会活动，特别是通过妇女组织活动加强对项目的拥护。
2）通过教育和授权，使社区和个人采取有利于他们自己健康和环境的行动。
3）建立健康和支持环境的联盟，加强卫生和环境部门在开展运动和实施行动策略上的协调。
4）为了保证创建健康支持环境中的平等性，协调社会各部门的利益冲突。

总之，在加强网络建设和部门间的协调时，都有这样一个基本因素——赋权，即给人民和社区当家作主的权利。同时，必须建立在尊重不同文化、社会阶层和性别都能享有平等权利的基础上。

（4）制定政策，支持项目的开展。项目的成功标志是不因项目的结束而停止运转，一切项目工作中重要的条件之一就是政策的支持，因此在项目期间应选择重点进行政策开发和制定。如开展控烟项目就应开发与制定控制烟草法，包括公共场所禁烟、禁止向青少年售烟、烟盒必须有警语等；实施性传播疾病、获得性免疫缺陷综合征（艾滋病）控制规划，就应开发与制定献血员筛检HIV法、个体行医管理法、学校开展性教育法、取缔嫖娼淫秽音像制品法、性病匿名治疗法等。为加强社区健康服务，就应出台相应的医疗保险制度改革、医疗体制改革和合理收费制度、医院面向社区政策等。此外还包括通过立法以保证项目资金的到位。政策的支持，这比任何卫生干预都重要。

第二节　技术队伍的建立和能力培训

一、培训的重要性及原则

培训是为达到项目目标而建立与维持一支有能力、高效工作队伍的活动。此定义中，项目培训除培训外，还包括选用工作人员、组织工作队伍，以及协调组织监督机制等活动。在项目培训中重要的活动是对在职人员的培训。

项目培训的目标是：①改善开展项目管理、监测和评估的技能，其中包括政策、组织开发，以及社会动员的技能；②改善行为危险因素和死因监测的技能，其中包括行为危险因素调查、抽样、资料收集、分析和运用资料的技能；③改善、强化健康促进队伍必须具备的技能，其中包括健康促进的基本概念、健康促进规划设计、实施和评价的能力，评估信息、教育和传播的技巧，健康材料的制作与预试验，行为矫正和具体干预的技能；④提高本地区的人力开发、师资队伍的培训技能，包括培训需求调查、教材开发、课程设计、参与式培训方法和培训效果评估。大规模的项目培训往往采用逐级扩展的培训方法。这种培训有明确的培训目标及特定培训对象，具理论联系实际的培训方法。为使培训内容传递更为准确应有严格训练的师资队伍，有监督和评价的机制。

任何一项项目都有一定的期限。项目成功与否的标志之一是当项目结束后，该项目活动是否仍可延续？其关键因素是人力的开发。项目培训除培训执行健康促进规划项目的具体操作人员外，应立足未来，通过培训和项目执行过程培养与造就一支有科学研究基本概念和原则的技术干部，使其具有从项目设立、实施、研究内容及任务的确定，项目目标及设计方案的选择，直至数据分析和结果发表的能力。为当地培训一支撤不走的科技队伍，这是每个项目软件建设中最为重要的因素之一。如苏州市在健康单位项目评估中，采用单位志愿者参评的方法增强了项目建设单位的主人翁意识，单位派出的多名志愿者经历了项目评估的全过程，提供项目实施情况，发表评估意见，对项目建设的可持续开展发挥了积极作用。

一个健康促进规划能否顺利实施与是否具有合格的工作人员密切相关。一个复杂的健康促进规划在执行过程中，不但要有专职的健康教育人员，同时也要有兼职的健康教育人员的参与，有时甚至要有临时聘用的辅助人员。而目前无论是健康教育的理论及实践，还是有关人类对健康和疾病的认识都获得极大的发展，从而对健康教育执行人员的素质也提出越来越高的要求。健康教育培训除对健康教育专业及相关人员所进行的系统培养和训练外，更多的是针对实施特定健康促进规划的人员进行培训。根据特定项目的目的、执行手段、教育策略及其他特定要求进行的培训，旨在保证使他们能够胜任特定的工作或任务。项目人员培训应符合以下原则。

1. 目的明确 任何特定的培训计划都必须强调围绕着项目中心而展开，体现项目的目标和原则。培训应根据项目的要求，确定学员应掌握的知识和技能，并在培训开始前加以确定。

2. 理论联系实际 整个培训过程应十分重视理论与实际紧密结合。培训的对象和内容根据特定健康促进规划的客观要求，同时适合学员的具体需要，而不应以培训者个人的偏好来决定。培训课的组织形式、教学方法都要针对学员从事的工作和任务，使其具备实际操作的能力。

3. 及时评估 在整个培训计划执行过程中，应不断地收集各种反馈意见，随时注意培训中遇到的新情况新问题，及时调整教学内容。

二、培训计划的制订

（1）确定培训的目的和宗旨，选择培训对象。要制订一个行之有效的培训计划，首先要确定培训的目的和宗旨，培训计划要最大限度地满足规划的要求，使培训对象掌握实施该计划必不可少的知识和技能。培训对象的选择也应据项目的要求而确定，同时尽量对学员的背景、文化程度、工作经历、曾否经过类似的培训及对培训的要求和方法有所掌握。

(2)确定教学大纲及基本教材,编写培训计划。教学大纲一般包括说明和本文两个部分,大纲说明部分包括本课程的教学目的和要求、对教学方法的提示;大纲本文部分是系统地安排课程内容,规定每一课程教学目的和教学时数,以及教学活动、所需教具、课堂教学评价办法等,教学大纲是编写教材和进行教学的主要依据。

培训计划是在明确培训目的、进行需求评估的基础上,根据培训任务性质确定的教学大纲及基本教材,制定有关培训工作的指导性文件,包括培训的目的及宗旨、课程设置及进度、课时分配及评价考核方法等具体内容。

三、培训计划的准备和实施

准备工作好坏直接影响到培训计划的实施和效果,准备工作通常包括以下4点。
(1)学员的确定。了解学员是否能满足培训项目的要求、文化程度及工作简历等。
(2)师资的落实。师资选择应以最佳达到教学效果为目的,而不可一味为"权威效应"因人设课,最终只能适得其反。
(3)教学场所和设施的落实。
(4)后勤服务工作。

四、培训工作的评价

评价是培训活动的一个重要组成部分,在制订培训计划时应有明确的评价内容、评价方法和评价指标。培训效果评价包括3个层次。

1. 过程评价 过程评价是对培训过程所采取的各种活动执行情况和效率的评价。如评估教学进度是否按计划进行,教材、教学设施是否适用,学员上课的出勤率,在培训进行过程学员的各种意见等等。

2. 近期效果评价 主要评价培训后学员的知识、技能掌握情况。

3. 远期效果评价 主要评定学员能否将所学到的知识和技能运用于实际工作中并产生明显的效果。

评价方法有6种:
(1)参与性观察及现场观察,直接观察项目培训全部教学活动的全过程,包括课堂教学、现场实习、教学准备活动、服务的可得性及可及性、服务质量与服务技能等。
(2)采用小组专题讨论、知情人交谈、正式和非正式交谈、结构及半结构访谈等形式了解培训的组织人员、相关领导、教师、学员和管理人员对项目培训工作的反映和建议。
(3)采用问卷调查方式收集教师、学员对培训过程及效果的意见反馈。
(4)采用测试方法调查班前、班后对有关培训内容掌握情况。
(5)查阅记录内容,包括:培训计划、课程进度、教材、教师备课笔记、学员笔记、教学评估问卷、师生名单及背景、经费收支等。
(6)评估服务指标和健康指标的变化:虽有许多因素都可影响服务指标和健康指标的变化,但不可否认培训远期效果将更直接地影响这些指标的变化。

第三节 以社区为基础的干预

健康的获得可以从个体、社区和政府3个层面去理解。个体要具备健康生活的能力,即掌握与健康相关的知识、态度和技能,使自己能够控制影响自己健康的危险因素而健康地生活。然而,个体不可能完全保证获得健康生活的条件,还需要从社区层面来共同创建健康的生活环境。要达到这一点要求,需要动员全社区来共同工作,如通过多部门协作,建立合理的社区组织机构,创造各种支持环境和提供公平有效的服务,促进人群健康。这里包括通过发展社区卫生服务,对健康人群给予指导,促进人们健康生活方式的形成和发展,改善生活质量,甚至为临终病人提供临终关怀服务等。最后,在更高层次,则需要政府的承诺和促进健康公共政策的支持,包括社会舆论、社会风尚支持健康生活方式的形成。这3个层面目标的实现,都是以社区为基础的。

对于个体层面,需要健康教育来实现;对于社区层面,需要通过社区政府联合社区各部门,发展强大的联盟和社会支持体系,使社区一级有能力来控制危险因素,创造健康的生活环境。而对政府的承诺和政策的支持,则通过倡导来实现。在此基础上形成有利的社会舆论和社会风尚。为有效预防疾病和解决个人和群体的健康问题提供坚实的基础。

以社区为基础的干预是改变以往条块分割、各自为政所形成的机构多、功能低、效益差的局面,是最有效地利用社区资源的途径。更由于慢性病具有潜伏期长、多因一果、一因多果的特点,所以以社区为基础的综合防治是最佳的防治方案。

社区为基础的健康促进干预要注意以下几个问题:

(1) 在开展社区干预前,必须有详细的规划设计,包括干预谁、干预什么内容、由谁去干预、如何干预、预期干预结果、用什么指标评价、何时评价、由谁去评价等。

(2) 社区干预场所有:学校、各类工作场所、医院和社区居民。以块为主的条块结合,统一在地方政府组织下开展工作。全球的实践经验已经证明这种综合性手段对健康的发展是最为有效的。

(3) 在社区干预中,应强调重点干预与一般干预相结合,重点干预包括重点人群(如控烟项目中,对医院、学校、机关的干预,这些单位的控烟效果易在群众中产生榜样作用,辐射面广,在全社会控烟中起强化作用)和高危人群(high-risk population)。高危人群指对某病具有高度危险性的人群,如在控制获得性免疫缺陷综合征(艾滋病)项目中,卖淫嫖娼者、吸毒者、同性恋者、性传播疾病和HIV感染者及其亲属。此外,还有年轻人、流动人口、宾馆或服务性行业人员、长途汽车司机、个体户等,应予重点保护。其余则属于一般人群。高血压等慢性疾病的干预应通过筛检,早期发现病人,病人及亲属,有家族史及具有危险因素的人应被列入重点防治。

(4) 干预策略应因人、因地、因时而异。对高危人群、重点人群和一般人群干预策略应有不同。对不同年龄、性别、职业、文化的人群也应该有所不同。对行为转变不同阶段的人群也应有所不同。对一般人群可通过大众媒介提高全社区群众的健康理念和保健意识;而对特殊人群宜采用办学习班、看录像、人际交流、示教等面对面的教育方法。总之,尽量能采用综合性手段。

(5) 健康促进干预规划决不仅限于信息、教育和传播,应提供政策与环境的支持以及相应的卫生服务,促成和强化健康行为的形成。如防治高血压病,除为病人及其家属提供必要的保健知识外,应注重提高高血压病例诊断和管理的质量和病人的满意程度,以达到高就诊率、高随访率和高遵医行为率;提高医务人员对高血压的咨询和分级管理的能力;开设社区防治点,免费为社区居民测量血压;为高血压病人提供就近医疗的方便;必须妥善解决医疗费用及医务人员上门服务的问题;为促使高血压病人的行为改变,会同商业部门、非政府组织为社区居民提供低钠盐；组织老年人开展体育、文娱活动；对轻度高血压病人采用非药物治疗研究等。

（6）干预应分阶段实施，开始时每个干预场所在少数点试行，即干预的预实验，待取得一定经验后逐步推广。在干预内容上，刚开始时应精选，然后逐步扩大。

（7）实施项目过程中应特别重视培训干预管理人员、协调员及当地的关键人物，如当地领导、校长、教师、食品服务人员和妇女主任。培训内容包括针对特殊危险因子的策略、政策、实施模式、规划和评价、以社区为基础的健康促进的理论与实践。还应为当地培训能开展长期健康促进工作的核心力量，逐步完善项目运转机制，并特别注重项目的效果评价。

第四节 项目执行的监测与质量控制

一、监督与质量控制

健康教育项目规划付之实施后，需要对项目的执行情况进行日复一日的持续监督（monitoring）以了解项目投入的使用情况，项目活动的进展，各项活动是否按时完成以及发现项目中存在的长处及弱点以便及时地做出合适的调整。质量控制（quality control）是指利用一系列方法来保证规划执行过程的质量，即为保证达到预期目标所采用的一系列专业活动的合适程度。

无论是在规划的设计、执行和评价中，建立监督与质量控制体系对健康促进规划的开展有着十分重要的意义。质量控制主要是评估规划本身的设计以及规划执行过程中各种活动的质量优劣，而不是规划的效果和行为效应。它在完善健康促进规划的设计、执行方面发挥着很大的作用。

为保证规划的顺利进行，对规划活动、资金使用、规划管理及保证足够的人和物的投入，保持完整的记录是十分必要的。为使资料便于统计和比较，应规范常规工作记录表。除常规记录外，为获取更多的信息，还可以采用定期的抽样观察，探讨动态的发展及群众对规划的意见。

1. 注意事项 在收集信息过程中应满足以下几项要求。

（1）及时性。规划信息有时效性，过期的信息用处不大，因此应及时收集、整理、分析并及时地检查、交流和反馈，发现问题及时作出决策。

（2）完整性。信息的不全现象屡有发生，包括缺项和漏项。缺项是指因客观原因而无法从登记或调查中获取的一些数据，如调查对象失访、一些比较敏感的问题等，不及时随访极易丢失。漏项是指主观或工作原因而漏掉或忽略的一些数据。通过及时地分析与整理有助于发现这种疏漏并加以纠正。

（3）准确性。信息的准确性是科学管理的灵魂，也是规划效果评价成败之所在，不真实信息不但没有价值，甚至可导致错误的决策。

（4）科学性。包括资料的收集、整理、分析方法的科学性；仪器设备和测量标准的科学性等。

（5）可靠性。指对同一事件由不同人，或同一个人在不同时间的调查，所得结果一致，即可重复性。

（6）可行性。包括经济、文化和信息来源的可行性。

2. 信息搜集的方法

(1) 临床记录。用以测评服务利用、行为改变和治疗效果。然而,资料价值取决于记录的质量与连贯性。因此,需要建立完善记录表并对医护人员进行培训、考核以保证资料的精确性。

(2) 库存记录。例如:安全(避孕)套、针头、药品。用以测评材料的分发情况。若要了解材料质量方面的信息,则需要其他监测资料的补充。

(3) 现场工作者联系册。了解干预实施、效果和遇到哪些问题的有价值的资料渠道。需要设计简单的收集资料的表格,并提供使用表格的培训。从现场联系册获得的资料,应该辅以考核验证。

(4) 考核活动记录。这是最重要的监督资料来源之一。考核人员还应该观察实际进行中的现场活动。为从各方面查证信息的可靠性,考核人员可进行突击访问,假扮病人尝试某项服务,或进行"出口"访谈。需要为考核人员设计记录表格。

(5) 专题小组讨论。由受过培训的主持人主持,小组人数为6~8人,来自目标人群。这是非常有用的方法。快速、费用不高,能对问题和应对方法作深度挖掘。在挑选主持人和小组成员时应谨慎。

(6) "出口"访谈。在人们接触项目(如咨询)后,立即在出口处对来访者进行访谈。获取有关干预质量的信息。也可和考核与干预活动的观察结合起来。

(7) 快速评价。对来自目标人群和主要信息提供者的小样本,使用定量和定性的混合方法进行的调查。这是全面调查的一个低成本的替代方法,可提供有关现况、存在问题和原因的资料。需要注意保证操作得当以及收集资料无偏倚。

(8) 全面调查。当项目尝试全新的策略或解决棘手的问题时,可采用全面调查。

二、实施监督与质量控制的主要内容和方法

实行监督与质量控制是十分复杂的过程,包含的内容也非常广泛,主要有以下几方面的内容。

(1) 正确评估健康促进规划执行者的技能。国内外健康促进的实践说明:要重视提高规划工作人员的理论和实践水平,否则规划就无法顺利执行,规划质量就无法得到保证。规划工作者能力可通过内外行专家审查的方式来进行评价。审查内容包括学历、专业训练情况、工作经验、专业成就和近期工作状况。特别是在该规划实施中的表现。总之,评价的内容包括两个方面:健康教育知识状况;是否具备胜任该规划的基本技能。

当今社会知识更新的速度极快,而健康教育及其相关学科的文献也相当丰富,足以提供大多数疾病和危险因素及健康相关行为的知识。健康教育工作者熟悉有关特定的健康问题和危险因素的知识是必要的。事实上,许多健康促进规划的失败,往往是由于部分工作人员专业知识贫乏,经验不足或技术技能拙劣所造成的。

了解规划执行人员的能力以便能尽早采取措施,改进那些不称职专业人员的技能,保证规划的顺利实施。

(2) 建立专家小组审查制,保证规划执行质量。当项目规划设计完成并开始执行时,可通过专家小组审查。专家评审的内容包括规划所设定的近期目标和远期目标、规划任务、方法步骤及活动情况是否合适,并将规划实施记录与一系列专业标准进行比较,对规划所选人员、活动、材料及执行步骤进行审查。除此以外还要对实施设计、评价设计、资料收集

步骤、大众传播媒介、仪器设备、干预方法和内容及特殊项目进行审查。专家小组由健康教育专家和其他有关专业的专家共同承担。

专家小组审查在规划设计完成后和规划执行早期特别需要。一般在规划执行的头6个月中进行一次,以后在规划执行过程中每年进行1次。这样专家小组审查可对规划的设计和执行提供直接的指导意见。

(3)加强内部审计。审计是判断是否按项目要求投入资金,分配是否符合需要(基建、设备、培训及活动经费等)。资金应具备每月、每季、每年的来源类型和分配数量的记录,包括工作人员的时间、媒介和其他资源等。

(4)系统化的资料收集与保存。资料收集与保存的完整性体现规划本身的质量。规划中所必须的每一项资料记录必须达到90%的完整性水平。通常在规划执行过程中,不是资料过多,就是资料不足,或质量太差,或内容不全面而不堪利用。为保证规划的顺利实施,系统化的资料收集与保存是必不可少的。为监督项目的进展和实施项目评价,监督的指标包括:①投入指标,即人、财和物的投入,以时间为单位记录计划的投入;②过程指标,用于评价管理和规划质量,记录各项活动的进展、效率;③产出指标,即通过项目周期的数字显示项目完成率,如培训教材编写数、录像带制作数等;④结果指标,用于监督实现项目目标的进展,如卫生状况和危险行为的改变等。为建立规范化、标准化的系统资料可建立行为危险因素监测系统,用于健康促进干预的设计和监督;建立支持健康生活方式的环境监测系统,包括政策改革等;改进患病、死亡报告系统及改进对所获资料的解释,并使之更好地用于监测健康趋势,规划和评价健康促进活动。如计算有效参与规划的人数,以举办一期5天的戒烟学习班为例,参加学员为100名,设定参与率应达到90%,结果实际有效参与率为89%(表11-1)。

表11-1 在"戒烟学习班"中参与者的过程评价(假设)

学习班日程	应参与者	实际参与者	实际参与率%(A)	规划标准%(B)	有效指数(C=A/B)
第1天	100	88	88	90	0.98
第2天	100	84	84	90	0.93
第3天	100	81	81	90	0.90
第4天	100	76	76	90	0.84
第5天	100	72	72	90	0.80

规划的有效指数(program effectiveness index,PEI)为所有项目的EI值除以项目数得到:

$$PEI = (0.98+0.93+0.90+0.84+0.80)/5 = 0.89$$

在健康促进规划中,除监测参与者参与规划各阶段情况外,还必须说明谁接受教育、什么时间、什么内容、改变多大以及监测信息服务利用情况。

(5)及时收集社会各界及目标人群对规划执行的意见,除对项目开展的各项活动资料加以完整地收集外,为更加具体明确地了解项目的执行情况,还应及时地对社区各部门及目标人群进行调查,以了解他们对规划执行情况的评估和感受。应采取多种形式和方法来收集这方面的信息。如对决策层及权威人士的采访、各种对象和层次的座谈会和小组讨论,这些方法尽管大多是定性的,但对于在执行规划过程中及时发现问题并加以纠正是十分有用的。

(6) 组织有关人员对项目活动进行实地考察和评估。为掌握项目活动开展的第一手资料,可组织有关领导和群众代表共同评估项目各个阶段的活动,包括内容、时间、地点、人员配备及有关资源利用情况;同时可以了解到目标人群对于项目活动的喜爱、信赖、参与程度以及在活动开展过程中健康教育人员和目标人群之间的相互关系。另外也可以观察到目标人群在项目活动中所表现的行为特征和心理特征。当然,在实地观察时也可以采取让目标人群对项目专业人员及项目活动开展情况进行评价的方法来获得更多的信息。

思考题

1. 社区开发主要内容包括哪些?
2. 项目培训应遵循什么原则?
3. 以社区为基础的干预有哪些优越性?
4. 质量控制包括哪些内容?
5. 监测指标通常包括哪些?

(黄敬亨　邢育健)

第十二章 健康促进规划评价

评价(evaluation)是把客观实际与可接受标准进行比较。规划评价是全面检测、控制、保证规划方案设计先进性、是否实施成功并取得应有效果的关键性措施,贯穿于规划设计、实施和评价的始终。是否执行严密的规划评价已成为衡量一项规划是否成功、是否科学的重要标志。

评价对于改善正在执行的规划和着手新的规划以及促进专业人员工作水平的提高都是重要的手段。评估资源的需求及其分配的合理性;评估项目的效果以提高其可靠性;评估卫生工作者执行规划的情况和能力;评估群众的满意度和规划满足群众需求的切实性,都是重要内容。另外,良好的评价要求持续性监测,以利于及时调整规划活动,适应情况的变化。因此,无论是业务部门还是行政部门都应该十分重视评价工作,把评价结果与制定政策结合起来。遗憾的是不少人忽视评价工作,或是在规划完成后才作出草率的、很不完善的"宣判",这是很不科学的。为提高健康促进规划的工作质量,研究影响评价的因素,提高评价质量是十分重要的。在评价研究中应着重注意:①提高规划设计与评价水平;②重视与社会学家、行为学家和生物医学家的合作;③提高与改善政策分析;④规划目标的定量化;⑤制定实践标准;⑥改善测量指标。

第一节 规划评价的目的

当前规划评价工作存在以下几个误区:①规划设计者没有把评价设计列入总体规划,在规划中没有明确的目标和目的,没有进行基线调查,使评价工作无法实施;②认为评价工作是耗时、耗费的工作,由于项目资金有限,而忽视了评价工作;③认为行为与环境的干预需要很长的"潜伏期"方可发生改变,或一经改变也不持久,难以评价;④自行设计的评价标准与专业标准不统一;⑤在实际工作中难以确定因-果关系,效果难以确定;⑥缺少评价专业人员或专业人员中途离去;⑦领导者为了节约开支、增加项目效益而对规划评价不予考虑等。这些错误的认知相当于"只管播种,不管收获"、"只注重投入,忽视产出效果",这是最大的失误。实际上,我们有许多策略足以完善规划的评价工作。例如,在规划设计的早期考虑评价工作,认真地进行评价设计,提出明确的规划目标和目的,安排专人处理评价工作,收集相关的信息,包括监测和信息反馈等。当今,评价工作越来越被人们所重视,特别近年来发展"循证医学"和"循证管理",为了减少决策的主观性、盲目性,应该更加重视评价这个环节。规划评价的主要目的有:

(1) 确定健康促进规划的先进性与合理性。

(2) 明确健康促进活动的数量与质量，以确定健康促进活动是否适合目标人群，各项活动是否按规划进行及资源的利用情况。

(3) 确定健康促进规划达到预期目标的程度及其影响因素。

(4) 总结健康促进项目的成功与不足之处，提出进一步的研究假设。

(5) 向公众介绍项目结果，扩大健康促进项目的影响，改善公共关系，以取得目标人群、社区更多的支持与合作。

(6) 向项目资金提供者说明项目结果，完成合同的要求。

第二节 规划评价的内容

评价是对规划内各项活动的发展和实施、适合程度、规划活动效率、规划效果、规划费用以及相关部门对规划的接受程度等作出认真分析，使该项目规划更切实际、更高效率、更好效果。评价工作不是规划结束后才开始，而是贯穿于规划设计、执行的整个过程，如没有规划设计，规划评价也无从谈起，因此评价工作是一项系统工程。评价是规划不可缺少的一部分。

评价的核心内容是阐明当地实施规划活动的质量和效率、规划中设定的目标是否达到以及达到的程度，也为领导和群众提供有价值的反馈信息。评价结果也用以改善现有的规划、或决定是否终止现有规划或扩大规划，同时也为设计新的规划提供科学依据。

1. 评价策略 在执行评价过程中以下几点对于如何运用合适的策略是有帮助的。

(1) 评价的目的是什么？是评估规划目标是否达到？是为健康促进过程提供反馈？是为服务提供者提供有用的信息还是为帮助制定新的规划提供依据？还是包含上述的所有目的？

(2) 评价是由规划相关人员进行评价（内部评价，internal evaluation）还是由规划外部人员进行评价（外部评价，external evaluation）？内部评价的优点是对规划活动熟悉，对规划成员关系密切，因此收集相关的信息比较容易，所花费用较少。主要缺点是可能发生偏倚，较难做到完全客观。外部评价的优点是比较客观，并具有新的观念，有助于获得无偏的评价结果。缺点是评价者对该项目没有任何联系，缺少内部评价者对项目所具有的知识和经验，且费用较高。两者各有优缺点，应权衡其利弊。

(3) 所应用的投入、过程、输出指标是否合适？使用这些指标去收集各种资料是否可行？应用所指定的指标测定规划活动和规划目标是否贴切？

(4) 如何保证整个评价过程的正确性和可靠性？回答者是否采用匿名的办法？

(5) 邀请谁来评估调查结果或所得的结论的正确性和可靠性？用什么资料作出评估？还是抽少量样本？还是仅由专业人员作出判断？

(6) 评价的结果送给谁？送给参与评价过程的所有人？仅送给有关领导？还是送给社区群众？

(7) 评价结果以什么方式发布？通过会议或研讨会？张榜公布？通过口头方式？还是以论文形式发表？

2. 评价内容 健康促进项目结果的评价通常包括以下几点。

(1) 健康文化的评价，包括健康相关的知识、态度、动机、行为意图、个人保健技能和自我效能。

（2）社会行动和影响的评价，包括社区参与、社区赋权、社区规范和公众意见。

（3）健康公共政策和组织改革，包括政策、立法、法规、资源分配、组织改革、文化和行为。

（4）健康生活方式和条件的评价，包括吸烟、食物的选择和可用性、体育活动、违禁药品的滥用、在自然和社会环境中对危险因素的保护比例。

（5）有效的健康服务评价，包括提供预防性服务、服务中的可得性以及社会和文化的合适性。

（6）健康环境的评价，包括限制其获得烟、酒和违禁品、为青少年和老年人提供良好的环境、远离暴力和毒品。

（7）社会结果的评价，包括生活质量、功能的独立性、社会支持网络、辨别能力和公平性。

（8）健康结果的评价，包括降低发病率、残疾率、可避免的死亡率，提高社会心理适应能力和生活技能。

（9）能力建设结果评价，包括可持续性的测量、社区参与和赋权。

第三节 规划评价的类型

规划评价应作为干预规划的组成部分，完整的评价应包括以下4种类型。

一、形成评价

形成评价（formative evaluation）指在规划执行前或执行早期对规划内容所作的评价，包括为制定干预规划所做的需求评估及为规划设计和执行提供所需的基础资料。

形成评价总的目的是通过需求评估以了解所制定的规划目标和干预措施是合否适；规划实施前对靶人群的了解，以决定适用于该人群的最佳干预方法；产生新观念、探索新策略。其具体内容包括以下几点。

（1）了解目标人群对于各种措施的看法。

（2）选择教育信息并做预试验。

（3）了解教育资料发放系统，包括生产、储存、批发、零售以及免费发放渠道。

（4）通过调查获得有价值的信息（如文盲率、方言、术语用词），为制定评价问卷提供依据。

（5）问卷的项目通过预调查作修改。

（6）提供定性资料为定量资料作解释或补充说明。

（7）发现实施早期阶段可能出现的问题。

形成评价是评估现行规划目标是否明确合理、指标是否恰当；执行人员是否具有完成该规划的能力；资料收集的可行性以及项目资金使用的合理性等。总之，形成评价是使规划更完善、更合理、更可行、更容易为群众所接受。

二、过程评价

过程评价（process evaluation）测评的是投入（input）、活动和产出（output）过程。通过过程评价能发现项目执行过程中存在的问题，以便采取修正行动。过程评价的着重点在于项目日常持续进行的操作运转情况，旨在改善项目及其管理。过程评价与监测有相当大的重叠。

过程评价包括对规划的设计、组成、实施过程、管理、工作人员工作情况等进行评价。有人也把形成评价作为过程评价的一部分。过程评价是评估项目活动的质量与效率，而不是评估规划的效果和行为效应，目的在于控制规划的质量，因此，又称为质量控制或规划质量保证审查（quality assurance review，QAR）。

1. 过程评价内容

（1）评估规划实施情况并随时了解现场反应。教育干预是否适合于教育对象，并为他们所接受？教育干预是否按既定程序得以实施（时间、频率）？干预实施质量如何，是否出现敷衍了事、不负责任的工作作风？教育材料是否全部发放给目标人群？教育干预的覆盖率多少，是否覆盖全部目标人群？目标人群参与情况如何，是否愿意或有可能参与规划，原因何在？干预方法是否有效，何种方法为佳，针对教育对象，应如何调整干预方法？教育服务利用情况，如设立各类展览、咨询等服务项目，应了解其利用情况、利用率低原因何在？信息反馈系统是否健全，是否建立完整的信息反馈体系，及时有效地反映规划情况，是否建立必要的记录保存制度，记录的完整性和质量如何？

评估规划的现场反应（实质上就是规划监测），目的在于及时了解规划实施情况，适时作出调整。因此应准备详细的规划任务书、进度表和各项工作的完成标准，以便对照检查。

（2）评估工作人员工作情况。工作人员的工作情况不仅是指工作人员的责任心与热情，还包括工作人员之间、与教育对象之间的配合与团结情况。应了解各有关部门是否能良好协作和高效地完成项目工作；工作人员对教育对象是否热情、耐心、以诚相待；工作人员的职业技能如何等。可通过内部、同行、领导、教育对象等各种形式进行评估。

（3）项目预试验。对教育材料（文字和形象教育资料）、传播媒介、资料收集表（调查表）等进行预试验并及时地加以修改。

2. 过程评价方法

（1）直接观察各项干预活动。

（2）专题讨论法，倾听提供者与接受者两方面的意见和看法，有助于获得真实情况。

（3）抽查少量目标人群了解他们是否得到有关信息。

（4）记录各项活动，这是最为重要的评估方法，它能提供动态的变化。规范化的报表有助于保证资料的一致性，便于总结和比较，还可将记录结果画成线图等。

三、效果评价

效果评价（effectiveness evaluation）应当证明哪些效果是项目投入造成的，哪些"效果"是非项目因素造成的，并对这两类影响加以鉴别。干预在目标社区的影响作用可与未曾暴露于干预措施下的相似社区（对照）比较。因此，在随访资料的收集中应注意发现一些特别问题，以便确定影响是怎么造成的，和影响的形成在多大程度上是由于项目投入。同时要把定量资料的收集与某些定性调查结合起来。

评价的另一个主要目的是提供如何改进未来的干预规划，以及得出的经验教训和项目推广的一些问题。因此，评价设计必须明确导致项目成功的因素，以及这些因素是否可以运用于其他社区。根据上述的原则应该运用定性研究方法，找出干预计划中哪个是形成影响的最重要的部分。同时，在资料收集时应注意目标人群有什么使项目成功的特点，而这些特点在其他社区是没有的。要重视推广评价结果，共享经验。

如果项目干预可以作为一个模式，在别的社区重复，那么，非常重要的一点是了解工作人员投入的时间,以及用来取得最大效应的项目设备和经费;保存项目投入的记录,包括工作人员时间以及产生满意的结果所需要的资源和支出;评估在其他社区重复相同水平的投入是否现实;还可在另一个社区投入较少经费,比较目标社区与对照社区的影响差别。如果更多的投入产生了更多的效果,明确更多的经费投入是否值得。总之,目标社区应当参与评价过程,并提供对任何可能已经发生的改变作出解释。

(一)效果评价的内容

规划评价的目的是确定干预的效果。规划效果评价的内容有以下几点。

1. 近期和中期效果评价(impact evaluation) 又称效应评价,是规划评价的重要内容。评价的重点在于规划或规划的某方面对参与者的知识、态度、行为的直接影响。

(1) 评估那些影响有关健康行为的倾向因素(包括知识、态度、信念等)、促成因素(资源、技术)及强化因素改变的程度。

(2) 评估相关行为改变情况。有益的健康行为有无增加?有损健康的行为是否得到控制?如人群的吸烟率下降了多少?疾病是否较早得到诊断?暴露于危险环境的机会是否减少?环境状况是否得以改善?

(3) 评估政策、法规制定情况。领导及关键人物的思想观念是否得到转变?是否制定有利于健康的政策、法律?各级行政领导对健康教育的干预参与程度、是否制定了相关的政策、是否为项目的开展创造了支持性环境等。

由于健康教育的最终效果是建立在知识、信念、行为的转变上,且其最终效果往往要几年、十几年甚至几十年才能表现出来,因此效应评价是健康教育规划评价的重要内容。要使评价结果更具科学性,更有说服力,其评价设计就要求更高,在工作中常需采用对照的方法。

2. 结局评价(outcome evaluation) 也称远期效果评价,指评价健康促进规划的最终目的是否实现。结局评价包括以下几个方面。

(1) 效果。即规划对目标人群健康状况的影响,其评价指标是疾病发病率、死亡率、病残率的变化,了解规划是否影响某病的发病和流行情况,病人存活率及存活时间有无改变等。对于营养健康教育,则以参与者的身高、体重变化为指标。

(2) 效益。指规划改变人群健康状况所带来的远期社会效益和经济效益。指标主要是生活质量指标,如劳动生产率、智力、福利、环境改善情况、寿命、人们精神面貌、卫生保健成本等。

(3) 成本-效益和成本-效果。在制定规划、选择某一方案、评价规划效果时,常常要考虑成本-效益分析(cost - benefit analysis,CBA)和成本-效果分析(cost - effectiveness analysis,CEA),作为科学决策的重要依据。成本-效益或效果分析就是通过计算实施健康促进规划所费资源(费用或成本)与健康收益进行分析比较,目的在于确定以最少的投入产生最大的效果的规划;比较不同规划的成本-效益(效果)以及决定某规划是否有继续实施的必要性。更重要的是为领导者提供科学依据,我们通常说健康促进规划是投资最小、收益最大,但需要有令人信服的数据,这对于开发领导、鼓励对健康促进的投资有非常重要的作用。

健康教育的最终目的是提高人们生活质量,创造健康文明的世界,有着潜在鲜为人知的巨大效益。因此,结局评价对提高人民思想认识有很大的作用。应该指出的是:效果评价和结局评价都同属于规划评价,规划评价通常处于变化状态,因而,规划评价时要尽可能控制结果的偏倚,虽然这样做的难度较大。另外,由于规划评价倾向于多面性,随机化方法可能行不通,故常采用准实验研究方法。

(二) 效果评价的方法

(1) 在干预组或社区中重复横断面调查(有对照组更好),提供基线资料与随访资料,以评估在某特定时期内行为改变情况。

(2) 在靶人群中建立哨点监测发病情况,干预前后作比较(有对照组更好)。

(三) 评价资料收集方法

为达到结局评价的目的,可采用定量与定性相结合的方法收集资料:①定量研究方法对问题的回答以"多少"和"多常"表示,量化规划目标达到的程度,并可作统计学分析,如采用有代表性大样本可类推到所代表的全人群。KAP问卷前后调查就是定量的评价方法;②定性研究可获得有关他们是如何想的,什么人有这种想法等更深层的问题,说明某些行为为什么会发生。定性研究用于解释定量的结果而不是描述性的。这种方法是通过少数人的调查而不是随机概率样本。定性资料带有很大的主观性,通常是由少数人调查获得,因而不适于从中得出结论,而仅作为解释和领会之用。

定量资料与定性资料相辅相成,不可偏废。

四、总结评价

总结评价(summative evaluation)是指综合形成评价、过程评价、效果评价以及各方面资料作出总结性的概括。综合性指标更能全面地反映规划的成败。总结评价从规划的成本-效益、各项活动的完成情况作出判断,以期做出该规划是否有必要重复或扩大或终止的决定。

【案例】 控制心血管病发病率的健康促进规划评价(表12-1)

表12-1 控制心血管疾病健康促进规划评价模式

健康促进规划设计	健康促进规划执行	健康促进规划效果评价内容		
		近期	中期	远期
需求评估 规划设计的审评	各项干预活动的监测 评价各项干预活动的策略	倾向因素 　知识 　信念 　态度 　价值观 促成因素 　组织建立 　经费到位 　技术支持 　政策落实 　卫生服务 强化因素 　医生、病人家属对 　　病人的支持	行为改变 　依从性 　合理饮食 　定期随诊 　戒烟 　体育锻炼 临床效应 　体重控制 　血压控制 　血脂控制 　血糖控制	心血管疾病 　发病率下降 　死亡率下降 　经济效益 　社会效益
形成评价	过程评价	近期效果评价	中期效果评价	结局效果评价

五、评价研究

评价研究(evaluation research,ER)即健康教育的课题研究,往往需要大量的资源,这是社区、学校、企业或医院力所不能及的。需由特定的研究机构来进行,并由健康教育学、心理学、社会学和卫生统计学的专家们齐心协力,共同磋商。评价研究人员则必须具备测量、设计和统计分析等诸多技能。

评价研究是一种以研究为核心目的的健康规划,目的在于验证研究假设,揭示教育干预和结局之间的因果关系,从中获取可推广到其他场所或相似人群的理论知识和方法。因此研究者要充分考虑内外两方面的效力:所谓内在效力(internal validity)指规划效果直接归因于教育措施的程度;外在效力(external validity)指这些归因于干预的效果能推广到相似人群或场所的程度,并力求得出有说服力的结论,从现实观点来看,它是用于验证"老真理"、"新设想"的最佳武器。

评价研究的设计依研究目的不同而不同,是一项科学严密的健康教育干预规划。其评价内容广泛,可包括过程评价和效果评价的所有内容。其有别于规划评价,最主要的区别是评价研究是验证假设,为制定干预规划奠定理论基础。评价研究的另一特点是使用随机、对照、双盲的设计原则进行研究,通过标准化规划程序的实验设计以控制偏倚的来源以及外部因素对实验的干扰。简言之,评价研究的主要内容是以科学方法验证一个或多个干预方法的效果,为健康教育理论和实践工作提供科学依据。

第四节 规划评价设计类型

在开展健康促进规划前,就应制定评价方案。评价设计类型很多,根据评价者是否人为地控制所研究的因素和评价对象是否随机分组两项标准,可将评价设计分为实验、准实验和非实验3类。

一、实验设计

实验设计(experimental design)指将评价研究对象按随机原则分为实验组和对照组,分别观察他们在干预前后的情况。由于此类设计有助于最大限度地控制影响因素,因此其对结果的说服力较强。但此种研究方法一般难以实行,尤其是随机原则。

二、准实验设计

准实验设计(quasi-experimental design)指人为控制研究因素,但在设立实验、对照两组时,未能严格地按随机化原则分组。与实验设计相比,该类设计较易实施,在进行大规模评价研究时,能省时省钱,更具可行性。但因未严格遵循随机化原则分组,结果解释的说服力不如实验设计。

1. 非随机比较组(nonequivalent control group) 干预组与对照组不是随机确定的,如以社区作为干预组,选择与干预社区各主要因素方面相似的社区作为对照组,两组不同点在于干预社区开展健康促进干预活动,对照社区不开展此项活动。设立对照组的目的在于控制混杂因素,最大限度地减少外部的误差来源。在两社区之间作比较时,要求在引入干预前社区之间除干预因素外,其他特征应相同,为此必须对两社区的相关因素作统计学检验,以保证两者的可比性。

2. 复合时间系列比较(multiple time series,MTS)　比较干预组和对照组在不同时间点的变化结果。该方案可减少可能的历史性因素和混杂因素的影响,但主要困难是在干预前后要对两组进行多次基线调查和追踪随访。在应用此种研究设计时应注意对干预组与对照组使用相同的测量技术。

为使效果评价具较强的说服力,在资源和技术条件许可的情况下,以采用准实验设计较好。

三、非实验设计

非实验设计(non-experimental design)既不遵循随机化原则又不设立对照组,因而对实验中的影响因素控制力最低。

1. 单组前后比较(one group pretest and post-test)　这是最简单的非实验设计方案,主要方法是用同一对象在接受教育干预前后的变化进行比较。假定非被试因素在干预前后保持不变,就可认为干预前后的变化是由于干预而引起(该设计一般只在观察指标不易随时间改变的情况下使用)。该方案受许多因素的干扰,而较难于说明规划的结果。其只能对影响结果变化的多种因素中的1种或2种进行控制。一般前后观察时间越短,其结果的意义越大。

在健康促进规划形成阶段,该方案可能有用,条件是观察期间短且有理由剔除其他重大的历史影响,多用于评估培训规划的即时效果。由于观察或干预前测试可能会对参与者产生影响,因此必须加以注意。无论评价的样本数多大、目的如何,要控制这种影响就必须尽可能地控制测量工具的质量及资料收集过程的偏倚,且应进行可信性及把握度检验。

该设计方案不足之处在于规划中所选人群并非代表某个社会、组织人群的特征。分析对结果的影响可通过确定参与者与非参与者的可比性来检验。因此如何选择规划参与者,减少与非参与者的差异尤为重要。

总之,该方案虽有许多缺点,但倘若谨慎仔细地应用,仍可控制那些影响内在效力的因素。可用于进行对即时效果的评估,尤其是评估知识及技能的变化。

2. 时间系列(time series design,TSD)　该方案必需满足下列条件:①能建立可测量的时间周期;②所测结果稳定;③可顺利收集结果资料;④可在许多时候进行观察;⑤可在特定时间开展干预并可突然停止。

采用该设计方案需要许多时间点进行最敏感的统计学检验。多时间点有助于推断规划的因果关系,因此该方案最起码要求有足够的观察次数。国外有学者推荐评估效果最少需50个时间点。观察点间期应相同且应足够长,以确定结果变量的干预前后的变化。

选用该方案必须注意统计问题。即使时间点少于50次,仍可观察和分析行为变化的趋势。因此,可少选择一些时间点。应用该方案主要问题是确定趋势的显著性,所以干预就必须足以产生相当程度的变化。

选用该方案还必须控制主要影响内在效力的影响因素——历史性因素。了解历史的非规划的事件或活动会不会对结果产生混杂?同时检查诸如气候、季节、人口变动和奖金变化等因素。该方案可提示可能的效果范围,但通常不能提供有关干预的确切证据。只有通过反复多次的时间系列的评价,效果始终如一时才能对规划的效果下结论。

第五节 影响评价的因素及存在的问题

充分理解在规划设计、执行和评价过程中的影响因素及存在的问题,有助于防止可能出现的偏倚和混杂,使规划设计更科学,评价结果更正确、更可靠。

一、影响评价的因素

为评价规划效果确系归因于规划的干预,要特别注意防止偏倚因素和混杂因素的影响。偏倚(bias)系指在抽样或检验时由于选择偏向于某一结果,忽视了另一结果而引起的系统误差。偏倚可以发生在任何类型的研究以及研究的任何阶段。这种系统误差是一种错误,无法通过统计学处理加以纠正,在评价设计和效果评价中应特别注意。混杂因素可以通过统计学分析加以区分。以下8种影响因素是比较常见的。

1. 历史性因素 指在评价期间所发生的干预规划之外的重要事件,包括在全国性、地区性或组织机构内部,或在规划干预场所发生的事件,能导致参与者发生某些可能对结局有影响的变化。这也称为自然变化或长期趋势变化,如某些有自愈倾向的疾病,从发生、发展、痊愈有其自然趋势,此时如施以药物治疗,可能把自愈的结果误认为是药物的效果。其他如爱国卫生运动、世界无烟日、食物供应变化、自然灾害和社会灾害等规划之外的因素均可影响规划效果。可通过设立对照组和过程追踪排除这些因素的影响。

2. 工作人员和参与者的熟练性 在研究期间参与者和工作人员知识水平和技能熟练度的变化,也可影响参与者知识行为的改变和调查结果。如随参与者年龄增长、社会心理更加成熟、知识增加;工作人员因反复调查,对调查内容更加熟悉、调查技巧或操作技术更加成熟、使调查质量提高;参与者被重复调查某些知识和内容,引起注意、增加学习兴趣、使认识提高。这种偏倚可通过设立对照组,对工作人员加强技术培训,以及由同一批工作人员进行干预前后的调查等方法使其尽可能减少。

3. 测试或观测的偏倚 指测试或观察时影响测量结果准确性和可靠性,如调查者对应答者的指导是否清楚;问卷项目是否易于被应答者所理解;测定时调查者的素质和状态,如责任心、对调查内容和调查技巧的熟练程度,调查者的态度、调查者的性格特征等;测量时的环境条件是否安静或吵闹而分散应答者的注意力;应答者的状态,如情绪、对调查者的合作程度、有无因被调查或进入"角色"而反应异常、倾向性回答(习惯回答"是"或迎合调查者需要)等,这些都会对调查结果质量产生影响。为保证调查质量,主要通过加强对调查者的培训和资格审查,以及测试和观察时的质量控制。

4. 测量工具 在确定测定的评价指标后,必须选择和确定测量特定变量的工具。在选择测量工具时应注意其可靠度和准确度。

可靠度是重复测定一相对稳定的现象时多次测量结果彼此接近的程度;准确度是指测量工具能达到所要测量的程度,或测量数与被测事物实际数值的符合程度。如同一位病人的血清分送10个医院检测肝功能,可能出现很大的差异,这是由于检测仪器或生物制剂的差异造成的。

此类因素对结局的影响可通过规划评价开始前对测量工具可靠度和准确度的评估和预试验,发现存在问题加以改进,可提高测量工具的质量。在每批试验或测量前应对药品、试剂、仪器、测量工具与标准作比较和校正。

5. 回归因素 在初次测量时个别人的某些特征水平可能过高或过低,当再次测量时可回复到原有水平,这种现象常见于危险因素的筛检和测量。如筛检后对高血压或高血脂水平的个体再次检查,可预期复查时血压值会下降,这是因为最初异常高的个体测量值"向均数回归"。这种降低实际上是一种统计学假象,但可能会被错误地归因于干预的结果。可通过采用对照组、多次测量或通过随访检查等方法消除或减少这种因素的影响。

6. 选择偏倚 干预组和对照组选择不均衡可引起观察结果的偏倚。可通过随机化或配对选择方法以防止或减少此种偏倚的影响。

7. 失访 干预组或对照组非随机失访或失访过多(超过10%)可造成偏倚。因此应努力减少失访或采用独立随机样本;或对应答者和失访者的各种特征分析以估计失访引起的偏倚和程度。

8. 相互影响 指前7种因素的各种形式组合。选择评价设计必须熟悉以上这些偏倚因素,并尽可能最大限度地控制其影响。其中第4、6、7类因素的影响最为常见。

二、评价中存在的问题

(1) 健康促进规划的评价指标主要是相关的健康知识、生活方式、行为和生活质量。而这些指标相对来说是无形的、潜在的,确立明确的标准有一定的困难。

(2) 健康教育的最终目的是人民健康状况的改善和生活质量的提高,而这些结局难以做到全面实现。也由于干预造成的结果往往需要很长时间,造成结局评价的困难。

(3) 健康促进评价指标较难确定特异性的标准,有时定量性差,评价时主观性较大。

(4) 妨碍评价正确性的一些影响因素:

1) 月晕效应(halo effect):即其他因素对被研究因素的影响,如评价者对某事物持有先入为主的观念,这将影响到以后他对该事物的看法,造成评价的偏差。

2) 评定错误(rating error):即评价者的意向会影响到评定结果的高低,如开展一项健康教育规划,其主观愿望是通过教育干预,以使干预组知识、信念得以提高,因此,在评定时可能会有意无意地放松评定标准,使干预组成绩提高,得出阳性结果。这将使结果偏离实际情况。

3) 霍桑效应(Hawthorne):被选择作实验对象或干预对象,当他们感受到正在被实验时,所表现的行为可能异乎寻常。

4) 暗示效应(self-fulfilling prophecy):评价或教育者的意向将导致情况向其意向性发展,如教育者认为家庭条件差的学生不讲究卫生、学习成绩差,这种态度可能形成这些学生个人卫生习惯不良、学习成绩不佳。这种结果虽可能是客观实际,但由于是教育者的态度而引起,并非理应如此。

5) 因果混淆(post hoc error):由于时间的先后混淆了因果关系。如由于A在B之前,误认为B是A引起的,但实际上并非如此。

6) 不均衡:由于试验组与对照组的某些特征不相同,可能导致结果的偏倚。如两组性别差异很大,两组吸烟率的不同,可能是性别的不同,而不是干预的结果。

上述情况并不少见,在严密的实验设计中,可以通过随机、对照、双盲的原则加以解决,但健康促进规划设计不同于一般的实验研究,要做到随机、双盲是有困难的。因此在评价设计和执行规划时应注意避免和尽力解决这些问题。

思考题

1. 简述健康促进规划评价的目的和意义。
2. 简述健康促进规划评价的类型和内容。
3. 影响规划评价的因素和问题有哪些？针对问题，如何避免？

（黄敬亨　邢育健）

第十三章 成本-效益与成本-效果分析方法

第一节 经济效益与社会效益

1998年,第51届世界卫生大会(WHA)通过了关于健康促进的WHA51.12号决议,敦促会员国对健康促进政策和实践采用以证据为基础,并利用所有各种定量和定性研究的方法,表明评价一个项目规划的成功与失败必须遵循"证据"的原则。其中通过成本-效益与成本-效果的分析阐明项目的经济效益和社会效益是极为重要的。

2009年世界卫生统计报告表明,在世界范围内,死亡的每10人中,就有6人死于非传染性疾病,3人死于传染性疾病、围生期情况和营养不良,1人死于损伤与中毒。传染性疾病造成了51%的寿命损失,非传染性疾病造成了34%的寿命损失,外伤则是14%。在高收入国家,传染性疾病造成8%的寿命损失,而低收入国家则造成68%的寿命损失。

许多发展中国家呈现传染性疾病发病率高以及孕期和围产期死亡率高的特点。非洲地区是HIV感染率最高的地区,全球3 300万HIV携带者中的2/3在非洲地区。全球近20%的死者是5岁以下的儿童。新生儿死亡率可以用来评估整体的孕产妇健康、新生儿健康以及母婴保健情况。

发达国家则呈现癌症、心血管疾病和慢性呼吸系统疾病的发病率和死亡率较高的特点。

全球结核发病率有所增加;听力下降、视力障碍和精神障碍是全世界最常见的残疾疾病。

2008年,调查地区居民两周患病率为18.9%,慢性病持续到两周内的病例由1998年的39%增加到了61%,成为影响我国居民健康的主要问题。按2008年人口总数13.3亿推算,当年全国两周患病累计总人次数达65.4亿。过去10年,平均每年新增1.5亿人次。

2008年,调查地区居民慢性病患病率(按病例数计算)为20.0%。以此推算,全国有医生明确诊断的慢性病病例数达到2.6亿。过去10年,平均每年新增近1 000万例。其中,高血压病和糖尿病的病例数增加了2倍,心脏和恶性肿瘤的病例数增加了近1倍。

2008年,调查地区居民两周就诊率为14.5%。由此推算,2008年全国门急诊人次数达50.1亿,与2003年相比,增加2.6亿人次;住院率为6.8%,比2003年增加了近1倍。以2008年住院率推算,全国住院人次数近1亿人次,手术量达到2 500万例。疾病负担有所增加。

城乡居民吸烟率呈缓慢下降趋势,15岁及以上人口男性吸烟率为48.0%,女性吸烟率为2.6%。由此推算,我国现时吸烟人口有2.7亿。与2003年相比,吸烟率有所下降,但吸烟者每天吸烟 20 支及以上的烟民比例由 2003 年 51％增至 2008 年的 62％。

吸烟明显地促发了严重疾病并造成劳动力的损失和死亡；孕妇吸烟威胁到幼儿的健康；被动吸烟造成的危害以及由于火灾而造成的伤亡等等。例如，美国每年花费在与吸烟有关的费用平均为 460 亿美元，是国家烟草税收的 5 倍多。在我国，1994 年国家烟草税收为 550 亿元人民币，而同年吸烟造成的经济损失（包括医疗费、因病缺勤、丧失工作造成的损失费、火灾、清理垃圾及环境整治等）却高达 700 亿元人民币。由中国预防医学科学院、中国医学科学院、英国牛津大学和美国康奈尔大学的医学工作者共同研究的结果表明：我国成年男性总死亡中有 12％归因于吸烟，而这个数字最终可能增至 33％。在我国，由吸烟引起的死亡中，慢性肺部疾病占 45％，肺癌占 15％、食管癌、胃癌、肝癌、脑卒中（中风）、冠心病、肺结核等各占 5％～8％。

2009 年卫生部公布的第 4 次国家卫生服务调查结果表明，随着我国工业化、城镇化和人口老龄化进程加快，居民医疗卫生服务需要和需求量明显增加，尤其是慢性疾病的患病率明显上升，疾病经济负担日益加重。

2009 年世界卫生统计报告指出，与某些风险因素相关的疾病的死亡率和发病率都在上升，而其中最常见的可预防的风险包括：低体重出生儿、超重或肥胖、儿童期和孕产妇的营养不良、不安全的性行为、烟草的使用、有害使用乙醇、不安全用水和卫生设施的缺乏。这些可预防的风险因素每年在全球造成的死亡占死亡总数中的 40％以上，以及全球健康寿命损失年的 1/3。

当今，WHO 把健康促进作为最高重点。其理论也是以"证据"为依据。例如：芬兰的北卡利里亚是全球冠心病最高发的地区，从 1972 年实施控制心血管疾病规划，在社区全人群中控制高风险因素，到 1993 年总吸烟率从 52％下降到 35％，吸烟量净下降 28％，奶制品摄入量的减少使血清胆固醇水平下降 11％，中年男性缺血性心脏病死亡率下降 38％。北卡利里亚的项目效果已扩展到全国，使其他地区的心脏病死亡率也下降到与北卡利里亚同一水平。又如美国一项调查显示，通过社区健康教育，每人每年花费 4.95 美元，可使血清胆固醇水平平均下降 2％，仅以约 3 200 美元的成本即可延长一个寿命年。美国约翰·霍普金斯大学门诊高血压病人健康教育的随访研究，在控制体重、血压以及提高依从性方面取得了明显效果，5 年间高血压病人健康教育组较对照组降低总死亡率 57.3％。

日本的卫生经济学家调查了某村庄增加 1 名护士，开设 1 个"防感冒、防肠胃病、防脑溢血"的卫生宣教馆的效果，经过 1 年多的预防教育，使该村的年医疗费用从原来的 700 多万日元降低到 340 万日元，产生了巨大的经济效益。实践证明：无论是富裕的发达国家还是贫穷的发展中国家，无论是现在还是未来，健康促进与健康教育都将充分显示其很好的成本-效益和成本-效果。

评价项目规划的成本-效益与成本-效果并非都要到项目结束后才进行。当我们设计项目规划时，或有几个备选方案可供选择时，我们都要力求选择最低的成本达到最大的效果的方案。因此，成本-效益与成本-效果的分析是项目评价的重要内容。

第二节　成本-效益分析中的几个基本概念

成本-效益分析方法涉及到一些基本的概念，了解和掌握这些基本概念，将有助于更好地应用成本-效益分析的原理与方法。

一、成本

成本-效益分析(cost-benefit analysis)中的成本是指社会在实施某项卫生服务方案的整个过程中所投入的全部物质资源和人力资源的消耗。物质资源和人力资源的消耗以货币统一计量和表示,包括公共支付的和私人支付的。在成本-效益分析中,成本是从整个社会的角度来计量的,不仅是国家或卫生部门的支出、服务对象的支出,而且包括所涉及的其他各方面的支出或付出的代价。在所有这些计算中应避免重复计算。按照成本总额与卫生服务量的关系,成本可以分为固定成本、变动成本和混合成本。

1. 固定成本(fixed cost) 在卫生服务中有些成本的总额,在一定时期和一定服务量范围内,不受服务量增减变化的影响而保持固定不变,这些成本称为固定成本。例如:1台用于健康教育的彩电1万元,可用10年,每年提取折旧费0.1万元,那么不论1年中实际为群众进行几次健康教育的宣传,1年提取0.1万元的折旧费是固定不变的,不随服务量的多少而变动。除了折旧费以外,卫生部门单位职工的固定工资、行政管理部门的办公费、车旅费等都属于固定成本。

虽然固定成本总额不随服务量的改变而改变,但是单位服务量的固定成本却随服务量的多少而呈反比例变化,服务次数越多,则每次服务的固定成本就越低。如上述用于健康教育的彩电在1年内每月提供服务1次,单就折旧费这部分固定成本来说,每次服务的固定成本是83.3元;若每天1次,则每次服务的固定成本是2.8元。

2. 变动成本(varied cost) 在卫生服务中有些成本的总额随服务量的多少呈正比例变化,服务量增加,成本总额随之按比例增加,服务量减少,成本总额也随之按比例减少,这些成本称为变动成本。例如服务于病人的健康处方、健康教育活动的材料消耗,计量服务工资等都属于变动成本。

变动成本总额随卫生服务量的多少呈正比例变化,但是就每单位服务量的变动成本来说,却是相对等量的、不变的。要降低变动成本总额,就是要降低每次服务的变动成本。

在成本管理中,将成本按照固定成本和变动成本进行划分,目的是为了加强管理。通过降低固定成本总额、增加卫生服务数量、减少每次卫生服务的变动成本,达到使每次卫生服务的成本降低或最低的目的。

3. 混合成本(mixed cost) 卫生服务中有些成本属于部分固定部分变动的成本,这些成本称为混合成本。混合成本的总额随服务量的变化而变化,但与服务量的增减变化不成比例。根据混合成本兼有固定和变动两种特性的不同情况,又可分为以下3种。

(1) 半变动成本(semivariable cost):通常有一个基数,一般不变,相当于固定成本。在这个基数的基础上,卫生服务量增加,成本也随之增加,这又相当于变动成本,如卫生单位的水电费、燃料费等。

(2) 半固定成本(semifixed cost):又称阶梯式变动成本。在一定服务量范围内成本总额是固定的,当卫生服务量超出这个服务量范围时,成本总额就跳跃到一个新的水平。然后在新的一定服务量范围内,成本总额在新水平上保持不变,直到另一个跳跃。如化验员、救护车及司机等,当卫生服务量增加到超过一定限度时,就要增加设备、车辆和人员。其人员工资及设备、车辆的折旧费的支出即呈阶梯式变动情况。

(3) 延期变动成本(deferred variable cost):一般情况下,支付的卫生或医务人员的工资是固定成本,当工作量超过预定服务量时,则需对卫生或医务人员支付加班费、津贴等,这种成本称之为延期变动成本。

在卫生服务中,碰到单纯的固定成本或变动成本还是比较少的,一般都是混合成本。为了便于研究和计算,常常将混合成本分解为固定成本和变动成本两部分加以处理。分析成本的习性及其变动情况,可以有利于加强成本管理,达到降低成本、提高卫生服务的效益或效果的目的。

二、机会成本

在用成本-效益和成本-效果分析方法进行决策时,必须从多种可供选择的方案中选择一个最好的方案,同时必然要放弃其他一些方案。被放弃的方案中最好的一个方案的净效益就是所选择方案的机会成本(opportunity cost)。卫生服务资源在一定时期内是既定的、有限的,因此不可能所有的事情都同时去做。在选择方案时用机会成本的观点来考虑问题,有助于对所选方案的效益做出全面的评价。

简单地说,机会成本就是将同一卫生资源用于另一最佳替代方案的净效益。因此,做某一件事的机会成本就是以同样的资源做另一件事所能获得的好处。机会成本可以看作是作出一种选择而放弃另一选择的代价。成本-效益分析的思想就是只有所选择的方案的效益不低于其机会成本的方案才是可取的方案。例如有一定数量的卫生经费可以用于建房、添置医院仪器设备,也可以用于卫生防疫或健康教育。因为经费有限,做其中的某一件事,就意味着要放弃其他的事,所放弃的事情中能获得最大效益的那件事的净效益就是所做这件事的机会成本。

机会成本并非实际的支出,也不记入账册,只是在评价和决策时作为一个现实的因素加以认真考虑。

三、边际成本

边际成本(marginal cost)是指在原卫生服务量的基础上再增加一个单位的服务量所支付的追加成本。

例如:一天完成3个宣传栏的成本总计150元,完成4个宣传栏的成本是180元,则第4个宣传栏的成本即边际成本是30元(平均成本由50元降至45元)。只要边际成本低于平均成本,所增加的工作量或多或少将使平均成本继续降低。当平均成本等于边际成本时,这时所能获得的经济效益最大,而每单位服务量的平均成本最低。

许多重要的经济理论都是通过边际成本和边际效益(即在原卫生服务量的基础上增加1个单位的服务所获效益)的比较而进行阐述的。当成本-效益分析方法应用于卫生计划方案的评价和决策时,也常常要用到边际成本和边际效益的比较来进行分析,从而得出正确的结论。边际分析是预测或评价卫生计划方案经济决策后果的一种方法。有时我们对卫生计划方案的评价和决策不仅是在做与不做之间选择,而且常常是在做多少、做到什么程度之间进行选择,这就要用到边际成本和边际效益。

四、直接成本与间接成本

成本还可以根据其与卫生服务的关系或在卫生服务中与卫生服务项目的关系分为直接成本和间接成本(direct cost and indirect cost)。

（一）根据与卫生服务的关系划分

从整个社会的角度来看，直接成本是指用于卫生服务中治疗和预防所花的代价或资源的消耗。一般把与伤病直接有关的预防、诊断、治疗、康复、健康教育等所支出的费用作为卫生服务的直接成本。这些费用不论是由国家、地方政府支出的，还是由集体或个人支付的，只要与卫生服务有关的支出就是直接成本。

间接成本是指由于伤病或死亡所造成的损失，包括休学、休工、过早死亡所造成的工资损失。这涉及对工资的计算和对人的生命价值的计算，是一个至今仍未真正解决的难题。各国的学者对此做了大量的研究和探讨，发表了不同的观点，提出了各种计算方法。

（二）根据与卫生服务项目的关系划分

从具体的卫生服务项目来看，直接成本是指在卫生服务过程中能够直接计入某项服务的成本。例如：卫生服务中预防接种的疫苗费用，健康教育的材料费，医疗中的药品费，外科手术中的消毒、缝合、包扎等药品材料的消耗，各种检查及化验等可以直接计入的原材料费用，按服务量支付的工资等，都属于直接成本。

在某一专门的卫生服务中，如健康教育、计划生育、妇幼卫生、精神病、结核病、血吸虫病防治等专门机构，其机构和全部服务成本都是直接成本，因而可以直接计入该项服务。这种情况下，直接成本还包括管理人员的工资、固定资产折旧和办公费等（在综合性服务中这些都属于间接成本）。

间接成本是指不能直接计入而要按一定标准分摊计入各种服务项目的成本。间接成本也叫间接费用或共同费用。在多项目多种类的卫生服务中，固定资产折旧费、固定工资、办公费都属于间接成本。有的服务成本虽是变动成本，但如服务的项目、内容不同时，就不能直接计入，这时应将这些成本看作间接成本。

五、无形成本

无形成本（invisible cost）一般是指因疾病引起的疼痛，精神上的痛苦、紧张和不安，生活与行动的某些不便，或因诊断治疗过程中带来的担忧、痛苦等。这些也是付出的代价，但是很难定量计算，也无法用货币来表示。作为一种客观的实际存在应该予以考虑，对这方面的描述将会使我们对方案的评价和决策更为完善。

成本-效益或成本-效果分析目的之一就是用最低的成本达到最大的效益或效果，就是为了节约，节约就是少花钱多办事。

六、效果

成本-效果分析中的效果（effectiveness）指的是有用效果。有用效果是由各种使用价值构成，是满足人们各种需要的属性。例如：医疗工作中某种疾病的治愈率、好转率，卫生防疫工作中某种传染病的发病率和死亡率的降低，人群免疫接种率和免疫水平的提高，仪器使用率和诊断准确率的提高，病床使用率和周转率的提高等都是有用的效果。还有卫生服务成本的降低、人均期望寿命的提高、婴儿死亡率的降低等也都是有用的效果。

效果是直接的服务结果，是有效劳动产生的有用效果。因此，效果可以是各种具体的结果，这种结果包括直接由货币形式表示的结果。

经济效果是指所费与所得两个方面的统一，成本与效果两个方面的统一。成本与效果其中任何一方只是构成经济效果的要素。只讲成本或者只讲效果，都不能反映经济效果的含义。效果和劳动消耗联系起来就产生经济效果。

经济效果的比较分析,就是对两种以上的活动、项目方案、措施等的所费与所得、成本与效果进行评价和论证,从中选取经济效果较好的一种。

一般来说,经济效果的比较分析是事前从社会的角度进行评价和论证,进行决策。在方案的实施完成之后也常用经济效果来进行分析评价。一般情况下,后者做起来比较容易,前者需要必要的信息,特别是未从事过的方案,这些信息常常很少,不能满足分析评价的需要,这是通常会碰到的困难之一。经济效果的评价和论证,涉及到许多方法论和方法问题的研究,包括经济效果标准、指标的研究等等,这是通常会碰到的另一个难题。

七、效益

效益(benefit)是有用效果的货币表现,换句话说,就是用货币表示卫生服务的有用效果。

用货币即钱来表示卫生服务的效果,有时有一定的困难,甚至涉及伦理学及道德的问题。这是成本-效益分析方法中的一个难题。例如:期望寿命的提高,人的寿命延长一年值多少钱,一个孩子或一个老年人死了损失是多少,工作的和不工作的怎样计算;又如治好一个病人的效益是多少,发病率降低、发病人数的减少,其效益是多少,都不是那么容易计算的,尤其是从社会角度来评价时更是如此。

因此,用效益表示卫生服务的结果时,需要解决方法学的问题,如何用货币来表示卫生服务结果的问题。当不能合理地用货币来表示时,那么用卫生服务的结果指标,即用各种卫生服务的效果指标为妥。

经济效益是指卫生服务使社会获得的使用价值与卫生服务在创造这些价值时所消耗的劳动的比较关系。用同样多的劳动消耗,取得最大的使用价值,即经济效益。经济效益同时也反映了卫生服务的劳动总量及其成果。在成本-效益分析中经济效益通过效益与成本的比较来反映。

效益一般可以分为直接效益、间接效益和无形效益。成本-效益分析中,效益往往是从整个社会来考虑的,应注意不要遗漏,也不要重复计算。

1. 直接效益 直接效益是指实行某项卫生计划之后所节省的卫生资源。如发病率的降低,就减少了诊断、治疗、住院、手术或药物费用的支出,减少人力、物力资源的消耗,这种比原来节省的支出或减少的消耗就是该卫生服务的直接效益。

2. 间接效益 间接效益是指实行某项卫生计划方案后所减少的其他方面的经济损失。如由于发病率的降低或住院人数和天数的减少,使避免生病的人或家庭陪同人员避免了工资、奖金的损失,以及出勤率的提高给生产带来的增长或避免减少的产值等。

3. 无形效益 无形效益是指实行了某项卫生计划方案后减轻或避免了病人肉体和精神上的痛苦,以及康复后带来的舒适和愉快等。无形效益是难以定量并用货币来表示的客观存在的效益。

八、贴现率

贴现是指把将来的钱换算到现在的价值,其换算的比率称为贴现率(discount rate)。大家知道,明年的钱或将来的钱一般不等于今年的钱,这受到很多因素的影响。当一个卫生规划方案的成本与效益不是发生于同一年,而是今后若干年里分别发生的,就应该把第2

年开始以后各年的成本与效益打个折扣,都计算到相当于今年的货币值,然后对各规划方案进行比较。这种把将来值换算成现值的过程叫做贴现,贴现时所打的"折扣"或所用的利率叫做贴现率。一般人们常用银行的利息率或物价指数的变化率作为贴现率。贴现率常用 d 或 i 表示。成本和效益的贴现公式如下:

1. 成本的贴现 公式如下:

$$C = \sum_{t=0}^{n} \frac{C_t}{(1+i)^t} = C_0 + \frac{C_1}{(1+i)^1} + \frac{C_2}{(1+i)^2} + \cdots + \frac{C_n}{(1+i)^n}$$

2. 效益的贴现 公式如下:

$$B = \sum_{t=0}^{n} \frac{B_t}{(1+i)^t} = B_0 + \frac{B_1}{(1+i)^1} + \frac{B_2}{(1+i)^2} + \cdots + \frac{B_n}{(1+i)^n}$$

式中:C 表示方案实施后总成本的现值;B 表示方案实施后总效益的现值;C_t 表示方案实施某一年的成本金额;B_t 表示方案实施某一年的效益金额;i 表示贴现率;$(1+i)^t$ 表示折现系数;n 表示方案实施(当年为0)的年数;t 表示方案实施的某一年。

第三节 成本-效益分析

一、成本-效益分析的定义

成本-效益分析是通过比较各种备选方案的全部预期效益和全部预期成本的现值来评价这些备选方案,作为决策者进行选择和决策时的参数和依据的一种方法。它的主要内容就是研究任一方案的效益是否超过它的资源消耗的机会成本,只有效益不低于机会成本的方案才是可行的方案。

成本-效益分析中一个重要的假设前提是:在一定的时期内,我们要做的卫生服务工作很多,而资源是有限的,或者说资源是稀缺的,所有的资源(或者说这些有限资源)都应该得到充分的利用。在现实生活中,资源没有被充分利用的现象乃是普遍存在的。成本-效益分析,比较各种备选方案,以使有限的资源获得最大的效益。

成本-效益分析的评价和决策就是用货币来评价卫生服务的各方案的优劣。将卫生服务的各个项目及方案的效果用货币来共约,来表示,这就使原来不同目标,不同种类的卫生服务效果指标变成一个指标,即用货币表示的效果指标,人们称之为效益。原来不同目标、不同种类的效果指标是不能比较的,现在都用货币表示就可以比较了。

成本-效益分析是可以用货币计量的情况下,对成本和效益进行数量的对比,一般适用于具有确定性的因果过程,对于货币时间上的不确定性往往通过寻找适当的贴现率加以解决。

二、成本-效益分析的步骤

成本-效益分析作为一种方法应用于卫生服务或健康教育规划方案的评价和决策时,一般可以分为以下几个步骤。

(1) 明确目的与价值观。对于卫生部门的任何决策者来说,制定一项健康教育计划首先应该明确要达到什么目的,解决什么问题,各方面因计划实施将会受到的影响如何。方案的评价和决策要从整体出发,看其对整个社会带来多大的利益,得失如何,而不是从个别或局部出发。

(2) 确定各种备选计划或方案。一定的卫生资源不用不这一计划,就将用于另一计划,即我们要做的事情很多,要对各种计划所能获得的效益或利益进行比较,使资源分配更为有效。同时,一种计划可以有各种实施方案,能否将各计划的最佳方案提出来加以比较,对评价和决策具有极其重要的意义。

(3) 确定成本和效益。成本可以是计划的支出费用,包括不受欢迎的效益(负效益)。成本不仅是财力、物力、人力资源的消耗,而且包括卫生计划的实施所造成的其他方面的经济损失、手术中病人的死亡等。效益是因为卫生计划的实施而比原来多得的好处或利益,可以是增加的收入,也可以是节省的卫生资源。机会成本则是卫生资源用于此计划而未用于它计划时所放弃的净效益。

(4) 用货币表示成本和效益。计划或方案所涉及的成本和效益确定以后,将所有成本和效益用货币表示出来,加以定量。卫生或健康教育计划或方案实施后的结果往往是多种多样的,有些结果往往难以用货币来表示,这就需要用适当的方法加以处置,使它能够用货币定量表示。实在不行,就只能用成本-效果分析的方法。

(5) 贴现。把将来不同时间的成本和效益通过适当的贴现率进行折算,统一换算成现在同一时点上的价值,以便方案之间进行合理比较。

(6) 指标的计算和评价。将卫生或健康教育计划方案实施后各方面不同效应(正成本、负成本、正效益和负效益)的现值加总,计算有关的成本-效益分析指标。这些数据可以提供给决策者,根据计划方案实施各得到的利益及各方支出或损失的情况,作出评价,并对各计划方案进行选择或决策。

(7) 灵敏度分析。在有不确定因素存在时,可借助灵敏度分析(或谓敏感性分析)来加以论证和解释。目的是检验计划方案的正确程度,改变其中某些数值(不确定因素的数值),看结果如何。通过灵敏度分析对计划或方案进行修正,然后进行评价和选择。

三、成本-效益分析的几种方法

对卫生或健康教育计划方案进行成本-效益分析、评价和决策时,主要有以下几种常用分析方法。

(一) 净现值法

净现值(net present value,NPV)法是卫生计划方案成本-效益分析常用的评价和决策方法之一。净现值就是计划期内方案各年效益的现值总和与成本的现值总和之差。净现值法是根据货币时间价值的原理,消除货币时间价值的影响,对计划方案的总效益现值与总成本现值进行比较,并根据其差值即净现值对方案做出评价和决策的方法。净现值的计算公式如下:

$$NPV = \sum_{t=0}^{n} \frac{B_t - C_t}{(1+i)^t}$$

式中: B_t 表示在第 t 年发生的效益; C_t 表示在第 t 年发生的成本; i 表示贴现率; n 表示计划方案实施的年限。

为了使不同年份的货币值可以相加总或比较,就要选定某一个时点,作为基准点来计算各年效益和成本的价值。人们通常把计划方案的第1年年初作为计算现值的时间基准点。不同方案的时间基准点应该是同一年份,这样才好比较。

根据净现值的计算结果,只有当现值大于零时,这个方案才可考虑被采纳。例如:某一健康体检计划方案中B超净现值的计算如表13-1所示。在不考虑货币时间价值时,在某社区卫生服务中心一台B超仪器5年内的净效益可以达到65 400元,但考虑货币的时间价值时,该B超仪器5年净效益的现值即使按贴现率$i=10\%$计算为7 202元。虽然贴现以后效益减少了,但净现值为正,这个方案可以接受。

表13-1 某社区卫生服务中心B超用于体检净现值计算(单位:元)

年	成本额	效益额	净效益	$i=10\%$	
				现值系数	现值
0	13 600	0	−136 000	1	−136 000
1	3 000	15 000	12 000	0.909 1	10 909
2	3 000	33 000	30 000	0.826 4	24 792
3	3 400	43 000	39 600	0.751 3	29 751
4	3 800	58 000	54 200	0.683 0	37 019
5	4 400	70 000	65 600	0.620 9	40 731
合计	153 600	210 000	65 400	—	7 202

在没有资金预算约束时,几个相互排斥方案的比较以净现值高的方案为优选方案。

例如:某慢性病防治健教计划的3个选择方案的初始投资、5年内的成本和收益的现值如表13-2所示。A、B、C 3个方案中以方案B净现值最大,故选B方案。

表13-2 某慢性病防治健教计划的3个选择方案(单位:万元)

方案	初始投资	成本现值	效益现值	净现值
A	20	8	110	82
B	19	6	165	140
C	22	12	125	91

但是当卫生计划各方案的计划时期不同或初始投资不同时,用净现值进行方案之间的比较就不一定能正确反映各方案之间的差别,因为计划期限越长,其累计净现值就越大,初始投资额越大,其净现值也往往较大,这种情况下应该用年当量净效益法或效益成本比率来进行方案的评价和决策。

(二)年当量净现值法

年当量净现值(net equivalent annual benefit)就是将方案各年实际发生的净效益折算为每年平均净效益值,它是净现值考虑贴现率时的年平均值。应用年当量净效益指标对方案进行评价和决策,称为年当量净效益法。年当量净效益的计算公式如下:

$$A = CR \times NPV$$

式中:A表示年当量净效益;NPV表示各年净现值之和;CR表示资金回收系数(可查复利系数表)。

当几个互斥的卫生计划方案计划期限不同时,一般采用最小公倍数法(即方案重复法)或年当量净现值法对方案进行比较、评价和决策。

为了能在相同的计划期限的条件下进行比较,将比较的几个互斥方案的计划期限分别重复不同的倍数,直至各方案期限相等为止,这一相等的期限就是各方案期限的最小公倍数,然后计算其净现值总额进行比较。这种方法比较烦琐。

实际上,一个方案无论重复多少次,其年当量净现值是不变的。因此可以用年当量净现值法对计划期限不同的几个互斥方案进行比较。表13-3中是两个不同计划期限方案的选择。两个方案的投资基本相近,A方案计划期为5年,B方案为10年,各年效益总额的现值分别为12万元和16.5万元,基准贴现率为10%,比较A方案与B方案的效益何者为高。

表13-3 不同计划期限方案的选择(单位:万元)

方案	投资	计划期(年)	成本现值	效益现值	净现值	年当量净效益
A	10	5	6	28	12	3.165 6
B	12	10	5.5	34	16.5	2.685 4

年当量净效益额 $= NPV(A/P, i, N)$,式中$(A/P, i, N)$为资金回收系数,NPV为净现值。则有:

A方案年当量净效益 $= 12(A/P, 0.1, 5)$
$= 12 \times 0.263\,80 = 3.165\,6$(万元)

B方案年当量净效益 $= 16.5(A/P, 0.1, 10)$
$= 16.5 \times 0.162\,75 = 2.685\,4$(万元)

两个方案的年当量净效益均为正值,且A方案的年当量净效益大于B方案,故选用A方案为优。不同期限卫生计划方案的选择用净现值作为指标,显然是不适用的,B方案优于A方案这种错误结论的产生是由于没有考虑到A方案5年后的资金效益问题。

(三)效益成本比率法

效益成本比率(benefit-cost ratio)就是卫生计划方案的效益现值方案总额与成本现值总额之比,其计算公式为:

$$\frac{B}{C} = \frac{\sum_{t=0}^{n} \frac{B_t}{(1+i)^t}}{\sum_{t=0}^{n} \frac{C_t}{(1+i)^t}}$$

就一个方案来说,只有当效益大于成本时才可以考虑被接受,因此效益成本比率应大于1,才是可以考虑被接受的方案。效益成本比率法实际上就是使有限的资源获得最大效益的一种评价决策的方法。单位成本所取得的效益越大,方案就越值得采用。

成本-效益分析中,有时可以将某种效益看作是负成本,而某些成本又可以看作是负效益,这在计算净现值指标的时候,结果是不变的。但是在计算效益成本比率时,不同的处理就会产生不同的结果。例如:表13-4中节省的支出可以看作是正效益,也可以看作是负成本,这样,不同的处理方法可以计算得到个大小不等的效益成本比值。因此在确定不同方案的效益和成本时,必须严格遵照统一的规定对效益和成本进行划分,使各方案的效益成本比率具有可比性。一般可将节省的支出看作是效益,而造成的损失看作是成本。

表 13-4 某卫生防疫计划方案效益-成本比率(B/C)不同计算法之结果(单位:万元)

计算法	实际支出 30	获得收益 60	节省支出 15	不良反应及损失 2	B-C	B/C
Ⅰ	C	B	B	-B	43	2.43
Ⅱ	C	B	B	C	43	2.34
Ⅲ	C	B	-C	-B	43	3.87
Ⅳ	C	B	-C	C	43	3.53

(四) 内部收益率法

内部收益率(internal rate of return, IRR)就是使一个方案的成本现值总额等于效益现值总额,即使净现值等于零的那个贴现率。其计算公式为:

$$NPV = \sum_{t=0}^{n} \frac{B_t - C_t}{(1+i)^t} = 0$$

对于某卫生计划方案来说,在计划期限 n 年及每年净现金流量均已确定的条件下,可以把 NPV 看作是 i 的函数,i 越小,NPV 越大,反之 i 越大,NPV 越小,当 i 值大到一定程度时,必然有一值正好使净现值 NPV 等于零。使净现值等于零的贴现率即为该方案的内部收益率。内部收益率的计算可以用视差法或内推法求之。

例如:某医院计划在 3 年中,每年购买某药品制剂 35 000 元,考虑自己生产则需要先投资 33 500 元,3 年中各年的生产成本分别为第 1 年 19 500 元、第 2 年 8 000 元、第 3 年 17 500 元,3 年后残值与处置费相抵,试问是购买还是自己生产该药品制剂?

计算现值,用视差法和内推法求出内部收益率。使现值总成本 = 现值总效益(这里节省的支出就是效益),即 $33\,500 = 15\,500(P/F, i, 1) + 17\,000(P/F, i, 2) + 17\,500(P/F, i, 3)$

用视差法求 i 值:

当 $i = 0$ 时,净现值 $(NPV) = 15\,500 + 17\,000 - 33\,500 = 16\,500$

当 $i_1 = 20\%$ 时,净现值 $(NPV_1) = 15\,500 \times 0.833\,3 + 17\,000 \times 0.694\,4 + 17\,500 \times 0.578\,7 - 33\,500 = 1\,348.20$

当 $i_2 = 25\%$ 时,净现值 $(NPV_2) = 15\,500 \times 0.800\,0 + 17\,000 \times 0.640\,0 + 17\,500 \times 0.512\,0 - 33\,500 = -1\,260.00$

由此可知内部收益率在 20%~25%之间,这时改用内推法求内部收益率较视差法简便,内推法计算公式为:

$$IRR = i_1 + (i_2 - i_1) \frac{(NPV_1 - NPV)}{NPV_1 - NPV_2}$$

根据内部收益率的定义,$NPV = 0$,则:

$$IRR = 20\% + (25\% - 20\%) \times \frac{1\,348.20 - 0}{1\,348.20 - (-1\,260.00)}$$
$$= 20\% + 2.58\% = 22.58\%$$

若某医院生产该药品制剂的内部收益率为 22.58%。如何应用此内部收益率对方案进行评价和决策呢?

内部收益率是指对初始投资的偿还能力或对贷款利息率的最大承担能力。卫生计划方案在这样的利息率下,于方案实施期末各年所获得的净收益正好将全部初始投资回收。

采用内部收益率对卫生计划方案的经济效益进行评价与决策的方法称为内部收益率法。内部收益率越大,说明经济效益越好。单个方案的评价要与基准贴现率进行比较即与决策者所期望的利率的下限比较,一般说来最低期限收益率应高于银行或贷款的利率。内部收益率大于最低期限收益率时,说明方案的经济效益是好的,反之则是不好的。多方案比较时,在内部收益率不低于最低期望收益率的情况下,内部收益率大的方案是优选的方案。

前面的例子中,医院生产药品制剂的内部收益率为22.58%,如果大于医院的最低期望收益率(比如20%),方案就是可行的,否则就是不可行的。

内部收益率法考虑了货币的时间因素,反映方案计划期内单位资金的收益性,参照基准贴现率或最低期望收益率可对方案进行比较、评价和决策。

(五)增量的效益成本比率

卫生部门要做的事情很多,当有限的卫生资源不用于某项计划就可用于别的净效益为正的计划时,净现值和效益成本比率就不一定成为好的评价和决策指标。

假定我们要在A、B、C 3个计划方案中选择,并且只可有一个计划方案被选出实施。如果资金用不完,可用于效益成本比率为1.5的其他项目中去。A、B、C 3个计划方案的成本和效益如表13-5所示。

表13-5 考虑资金他用时方案的选择(单位:万元)

方案	效益现值	成本现值	净现值	效益成本比率
A	25	10	15	2.5
B	33	15	18	2.2
C	39	20	19	1.95

在A、B、C 3个方案中,根据净现值指标方案C为优,根据效益成本比率指标方案A为优,且3个方案的效益成本比率均大于1.5。这时究竟用什么方法来选择为好呢?

考虑到资金可以用于效益成本比率为1.5的其他项目中去,因此就要分析研究增量的效益成本比率是多少,即两种方案增量效益与增量成本的比率,与用于其他项目的效益成本比率1.5比较,对方案作出选择。

各方案之差的效益成本比率如表13-6。

表13-6 考虑资金他用时方案的选择(单位:万元)

方案比较	效益增量	成本增量	增量效益成本比率	用于其他项目效益成本比率
C-B	6	5	1.2	1.5
B-A	8	5	1.6	1.5

将B方案与A方案比较,成本增加5万元,效益增加8万元,效益成本比率1.6,高于其他项目效益成本比率1.5,因此,B与A中选择B方案。

再将方案C与方案B比较,成本增加5万元,效益增加6万元,效益成本比率1.2,低于其他项目效益成本比率1.5,因此C与B中选择B方案,5万元则用于其他项目中去。

综上所述,方案B是优选方案。而若用净现值和效益成本比率指标则不适用于上述方案的选择。在预定可以将未用资金用于其他具有净效益为正的计划方案时,方案的选择应根据效益增量与成本增量的比率,同未用完的资金用于其他项目的效益成本比率进行比较,对方案进行评价和作出选择。

应用成本-效益分析的各种方法对卫生计划方案进行分析评价时,必须注意各卫生计划方案的资金预算情况、计划期的长短、方案相互之间的关系等具体条件,选择适当的方法进行正确的分析,为卫生计划方案的评价和决策提供切实可靠的依据。

第四节 成本-效果分析

成本-效益分析中的成本和效益都是用货币来表示的,各种卫生资源的消耗及其产生的效果都可以用货币来共约,来表示,变为一个货币指标进行计算比较。因此,相同目标不同方案或者不同目标各种方案之间都能互相比较,这也是成本-效益分析方法的优点之一。但是在医疗卫生服务中,许多时候并不是所有卫生服务的结果都可以用货币来表示的,或者很难确切地用货币来表示。例如:由于某一健康教育计划方案的实施,使人群发病率或死亡率降低,人的寿命延长,这是健康教育计划方案实施后的效果,但是很难用货币来表示到底减少一个人次发病值多少钱,减少一个人死亡值多少钱,减少一个老年人、中年人或婴儿的死亡又分别值多少钱。人的期望寿命增长1年其效益是多少,也往往很难用货币来表示。成本-效益分析方法用于医疗卫生领域还有许多诸如此类的技术上的或方法学上的问题有待进一步探讨和解决。作为一种解决办法,对于那些不宜用货币来表示的医疗或卫生服务的结果可以考虑不用货币来表示,而直接用其结果即卫生计划方案实施后的效果指标来表示,然后对各方案的成本和效果指标进行分析比较,作出评价或决策。这种分析评价方法称之为成本-效果分析。

一、成本-效果分析的定义

成本-效果分析(cost-effectiveness analysis)是评价卫生计划方案经济效果的一种方法,它的原理与分析步骤同成本-效益分析方法十分相似,区别是成本-效果分析方法不仅使用货币值作为效果指标,而且使用那些能够反映人民健康状况变化的指标,如减少的死亡人数,发病率、患病率的降低,休工休学率的降低,人体器官功能的恢复与提高,人均期望寿命的增长等。因此成本-效果分析是对各个方案实施结果直接进行比较分析和评价的一种方法,对于那些不能或不宜采用成本-效益分析方法分析的方案,常常采用成本-效果分析的方法。由于成本-效果分析方法的这个特点,它被广泛地应用到医疗、卫生防疫、计划生育、卫生宣教、劳动保护、环境保护、妇幼保健等各个方面的评价和决策中去。

成本-效果分析一般用于相同目标、同类指标的比较上,如果目标不同,活动的性质和效果就不同,这样的效果指标就难以比较。例如不同目标死亡率的比较在成本-效果分析中一般没有意义,肿瘤防治死亡率的降低与心血管疾病防治死亡率的降低两指标比较,除非有其他方法将其统一到一个相同的指标上,否则是无法直接比较的,即使比较也不说明问题。因此在成本-效果分析中对效果指标的选择和确定,不同方案之间的效果指标的合理和正确比较是十分重要的。

二、卫生规划方案成本-效果分析中效果指标的选择

卫生规划方案的目标是否达到,要用一系列的指标来衡量,用各个具体的指标来表示目标的具体内容,通过指标衡量实现的程度。评价一个卫生计划方案的效果如何,就是看目标实现的程度如何,而目标实现的程度则由各项指标完成或达到的情况而体现出来。指

标完成或达到了,说明卫生计划方案的效果是好的,反之则是差的。

卫生规划方案实现的目标决定我们到底选择哪一些指标,这些指标必须能很好地反映目标,目标和指标密切相关联。因此要正确地评价卫生计划方案的经济效果,就要选择适当的指标。对效果指标的选择一般有如下要求。

1. 指标的有效性　　指标的有效性是指确实能反映卫生计划方案目标的内容和实现的程度,是否有效要根据实际情况和经验进行判断。例如:饮用水是否符合国家卫生标准对评价地方病,如地方性甲状腺肿、大骨节病等的防治规划常常是有效指标,但是用于矽肺防治规划方面就不是有效的指标。水的卫生标准常与饮水有关的疾病相联系,成为防治规划的一个衡量指标。

2. 指标的数量化　　在各卫生规划方案的比较中,只有定性指标是不够的,最好是要有定量和半定量的指标,一方面可以更确切地反映目标,另一方面可以更便于比较和分析。如矽肺的防治工作,定性指标是健康工人数和矽肺病人数,半定量的指标是分为健康,可疑,硅沉着病(矽肺)Ⅰ期、Ⅱ期、Ⅲ期等的人数。效果指标绝大多数是可以用定量的方式表示出来的,一般来说有定量或半定量的指标,就应当尽量采用,这样可以更确切地对各卫生计划方案进行成本-效果分析,作出反映客观实际的评价和决策。

3. 指标的客观性　　指标的客观性就是避免受主观倾向的影响,指标必须有明确的内容及定义,不同的人在不同的时间和地点对于同一种情况的观察所得出的结果是一样的,经得起重复。

4. 指标的灵敏性　　指标的灵敏性就是能及时、准确地反映事物的变化,反映卫生计划方案实施后人群卫生状况的改变。如反映社会卫生服务和居民卫生状况常用到总死亡率指标和婴儿死亡率指标,婴儿死亡率指标就比总死亡率指标更加灵敏,是社会卫生服务和居民卫生状况的集中反映。在选择指标时除总死亡率指标外,一般还要考虑婴儿死亡率指标。

5. 指标的有效性　　通常所选择的指标希望能有较强的针对性,只反映某种情况的变化或效果,非此不反映,也就是指标具有良好的特异性。计划免疫以及临床治疗等方面有一些指标特异性较好,但就卫生服务总的情况来看要选择出一个卫生计划方案具有较好特异性的指标常常是十分困难的。我们应该尽量寻找特异性较强的指标,这对分析评价卫生计划方案诸要素的作用和影响规律是重要的。

成本-效果分析中的效果指的是卫生计划方案实施的各种结果,当然不排除包括用货币表示的直接结果。在所有或部分效果指标不能用货币表示时,成本-效果分析不失为一种良好的分析评价方法。

三、成本-效果分析的几种方法

成本-效果分析的基本思想是以最低的成本去实现确定的计划目标,任何达到目标的计划方案的成本越低,该计划方案的经济效果就越好;或者任何一定数量的卫生资源在使用中应获得最大的卫生服务效果,从成本和效果两个方面对卫生计划方案的经济效果进行评价。成本-效果分析一般有以下3种方法。

(一)成本相同比较效果的大小

方案成本总额相同,比较效果。例如:为解决健康教育场地和设备条件,某区卫生部门准备投资50万元,用于扩建社区卫生服务中心用房。有两个社区卫生服务中心可以考虑,但其增加的健康教育人数有所不同(表13-7),一个每次增加100人接受健康教育,一个每次增加

150人接受健康教育,因此两个社区卫生服务中心扩建的方案以后者为优,投资效果较好。

表13-7 扩建社区卫生服务中心健教用房的成本与效果

社区卫生服务中心	投资(万元)	每次增加健教人数
A	50	100
B	50	150

(二)成本相同比较效果的大小

方案的效果相同,比较其成本。例如:治疗急性单纯性阑尾炎有两种治疗方法,即外科手术和药物治疗(非手术治疗),各60例病人均治愈,结果如表13-8所示。在治疗效果相同的情况下,成本低的方案是较好的方案。

表13-8 两种不同治疗阑尾炎方案的成本与效果

治疗方案	例数	治愈	成本(元)
A(手术)	60	60	7 320
B(药物)	60	60	3 090

(三)比较增量成本和增量效果的比率

当卫生计划方案的投资不受预算约束的情况下,成本可多可少,效果也随之变化,这时对卫生计划方案的评价可采用增量成本与增量效果的比率指标。例如:某县为了预防和早期发现宫颈癌,有3个方案可供选择,根据其经济效果可以采用其中的一个方案,也可以一个都不采用(表13-9)。

表13-9 某县妇女子宫颈癌普查的不同方案的结果

方案	普查总成本(元)	查出病人数	每查出1例成本(元)
Ⅰ	270 000	300	900
Ⅱ	400 000	400	1 000
Ⅲ	495 000	450	1 100

从表13-9中可以看到,每查出1例病人的成本Ⅰ方案是900元,Ⅱ方案是1 000元,Ⅲ方案是1 100元。如果决策者认为查出1例病人的价值为1 500元,由于价值高于方案Ⅲ每例成本(1 100元),人们通常会选择方案Ⅲ实施,这是一般的分析方法。

但如果考虑原来有一个Ⅰ方案的前提下,转而改为实施Ⅱ方案或Ⅲ方案时,情况就不同了。Ⅱ方案比Ⅰ方案多查出100例病人,多花130 000元,平均多发现一例病人的成本是1 300元;Ⅲ方案比Ⅱ方案多查出50例病人,多花95 000元,平均多发现1例病人的成本是1 900元。通过比较增量成本和增量效果的比率,对3个方案的正确选择应该是如表13-10所示。

表13-10 选择不同方案的价值范围

查出1例病人的价值(元)	选择方案	查出1例病人的价值(元)	选择方案
<900	—	1 300～1 900	Ⅱ
900～1 300	Ⅰ	>1 900	Ⅲ

根据这种分析方法,如果决策者认为查出一例病人的价值为 1 500 元的话,那么 3 个方案中应该选择方案Ⅱ实施而不是方案Ⅲ。

(四)综合效果评价指标

当效果指标较多时,可以采用综合评分法,对各效果指标根据其数值给以一定的权重,经过计算使各效果指标换算成一个综合性指标,作为方案总效果的代表值,用于不同方案之间的比较和评价。各方案的成本相同时,比较各方案的效果指标的综合得分,当各方案的成本不相同时,可以将成本也看作一个指标即负的效果指标给以评分,然后比较各方案的综合得分。综合评分法的具体分析步骤举例说明如下。

例如:某地区为了更好地开展健康教育工作,有 3 个方案可供选择,分析的步骤如下。

(1) 选择评价的效果指标。根据指标选择的要求,确定 5 项评价效果指标,其中将成本也作为一项效果指标看待。这 5 项指标是:健康教育的可及性、卫生人力资源的需要量、发病率、死亡率和消耗的卫生费用。根据过去的资料或抽样调查确定指标值。

(2) 确定指标的权重。根据各效果指标的重要程度,征求有关专家学者的意见,以及过去工作的经验,分别给 5 个指标以一定的权重,用百分数表示(表 13-11)。

(3) 确定指标的评分标准。评分标准一般不宜定的太粗,也不宜过细,通常采用 5 分级计分法,例如以 5 分为最优,1 分为最差,具体评分标准如表 13-11 所示。

表 13-11 评分指标、权重和标准

分数	可及性 (接受次数)	人力资源 (医生/千人口)	发病率降低 (%)	死亡率降低 (%)	消耗卫生费用 (元/人)
1	~1	2.0~	~10	~10	9~
2	~2	1.8~	~30	~30	7~
3	~3	1.6~	~50	~50	5~
4	~4	1.4~	~70	~70	3~
5	~5	1.2~	~90	~90	1~
权重	W_1 25%	W_2 25%	W_3 10%	W_4 20%	W_5 20%

(4) 评分。根据 3 个卫生计划方案效果指标的具体数值进行评分(表 13-12)。

表 13-12 3 个方案的具体指标数值及其评分

指标	指标数值			评分		
	Ⅰ	Ⅱ	Ⅲ	Ⅰ	Ⅱ	Ⅲ
健康教育可及性	3	4	2	3	4	2
卫生人力资源	1.8	1.6	1.8	2	3	2
发病率下降(%)	30	50	30	2	3	2
死亡率下降(%)	5	30	50	3	2	3
消耗卫生费用(元/人)	7	5	5	2	3	3

(5) 计算综合评分。综合评分的计算公式为：

$$Q = \sum W_i P_i = W_1 P_1 + W_2 P_2 + \cdots + W_n P_n$$

式中：Q 表示某一方案的评价总分；W_i 表示各效果指标的权重；P_i 表示各效果指标的评分；n 表示效果指标的个数。

根据公式计算方案Ⅰ的综合评分为：

$$Q_\mathrm{I} = \sum W_i P_\mathrm{I} = 3 \times 25\% + 2 \times 25\% + 2 \times 10\% + 3 \times 20\% + 2 \times 20\% = 2.45$$

同理计算得到 $Q_\mathrm{II} = 3.05$，$Q_\mathrm{III} = 2.40$。

(6) 评价。3 个综合评分的结果表明方案Ⅱ最佳。

（五）决策树分析方法的应用

决策分析模型有不同的类型，其中最基本的一类是简单决策树(tree)模型。简单决策树模型通常用于反映将要发生的事情，因此适合于评估预防和治疗病程较短的疾病的干预措施，如急性感染性疾病之类。同样，简单决策树模型根据具体疾病特点，有时也适合于评估那些可以治愈的慢性病（如通过手术治愈）。当决策树模型用于评估在整个过程中都变化很不规则（无序）的疾病时，就不太适用。

对于慢性病或者复杂的疾病，决策树分析模型允许研究者将健康状态的变化结合到分析之中。例如，如果一个人患了癌症，该病人可能会在 1 个月或者 1 年之内康复或者复发，也可能会继续病一段时间，或者死亡。随着每 1 个月（或者每 1 年）的时光逝去，病人生存、康复或者恶化的机会在不断地改变。这些模型，也叫做 Markov 模型，随着时间的推移，允许研究者追踪应用不同健康干预措施时病人的生存质量、生存数量以及疾病成本的改变。现就成本-效果分析中的简单决策树分析方法的应用做一个介绍。

决策树说明可以采取的行动方向及各种行动的结果，并以各种行动结果发生的概率和效用为依据进行数量计算，比较各种不同干预措施的成本效果或效用，为决策提供科学依据。

例如：在目前条件下，胰腺癌病人如不早期诊断和发现，早期治疗，几乎 100% 死亡。晚期做外科手术一般效果很差。因此，早期发现和手术治疗是目前人们采用的策略之一。有 1~3 周中腹部疼痛史的 40 岁以上的病人，发生胰腺癌的可能性较大。假定回顾性研究结果为：1 000 例这类病人中，有 12 例诊断为胰腺癌（先验概率为 1.2%）。假定新发明一种检验方法，该检验方法对病人实际上没有任何危险，却可以早期发现胰腺癌，阳性结果达 80%，假阳性结果是 5%，胰腺癌手术治疗的治愈率假定为 50%，手术死亡率为 10%。试问能否根据这种检验方法，做出是否进行手术的决策。

假设病人数为 1 000 例，不同干预措施的成本相同，决策是比较效果的大小。在决策树的每一分枝处都标明发生的概率。方形小结是决策结，这是医生可以控制的；圆形小结是机遇结，是医生难以控制的。可能发生的各种结果和根据概率预计每一结果的病人数在决策树的每一分枝处加以标示（图 13-1）。判断效果的标准是存活率和死亡率，成本是各种不同干预措施的人力和物质消耗的货币价值。

图 13-1 中，决策结以 1 000 例病人开始，每个分枝的概率确定到达每一机遇结的病人数，每种结局的病人数记在底部，检验与不检验两种不同决策的病人总数各为 1 000 例。

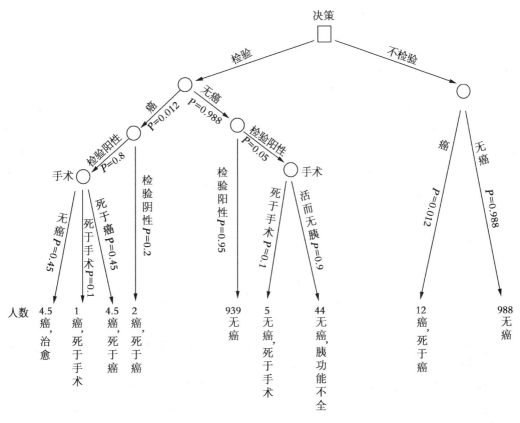

图 13-1 胰腺肿瘤病人不同干预措施的决策树分析

从决策树分析的各项结果的总和看,在不检验的 1 000 例中,将有 12 例死于胰腺癌;如果只是以这种新的检验方法为依据做出手术的决策,则造成患良性病变的病人中有 5 例死于手术,12 例胰腺癌中,2 例因未能检出而死亡,4.5 例因手术失败死亡,1 例死于手术。死亡总数从 12 例增加为 12.5 例,其中死亡病例中有 5 例是患良性病变的病人。此外,另有 44 例患良性病变者因手术造成非肿瘤病人因切除胰腺而长期胰腺功能不全。效果和成本的比较分析表明,仅仅以该种新的检验方法作为手术的依据是不足取的,还不足以做出进行手术的决策。但这决不是说新的检验方法没有价值。因为,在这种检验之前,病人的先验概率是 1.2%;而检验之后,检验结果阳性的病人的后验概率从 1.2% 上升为 16%。所以,这种新的检验方法对于普查和筛选这种疾病有很大价值。应用该检验方法的后验概率是按照巴叶斯定律求得的,其公式为:

$$后验概率\ P_{(D_+|T_+)} = \frac{P_{(T_+|D_+)} \times P_{D_+}}{P_{(T_+|D_+)} \times P_{D_+} + P_{(T_+|D_-)} \times P_{D_-}}$$

公式中 $P_{(D_+|T_+)}$ 是指患有胰腺肿瘤的受检者检验阳性的概率(即真阳结果),在本例中为 80%。公式中的 P_{D_+} 是指患有胰腺肿瘤的受检者的先验概率,在本例中为 1.2%。

$P_{(T_+|D_-)}$ 是指实际未患有胰腺肿瘤的受检者检验阳性的概率(即假阳性结果),在本例中为 5%。P_{D_-} 是指未患胰腺肿瘤的受检者的先验概率,在本例中为 98.8%。将这些数字代入公式,后验概率是:

$$\frac{80\% \times 1.2\%}{80\% \times 1.2\% + 5\% \times 98.8\%} = \frac{96}{590} = 16\%$$

阳性病例的后验概率,从1.2%提高到16%,为什么还不宜决定是否手术?因为要做出是否手术的决策,还要权衡利弊得失。

任何一种疗法,根据其风险、效果以及成本情况,可以有一个临界概率。当病人患病的先验概率大于这个临界水平,就可以采取这种疗法;反之,当病人患病的先验概率小于上述临界水平,就不该采取这种疗法。应用临界概率比较效果和成本,可以大大减少不必要的诊断和手术。某种干预措施只要先验概率达到临界水平就可以采取。或者可以减少疗法的盲目性,避免不必要的死亡。因为,后验概率如果达不到临界水平,说明成本效果不佳,应进一步诊断,使新的后验概率达到临界水平。临界概率的计算公式是:

$$T = \frac{1}{\frac{E}{C} + 1}$$

公式中:T表示临界值;E表示效果;C表示成本。

在前例中,以存活率为比较效果和代价的"价值尺度",可以求出胰腺肿瘤手术的临界概率。

有病病人做手术的效果是45%的治愈率,有病病人不做手术的效果是0%的存活率。所以,有病病人做手术的效果是45% - 0% = 45%。

无病病人不做手术的效果是100%的存活率,无病病人做手术的效果是90%的存活率(这里暂不考虑胰腺功能不全)。所以,无病病人做手术的损失或代价是100% - 90% = 10%。将上述的数字代入临界概率的计算公式:

$$临界概率\ T = \frac{1}{\frac{45\%}{10\%} + 1} = \frac{1}{5.1} = 18\%$$

做胰腺肿瘤手术的临界概率是18%。而前例中,后验概率只有16%,低于手术的临界概率。所以不宜做出进行手术的决策。如果再做一些检验,使后验概率超过18%,就可以做出进行手术的决策。

当不同的干预措施成本不同时,需要结合应用增量的成本-效果分析(参见增量成本-效果分析方法)。

四、成本-效用分析

在卫生计划方案的成本-效果分析中,由于效果指标内部构成或质量的不同,不同方案同类效果指标之间的比较就不一定合理,如能采取适当的方式对效果指标进行一定的调整,可以使评价和决策更为确切合理。常用的指标有质量调整生命年和失能调整生命年。

(一)质量调整生命年

质量调整生命年(quality-adjusted life years, QALYs)和失能调整生命年(disability-adjusted life years, DALYs)是当前国内外用的比较多的一种表示人的生命质量的效果指标。其分析又称作成本-效用分析(cost-utility analysis, CUA)。在医疗卫生服务中,效用是指人们对自己健康状况或生命质量的评价和满意程度。

美国学者马克·汤普森(Mark Thompson)在他的《计划评价的成本-效益分析》一书中列举了这样的例子:为了减少公路交通事故对人的生命和健康的危害,有两个方案可供选择:

方案 I:加强公路巡逻的计划,每年保护 2 条生命年(意外死亡减少 2 人),所花的代价是 200 000 美元,平均保护 1 条生命的代价是 100 000 美元。

方案 II:加强特种救护车的计划,用以救护因冠心病昏倒在路上的人或意外事故受伤的人。每年救活 4 条生命,成本是 240 000 美元,平均保护 1 条生命的代价是 60 000 美元。

如根据保护几条生命为效果指标,成本-效果分析表明方案 II 是较好的方案,应将资金用于加强特种救护车的计划。

但是,加强公路巡逻计划保护的多为年轻人,而加强特种救护车计划保护的多为老年人或因车祸受伤以至致残的人。如果考虑到以保护人今后继续生存的年数即生命年为效果指标,得出以下结论:

方案 I:公路巡逻所保护的每条生命年平均再活 40 年。

方案 II:特种救护车保护的每条生命年平均再活 6 年。

从比较中可以看出,较好的效果指标应该是生命年而不是几条生命。

上述分析考虑了保护的人数和受保护的生命年数。如果考虑到两个方案受保护人在生命质量上存在的差异,并将这个因素在分析时包括进去,就需做进一步的计算。

由于加强公路巡逻而不丧身于交通事故的人具有正常的发病率,他的平均生命质量等于完全健康的人的 0.95;特种救护车治愈的病人由于疼痛与行动受限,其平均生命质量为完全健康的人的 0.65。将两者统一到相当于完全健康的人的生命年年数,再进行比较,这时的生命年我们称之为质量调整生命年。

公路巡逻:$200\,000/[2 \times 40 \times 0.95] = 2\,632$(美元/质量调整生命年)

特种救护车:$240\,000/[4 \times 6 \times 0.65] = 15\,385$(美元/质量调整生命年)

经过生命年的质量调整,加强公路巡逻计划相对于特种救护车计划的效果进一步体现出来。

(二)失能调整生命年

失能调整生命年(disability-adjusted life years, DALYs)是非致死性健康结果与早逝的复合健康评价指标,用来衡量人们健康的改善和疾病的经济负担。以失能调整生命年为评价指标,对不同卫生计划或方案进行成本效用分析,对卫生资源的优化配置和提高卫生资源的利用效果有着十分重要的意义。

失能权重的确定和选择是失能调整生命年指标计算和评价工作的基础(表 13-13)。在复合健康指标中,使用 0~1 之间的权重,在完全健康与完全死亡之间确定 6 个失能等级。每个等级表示比上一等级更大的福利损失或增加了严重程度。同一等级的失能可能是不同的能力或功能受限,但它们对个体的影响被认为是相同的。能力受限被主观确定为减少了 50% 或更多的能力。

表 13-13 失能权重的定义

分级	描述	失能
一级	在下列领域内至少有一项活动受限:娱乐、教育、生育、就业	0.096
二级	在下列领域内有一项大部分活动受限:娱乐、教育、生育、就业	0.220
三级	在下列领域内有两项或两项以上活动受限:娱乐、教育、生育、就业	0.400

续表

分级	描述	失能
四级	在下列所有领域大部分活动受限:娱乐、教育、生育、就业	0.600
五级	日常活动,如做饭、购物、做家务均需借助工具的帮助	0.810
六级	日常生活,如吃饭、个人卫生及大小便需别人帮助	0.920

用DALYs作为测量工具,应注意:①包括所有健康损失的结果。②主要考虑某种健康结果对个人的影响,如失能原因、类型、严重程度和持续时间,以及个人特征变量,如:性别、年龄等。③同类健康结果作同类处理。④时间是测量疾病负担的单位(基于发病率、患病率、死亡率的指标)。

失能生活时间的估算方法与过早死亡而失去的生活时间的估算方法一致。

【案例】 我国卫Ⅷ项目中对结核病治疗的成本-效用分析

1. 负担 中国1990年几乎所有结核病引起的疾病经济负担均由于死亡引起(非死亡忽略不计)

(1) 失能调整生命年(DALYs)损失:4 155 000。
(2) 每千生命年损失(DALYs‰):3.7。
(3) 占所有DALYs损失的(%):2.0。
(4) 发病率(1/10万)(涂片检查阳性):83。
(5) 患病率(1/10万)(涂片检查阳性):194。
(6) 平均发病年龄(岁):46。
(7) 如不治疗时的平均持续期(年):2.5。
(8) 年死亡数(人):278 000。
(9) 死亡率(1/10万):24.5。

2. 干预 根据国家结核病项目指导原则,应培训村、乡级医生将可疑病人(咳嗽4周,一般治疗无效)转送到县级医院作X线检查和痰检。涂片检查阳性病人给予6~8个月的短程化疗。至少在前两个月由村或乡级医生督导服药。同时中止过度或无关的治疗。可从国家结核病项目办获得有关如何开展标准干预的完整详尽的资料。

3. 成本 为每例病人提供服务的成本如表13-14所示。

表13-14 为每例病人提供服务的成本(单位:元)

项目	每例疑似病人	每例病人
药品材料	3	300
服务	3.4	150
合计	6.4	450

注:150元服务费用于报销督导服药和县、乡级下乡督导工作,以及病人到有关机构就诊

更完整的测算还应包括复治病例、大约每例涂片检查阳性病人会有另一例涂片检查阴性病人,以及约10%的非肺部疾患。在国家结核病项目中,大约每10例疑似病例中可查到1例涂片检查阳性病例,因此每例病人的总成本是514元。

在国家结核病项目中,大约每年每10万人中有20名新涂片检查阳性病人。总成本是:

治疗1例病人为514元,或每年每10万人口10 280元。

4. 效用(utility)

(1) 直接效用:如不治疗,50%的涂片检查阳性结核病人将死亡,平均死亡年龄为46岁(每例20个DALYs)。项目中的治疗有效率是80%治愈或免于死亡。10例受治疗者中,5例可治愈,1例死亡,4例免于死亡。即每治疗10人可得80个DALYs,或每治1例得到8个DALYs。

(2) 间接效用:早期治疗结核病例,可以预防更多的感染或病例发生。估计避免1例死亡的放大效应是1.5倍。因此每治疗1例病人,可挽救12个DALYs。

5. 成本-效用分析 如每治疗1例的成本是514元,获得12个DALYs,则其成本-效用是每43元获得1个DALY。

6. 实施说明

(1) 成本-效用:过度的、间歇的、不合理的结核病治疗,如正在许多国家中发生的那样,可导致每例成本达4 000元人民币,治愈率低于50%,外延效应低于1,因为很多病人变成了慢性传染性携带者,而不是要么死亡要么很快治愈,从而传染给更多的人。其成本是每获得1个DALY需要2 000元以上。因此,遵循正确的结核病治疗方案和标准,对成本-效用来说是非常重要的。

只要县级结核病防治机构不超员、不忙于其他事务,每10万人口中发现的病人数不会影响此种干预的成本-效用。

(2) 复发病例的总成本:在正确实施的项目中,头1~2年会收治大量过去经过治疗但又未治愈的病人。然后此种负担会很快减轻,随后几年中减轻速度又趋缓慢。应参照其他县的经验,估计本地病例复发情况。

(3) 筹资:对结核病病人的治疗应当免费,否则会导致病人在治愈前中止治疗。如果不能实行免费,则应在治疗开始前收取所有费用,以免治疗半途而废。绝不能因为病人无力或不愿付费而拒绝、推迟或中断治疗。凡自动中止治疗的病人,应当及时发现并立刻恢复治疗。

改进的结核病项目的投入成本,还包括各级的培训,县级应当有一台良好的显微镜和适当的X线机。目前的成本已考虑到交通费用。

同样方法可以计算出肝炎、肺炎、心血管疾病、肿瘤、意外伤害等防治方案的DALYs,结合卫生服务的具体结果指标,对不同目标不同计划或方案进行成本效用分析和评价,在卫生资源有限的条件下,选择和确定卫生服务的重点或优先,优化资源配置,使有限的卫生服务投入,得到最大的卫生服务产出。

思考题

1. 试述固定成本与变动成本、直接成本与间接成本、效益与效果、效用的区别。
2. 成本-效益分析、成本-效果分析与成本-效用分析有什么区别?有哪些分析与评价的指标?

(程晓明)

第十四章 健康城市

城市化正全面深刻地影响着人类的健康决定因素。一般而言,城市是现代文明的标志,是地区经济、政治、科技、文化、教育的中心,是社会先进生产力展现的平台。城市的发展给人们的生活和工作带来了很大方便,通过经济增长、加大基础建设和增加卫生资源投入,从整体上提高了居民的生活水平和健康水平。然而,快速的城市化进程会给一个城市的环境、资源和人口造成很大的压力,引发一系列的城市问题,给城市居民的健康带来威胁和挑战。典型的城市问题包括环境污染、生态破坏、不再适合的城市功能布局、食品安全、住房紧张、交通拥挤、失业下岗、新发传染病流行、慢性疾病负担加重、社会压力导致的心理问题和精神疾患、暴力和伤害、外来流动人口健康和安全问题等。

在所有这些城市问题及其相关的健康问题背后,都有着复杂的社会决定因素,并且这些因素按一定的社会政治经济结构层次排列。那么,该如何解决这些城市健康问题?显然,用传统的线性思维模式是难以应对的,Leonard Duhl(健康城市运动先驱之一,早在1952年就提出"病态城市"这一概念)指出:"看问题不要只看表象,而更应该关注问题背后的复杂过程。目前,我们在应对健康及其相关问题时,就是只处理了表象而忽略了表象之下错综复杂的过程。正是这种线性反应和单一思维模式,使我们常常无视问题所处的背景,也常常无法准确预计采取行动后可能出现的后果。"因此,城市健康问题的解决并不能简单地依靠某个领导人的决策,或是某单个部门和组织的行动;而是要依靠全社会的共同努力。这就需要形成一种新的协调工作模式,尽可能地联合政府部门、非政府组织、各种社会团体和社区居民的力量,从多个环节同时着手,共同应对城市中的优先健康议题。这种工作模式有点类似于我们过去常说的综合干预框架(integrated activity framework),但是鉴于造成城市诸多健康问题原因的复杂性,以及地方政府在城市健康发展中所承担的责任越来越多,冠以"健康城市"之名的城市综合干预框架便应运而生了。

第一节 健康城市的概念

一、健康城市的定义

"健康城市(healthy city)是不断开发、发展自然环境和社会环境,并不断扩大社会资源,使人们能够在享受生命和充分发挥潜能方面互相帮助的城市",这是1994年WHO倡导开展"健康城市"时界定的一个普通的定义。

健康城市的基础是社区,社区是城市的"细胞",也包括工厂、企业、学校、医院、机关、商场、饭店、市场等场所及家庭,这些"细胞"是执行健康城市最理想的场所。因此,健康城市的重要基础是健康社区(healthy community)、健康企业(healthy enterprise)、健康学校(healthy school)、健康医院(healthy hospital)等城市"细胞"。

健康城市的最初定义是由 Leonard Duhl 和 Trevor Hancock 在 1988 年提出的:"健康城市就是一个能够促使创造和改善其自然和社会环境,能扩大社会资源,使人们能够相互支持,履行生命中所有功能,实现可能达到的最理想的健康状态的城市。"之后,这个定义一直被 WHO 引用。1992 年,WHO 提出:"健康城市应该是由健康的人群、健康的环境和健康的社会有机结合发展的一个整体,应该能改善其环境,扩大其资源,使城市居民能互相支持,以发挥最大潜能。"1994 年,WHO 又提出:"健康城市是一个不断开发、发展自然和社会环境,并不断扩大社会资源,使人们在享受生命和充分发挥潜能方面能够相互支持的城市"。

在国内,一个较为通俗和普遍接受的理解是:"健康城市是指从城市规划、建设到管理各个方面都以人的健康为中心,保障广大市民健康生活和工作,成为人类社会发展所必需的健康人群、健康环境和健康社会有机结合的发展整体"。因此,健康城市是以人为本,以健康为终极目标,围绕人的生命全过程,努力营造由健康人群、健康环境和健康社会有机组成并协调发展的整体。

当今世界对城市的存在和发展提出了新要求,即城市不仅仅是片面追求经济增长效率的经济实体,城市应该是能够改善人类健康的理想环境,城市应被看作一个有生命、能呼吸、能生长和不断变化的有机体。

二、健康城市的始由

健康城市作为一个概念,开始于 1984 年 10 月,在加拿大多伦多市召开的"2000 年健康多伦多"(The Healthy Toronto 2000)大会上首次被提出。WHO 欧洲办事处在 1985～1986 年间发起了一场称为"健康城市规划"(healthy city project, HCP)的运动,其目的在于建立一整套方法以便在城市通过地方政府的努力,使所有人能够应用健康的理念和策略,在多部门、多学科广泛合作的基础上,重点解决城市健康及其相关的问题。为进一步推动健康城市的发展,1995 年,WHO 西太区办事处发表了政策性文件——《健康新地平线》,其政策是基于健康促进与健康保护的基本概念,探讨以最好的方法去鼓励、促成和帮助人们避免疾病与残疾,以及保持良好的生活方式、环境,维护自身的健康;并提出了健康城市、健康岛屿、健康场所作为 21 世纪健康的战略目标。1995 年 3 月,17 个太平洋岛国卫生部长在斐济亚努卡岛召开会议,赞同《健康新地平线》的概念,采用"健康岛屿"的理念,把健康促进和健康教育作为太平洋岛国面对 21 世纪健康的主题,发表了《亚努卡岛宣言》。

健康城市强调政府的承诺,强化社区行动和多部门、多学科的合作以及群众的参与。目前,全球已有 4 000 多座以上的城市加入了健康城市的行列。我国从 1989 年开始创建国家卫生城市活动,对于改善城市卫生面貌、促进城市居民健康产生了积极的影响,从某种意义上讲,这项活动为我国建设健康城市奠定了坚实的基础。建设健康城市并不要求某城市必须达到"特定的标准",任何城市无论它目前的健康状况如何,只要市政府对健康的承诺和为实现该健康承诺建立相应的组织机构和采取有效的行动,都可以加入建设健康城市的行列。这个概念提示健康城市更重视的是过程而不是结果。建设健康城市是"有始无终"的过程。

三、健康城市的建设

在实际操作中,人们发现很难用上述健康城市的定义去找到"标准的"健康城市。确实,每个城市都有其特定的历史和社会发展背景,每个城市在朝着健康城市发展的过程中,都有不同于其他城市的明显特点和个性化发展道路。WHO也鼓励每个城市应该按照各自城市的特点来开展健康城市的建设工作。但是,万变不离其宗,健康城市必须有其自己的核心内容,那就是:以健康为中心,通过政治承诺和健康的公共政策,促成跨部门行动和社区的参与,并不断地创新,达到健康的社会、健康的环境和健康人群的目的。这一核心内容也就成为了世界健康城市的共性特征——健康城市之路(healthy city approach)。健康城市的建设正是健康城市之路得以具体体现的项目。健康城市建设项目在城市管理中能够发挥独特的作用,是促进地方政策的变革和创新、实践新公共卫生策略、实现人人健康战略的新方法和手段。通过多部门合作和社区参与等机制,健康城市建设项目将社会不同利益的群体团结在一起,形成合力,全方位地改进健康决定因素,促进城市健康发展。因而,健康城市建设过程包含了一系列的社会行动(从形成健康城市愿景开始,直到制定和实施健康公共政策),涉及一系列的重要环节,诸如取得高度的政治承诺和保证、建立专门的组织和领导机构、制定合理的健康发展计划、开展多部门合作、鼓励全社会参与、进行健康场所建设、营造支持性环境、建立城市健康档案(包含城市健康指标体系)、参与国内国际的协作网络、定期监测和评估、建立相关机制等,以保证健康城市建设的持续性。

必须强调的是,健康城市是一个动态的概念;而健康城市建设更应该被看成一个过程而非结果,是一个不断推动促进社会卫生事业向前发展的过程。

第二节 健康城市的背景

一、城市化——全球现象

根据联合国人口预测,世界城市化发展迅速,到2005年世界上约有一半以上的人口成为城市居民。发展中国家发展尤为迅速,预计在1990~2025年间,发展中国家城市人口将从15亿增加到44亿,而发达国家的城市人口将从9亿增加到11亿。发展中国家增长速度约为发达国家的12倍。亚洲城市化特别迅速,以北京为例,1949年人口208万,1995年增加到1 070万,2000年达1 600万,"十二·五"期末控制在1 800万。快速的城市化进程给人类健康带来严峻的挑战。

城市化进程是人类社会发展的必然趋势。然而,高速发展的城市建设,尤其是工业化的城市面临着社会、卫生、生态等诸多问题,如人口密度高、交通拥挤、住房紧张、绿地的短缺、不稳定的职业和不安定的工作环境、暴力伤害、不符合卫生要求的饮水和食品供应、不当的垃圾和废弃物的处理、污染日渐严重的生态环境问题;传统文化和生活方式的改变:强烈的竞争带来的精神压力、心理疾病和慢性呼吸道疾病、体育锻炼和运动的减少、饮食习惯的改变、吸烟与饮酒的增加;健康服务问题:群众对卫生服务需求增加;药物费用的增加、疾病谱的改变和有限的资源矛盾,等等。所有这些,正逐渐成为威胁人类健康的重要因素。建设和发展健康城市,正是对城市化进程中健康问题的一种应对思路。

几乎所有国家和城市都面临着生态危机!健康城市要求城市的发展必须建立在生态

学的基础上,从政策和生活方式改变方向发展;更适宜的公共卫生措施与强有力的政治和经济管理相结合,是实现在城市水平上能支持发展和人人享有卫生保健必不可少的。随着快速的城市化和经济的发展,面对新的问题和挑战,我们必须采用健康城市的理念,强调自然环境和社会环境的作用、社区参与的作用,而不仅仅是医疗和预防疾病。

二、健康理念的更新

随着预期寿命的增加,我国健康问题也在发生转型,非传染性疾病取代传染病成为导致死亡的主要原因。在2002年,我国有1 000万人死亡,其中700万人死于慢性非传染性疾病,尤其是脑卒中(中风)和癌症,100万人由于受伤而死。疾病模式反映出慢性疾病的主危险因素,这包括吸烟、不健康的饮食和缺乏运动。在我国这些行为与生活方式的危险因素仍然处于发展的相对早期。现在控制这些因素比以后再控制所花费的资金要少得多。梁浩材教授认为我国已逐步进入后医学时代,行为危险因素成为我国主要危险。

历史的经验值得借鉴,发达国家死亡率从19世纪末到20世纪中期呈持续、稳定地下降趋势,经历了环境时期、个人预防(免疫)时期、医药时期和生活方式时期,由于忽视了公共卫生,致使死亡率下降呈现"停滞期",并使医疗费用成倍增长。发展中国家由于采用了西方大医院模式和投入大量资源培训专业人才的错误倾向,使许多国家产生了健康危机。我们可以预期我国的肿瘤(尤其是肺癌、乳腺癌等)、冠心病、糖尿病以及意外伤害等疾病的发病率将不可避免地上升。1974年,加拿大前卫生部部长马克·拉朗德提出了"加拿大人民健康的新前景",开始把注意力集中在预防不健康的因素上。1979年,美国卫生总署发表了《健康的人民》,提出了美国开始第2次公共卫生革命,标志着发达国家开始重新重视公共卫生。1977年,WHO提出了"人人享有卫生保健"的战略目标和1986年《渥太华宪章》的发表为健康城市奠定了基础。

三、新公共卫生运动——健康促进

迅速城市化和日益严重的卫生问题的产生,强调了"健康城市"以城镇公共卫生为重点的理论基础。所谓新公共卫生运动(new public health)就是把环境改变(包括自然环境与社会环境)和预防措施与适当的治疗性干预,特别是对老年人和残疾人的治疗与康复结合起来的方法,即从社会、经济、环境全方位解决健康问题。新公共卫生运动的概念已超出了对人类生物学的理解,承认现在的许多健康问题实际上是社会、经济和环境问题而不仅仅是个人问题,人的健康水平还要依赖于生存环境和生活方式。构成现代健康问题的基础是一些局部的或全国性的公共政策问题。而地方政府能最有效地改变或影响这些政策。

健康促进的精髓是"人人享有卫生保健"。制订以人人享有卫生保健为基础的城市健康促进规划,开创了一个以城市为基础的全球性城市健康促进运动,有利于促使个人和社区进一步控制影响健康的决定因素,并由此改善健康过程。

健康城市为健康促进、新的公共卫生的理论与实践提供了策略性框架。他强调促进健康必须与社会、经济、环境的可持续发展整合,整合的越紧密、越完善,健康与可持续发展的空间越大。健康城市的特征与原则是实现公平、平等、赋权、社区参与、部门间合作、可持续性发展和对健康承担责任,全面提高人民的生活质量。健康城市的主要工作方法是组织建设、制定策略规划和政策、能力建设、社区开发、协调与舆论。健康城市与21世纪"健康为人人"(HFA)的战略目标相结合,是21世纪健康的战略目标。图14-1示健康与社会可持续发展的趋向。

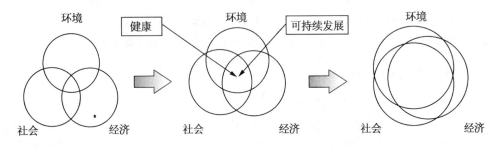

图 14-1　健康与社会可持续发展的趋向(Salsberg，1995)

第三节　健康城市的发展

自从世界卫生组织欧洲区办事处发起"健康城市项目"(HCP)以来,健康城市运动就如火如荼地在世界各地逐渐蓬勃开展,并掀起了热潮。到 1996 年的世界卫生日(4 月 7 日),全球大约有 3 000 个城市通过各种途径加入了国际健康城市协作网络。截至 2005 年,这个数字达到约 4 000 个。全球范围内,大量令人鼓舞的城市健康活动的范例不断涌现。

一、健康城市运动在欧洲的发展

1985～1986 年,WHO 原本希望能有一些欧洲城市自愿地作为其"城市健康促进计划"的试点,目的只是尝试这项创新性的卫生举措,因为没有人能够预测或保证其结果究竟会如何。但出乎 WHO 的预料,在第 1 次欧洲大会(里斯本,1986)上,很多城市志愿要求参加试点,大约有 30 个城市承诺要达到 WHO 的上述目标。这就远远超出了 WHO 基层组织机构所能应付的能力。于是,"欧洲健康城市的资格认定过程"和一系列的健康城市必须为之努力的具体的标准相继建立。WHO 为那些在健康城市建设方面高度投入的城市进行正式认定和命名。WHO 健康城市的主旨被设定为"在社会和政治事务中优先考虑健康议题"。

欧洲地区健康城市发展至今已经经历了 4 个时期。

第 1 期(1987～1992)。这一时期的工作着重点在于:引入城市健康发展的新理念和新途径(即健康城市模式);建立新的行动组织以推动健康城市的实践。当时共有 35 个欧洲城市被纳入 WHO 健康城市试点。

第 2 期(1993～1997)。经过 5 年的探索和实践,WHO 健康城市项目办公室确定了新一轮的工作重点,即着重于健康公共政策的制定和实施,以及综合性的城市健康规划,使健康城市运动变得更加以行动为导向。当时共有 48 个城市纳入欧洲健康城市协作网,其中 13 个是新加入的。

第 3 期(1998～2002)。1988 年,来自 110 个欧洲城市的市长和高层政治家汇聚雅典,共同发表《健康城市宣言》,简称《雅典宣言》。这一政治声明的发表,标志着欧洲健康城市进入第 3 阶段。高度的政治承诺为实现这一时期的重点目标提供了保障,即制定具有广泛合作基础的政策和健康发展规划,尤其重视改善健康的社会决定因素,实施"21 世纪议程",以减少健康不平等,注重社区发展与重建。当时共有 55 个城市纳入欧洲健康城市协作网。

第4期(2003~2008)。2003年10月,WHO为祝贺欧洲健康城市项目进入第15周年,在英国的贝尔福斯特召开了健康城市国际会议,通过了贝尔福斯特宣言,同时宣布欧洲进入健康城市第四阶段的建设。这一时期的健康城市建设工作有3个主题,即健康的老年期、健康的城市规划、健康影响评估。并且,非常鼓励各会员城市实施控制肥胖和促进体力活动的行动。

二、健康城市运动在西太区的发展

1. 初期发展 20世纪80年代末和90年代初,随着欧美等发达国家启动健康城市项目,地处西太区的澳大利亚、日本和新西兰也加入了这一运动的行列。

在澳大利亚,1987~1990年间的3个健康城市试点分别为首都坎培拉(Canberra)、位于东南沿海新南威尔士省的伊拉瓦拉(Ii lawarra)及位于南澳大利亚省的诺伦佳(Noarlunga)。

在日本,1991年东京都正式启动健康城市项目,成立了东京健康促进市民委员会,以协调市民、私人组织、东京都政府、各地方政府和专家学者一起开展健康促进活动。1993年,日本卫生和福利部启动了一个名为"健康文化城市"的全国性创建项目。

在新西兰,健康城市理念于1988年被运用于首个健康社区的建设计划中。

同时,WHO西太区办事处开始与来自各会员国家的专家商讨城市健康议题。仅1991年,WHO西太区办事处就组织了四次地区性会议,除了讨论发达国家面临的城市健康问题,更把讨论的话题扩大到了本地区广大发展中国家所面临的环境保护和市民健康增进问题,因为快速工业化和城市化是该时期亚太区的重要特征。

2. 在发展中国家的发展情况 1993年,WHO西太区办事处决定与地区内部分发展中国家的卫生部合作,推行健康城市项目试点工作。通过与中国、马来西亚和越南政府部门的商榷,"健康城市中国项目"和"健康城市马来西亚项目"分别于1994年启动。稍后,越南卫生部也启动了试点项目。当时所有的试点项目都着重于"将健康和环境因素纳入社会持续发展战略计划中"。

在此基础上,西太区办事处通过组织研讨会和经验交流会,鼓励其他亚洲国家和西太平洋地区的参与。1996年,柬埔寨、老挝、蒙古、菲律宾和韩国开始WHO健康城市项目;1999年,斐济和巴布亚新几内亚开始WHO健康城市项目。

为了加强交流与合作、增强试点健康城市的项目开展能力,WHO西太区致力于以下工作和活动以推进健康城市项目:

(1) 建立研究中心。1997年,在日本东京医科齿科大学公共卫生与环境科学部设立"健康城市和城市政策研究合作中心"(WHO Coll Aborating Centre for Healthy Cities and Urban policy Research)"。

(2) 培训健康城市项目实践者。先后通过设在日本东京医科齿科大学、澳大利亚悉尼大学的WHO合作中心以及其他大学、机构和组织,举办了一系列的短期培训班和访问见习,让很多来自发展中国家的实践者系统学习健康城市项目的工作方法,并亲身感受日本和澳大利亚的做法。

(3) 组织地区性会议进行经验交流和研讨。WHO西太区举办地区会议,让试点城市互相交流经验并研究讨论。1996年10月,第1次地区性健康城市咨询会议在北京召开,会上交流了在试点地区开展工作的一些早期经验。1999年9月,WHO与中国爱国卫生运动委员会办公室合作,在江苏苏州市举办"健康城市讲习班",讲习班在苏州吴江进行了为期7天的活动。WHO健康城市和城市政策研究合作中心主任高野健人教授详细讲授了健康城市概念、指标体系、实施行动、分析评估等最新的知识和国际动态,为我国全面启动健康城市发挥了有益的作用。1999年10月,在马来西亚马六甲市(Mal acca)举办了健康城市地区讲习班,主题是"为21世纪做准备",与会国家提出了"2001～2003年地区行动计划",该讲习班基本上确定了《健康城市地区指导纲要》的很多重要内容。2000年5月,世界卫生组织西太区官员Ogava先生等到中国苏州了解健康城市建设前期工作情况,支持全国爱国卫生运动委员会率先申报苏州市为健康城市试点市。

3. 健康城市协作网络 随着健康城市项目的蓬勃开展,区域内建立健康城市协作网络势在必行。2003年开始筹划、2004年正式成立的健康城市联盟就是目前西太区最大的一个健康城市协作网络。

健康城市联盟(The Alliance For Healthy Cities,AFHC)由支持健康城市行动的城市政府、国家管理机构、非政府组织、私人组织、学术组织和国际机构等组成,是在与WHO西太区办事处(WPRO)密切合作的基础上建立的。

AFHC旨在保护并促进城市居民健康;并通过联盟的网络,使城市和有关组织取得的经验能够共享。如果所有成员的经验汇集起来,这将是改善这些成员城市市民健康的强大武器。就结果来看,联盟促进了成员交流合作、分享健康城市经验、推动研究发展和项目能力建设,使健康城市行动取得了较好的效果。另外,为有效促进各成员实施健康城市计划,联盟也致力于提升联盟成员以及成员以外的公众对健康城市的知晓率。

【案例一】 2003年10月15～17日,WHO西太区在菲律宾首都马尼拉召开"健康城市地区网络咨询"会议,我国卫生部指派5人团组出席会议,苏州市爱国卫生运动委员会办公室原主任邢育健作为WHO西太区临时顾问在会上作了"健康城市建设进展和项目标准制定"的大会交流。会议经充分协商,决定成立"健康城市联盟"(AFHC),一致推举中国苏州、菲律宾马尼拉、马来西亚古晋、日本平良、蒙古乌兰巴托为联盟首批理事城市,将12个共同的公共卫生问题纳入健康城市指标,由联盟各城市可根据实际选择。并决定2004年联盟第1次国际大会在马来西亚、2006年联盟第2次国际大会在中国举行。

2004年10月11～14日,WHO健康城市联盟成员大会在马来西亚古晋市召开。来自亚洲13个国家和地区的25个城市、8所大学以及其他非政府组织、专家教授等近400人出席了会议。这是AFHC经过1年过渡时期后正式成立并召开AFHC第1次国际大会,除了组织学术交流、展览和现场参观等活动,联盟理事成员还选举了第1届健康城市联盟执委会和秘书长,就健康城市在西太区的发展、健康城市联盟章程、2005～2006年健康城市工作重点、健康城市联盟第2次国际大会举办城市等重要议题进行了磋商和表决。

2005年5月,苏州市与香港中文大学医学院健康教育与促进健康中心、澳门建设健康城市委员会合作,在中国苏州举行了"苏港澳"健康城市论坛。来自北京、上海、大连、海口、青岛、南京、无锡、通州等15个城市的爱国卫生运动委员会负责人参加。这次论坛为2006年在苏州举行"联盟"第2次国际大会奠定了基础。

2006年10月28～30日,WHO健康城市联盟第2次国际大会在中国苏州市召开。本届大会以"健康城市——全球共同的追求"为主题,就健康城市的新理念、新策略、环境和场景建设、评价方法和指标等内容展开讨论,有来自20多个国家和地区的400多名代表参加。市长高峰会上,40个中外城市的市长共同签署《健康城市市长苏州宣言》,呼吁更多城市参与健康城市建设,提高公众生活质量。

截至2006年10月27日,AFHC共有50个正式会员(full membership)和14个准会员(associate membership)。

WHO为了支持西太区健康城市联盟开展工作,自AFHC正式成立后,每年在一些特定的领域设立最佳范例奖(best practice awards)和最佳提案奖(best proposal awards),以认可和鼓励AFHC成员在健康城市建设中所取得的卓著成绩。

2008年10月23~26日,世界卫生组织健康城市联盟第3次国际大会在日本市川市召开,120个城市(团体)参会。谭颖副市长代表第两届理事会理事长、苏州市市长阎立在开幕式上作了工作报告;苏州市健康促进会邢育健、黄敬亨在学术交流会上发表了题为"健康城市场景评估程序和方法"的演讲。会议发表了《健康城市市长市川宣言》,确定以"健康安全保障"为主题推进健康城市发展,并定于2010年在韩国举办健康城市联盟第4次国际大会。

2010年10月26~29日,健康城市联盟第4次国际大会在韩国首尔江南区召开。会议交流了两年来健康城市的建设和发展成果,江南区以"健康城市建设无处不在"为指导,展示了开展朴实化、社会化、科学化的健康城市项目、信息技术政策应用、泛载化远程医疗等现场。会议发表了"江南宣言——健康城市的全面发展",作出了坚定信念的6条承诺,提出了建设健康城市的6项重点。并决定2012年在澳大利亚悉尼召开第5次国际大会。

三、健康城市运动在中国的发展

我国的健康城市项目是从20世纪90年代开始逐步发展起来的,其发展基本上可以分成两个阶段:试点探索阶段和试点发展阶段。

1. 试点探索阶段 1993年以前,主要是处于一种探索和试点阶段,包括引入健康城市的概念,与WHO合作开展相关的培训等。

【案例二】 1994年初,WHO官员对我国进行了考察,认为我国完全有必要也有条件开展健康城市规划运动。于是,我国卫生部与WHO合作,从1994年8月开始在我国北京市东城区、上海市嘉定区启动健康城市项目试点工作。这标志着我国正式加入到世界性的健康城市规划运动中。当时,东城区和嘉定区根据各自城区的特点,结合本地的社会发展总体规划,制定了《健康城市发展规划》。嘉定区的重点放在了垃圾无害化处理上;东城区重点放在健康教育、污水处理和绿化上。

1995年6月,海口市和重庆市渝中区也加入到WHO健康城市项目试点。其中海口市成立了以市长为组长的健康城市规划协调小组,在该小组的领导协调下,对海口市的城市状况进行了分析,对开展健康城市运动的有利因素和不利因素作了客观评价,立足于海口市的现状和特点,制定了海口市健康城市规划目标以及实现这一目标的措施和实施方法。海口市将建设健康城市与创建生态城市、旅游城市、卫生城市相结合,提出了"健康为人人,人人为健康"的口号。海口市还创办了《健康城市》杂志,得到了世界卫生组织的高度评价。

2. 试点发展阶段 "非典"以后,健康城市建设试点进入实质性发展阶段。在卫生部的鼓励和倡导下,许多城市为了进一步改善城市环境、提高市民健康和生活质量,纷纷自觉自愿地开展健康城市的创建。其中苏州市和上海市的工作颇具典型。

【案例三】 苏州市从20世纪90年代末积极引入健康城市的理念。2001年6月12日,全国爱国卫生运动委员会办公室将苏州作为我国第1个"健康城市"项目试点城市,向世界卫生组织正式申报。经过近5年的努力,苏州市健康城市建设取得明显成效,具体表现为健康服务不断优化、健康环境日趋完善、健康单位不断涌现、健康人群逐渐培育、健康氛围日益浓厚、健康社会逐步构筑、国际影响不断扩大。

上海市政府于2003年底启动《上海市建设健康城市3年行动计划(2003～2005)》,建设内容包括8大任务(营造健康环境、提供健康食品、追求健康生活、倡导健康婚育、普及健康锻炼、建设健康校园、发展健康社区、创建精神文明),涵盖104项指标,并作为上海市政府的重点工作来抓。中期评估和终末评估分别在2004年和2005年完成。通过实施首轮3年行动计划,上海市的各项生态环境指标和总体环境质量处于全国大城市先进水平,市容环境和居住环境质量、市民综合素质和城市文明程度显著提高。为了进一步激励全社会持续参与健康城市建设,健全促进全民健康的社会支持系统,提升整个城市的人群健康素质、环境健康水准和社会健康水平,实施了新一轮健康城市3年行动计划(2006～2008年),作为我国第一个开展建设健康城市的特大型城市,上海对于我国其他特大型、大型城市的项目开展将提供经验和实践基础。

2004年5月、8月,全国爱国卫生运动委员会分别在上海、海南省海口市召开建设健康城市研讨会,20多个城市派员参加研讨,建设健康城市引起了各地的关注和重视。2007年12月28日,全国爱国卫生运动委员会在上海召开会议,提出了建设健康城市工作的指导思想,明确了以人为本、和谐发展,政府引导、社会参与,突出重点、整体推进的工作原则,规定了参与健康城市建设的6项基本条件和申报程序,确定了上海市、杭州市、大连市、苏州市、张家港市、克拉玛依市、北京东城区、西城区及上海闵行区七宝镇、金山区张堰镇等10个市(区、镇)为第1批健康城市试点。

2010年9月,卫生部、全国爱国卫生运动委员会办公室、世界卫生组织联合在大连召开国际健康城市市长论坛,就建设健康城市与经济社会发展、建设健康城市与深化医药卫生体制改革等议题开展研讨,并交流和分享彼此经验。卫生部、全国爱国卫生运动委员会办公室与WHO取得共识,联合开展中国健康城市的评选,已制订有关的评价指标体系。

四、展望

城市化是当今全球人类社会发展的总趋势,是社会生产力发展的客观要求和必然结果,促进了世界经济的快速发展。

健康城市建设是21世纪全球城市化进程中最合乎民意的一种战略选择。城市化不仅要注重经济的发展,更需要追求人与自然、人与人、人与社会的和谐。通过建设健康城市可以进一步激发广大市民关注环境和社会健康。实践证明,只有通过政府、社会和市民的共同努力,才能更加有效地解决城市发展过程中面临的健康问题,从而提高市民的健康素质。

第四节 建设健康城市的意义

健康城市的战略目标是激励全社会及公众关心自己的健康问题,积极参与营造可持续发展的生态环境和健康城市规划的制定、执行和评价,全面提高社会公众的生活质量和文明素质,实现世界卫生组织提出的"21世纪人人享有卫生保健"的宏伟目标。目前,无论是发达国家还是发展中国家都在积极推动健康城市工作,其深远意义概括如下。

一、适应全球医学的模式转变

随着社会进步与经济发展,人民生活水平提高和疾病谱的改变,单纯的生物医学模式在解决人民健康问题上已显得苍白无力。据1995年我国卫生统计信息中心公布的结果:城市居民死因1~5位分别是脑血管疾病、肿瘤、呼吸系统疾病、心血管疾病、损伤和中毒;农村居民分别为呼吸系统疾病、肿瘤、脑血管疾病、损伤和中毒、心血管疾病。上述死因中主要危险因素是行为与生活方式以及环境因素。因此,促进人们的健康必须实现战略上转移,即从以个体为基础的疾病为中心转移到以群体为基础的健康为中心,并且必须将重点放在有利于健康的工作上,作为人类发展的一部分。

由于慢性病是多因素的,且这些危险因素涉及行为、生活方式、社会经济、文化、环境、遗传以及卫生保健服务等诸多方面。因此,人民健康问题不可能仅由卫生部门单独承诺,应该由全社会共同承担。只有通过社区健康促进才能履行其职责。当今全国性或地区性的疾病防治计划主要是单独地对某一疾病,很少考虑自己的工作所涉及的其他疾病共享资源和技术,往往造成投资的重复和浪费。健康城市旨在综合现有分散的、单一的疾病预防计划的资源和方式,形成一个综合的、目的在于促进整个社区居民健康的规划。由于共同运用现有的保健网和其他服务设施,避免重复投资,从而降低了成本提高了效益。

由于学科结构或人为因素造成预防与治疗长期分割,给疾病防治带来了许多困难,尽管有卫生部门的协调,但毕竟不尽如人意。健康城市是一项多学科、多部门、多层次、多手段的综合体现,无论从消除疾病的危险因素还是促进健康角度,都有充分理由强调开展健康城市的必要性,以彻底改变垂直条条领导的工作模式,建立以块为主、条块结合的新模式。

二、体现初级卫生保健的持续发展

WHO成立半个世纪多来,做了3件对人类健康产生了巨大影响的事,其中之一就是提出了"2000年人人享有卫生保健"(health for all)的全球战略。这是人类有史以来持续时间最长、开展范围最广、参与人数最多的全球性卫生战略,虽已运转了20多年,并取得了巨大成果,但还有许多目标没有实现。为推动这一宏伟蓝图继续实施,WHO提出了"21世纪人人享有卫生保健"的新策略,其总目标是:①使全体人民增加期望寿命和提高生活质量。②在国家之间和在国家内部改进卫生公平。③使全体人民利用可持续卫生系统和服务。健康城市的重点是以社区为基础。社区卫生服务的开展既是健康策略的一个方面,同时也是健康措施得以实施的重要保障。初级卫生保健(primary health care)是建立在切实可行的、学术上可靠而又能为社会所接受的方式与技术基础上的基本的卫生保健。发展可持续卫生系统必须建立在政府的领导下,卫生机构应是管理完善的,得到社区居民信任的,服务覆盖面广的,提供的服务是可以得到的,负担得起的,这就要使健康促进服务尽可能地接近人们生活和工作的地方,即以社区或企业及各行业单位为基础,并是综合性的,包括预防、保健、临床、康复和计划生育;可持续地利用,获得适当资金支持并把健康服务与社会、环境服务密切相连;社区卫生服务必须保证人们在其整个一生的健康和社会需求得到服务,这就要求将健康服务纳入社区日常生活,使人们最大限度地参与保持其家庭和社区的健康,以确保最贫穷的人们获得健康服务;个人、家庭和社区掌握健康的知识和技能是实现人人享有卫生保健的最佳保证;政府对于可持续发展卫生系统的作用是保障获得健康服务的公平以及确保为全体人民提供最优质的健康服务体系。

综上所述,建设健康城市,制订公共健康政策,创造支持性环境,不断挖掘社会资源,为公众提供保健信息和技能,提供良好的卫生服务,是社会卫生可持续发展的保证。

三、提高公共健康素质的有效途径

建设健康城市是激励全社会和人民积极参与和管理来决定自己的健康问题,促使个人、家庭、社区共同承担起维护全社会健康的责任,普及与人民生活有关的科学知识,倡导科学、文明、健康的生活方式;动员社区居民积极参与改善与维护自然环境,创造一个干净、安全、愉悦、满意的生存环境,包括住房质量;还要建立一个强大的社会支持系统,形成相互支持、相互帮助、协调和谐的社会环境,以保障社区居民的基本需求,为全体居民提供最适度的社会服务和保健服务,最大限度地提高健康水平。总之,健康城市是通过营造健康环境、构建健康社会、优化健康服务、培育健康人群和提供健康食品等方面的努力,成为提高公民健康素质的最佳途径。

第五节 建设健康城市的基本点

一、建设健康城市的目的

WHO 在 1995 年出版的《实用指南》中提出:"健康城市项目的目的是通过提高人们的认识,动员市民与地方政府和社会机构合作,以此形成有效的环境支持和健康服务,从而改善环境和健康状况。"

二、建设健康城市的目标

健康城市的总目标是通过健康城市的手段,促进与保护市民的健康和提高生活质量。具体目标是加强健康城市的活力,鼓励创新的干预发展,特别是解决特定场所的健康问题;认识与提升健康城市创新的经验和实践工作;动员资源以促进和支持健康城市和健康社区。发展新知识、新技能和开发技术资源,改善健康城市的规划、执行和评价工作。

1996 年联合国关于人类居住问题的会议宣言指出:"我们的城市必须为人类提供尊严的、健康的、安全的、幸福的和充满希望的居住条件。"同年,世界卫生日的主题是"健康城市——为了更美好的生活"(healthy city for better live)。总之,健康城市的目标是实现健康的人群、健康的社会和健康的环境。

三、建设健康城市的内容

健康城市是由健康的人群、健康的社会和健康的环境 3 大内容组成的一个整体。它涉及政治、经济、社会、环境等领域,包括生态环境、经济发展、城市基础设施、城市文明建设、公共卫生、公众参与、信息共享、可持续发展、监测与评估以及国际国内网络合作等系统,这些系统的并进统筹才能创造一个可持续发展的健康城市。

(1) 建设健康城市不能简单、随意地理解为"在城市内开展的任何健康活动"。在建设健康城市过程中,WHO 欧洲区办事处确定参加健康城市项目必须满足以下 4 个条件。

1) 城市最高层领导对健康城市项目的原则和策略作出明确的政治承诺。

2) 建立新的组织机构来管理拟开展的行动。
3) 承诺提出一个普遍认同的城市远景规划及相应的健康规划和工作内容。
4) 在正式和非正式的网络建设和开展合作方面进行投资。

(2) WHO 于 1996 年 4 月 7 日世界卫生日公布健康城市 10 条标准,作为建设健康城市的努力方向和评估标准,可供参考。

1) 为市民提供安全清洁的环境。
2) 为市民提供可靠和持久的食品、饮水、能源供应,具有有效的清除垃圾系统。
3) 通过富有活力和创造性的各种经济手段,保证市民在营养、饮水、住房、收入、安全和工作方面的基本要求。
4) 拥有一个强有力的互相帮助的市民群体,其中各种不同的组织能够为改善城市健康协调工作。
5) 提供各种娱乐和休闲活动场所,以方便市民之间的沟通和联系。
6) 市民能参与制订涉及他们日常生活,特别是健康和福利的各种政策的过程。
7) 保护文化遗产并尊重所有居民(不分种族或宗教信仰)的各种文化和生活特征。
8) 把保护健康的法规作为公共政策的组成部分,赋予市民选择有利于健康的权利。
9) 作出不懈努力争取改善健康服务质量,并能使更多的市民享受到健康服务。
10) 能使人们更健康长久地生活和少患疾病。

我们不难理解,WHO 健康城市的策略是针对社会某些不平等、不公正的现象,减少这种不平等是最重要的社会目标。而健康城市方法的切入点是健康。强调通过健康城市建设,促进本地区多部门、多学科进一步加强合作,制定和完善城市发展规划,改善城市环境,加强城市生态建设,开展重点人群健康保护,完善公共卫生体系,提高城市居民生活质量和健康水平。其最主要的原理是基于良好的城市管理模式。这种模式包括明确的政治承诺、各部门的规划、伙伴关系、社区参与、监测和评价。正如玄泽亮等人提出的:"所谓健康城市是指从城市规划、建设到管理各个方面都以人的健康为中心,保障广大市民健康生活和工作,成为人类社会发展所必需的健康人群、健康环境和健康社会有机结合的发展整体。"

(3) 健康城市的发展应从以下 3 个方面着手。

1) 发展卫生服务体系,提供高效、可及的服务。
2) 建立相关组织并制定健康促进和疾病预防规划,强调坚持健康促进的方向。包括慢性病控制规划,传染病的预防和控制规划,性传播疾病、获得性免疫缺陷综合征(艾滋病)和结核病控制规划,妇幼卫生、老年人保健规划,健康教育和健康促进。
3) 交流与完善环境卫生服务体系。重点是安全饮水和食品供应、垃圾和废水处理、控制工业污染、完善公共场所的卫生设施、绿化和住房问题。

所以应该把健康城市的规划整合到现有卫生规划中去,如初级卫生保健规划、市政建设规划、绿化规划、生态环境规划以及文明城市建设等,这些规划已经取得相当成效。

四、建设健康城市的必须条件

建设健康城市不能简单、随意地理解为"在城市内开展的任何健康活动"。在健康城市建设过程中,WHO 欧洲区办事处确定参加健康城市项目必须满足以下 4 个条件:

(1) 对健康城市项目的原则和策略,城市最高层领导作出明确的政治承诺;
(2) 建立新的组织机构来管理拟开展的行动;

(3) 承诺提出一个普遍认同的城市远景规划及相应的健康规划和工作内容；

(4) 在正式和非正式网络建设和开展合作方面进行投资。

2004年5月在上海召开的全国建设健康城市研讨会上，全国爱国卫生运动委员会提出，健康城市项目是我国创建国家卫生城市的升华，要在创建国家卫生城市的基础上开展建设健康城市工作。2005年5月在苏州市召开的"苏港澳"健康城市论坛会上，全国爱国卫生运动委员会提出："为了使中国的卫生创建活动与国际接轨，组织开展建设健康城市活动，不仅对巩固发展创建卫生城市成果将起到积极的推动作用，而且对进一步促进我国经济与社会协调发展、人与自然和谐发展，全面实现小康，加快社会主义现代化建设步伐，具有重要意义。"全国爱国卫生运动委员会积极鼓励各地结合实际，采取不同形成开展建设健康城市活动。

五、健康城市的基本特征

1. 全球性战略行动　健康城市是WHO倡导的一项全球性战略行动，是一个长期的、持续发展的项目，它谋求的不仅仅是结果，更注重的是建设过程。因此，不仅仅是发达国家才有资格建设健康城市，发展中国家也在积极开展这一项目，如柬埔寨的金边、老挝的万象等。各城市在不同层次上对某些影响健康的状况提出改善的承诺，并通过一定的组织和活动过程去实现这种承诺。

2. 以人为本　健康城市充分体现了以人为本的理念，城市的经济、社会、环境发展均以人的健康为中心，目的是保障广大市民更健康地生活和工作，与科学的发展观相吻合；国际上的指标也充分体现以人为本的理念，如采用调查表的形式，调查居民对噪声、对水质的抱怨率等；对治安的调查，则是询问单身女性晚上是否敢单独上街，目标就是让居民满意。

3. 个性化的设计　WHO提出了健康城市这一理念和健康城市的十项标准，这十项标准是原则性的规定，不是具体的指标，各城市要根据本市的特点和需要解决的健康影响因素，制定自己的指标体系和目标。这也是健康城市与创建其他城市最大的不同。

4. 持续改进的过程　各城市要根据社会经济发展的水平和影响居民健康的危害因素，提出改进的目标，通过健康促进行动，消除或降低健康危害因素，但是一个阶段的承诺实现，也并不意味着已经达到特定的健康水平，而是不断关心新的影响健康因素的产生，并努力去控制和改善。健康城市建设一般每两年修订一次指标，将已解决的指标拿掉，将新的指标补充进去。

5. 公众的参与　健康城市强调政府承诺、部门间的合作（包括非政府组织）和社区居民的共同参与，在世界健康城市10条标准原则中，有2条是关于公众参与的。可以说，没有公众的参与，就不是真正意义上的健康城市，建得再漂亮、再现代的城市，如果没有勤劳、文明、健康、互助的居民，那就只拥有美丽的躯壳，而缺少灵魂，也就不是真正意义上的健康城市。

6. "一体化"的原理　健康城市是把所有问题都归结到一个综合的概念之中。其中，最重要的是指教育和对有益于健康的行为和生活条件的政策和环境支持的组合。这一特征中一个非常重要的原理就是"一体化"，也是健康城市计划的任何一个发展阶段最重要的。

(1) 首先是有各种措施组成的预防疾病的活动。主要包括医疗卫生、社会经济状况、居住环境。

(2) 其次是指政策和环境支持。这是影响行为并直接影响健康的社会、经济、政治、组织、政策和规章的环境。这种环境远不止自然环境和医疗服务,而是富有活力的社会大环境。

(3) 再次就是相互贯穿合作和网络系统的作用。主要指在社会不同部门之间或不同部门的各个方面的相互合作,这种合作的形成旨在更有力、更有效或持续地取得健康超越,而并非只是卫生部门的单独行动。

(4) "一体化"是健康城市计划任何发展阶段最重要的特征,是实现目的的最大效能,是城市健康发展中最佳成本与效益比,是城市健康资源最大优势和收益的发挥。

(5) "一体化"的载体和具体体现就是健康社区。

六、建设健康城市涉及的领域

1. 政治领域(领导参与、政策制定) 要求城市领导人及管理者从战略高度重视健康城市建设,根据社会经济、文化教育的需要和可能,全面确立城市的功能定位,提出与世界卫生组织目标相吻合的、符合实际的健康城市可行性规划,并在组织、经费及政策方针等方面给予大力支持。

2. 经济领域(就业、收入、住房) 坚持以经济建设为中心,实施可持续发展战略和科教兴市战略,促进国民经济持续、快速、健康发展,提高人民群众生活质量和健康水平,努力创造就业机会,增加市民收入,改善居民住房条件等。

3. 社会领域(文化、教育、福利、保障) 通过健康城市运动,动员广大群众积极参与和管理影响他们生活、卫生和健康的决策,提高公众对健康的行为、生活方式和习惯的认识,促进文化、教育、福利、保障等各项社会事业的全面发展,为广大市民提供一个祥和、安定、文明向上的社会环境。

4. 生态环境(生态平衡、污染控制和资源保护) 不断改善自然、社会环境,为市民提供一个干净、卫生、安全和高质量的自然环境,建立一个长期稳定的生态系统,使广大市民得以享受清洁的饮水、清新的空气和无污染的食物,享受蓝天、碧水、葱翠如荫的绿树和草坪。

5. 生物、化学和物理因素(医疗卫生技术及其服务和营养供给及其安全卫生等) 坚持"预防为主"的方针,重点加强卫生防病和妇幼保健工作,依法加强食品卫生、公共场所卫生和传染病防治,切实控制传染病、职业病、地方病、食物中毒和社会行为性疾病的传染和流行,让广大市民喝上放心水、吃上放心肉、放心菜。

6. 社区生活(健康的社区邻里关系、文明的风尚等) 深入、广泛开展以健康教育、环境教育为主的健康城市市民教育活动,培养文明、健康、向上的行为方式,丰富业余文化娱乐活,使市民自觉讲文明、讲道德,安居乐业,互相友爱。

7. 个人行为(心理卫生、行为矫正和健康生活方式的鼓励等) 重视心理卫生、心理保健,积极开展健康教育、健康促进活动,通过广泛的宣传教育,消除居民中存在的有害健康的行为习惯和不良生活方式,全面地、综合地提高市民健康水平。保证他们都能享受更长的健康生活、时间和平均期望寿命。

七、建设健康城市项目的主要措施

各城市在开展健康城市项目中所采取的措施,有以下共同点,并被实践证明,这些措施能有效地解决影响城市健康的复杂问题。

1. 政府对健康的承诺 健康城市项目基于对健康的承诺。认识到生理、精神、社会多维因素的交互作用,其优先项目是健康促进和疾病预防,他们相信健康是通过城市中个体和群体的共同努力而取得的。

2. 对公共卫生的政府决策　健康城市项目需要公共卫生决策。市政府有关住房、环境、教育、社会服务以及其他项目决策对城市健康状况有很大影响,健康城市项目通过影响政府的政策决策,进而强化以上项目对健康的影响。

3. 多部门间的合作　健康城市项目依靠部门合作。通过健康城市项目创立的组织机制,使得城市各部门和其他机构共同协商为健康城市做贡献。

4. 社区参与　健康城市项目强调社区参与。主要通过以下方式:生活方式选择,健康服务使用,对健康问题的看法以及参与社区工作,健康城市项目促使社区居民在这些方面发挥更积极主动的作用。

5. 探索创新　健康城市项目是创新的过程。健康城市项目在政府工作中发挥着特殊的作用,它推动地方卫生政策的创新和改革,倡导新的公共卫生导向;探索在城市背景下人人享有健康战略的原则。健康城市项目的成功,取决于他们在这种支持革新的氛围下创造革新机会的能力:传播创新方法和知识,建立创新的激励机制,并认同尝试新的政策和方案所取得的成就。

6. 健康公共政策　健康城市项目的成果是健康的公共政策。健康城市项目的成功贯穿于整个城市管理过程中,反映了建立健康环境背景的政策的有效程度,当居所、学校、工作场所和其他城市环境背景成为更为健康的生活环境时,项目达到了目的。健康城市项目促使政府决策、部门协作、社区参与和创新的完美结合,最终产生健康的公共政策。

7. 健康城市的建设规划　规划目标的确定应注重连续性和前瞻性相结合。无论是总目标、还是具体目标,都必须处理好承前启后的关系。一方面,编制规划必须充分考虑可持续发展的问题;另一方面,规划目标要与城市定位相结合,与城市的全面发展相结合,将健康的理念和要求有效地整合到地区的发展规划中,从而到达经济效益、社会效益和生态效益的有机统一。优先项目的确定必须基于重要性、可行性和有效性分析之上,要把握好两项准则:一是坚持以人为本,这是一切工作的出发点和落脚点;二是坚持突出重点,要在社会需求评估的基础上,根据"市民有需求、部门有措施、解决有可能、评估有标准"的原则,综合多方意见,聚焦重点,有步骤地确定需要优先解决的健康问题。

8. 健康城市专题项目策划　健康城市的建设与深入,很重要的因素是健康城市的专题项目策划与实施,关键又在於理念上的更新、项目规划的选择和体现可持续发展原则。在当今民众自主意识、自由意志及多元化、多样性需求充分展现的时代,健康城市建设必将进入一个创新性思维为原则的新阶段,从理念、项目和科学发展上求得新的突破。对此,应注重健康城市专题项目建设的思路和方法。

在专题项目建设的指导思路上要把握3个重点:一是全局性思路。在城市化和经济形势快速发展带来挑战、矛盾和问题的新情况下,健康城市专题项目建设应以科学发展观为指导,与时俱进,以健康为中心,立足于全局性的社会需求;二是全方位思路。健康城市的核心是健康促进,专题项目建设应着力于从社会、经济、环境等全方位视角研究解决健康问题,重在项目政策和采取的行动的过程,实现全方位、分阶段的循序渐进;三是全社会思路。健康城市专题项目建设和持续发展,必须建立与其项目任务相适应的社会大卫生体制机制,动员和发挥社会相关部门的作用,促进激发公共活力。在专题项目建设的基本方法上要把握3个要点:一是需求调查。调查、筛选新形势下影响人群健康较为突出、社会反映较为强烈、市民期望较为迫切的问题,按照资源的条件确定项目专题;二是公众参与。健康城市的专题项目建设,必须遵循因地制宜,采取适宜的手段和方法,以激励当地领导和群众参与项目的制定和实施过程,体现公众参与和可持续发展;三是充分赋权。政府赋予项目建设单位选择、规划和实施的权力,发扬政府主导下的各部门真诚合作,发挥他们的主人翁意识,尤其要加强对社区的赋权,增强在项目实施过程中的驱动力。

八、建设健康城市的基本步骤

健康城市项目是一个非常艰巨的项目,根据多年的欧洲健康城市项目实践,WHO概括总结了健康城市项目发展的基本步骤。一般而言,健康城市项目发展分为3个阶段:启动、组织、行动。这3个阶段相互交错,每个阶段又分为多个步骤,共计20个步骤,这通常称作健康城市项目发展的20个步骤(图14-2)。这对开展健康城市项目的任何城市都有借鉴作用。

启动:
● 建立支持小组
● 理解健康城市理念
● 了解你们所有城市
● 寻找项目资金
● 机构定位
● 准备项目提案
● 政府批准提案

组织:
● 建立项目委员会
● 分析项目环境
● 确定项目工作内容
● 建立项目办公室
● 制定项目策略
● 培养项目能力
● 建立责任机制

行动:
● 增进健康知晓
● 倡导策略规划
● 动员多部门合作
● 鼓励社区参与
● 促进创新
● 确保健康的公共政策

图14-2 健康城市项目发展的3个阶段

第六节 健康城市建设工作的实施

建设健康城市和健康社区是一项事关全社会、得益全社会的庞大系统工程,是一个城市政府形象和市民素质的重要标志,也是一个城市文明程度、开放意识、文化水平和社会公德的集中体现。因此,建设工作要求高起点、高标准和可持续发展。大致可以分为3个阶段。

一、发动阶段

(1) 建立筹建健康城市工作组。工作组可由几位核心人物组成,这些人具备领导才能,有改善城市卫生状况的愿望,有能力促成相关部门如政府部门、公共团体、非政府组织、大学研究机构等的参与。包括政府官员、卫生工作者、社会活动家。这个工作组也可看做是某种形式的指导委员会。工作组的任务是讨论、收集和分析资料,协助做好规划准备工作。说服那些犹豫不决的支持者们参与健康城市工作。

(2) 形成共识。取得政府的政治承诺、认可和负责是持久开展创建工作成功的关键。首先要对市委(区委)、各级政府、人大、政协阐述健康城市的理念、创建的目的和意义以及需要得到那些支持,开展各个层次和行业的培训,使各方面都能形成建设健康城市的共识。

(3) 全社会发动。创建健康城市能否深入持久地开展下去,着重于增强全体市民的健康意识和参与意识。要坚持教育为本,舆论先行,利用各种新闻媒介、宣传教育阵地进行高密度、大容量、全方位的普及教育,提高全民的创建健康城市的自觉性。

二、组织阶段

(1) 建立高层次、全方位和权威性的健康促进委员会(或健康城市委员会)。委员会通常由政府及各部门主要负责人组成,由市长或分管副市长主持。委员会代表政府负责各项目标、规划、指令、政策的实施。这个机构应具有高层协调功能和指挥能力,起到总揽、统筹、组织和指挥作用。委员之间明确职责、合理分工、互相配合、各司其职。下设健康城市办公室并指定协调员。办公室可以看做是某种形式的指导委员会。由政府职员、非政府组织、大学、研究机构、企业代表和群众代表等参与。办公室的作用有:

1) 制定健康城市规划。
2) 说服各级政府和部门接受健康城市规划。
3) 与相关组织进行协商。
4) 筹集资源,寻求合作伙伴。
5) 对下属委员会及健康城市办公室工作进行指导。
6) 激励公共团体积极参与创建工作。
7) 引导人民群众对创建健康城市工作进行广泛的讨论。
8) 探索发展健康城市的策略和方法。

(2) 提高群众的健康意识,形成社会支持力量(建立社区联盟)。

(3) 成立创建健康城市专家咨询委员会,充分发挥策划参谋、培训指导、评估促进的作用。

(4) 寻找项目资金,尽可能寻找最广泛的资金来源和可能的资助者。资金提供者应尽可能地参与项目规划。

三、执行阶段

(1) 环境分析。包括人口学信息、文化教育、经济、健康状况、危险因素、医疗保健条件、政策、自然环境等。对你城市或社区的了解越深刻,形成的项目提案越适合当地的需求,成功的可能性就越大。

(2) 队伍建设和能力培养。人员、资金和信息是项目工作所必需的。从某种意义上说,项目失败的原因就是不重视人才的培养。保证项目具有有技能的专业人才、适当的资金和信息来源是十分必要的。

(3) 建立以社区为单位的示范区。
1) 社区领导对建立健康社区的承诺。
2) 制定有利于居民健康的政策。
3) 建立强大的社区联盟与支持系统,挖掘社区资源。
4) 探索解决健康问题的创新的方法和手段。
5) 运用综合性手段,开展健康社区、健康学校、健康工作场所、健康医院等健康单位示范试点活动。

(4) 基线调查。首先获得有关健康状况的相关信息和数据,并以与世界卫生组织合作的城市所使用的指标为基础,建立一个新的健康数据库。要得到全面的数据,必须进行人口健康状况调查,至少要对社会地位低下的贫穷的人群作调查,以评估他们的健康状况以及影响他们健康的危险因素等。要解决制定健康城市规划过程中出现的问题,应向当地学术机构寻求帮助。

（5）建立强大的社区联盟和社会支持系统。《雅加达宣言》指出："面对健康的新威胁，需要采取新的行动方式。未来的挑战必须开拓社会许多部门，其中包括社区和家庭内部健康促进的固有潜能。合作是极为重要的，特别是需要在各级政府与不同部门之间，在平等的基础上建立新的伙伴关系。"创建工作必须争取和获得各部门、各学科的积极支持和参与，发动各层次的人员广泛地参与创建活动，使他们认识到建设健康城市和健康社区是自己的事，形成一种人人关心社区健康、人人参与创建的社会风气。初级卫生保健与健康促进的重要原则是平等、社会公正、多部门合作和社会参与，这些都是巩固成果的要素，可增强社区凝聚力和强化社区内在力量。例如：江苏省苏州市，由市政府明确各部门分工职责，对卫生、爱国卫生运动委员会、财政、规划、建设、园林、城管、市政、发改、计生、房管、公安、司法、环保、交通、教育、经贸、劳动和社保、文化、体育、工商、技监、医药、农林、水利、民政、宣传及社会团体等，分别规定了健康城市建设工作职责；对各县市、各区也明确了"属地管理"原则和大力推进开展健康城市"细胞工程"建设要求，形成了建设健康城市全方位强大的支持系统。

（6）多种策略的综合性应用。社区居民的健康和生活质量受各种复杂的行为因素和环境因素影响，以社区为基础的综合性防治是最为有效的方法。综合性指多学科、多部门联合行动，多层次干预（个体的，群体的——工作场所、学校、医院，环境的）和多种干预手段（教育和信息、卫生立法、经济支持等）。这样有利于人力、物力的综合利用，减少重复投资，以达到投入少、产出高的目的。

第七节　健康社区与社区参与

一、社区的概念

WHO 1987年在阿拉木图召开的初级卫生保健国际会议将社区定义为："以某种形式的社会组织或团体结合在一起的一群人生活在一定的地域。"

国际通行的概念是：社区是指以一定地域为基础的、关系密切的社会群体，包涵3层意思：一是社区是相对封闭的，面对面的活动和作用延伸的范围；二是构成的社会群体是有共同的活动，并在活动中互相作用；三是这一社会群体形成一定的情感，并遵循一定的行为规范。

我国著名社会学家费孝通给社区下的定义为：社区是若干社会群体（家庭、氏族）或社会组织（机关、团体）聚集在某一地域里所形成的一个生活上相关联的大集体。

社区的概念归纳起来有以下特征：从地域上，社区是一个地理和行政明确划定的局部区域；从功能上，社区是一个相对独立的地区性社会，是政权的实体，有相对独立的社会组织管理系统和资源以及具有为该地区居民生活服务的设施，如生产、生活、交通、通讯、文化、教育、卫生等。社区成员有认同感与归属感，由有共同的传统文化和习俗（价值观、行为规范、宗教信仰、生活方式等）的居民组成。

通俗地讲，社区就是人们在地域中的社会性集合和组织，它为人们提供居住、生活、工作场所，它包括居民住宅、机关、工厂、商店、学校、医院、娱乐场所等。通过社区的组织、生产和群众参与社会活动推动社会的发展，并在活动中建立起自己的习俗和行为。

尽管不同社区的人口规模、地域大小不同，一般都包括下列5个要素：①人口；②地域；

③生活服务设施；④特有的文化背景、生活方式的认同；⑤一定的生活制度和管理机构。

二、社区参与

作为健康促进的一项重要原则和手段，社区参与(community participation)在促进人群健康和改善生活环境的行动中起着关键的作用。它通过组织公众，参与健康促进活动，以及激发他们的积极行动，可以使公众有机会影响相关健康政策和措施的制定与实施，并使这些政策和措施更加满足公众的切实需要、解决他们所面临的健康问题。I~lIii，社区参与的积极意义和重要地位相继在《渥太华宪章》、"21世纪议程"等一系列健康促进重要文献中得到了肯定。为了正确理解和应用社区参与这一概念，下面分别解释"社区"和"参与"这两个词的含义。

"community"一词在中文里被普遍译为"社区"。不同的研究领域对社区有不同的定义。在健康促进领域，社区是一个多层面、有着多种含义的概念。传统意义上，社区专指一群居住在某一地理区域的人们，他们通常拥有共同的文化背景和社会价值观，处于该区域长期发展而来的特定社会结构中。广泛意义上，社区可以被定义为"一个由共同特征联结起来的人群"，这一共同特征可以是地理认同、兴趣专长、或者职业身份等。因此，广义社区概念的核心是人们具有某种内在的联系，而这种联系不仅仅指地域的界限。社区的规模大小不一，一个邻里街坊、一家工作单位、一座城市都可以被看作为一个社区。在很多社会，特别是发达地区，人的社会发展往往多面化，由于居住区域、职业、社会和业余兴趣的不同可以导致一个人归属于多个社区。

"patticipation"一词在牛津英语辞典中被解释为"参与、分享"。这也是一个应用得相当广泛的词语。很多以人群为基础的社会发展和干预项目都将参与定义为"受益人参加项目的规划、实施和维持"，这么做的目的包括：赢得社区成员对项目的理解和支持，提高项目实施的效果，建立资源共享，促进社会公正平等，以实现权力增长和进一步提高参与能力。

将上述两个词组合在一起就形成了"社区参与"这一概念，它在社会发展的各个领域都非常重要。很多情况下，社区参与既是项目开展所要达成的目标，也是实现另一个目标的必要手段。在建设健康城市方面，根据以往的经验和成果，可以总结出这样的工作定义："社区参与是一个使人们能够诚挚主动地参与到健康城市创建活动的过程。在这一过程中，人们的自主选择权得以进一步增强(即增权)，能够提议他们所关心的事物，提出影响他们生活的因素，构想并实践相关的公共政策，设计和利用相关的社会服务，全社会共同行动以消除健康危害因素。

三、社区参与在健康城市建设中的作用

健康城市建设的实质就是在一个城市范围内实施健康促进行动。作为健康促进的重要策略之一，社区参与在实现健康城市建设的最终目标中起着甚为关键的作用。其作用可以具体表现在以下几方面。

(1) 加快民主化程度。健康是一项基本人权，公众有权利参与各项影响他们健康的行动计划和决策过程。现阶段，随着市民民主意识的不断提高，要求参与式民主管理社区事务的呼声也越来越高。人们不再仅仅是很多社会服务项目的被动接受者，而成为服务的倡导者和利用者，以充分行使自己的公民权。因而，在健康城市建设中推行广泛的社区参与符合当前我国民主化进程的需要。

（2）弱化社会歧视和排斥。社区发展和社区建设工作中常常会接触到社会边缘人群和弱势群体。社区参与的工作模式无疑为他们开通了一个表达自己愿望和需求的渠道，这对于弱化社会歧视和排斥、构建和谐社会都是非常有益的。

（3）增强人们控制自身健康的能力。人们为促进自己的健康而付出的实际行动，往往比单纯增加医疗服务的投资更为有效。通过亲身参与改善生活环境和食物卫生的行动、尝试健康的生活方式，人们可以更好地理解影响他们健康的因素，并努力去做出一些改变。从中取得的良性结果又会反过来增强他们控制自身健康的信心和能力，最终提高健康水平和生活质量。

（4）充分利用社区资源。社区内可能有许多未被开发利用的潜在资源，充分利用这些资源，将提高健康促进活动的效率。社区参与可以调动相关的人力和物力来开展活动，寻求适合本地人群的解决方案，解决需要优先解决的问题。

（5）确保健康城市建设项目的自主拥有和可持续发展。任何旨在改善环境、促进健康和提高生活质量的人群干预项目，其最终目标的实现有赖于广大社区群众的高度认同和积极行动。健康城市创建过程中实行社区参与，可以使市民真正感觉到整个创建过程和成果都是属于他们自己的。社区成员对于健康城市项目的自主拥有感，将非常有利于激发人们的创建热情，也就不需要太多的外部力量推动就能使健康城市建设工作长期地开展下去。

健康城市建设的全过程都涉及到社区参与，尤其在评估需求、在城区健康发展蓝图制订行动计划和确定优先项目、具体开展创建活动、监督和评议健康城市项目的开展等环节上，应该特别注重运用多种形式的社区参与。

四、健康社区

一个健康的社区强调对健康的全面认识，即认识到我们的健康不仅需要卫生保健服务，更需要有清洁的空气、水、安全的社区、绿色的草地、良好的住房等物质和社会环境。

健康社区在于获取一个可持续发展的、对健康支持的环境，创造一种安全、舒适、满意、愉悦和健康的生活、工作、休闲条件，提供各种文化娱乐和健身场所，以利居民相互沟通。

如同健康城市一样，健康社区也是一个朝着社区未来设想不断前进的过程。在这个过程中，社区不断地确定自己的问题或需要，并通过社区项目来解决问题或满足自己的需要。因此，健康社区项目包括四个主要的特征：①当地政府的承诺；②社区发展；③社区人员和多部门参与；④健康的公共政策。

建设健康社区工作的基本步骤如下：

第1步是让社区确定他们自己的健康设想。先让社区的每一个人（普通居民、地方政府和地方组织机构）都考虑能促进健康的条件及如何达到这些条件；同时进行社区诊断，评估社区的需求和资源状况；然后将不同的人召集到一起提出一个健康社区的共同设想（他们希望社区将来成为什么样）。

第2步是确定社区规划和特定的行动来实现社区的设想。在这期间首先要测量社区目前的健康状况（社会的、躯体的、环境的、经济的等）作为基线；然后与社区其他组织机构和当地政府一起建立健康的公共政策、社区规划及具体行动；同时也需要建立一个标准来评价建设健康社区过程和结局的成功与否。

社区管理机构在健康社区发展方面起到的主要作用是根据全球经验，建设健康城市最有效的手段是以建设健康社区为基础，联合其他场所，形成多部门、多学科合作的局面，这样有利于充分动员社区群众积极参与。具体包括：①确定有效的策略和优先的项目，并制定相应的规划；②提供资金的支持；③动员社区群众积极参与，促使群众对健康的关注；④协调多部门、多学科的合作；⑤加强卫生部门和卫生设施的管理；⑥积极开展健康教育和人才的培养；⑦加强对健康相关规划和活动的组织和管理；⑧创造优良的社区环境和公共设施的管理。

五、健康场景建设

强化社区活动就是要从社区和工作场所入手，创建健康社区、健康学校、健康工作场所、健康医院等，又称为场所途径（setting approach）。实践证明不同的场所采用综合性战略是最为有效的。如江苏省苏州市，2003年颁布《苏州市健康城市项目标准》，这是国内第1套在世界健康城市标准原则指导下的实用性标准。这套健康城市项目标准体系，提出了健康社区、健康家庭及健康宾馆、商场、饭店、园林、企业、机关、市场、学校、医院等行业单位（场景）建设健康单位的标准和评价指标，着力于营造怡人的健康环境，致力于提供优质的健康服务，大力推进构建健康社会，全力培育城乡健康人群。

思考题

1. 简述健康城市的概念。
2. 简述建设健康城市的意义。
3. 如何把握健康城市的基本特征和主要措施？
4. 建设健康城市必须具备哪些基本要素。
5. 简述建设健康社区的意义和基本步骤。
6. 如何借鉴经验制定当地健康城市项目标准？

（邢育健）

附录

世界卫生组织编制的健康城市评价指标

（一）内在指标

(1) 城市贫困水平线。
(2) 出生及死亡率。
(3) 文盲率（男、女）。
(4) 小学及中学入学率。
(5) 就业率。
(6) 平均收入水平。
(7) 犯罪率。
(8) 大气排放率（工业及交通）：重金属、废气、颗粒。
(9) 道路交通噪声、密度。
(10) 未处理的废弃物（从河、湖或阴沟流出）。
(11) 市政的、有害的、医源性废弃物。
(12) 未收集的生活垃圾量。

(13) 乱倒垃圾数。
(14) 电力覆盖网。
(15) 有毒化学物质的事故性释放。
(16) 室内外空气质量符合世界卫生组织标准的比例。
(17) 年平均能见度。
(18) 水质(符合饮用水质量标准)。
(19) 食品质量(如微生物及化学物,残余农药)。
(20) 空气、水、灰尘、食品中的重金属含量。
(21) 拥挤程度/生活空间。
(22) 绿地(表面积)分布。
(23) 环境质量的社区达标率。
(24) 噪声水平。

(二) 外在指标

(1) 饮用安全水的人口比例(家中或步行15分钟距离之内)。
(2) 有正规的垃圾清除系统的人口比率。
(3) 家里有供水系统的人口比率。
(4) 低标准住所的人口比率。
(5) 家中过于拥挤的人口比率。
(6) 居于临时住所的人口比率。
(7) 无家可归的人口比率。
(8) 家中通电的人口比率。
(9) 使用生物或煤来烧饭/取暖/照明的人口比例。

(三) 影响指标

(1) 死亡率的原始数据。
(2) 婴儿死亡率。
(3) 新生儿、出生婴儿死亡率。
(4) 出生期望寿命。
(5) 特殊原因致死率(如因腹泻、呼吸系统感染、哮喘、交通事故等死亡)。
(6) 出生时低体重儿数。
(7) 患病率/发病率:呼吸系统有关的疾病、腹泻相关疾病、寄生虫/感染疾病、心血管病、皮肤感染、精神疾病、工作及交通事故。

(四) 进展指标

(1) 当地环境卫生政策及行动计划现状。
(2) 当地公共卫生政策中关于环境卫生条款的现状。
(3) 城市规划、家居、交通及其他方面的健康/环境政策现状。
(4) 应急措施计划情况。
(5) 计划间相互衔接情况。
(6) 城市更新及改良进程。
(7) 当地有关食品、空气、水、有害物质、交通事故、住房等的标准/指标/法律。

(五) 管理及监督

(1) 环境(如空气、水)质量及食品质量的管理监督系统现状。
(2) 环境卫生及健康服务信息系统(具联系能力)现状。
(3) 追踪监测环境、疾病的能力。
(4) 追踪环境卫生中的不均等现象(年龄、性别、社会经济状况等)的能力。

(六)提供服务

(1) 组织调整使健康与环境在决策时一体化。

(2) 每万人/地区的环境卫生官员数。

(3) 在贫民区、非正式部门、低收入区工作的环境卫生人员比例。

(4) 享有环境卫生设施的人口比例。

(5) 一体化服务供给机制。

(6) 免疫覆盖率。

(7) 得到初级卫生保健服务的情况。

(8) 预防保健服务方向。

(9) 急诊服务。

(10) 有地区级和国家级政府支持机构。

(七)预算与财政

(1) 卫生项目占当地城市预算的比例。

(2) 环境卫生项目占当地城市预算的比例。

(3) 用于环境卫生的经济来源。

(4) 为环境卫生调动另外资源的活动。

(八)提高能力

(1) 城市健康教育/健康促进活动。

(2) 受过食品卫生基本知识培训的食品制造商、运输者、销售者(包括小商贩)。

(3) 开展环境卫生教育的学校。

(4) 不断发展的环境卫生/卫生学知识培训活动、对象为：环境卫生官员、助手、护士、社区卫生工作者、工程师、制定计划者，以及讨论与水源及卫生设备、废物处理、控制传染途径、食品安全、化学制品安全等相关话题的社会群体。

(5) 环境卫生工作人员的职业机构。

(九)社区参与

(1) 使财政人员参加决策/政策制定。

(2) 计划积极性的调动(如学习班、举行会议、财政人员参与等)。

(3) 在制定及补充方案与计划时提出主张的妇女。

(4) 最终使用者参与计划制定。

(5) 有关环境卫生的沟通网络。

(6) 传播公共信息的系统现状。

(7) 环境卫生组织目录。

第十五章 学校健康促进

儿童、青少年是世界的未来和希望,目前全世界10～19岁的儿童、青少年有10亿人,25岁以下的儿童青少年目前已占全世界人口的一半。他们中的大多数正在各级各类学校中学习。据2008年教育部统计,我国6～18岁学前班儿童和中小学生共有2.32亿人。

处在生命准备阶段,求知发育的儿童、青少年,由于身心发育、群体生活等特点,决定了儿童、青少年是健康教育最佳的目标人群,中外学者一致认为健康教育应从小抓起。前WHO总干事中岛宏博士在第14届世界健康教育大会开幕式上指出:"儿童、青少年是一个非常重要而又最具可塑性的人群,他们形成一个最大又最易受影响的人群。"学校是进行健康教育效果最好、时机最佳的理想场所,它为全社会教育提供一个创造健康未来的机会,是教育使命中最为基础的部分,学校可视为促进国家健康水平,提高人口素质的重要资源。

中外健康教育的发展多从学校开始,然后扩展到社会。20世纪80年代国际上有人提出了健康促进学校的概念。WHO于20世纪90年代初根据健康教育与健康促进的结合日益紧密,且正向健康促进发展的新趋势,适时组织欧洲一些国家举办一系列研讨会,倡导学校健康促进工作的新模式——健康促进学校(health promotion schools),并在欧洲若干国家试点。1992年建立了欧洲健康促进学校网络,发展迅速,现该地区已有"健康促进学校"500余所。WHO西太区于1994年开始推动此项工作,并于1995年在我国正式启动,据不完全统计,目前我国已有300余所健康促进学校。WHO在全球推行健康促进学校的举措,正是学校在各类场所中率先实现健康促进这一卫生工作核心策略的体现或说是一种实施形式。本章所述有关学校健康促进的涵义、特征、实施内容等与WHO提出的"健康促进学校"是完全一致的。

第一节 学校健康促进的概念

一、学校健康促进的涵义

学校健康促进是在学校健康教育的基础上发展起来的。学校健康促进强调通过学校、家长和学校所属社区内所有成员的共同努力,给学生提供完整的、有益的经验和知识结构,包括设置正式和非正式的健康教育课程,创造安全健康的学习环境,提供合适的健康服务,动员家庭和更广泛的社区参与,共同促进师生健康。

学校健康促进把所有有利于发展和促进青少年健康的各种因素联系起来,并与相关组织形成广泛地合作。这种合作不是权宜之计,而是以连续性的方式进行的。

学校健康促进的目标人群可以分为一级和几个次级。一级目标人群指学生(包括小学、中学和大学学生)群体;次级目标人群指所有那些与学生生活、学习和周围环境密切相关的人们,包括学校领导、教职员工、学生家长、社区组织领导。此外,大众传播媒介对儿童青少年行为的影响不容忽视的,因此,大众传媒可以说是学校健康促进目标的一个特殊领域。

健康促进学校运动具有国际性。它是 WHO 在全球范围内积极倡导的一项对人类健康具有深远意义的基础性工作;是实现"人人享有卫生保健"目标的重点措施。WHO 为健康促进学校规定了六项主要内容(详见本章第三节),以保证世界各国在发展上的相对一致性。因此,尽管各国都规定了各自的行动规划,但在整体步调上基本保持一致,且按照法制的模式进行。

二、学校健康促进的特征

学校健康促进有以下几方面的特征,也可以说是优越性。

(1)所应用的健康模式是完整的、系统的,包含了健康的身体、心理、社会和环境等多方面的因素及其相互关系。

(2)通过鼓励家长参与其儿童健康知识和技巧的发展而使家庭参与进来。

(3)涉及物质环境,如建筑、卫生设施、清洁水和运动场地等。通过改善物质环境促进儿童的健康状况。

(4)承认学校的社会文化精神对于维持积极地学习及支持心理健康,建立良好的人际关系,增进良好情绪的环境的重要性。

(5)把区域和地方的卫生服务与学校联系起来,满足学校儿童的特殊健康问题的需求,如蠕虫感染,视力和听力问题、心理社会压力等。

(6)强调学生主动参加正规健康课程,以发展一系列与健康有关的终生知识和技巧。

(7)增加女孩和妇女在社区内享有教育和保护健康方面的公平性。

(8)通过学生家长和社区的共同参与,促进学校与家庭、社区进行合作,使学校教育和社区教育结合,理论与实践结合,为儿童青少年创造更有利他们健康发展的支持环境。

第二节 学校健康促进的意义与任务

一、学校健康促进的意义

(1)学校健康促进是对学生进行素质教育的组成部分。学生素质体现在德、智、体、群、美、劳全面发展,贯穿学生素质教育的各个方面。在德育教育方面使学生从小树立讲卫生为荣、不讲卫生为耻的荣辱观,自觉维护公共卫生,养成良好行为和生活方式,遵守卫生法规和道德规范;在智育教育方面,对学生进行人类自我认识的认知教育,使他们懂得以科学知识保护自身的健康;体育和劳动本身是促进儿童青少年身心发展的积极因素,要根据卫生学原则进行组织;在群众教育方面,对学生进行人际交往、友爱互助教育,促使他们社会化的良好发展和健全人格的修养;美育是培养学生审美、爱好美和创造美的能力教育,那些以损害健康为代价的爱美行为,如以饥饿方法追求苗条身材,以吸烟来追求所谓潇洒风度的不良行为是必须加以引导和纠正的。

(2)学校健康促进是实现全民基础保健的有效途径。根据我国"科教兴国"的国策,推行九年义务教育制度,在校学生的比例将会进一步增加。进学校求学将成为人人必经的阶段。同时,学校具有群体生活的特点,有助于健康促进的组织和实施。此外,儿童青少年的可塑性大,易形成"动力定型"。他们较易形成良好的行为、卫生习惯和生活方式,并对他们一生的身心健康产生深远的影响。因此,做好学校健康促进,是促进和实现全民基础保健、提高群体素质的有效途径。美、英、新加坡等发达国家的经验证明:只有人人接受学校健康教育和健康促进,才能从根本上提高整个国民的健康素质,促进人人健康。当全国的所有学校都成为健康促进学校时,它们都将成为人人都享有健康体魄的一个关键因素。

(3) 学校健康促进是影响家庭、社会和整个人群的治本措施。儿童青少年与家庭和社会有着天然而广泛的联系。幼儿园儿童和大中小学生一旦获得卫生知识、价值观和行为技能,不仅儿童青少年本身可以茁壮成长,也必然对其父母、邻里、亲友和社会产生良好的影响,并有可能发挥移风易俗的作用。从培养造就新一代新人的角度看,在我国要真正形成人人采纳科学、文明、健康生活方式的良好风尚,从根本上改变卫生面貌,推进社会进步和精神文明建设,在很大程度上取决于学校健康促进的质量。

(4) 学校健康促进可获得较大的经济效益。最近国外学者通过分析认为:在学校进行高质量多元化的健康教育可获得较大的经济效益。健康教育每投入 1 美元,社会将省下 13~14 美元的保健医疗费用。有些节约来自直接的花费,如节约可预防疾病的医疗费用,减少青年人的吸毒、与乙醇相关的交通事故以及与药物相关的犯罪。另有一些是可间接降低的成本,如节省未成年人死亡和青少年意外妊娠相关的福利开支及因此而引起的生产力下降。

此外,分析发现,以 1 美元投资于有效的烟草教育可节省 18.80 美元的卫生保健和其他花费;在预防过早和不加保护的性行为方面,花费在教育上的每 1 美元可节省 5.10 美元。

二、学校健康促进的任务

(1) 提高对健康的认知水平,增强自我保健意识和能力。通过课堂内外的各种教育和倡导,使儿童青少年掌握较系统的卫生科学知识。激发学生主动学习卫生知识和保健服务的兴趣,抵制各种不良行为习惯的影响;指导学生掌握各项自我保健技能,如合理选择膳食、适当进行体育锻炼、防范意外伤害等,自幼培养健康的技能、观念和意识,增强自我保健的意识和能力。

(2) 降低常见病患病率,提高生长发育水平。在校儿童青少年最常见的疾病有:近视、沙眼、龋病、脊柱弯曲异常、鼻炎、蛔虫感染、神经衰弱、运动损伤、贫血、肝炎、结核病等。上述疾病和缺陷,大多与学生的学习生活紧密相连,只要积极开展健康教育与健康促进,使学生掌握预防知识,结合学校定期体检和矫治,患病率是可以降低的。据卫生部、国家教委1997 年底考评抽查验收统计,由于贯彻《学校卫生工作条例》中的组织措施和健康教育工作的落实,城、乡学生蛔虫感染率由 1992 年的 14.94%、26.60%,分别下降到 6.46% 和 12.03%,其他如沙眼、贫血、营养不良、龋齿等在城乡学生中均有大幅度下降。

在防治学生常见病过程中,要特别注意导致疾病易发的各项行为危险因素,如长期严重的挑食可能导致贫血,不良的读写习惯促使近视的发生等。要花大力气去降低儿童、青少年常见病的患病率,致力于改善学校的膳食服务和体育教育,创造良好的家庭环境和学校环境,调动一切能增强生长发育的有利因素,消除不利因素,大力提高儿童青少年的发育水平。

(3) 预防各种心理障碍,促进心理健康发展。由于儿童青少年的年龄不同,由生理发育水平所制约的心理水平也不相同。目前,我国学生在心理品质方面有明显弱点,例如:缺乏应对挫折能力,意志比较薄弱,缺乏竞争意识与危机意识等。要根据儿童青少年不同年龄阶段的身心发育状态,运用有针对性的教育和训练,培养儿童青少年健康的心理状态以及改善和适应环境的能力,有计划有目的地传授心理卫生知识,开展心理咨询和行为指导,预防各种心理障碍,促进儿童青少年心理素质的提高。

（4）发挥健康潜能,提高学习效率。WHO总干事中岛宏博士曾强调"一项紧迫的任务就是将学校健康教育放在教学大纲的重要位置上"。然而,目前人们对此认识并不一致,担心健康教育教学和相关活动在时间上冲击文化知识教学,增加学生学习负担,因而课时得不到保证。实际上身心健康是学习的基本条件,视听器官功能良好,作息制度合理,良好的环境条件,使学生处于最佳心理状况等都有利于发挥儿童青少年健康潜能,提高学习效率。国外学者研究证明,凡能积极参加增强健康行动的儿童少年,其学业也完成较好。学业上的成就本身就是健康促进的重要效果和社会效益。

（5）增强保护环境、节约资源的意识。保护环境是关系到人类生存与发展的大事,也是我国能否走可持续发展道路的根本性问题。要教育儿童青少年,重视生存和生活环境,特别是树立保护环境的意识,自觉维护环境卫生,努力节约资源,造福子孙后代。

目前,国家十分重视学校的环境教育,环境与健康是环境教育中的重要内容,"学校健康促进"内涵与环境教育中提出的"绿色学校"目标相一致,实践工作中可以互相渗透,结合进行。

第三节　学校健康促进的实施内容

根据健康促进的涵义,学校健康促进的实施内容应该是综合的、全方位的,全面影响学校生活的各个方面,渗透于儿童青少年的学习和生活之中(图15-1)。

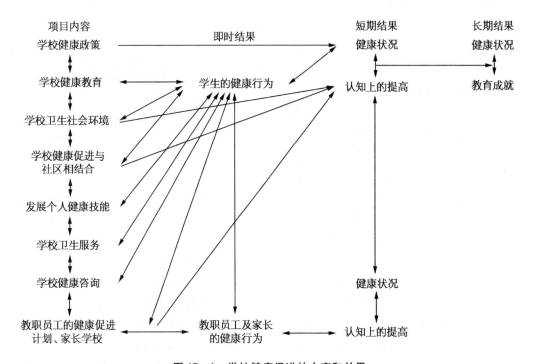

图15-1　学校健康促进的内容和效果

一、学校健康政策

任何健康促进的发展目标,均需要有政策的支持。健康政策是顺利开展学校健康促进的保证,体现学校决策者的思维观念,影响行动和资源。

学校健康政策的内容包括:①关于食品的政策;②在所有活动中完全禁止吸烟,禁止喝酒,禁止使用非法的影响精神的物质;③保证男生和女生在利用学校资源方面完全平等;④在药品分配方面有正式的程序;⑤对急救有相应的政策和规划;⑥有适合本地情况的控制蠕虫或其他寄生虫病的政策;⑦有关避免日晒损伤的政策;⑧有健康筛查的政策;⑨在发生急症或其他可能危及学生健康情况时关闭学校的政策;⑩当发生自然灾害或其他事件时,学校有切实可行的安全计划;⑪有关于预防和控制 HIV/AIDS 及其安全管理的政策。

二、学校健康教育

学校健康教育(school health instruction)是学校教育的重要组成部分。它的实施方式主要有3个方面:①健康课程教学;②健康活动;③健康咨询。

1. 健康课程教学 健康课程教学主要指把健康教育纳入学校正规课程的设科教学,也包括在其他课程中融入健康教育内容的联络教学。目的是促使学生获得较系统的卫生知识,培养健康态度,学习基本的保健技能,建立科学的健康观,并有效的帮助学生建立有利于健康的行为。为此,从幼儿园到大学均应普遍开设健康教育课程,大学还可增设选修课。

课程内容大致包括个人卫生、营养、疾病预防、控制药物滥用(吸烟、酗酒、吸毒等)、心理卫生、家庭生活卫生、环境卫生、消费者卫生、社区卫生等10个方面,根据实际需求,可以增减。

课程教学能否收到预期效果,教师的业务能力与教学方法十分重要。要掌握内容的科学性和思想性,教学方法要贯彻一系列教与学的原则,特别是要符合儿童青少年身心发育特点。努力做到生动活泼,有吸引力,使学生对课程产生浓厚兴趣,增强主动学习而非被动学习的动力。

2. 健康活动 健康活动的目的在于促使学生通过亲身体验加深印象,促进学习效果。因此,健康活动应与课堂教学相互配合,使知识与实际行为结合起来。健康活动种类较多,可根据年龄特点选择适宜的活动。如培训红十字少年,参加社会卫生服务和学校环境清扫、组织以卫生为主题的队会、团会、演出队、夏令营、知识竞赛等。实践表明参加各种实践活动有助于培养和提高学生的组织能力、自助意识和自我教育效果。

3. 健康咨询与健康行为指导 健康咨询是学生(或家长)与咨询人员(如教师、医生、护士及有关人员)面对面的接触,集中讨论某一健康问题或某一健康活动的方针,为学生(或家长)提供信息,便于他们做出选择。

健康行为指导是通过教育指导,帮助学生通过自己的能力发现、理解和解决健康问题。让儿童青少年认识到什么是健康行为和危害健康行为。对于危害健康行为应按专门设计的程序模式,提供学习经验,逐步加以纠正,建立有利于健康的行为和生活习惯。

健康咨询与健康行为指导均可分集体与个体两方面。前者往往以小组、班级或学校为单位,对学生中普遍存在的或应当特别关注的问题提出建议,如在夏令营活动前,给学生讲解野外活动时要注意的安全事项及自身防护知识。如预防溺水、雷击、皮肤晒伤及其他意外伤害等,鼓励孩子对自我保健的关注。个别咨询和指导指以个别的方式,向学生(或家长)提供保健信息,帮助学生建立健康行为和习惯,对学生实行诸如不吸烟、不酗酒等有关不良行为的纠正与指导。

关于心理咨询,在健康咨询中占有重要地位。它的重要性在于:①有助于学生认识自己,克服心理障碍,纠正不良行为,改善学习方法;②有利于教师提高工作能力和教学工作;③为学校领导者服务,帮助他们解决管理方面存在的教育与心理问题。总之,学校的心理咨询是学生的良师,教师的参谋,管理者的智囊。学校心理咨询的内容包括:①学习心理咨询(智力因素、非智力因素、创造力咨询);②社会心理咨询("学校病"咨询,人际关系咨询);③职业选择咨询(职业兴趣、能力、气质咨询);④心理健康咨询:包括大、中、小学生常见的心理卫生问题及产生原因,心理健康指导等。

三、学校健康社会环境

学校健康社会环境(healthful school social living)是激发和促进学生参加健康活动,主动培养健康意识的外部环境。它包括学校的人际环境、事物环境和物质环境。

1. 人际环境　主要指学校内师生之间、员工之间及员工与学生之间的相互关系。学校、社区领导乃至家长均应通过自己的社会行为、态度和价值观给学生和教职员工提供榜样作用。

人际环境内容包括:①学校的校风对学生和教职员工的心理卫生和社会需求发挥支持作用;②创造一个相互关心、信任和友好的学校环境并吸引学生关注和参与;③学校给那些有困难的学生提供适当的支持与帮助;④学校提供一个使所有的学生都受到重视和尊重的环境;⑤学校关注家长对学生健康有影响的教育需求。

2. 事物环境　指校内各种活动和措施以及学校师生员工的健康实际状况。如课程的安排、作息制度的制定、课间活动的组织、学校安全措施、考试等。

3. 物质环境　指学校的基础环境及自然环境。包括校址的选择、校舍的建筑、操场面积和运动设施,教室采光、照明、通风、温度、湿度、噪声、课桌椅、给水及排水设备、厕所、浴室、食堂、垃圾处理等。

美国学者提出情感环境问题。影响学校情感环境的典型事例是性骚扰。性骚扰或不情愿的性行为是一种暴力行为或一种情感攻击形式,据美国大学妇女协会开展的一项调查结果显示,81%的学生受到性骚扰。性骚扰在学校开始很早,32%的学生在6年级或更低年级便受到性骚扰,来自学校雇员的性骚扰占18%。此外,校园枪杀事件严重威胁着师生员工的安全,更无良好的情感环境可言。

四、社区关系

社区关系是指学校与学生家庭之间、学校与学校所在社区各组织、团体之间的联系。内容包括:①在学校生活中,提倡家庭和社区支持和参与学校事务,如北京市的中小学健康促进领导小组均有社区代表和家长代表参加。请家长参与学校食品政策的制定与实施、学校建设和体育活动等。社区团体、卫生服务组织参与学校活动。②学校积极地与当地社区建立联系,师生共同参加社区活动,向社区通报学校有关健康问题的计划、倡议等。此外,学校应积极争取社区群众的合作,争取社会舆论的支持。

五、个人健康技能

儿童青少年通过正式的或非正式的健康教育课程,获得与其年龄相当的卫生知识、态度、理解力和维护健康的技能,培养学生具有获得、评估和应用新健康知识的能力,在日常生活中区分有益和无益的信息,并借有益的信息为己所用。

个人健康技能内容包括:①教师课程设计内容要反映学生的健康问题;②提高学生的理论知识和解决实践工作的能力[如学生营养、预防疾病、体育卫生、安全、心理卫生、生殖卫生(包括HIV/AIDS)、控烟及预防药物滥用、口腔卫生等知识];有关沟通、处理人际关系、应对压力等技巧;③发挥教师及学校在健康促进中的关键作用,对他们进行培训;④帮助其他人员(如家长、健康教育者、社区人员)有效地掌握有关学校健康促进的技能。

六、学校卫生服务

学校卫生服务(school health services)指学校和有关卫生服务机构向学生提供直接服务,并与学校建立合作关系,共同担负起儿童青少年学校卫生保健和教育的责任。

卫生服务内容包括:①学生和教职员工能得到基本的卫生服务,如计划免疫和传染病管理、生长发育监测、健康筛检及常见病预防和身体缺陷的纠正、突发性疾病的紧急救治、意外伤害的应急措施、口腔卫生、心理咨询及为伤残学生提供特殊帮助等;②地方的卫生服务部门对学校的健康项目提供帮助,进行教师培训。

第四节 专题健康教育

专题健康教育系指为预防某种疾病,减少或消除该病的致病危险因素尤其是行为危险因素,降低发病率而进行的健康教育。也包括针对儿童青少年在发育过程中出现的特有的身心健康问题而进行的健康教育。此外,在创建健康促进学校的进程中,各校根据各自的特点和优势和急需解决的问题,选择适宜的突破口,带动全面创建工作,这些优选的项目也有专题教育的性质,如1999年WHO在中国湖南、四川等地以驱蛔为切入点的健康促进学校项目就是成功的实例。可以说专题健康教育是学校健康教育的一种特殊形式。

一、成年期疾病的早期预防

成年期疾病是指高血压、冠心病、脑卒中(中风)、肿瘤、糖尿病等慢性非传染性疾病。尽管青少年患病的为数不多,但是与这些疾病密切相关的危险因素却普遍存在,如吸烟、久坐而缺乏锻炼、膳食不合理、单纯性肥胖等。尽早开展干预活动,降低危险因素,对减少上述疾病的患病率与死亡率有重要意义。早在20世纪80年代早期,美国健康基金会就在幼儿园、中小学推行了"了解你的身体(know your body)"计划,取得明显效果,加州大学推行的ACTH计划(儿童青少年心血管健康试验)以及德国高血压研究所实行的"健康生活是乐趣"健康教育计划,均以预防成人期心血管疾病和癌症为目的。我国在一些学校对心血管疾病的独立危险因素——吸烟的干预研究较多,如世界银行卫生Ⅶ项目、一些健康促进学校项目都把控烟作为切入点。目前有的研究已进行多个行为危险因素的干预(如对吸烟、咸食、过食等行为),旨在从小培养儿童青少年的预防意识和行为,最终减少慢性非传染性疾病威胁。

二、青春期生殖健康教育

青春期是从儿童过渡至成人的必经阶段,处于该时期的青少年身体形态、生理、心理都发生着巨大的变化。是决定人一生的体格、心理、个性、智力发展的关键时刻。青春期的教育应是综合的、系统的,包括生理、心理、伦理、智慧、审美等。毋庸置疑,最突出的是与性发育相关的生殖健康教育问题。

青春发育提前是世界性趋势。我国资料表明,初一年级女生中月经来潮者占全体女生的57%,初中二年级男生中59.3%已有遗精的体验,较10年前提前1岁左右。他们渴求得到相关性知识,得到关怀和帮助。然而由于"封闭保险"、"无师自通"等各种愚昧落后的思想影响,以及现代传媒中某些对性的不健康描述,使一些涉世不深的青少年受到影响和毒害。改变生殖健康教育滞后的状态是当前社会所急、国情所需。要对不同年龄阶段的青少年进行适时、适当、适量的有关性生理、性心理、性道德、性伦理的教育,教育青少年懂得生殖系统的解剖、生理和发育期的各种现象和变化;懂得性行为既是本能,又受社会和伦理道德的制约,以及自我控制的意义和方法;懂得正确性行为是社会主义精神文明建设的组成部分。生殖健康教育对执行计划生育也有重要意义。计划生育要反复进行,在青春期性器官发育基本成熟时开始进行,不但有利于减少早婚、早育和未婚先孕,而且可以为以后的计划生育打好基础,有利于提高群众实行计划生育的自觉性。

全球获得性免疫缺陷综合征(艾滋病)/性传播疾病流行的状况表明,处在性活跃期的年轻人是罹患最严重的人群。生殖健康教育应该结合预防获得性免疫缺陷综合征和其他性传播疾病进行,防患于未然。青少年是预防获得性免疫缺陷综合征/性传播疾病的生力军。

三、生活技能教育

"生活"一词有广泛的含义。这里所指的"生活技能",不是指洗衣、做饭、整理内务等"生存"能力,而是指一个人的心理-社会能力。世界卫生组织专家认为:"所谓心理-社会能力,是指一个人能有效地处理日常生活中的各种需要和挑战的能力;是个体保持良好的心理状态,并且在与他人、社会和环境的相互关系中表现出适应的积极行为的能力。"如自我认识能力、同理能力(可理解为换位思维、有效交流能力、人际关系能力、调节情绪能力、缓解压力能力、创造性思维能力、批判性思维能力、决策能力、解决问题能力等。这些能力是一个人心理素质的重要表现。

当前,青少年健康危险行为发生率正不断增加,以美国疾病控制中心为例,他们调查了16 262名中学生,发现有70.2%的学生曾吸过烟,79.1%的学生曾喝过酒,47.1%的学生曾食用过大麻,17.0%的学生曾食用过非法毒品,48.4%的学生曾有过性行为。在调查前的12个月中,有20.5%的学生认真考虑过自杀,并且有7.7%的学生尝试这样做。这些看似不同性质的行为,其实都有一共同的因素,即心理-社会因素。又据近3年来北京高校统计,有近20名在校大学生自杀身亡。究其原因,就是他们从小缺乏健康心理的培养、健全人格的塑造、挫折逆境的教育,因而承载不了诸如学习不理想、情感受挫等压力。而生活技能教育与训练能有效提高心理-社会能力,能把知识态度、价值观、健康行为等动力因素有效地连接起来(图15-2)从而有效地促进儿童青少年身心健康生活技能教育现正在被全球许多国家所接受。

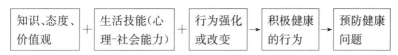

图 15-2 生活技能教育流程

第五节 学校健康促进的实施步骤

一、转变观念、统一认识

学校健康促进体现了先进的公共卫生观念,促使学生全面提高综合素质,与学校教育方针完全一致。目前一些争创健康促进学校的校方领导已转变了观念,然而,有些学校仍存在"应试"教育的弊端,忽视了对学生全面素质的培养。必须加强对决策层的开发,切实转变观念,提高对学校健康促进目的、意义的认识,树立信念,认识每个学校都有自身的优势和潜力,充分发挥这些潜力,关键就在于整合资源,调动各方面的积极性和创造力,从这个意义上讲每一个学校都能成为健康促进学校。使决策者下决心把争创"健康促进学校"纳入学校的议事日程。

例如,北京市教育委员会、北京市卫生局在统一认识——健康促进学校是一种全新的学校管理运作模式——的基础上,2001 年以来以开展健康促进学校为抓手,全面推进学校卫生工作和学校素质教育的广泛开展,全市中小学校以"健康第一"为指导,以一个"核心"(既以健康为核心)、两个人群(以学生和教职员工为主要目标人群)、三个"要素"(学校、家庭和社区共同努力)、四个"目标"(以提高目标人群知识、信念、行为、技能为基本工作目标)、五个"部门"(学校卫生、体育、教学、后勤、德育共同动员、广泛合作)、六个"措施"(综合运用健康政策、物质环境、社会环境、社区参与、提高技能、健康服务健康促进手段)为发展健康促进学校的工作模式,全面提升了广大师生的健康素质和健康水平。随着健康促进教育的深入化,管理手段的科学化、教育内容的多样化以及社会影响的扩大,素质教育必将进一步发展,使学生在接受学校基础教育的过程中,就养成良好的健康理念和心身素质,养成科学的思维方法和动手实践的能力,为以后走向社会,终生学习打下良好的基础。

二、建立学校健康促进领导和工作机构

实施学校健康促进的单位,必须成立由校长及其他主要负责人参加的健康促进领导小组,由校德育处、教务处、总务处、少先队、共青团、学生会、校医室等部门组成,还应吸收街道办事处领导及家长代表参加。定期召开会议,检查督促学校健康促进各项计划的实施情况,并对计划实施中出现的各种问题进行研究,以保证健康促进目标的实现。各部门都应有明确的职责与分工,实行目标管理。

三、制定学校健康促进规划

(1) 根据 WHO 西太区办事处《健康促进学校发展纲领》及国家教委、卫生部门对学校健康促进内容评估的规定,以及省、市(县)的具体要求,制定出各校切实可行的规划。

(2) 制定实施学校健康促进各项目标的保证措施,以及为调动全体师生员工和家长的积极性而制定激励政策。鉴于在实施健康促进学校的过程中,并非所有学校都从同一起点出发,也并非所有学校都能获得同样的支持性服务和其他资源。为此,实施三级奖励制度,

即铜奖、银奖和金奖,以支持和承认学校所付出的努力。

(3) 制定学校健康促进政策。制定学校健康促进宪章,即结合本校实际情况,制定有可行性的,学校健康促进的工作目标和政策保证。这也是学校公开作出的健康促进承诺。"宪章"应通过师生、社区领导和家长代表的广泛讨论,一旦成熟应在校园内显著位置庄重地张贴,并让全校师生员工共同遵守和监督执行。

(4) 广泛动员。动员学校全体学生和教职员工,争取社区代表和家长代表参加,全员发动争创成为"健康促进学校";通过学校共青团、少先队、学生会、社团组织等众多渠道开展丰富多彩的健康促进活动;利用学校广播站、宣传栏、闭路电视开展宣传报道。

(5) 经常性地、有计划、有步骤地开展各项活动,并进行监测与评价。

第六节 学校健康促进的效果评价

学校健康促进的评价是学校健康促进总体规划的重要组成部分,它贯穿于整个规划的全过程,是衡量学校健康促进规划的科学性、可行性的尺度,并为管理者,教师、学生及家长提供最客观的反馈信息。

一、评价的原则

波勒克(Pollock)曾提出学校健康教育评价的7条原则,可供借鉴。它们是:①评价应是连续的,与整个规划同步;②评价应围绕着学校卫生规划中所有主要的方面;③评价应关心结果,步骤和内容;④评价应是有关人员都参与,包括学生、领导干部、教师、医务人员、专家和社区代表;⑤评价重点应放在规划的目标和目的上;⑥评价应有一个长期规划;⑦评价应做好资料收集和记录保存。

二、评价内容及指标

1. 健康教育的评价内容及指标

(1) 评价内容:包括课堂教学计划、教学目标、内容范围、有无课时、教案、考试,有无专、兼职教师;教师是否经过培训,教学方法如何等。学生知识、态度、行为的变化既可用于过程评价,也可用于结果评价。

(2) 指标:多用知识、态度、行为变化的指标,尤其是知识的变化,不少学者认为它是学校健康教育评价的重点,因为有的学生在校时间不长,行为可不急于做出评价。知识常用平均分数、及格率、满分率、达标率、提高指数等指标;态度是反映情感倾向的评价指标,最好设计一组题目而不以单一问题下结论;行为变化常以正确行为(习惯)形成率,如无烟率、不吸烟班占全校所有班级的百分率,各类群众性卫生保健活动的参加率为指标。此外,定性描述往往是定量指标很好的补充,使评价更为真实可靠。

2. 学校卫生服务的评价内容及指标

(1) 评价内容:健康检查的内容及次数,常见病筛检和治疗,身体缺陷的检查和矫治,传染病的预防和监测,心理卫生问题筛检,健康咨询和行为指导开展状况等。

(2) 评价指标:

1) 反映体格检查和其他检测的指标有:患病率、发病率、检出率、感染率、治愈率、再感染率等。

2) 反映学生生长发育变化的指标最常用的有：等级评价方法，百分位数法等。影响生长发育的内外因素十分复杂，过程较长，生长发育水平的变化往往不是健康教育的惟一结果。该指标是间接的，故在评价时要慎重分析。反映学生因病缺课指标如下：

1) 人均病假日数：系指全校（或班级）在一学期中平均每人因病缺课的时数，公式为：

$$一学期学生人均因病缺课日数 = \frac{全学期因病缺课人日数}{该学期全校学生平均数}$$

2) 月病假率：

$$月病假率 = \frac{某月病假总人数}{同月授课总人日数} \times 100\%$$

3. 学校环境评价的内容及指标 学校环境评价中物理评价一般主观成分较少，方法简单：通常把有关部门制订的各项卫生标准制成检查表进行对照比较，看是否达到标准。如学校建筑面积、教室采光、照明、通风、取暖、课桌椅结构及配置等均有标准可供检查对照。

学校人际环境评价相对比较困难，可通过访问学校管理者、教师、学生父母等共同分析。例如，分析学校各项活动是否注意学生心理健康，学生的精神状态，自尊心是否得到保护，学校各类人员间的人际关系等。

特别值得注意的是，学生应参与环境评价，他们是评价的主体，他们对人际环境、事物环境、情感环境的内心感受是其他人所不能理解的。要获得真实的反馈信息，必须听取学生的心声。

三、评价的方法

1. 观察法 是用于观察行为的最常用方法。观察应在自然状况下进行。如在学生就餐时观察其食物选择行为，在操场及其他社区场合下的安全行为等。

2. 个人访谈和小组讨论会 个人访谈可以从学生、教职工、学生家长及其他社区成员那里获得各类反馈信息。访问和讨论属定性性质，最好能结合定量评价。

3. 自我报告（自我评价） 使用检查表来督促指导自我评价。常用于了解学生24小时的食物摄入，每日锻炼，早晚刷牙等行为习惯。可配合行为观察或用客观检测办法来考察自我报告的可靠性。

4. 问卷、调查表 问卷是最常用的评价工具。多用于评价目标人群的知识、态度和行为。设计合理，使用恰当的问卷能帮助收集高质量的反馈资料。

调查表常用于评价学校的环境状况及卫生活动。

5. 记录 包括学生健康记录、出席记录等。认真的记录所提供的资料均较完整可靠。

四、健康促进学校验收标准

我国学校健康教育工作者根据WHO关于健康促进学校金、银、铜奖的验收标准，结合我国实际，制定了相关标准。

根据WHO西太区办事处《学校健康促进发展纲要》的精神，对实施健康促进学校确有成效并能达到规定目标要求的学校应实行奖励政策，以激励更多的学校实施健康促进活动。

《学校健康促进发展纲要》规定学校经过实施学校健康促进规划1年的过程，达到第1

年考核标准的,授予铜奖;在取得铜奖基础上,再经过1年的实施过程,并达到第2年考评标准的,应授予银奖;在取得银奖的基础上,再经过1年的实施过程,达到第3年度考评标准,并支持另一所学校成为健康促进学校,应授予金奖。

学校健康促进铜、银、金奖由有关权威部门授予。

五、评价中应注意的问题

(1) 对健康促进(包括学校健康促进)效果进行评价是困难的问题,因为在很多情况下,效果是综合影响的结果。应遵循两个原则进行评价:①分不同层次评价项目效果,如学生、社区及家长、学校领导等;②把健康促进活动分解为几个不同阶段。当然所建立的指标并不是越多越好,要注意它的有效性和可靠性。

(2) 评价设计中对照组的设置:在必须有对照组的课题设计中,对照组的设置要合理,与实验组之间要有可比性。如果两组之间在未开展健康教育前就已存在学习环境、负担、身体素质、卫生习惯等方面的差异,这种研究就失去意义。又如为评价某一干预因素如教学方法对教育效果的影响,两组之间除教学方法外,其他如年级、教学内容、教师水平等均应加以控制,否则就缺乏可比性。

(3) 评价时间:评价时间如果不当,往往对效果出现低估或高估,导致不同结论。如对肥胖儿童的干预,通常在干预8周内不会出现体重下降的效果;又如戒烟效果评估,年轻人初起受到教育激励,团体互动等影响戒烟率可能较高,但随时间推迟,戒烟率可能逐步下降,如只在教育刚结束后评价1次,往往高估效果。解决的办法最好是多次重复评价,才能较客观地评价其实际效果。

思考题

1. 简述学校健康促进的概念。
2. 学校健康促进有什么意义?
3. 学校健康促进的实施内容包括哪些方面?
4. 应该怎么实施学校健康促进?

(吕姿之)

第十六章 医院健康促进

第一节 医院工作面临的挑战与机遇

在全球化的进程中,21世纪的人类健康与社会发展正面临着前所未有的挑战:医学模式的转变(慢性病发病率迅速增长、药物滥用、某些新发现的病种和一些疾病的死灰复燃,社会适应不良、精神心理疾病的迅速增多等)。人口学的变化(老年化、城市化)和环境恶化(生态失衡、资源枯竭、地球变暖、突发事件——大雪、冻雨、地震、洪水等频发)都威胁着人类的健康与生存。此外,健康公平性低下(我国在191个成员国中位居倒数第4位),对健康理念和健康文化的偏离,也从广度和深度上增加了对健康的威胁。依靠传统的生物医学模式已经难以实现医学的目的。为适应医学模式的转变及医学的社会化,在《渥太华健康促进宪章》精神的指引下,WHO提出了健康促进医院的理念,并成为全球卫生战略的一部分,成为未来医疗卫生机构体制改革的必然发展方向。

在历史上,医院服务主要与个体疾病的治疗有关,而非整个人群的健康促进。由于这些深层次的传统观念和现代科学的导向,使得生物医学和西方大医院模式根深蒂固。为此,WHO强调医院的发展都需要建立在健康基础上。因为健康不仅仅依赖于个体生理与心理的协调,更依赖于社会、文化和自然环境的协调。任何单一学科、单一部门都无法胜任维护人群的健康的重任。因此,WHO提出了医院的发展都要坚持初级卫生保健和健康促进的方向,这是医学发展的历史必然。目前我们面临的挑战是如何将这种理性认识变成实际行动的过程。当前主要的障碍还是理念问题:没有正确的理念,不可能采取正确的行动。医院管理者和医护人员都必须在观念上有所转变,才能适应现代医学发展的需要。

一、观念上的改变

(一)理念的更新

我国人民的罹病型态已经发生了显著的变化,与生活方式、行为、环境因素密切相关的肿瘤、脑血管疾病、心血管疾病等慢性病已经取代了过去的传染性疾病和营养不良,并高居我国十大死因的前3位,慢性病约占总死因的80%,这些疾病远非当前医疗技术所能解决,给我国造成沉重的经济负担。联合国人口基金会(2006)尖锐地指出"中国脆弱的卫生体系正受到'头脑枯竭'(指缺乏长远的预防战略眼光)的冲击"。WHO早就指出"未来死亡率的下降,大部分靠非卫生部门的努力","防治心脑血管疾病,与其说要靠传统的医学技术,不如说要靠政治行动(即社会行动)","防治癌症,要靠社会和行为措施","不要死于无知","医生应该成为改变人类行为的工程师"。美国38年来采用行为干预办法,使脑卒中

(中风)死亡率下降65%;冠心病死亡率下降59%;吸烟率大幅度下降,医生吸烟率极低。而我国不健康的生活方式与行为明显增多,医生吸烟率竟高达56.8%。世界银行预测:到2015年中国因吸烟等造成的经济负担将高达5 580亿人民币,将使政府难以承受。然而,作为卫生部门的领导和专家,大多沉迷于自然科学技术的研究,很少研究发展战略和政策。致使观念"固化",思维定势,一味追求"三级医院"建设和"高精尖"设备,如广州、佛山两地方圆不到50 km范围内,到2005年底,7家医院拥有PRT-CT(每台3 000万元),比一些发达国家全国的数量总和还多,而这些设备竟成为医院盈利的工具。更由于管理不善,三级医院成为常见病、慢性病诊疗的主要场所,不仅造成资源的极大浪费,也加剧了"看病难、看病贵"的现象。WHO指出:"许多发展中国家错误地沿用了西方大医院的模式,忽视了公共卫生问题,给这些国家人民带来了许多健康危害。"最近,英国牛津大学以"从象牙塔走向人人享有卫生保健"作为校刊封面,值得我们深思!

由于科学主义、科学迷信在我国的影响,把传统的民族精粹——中医说成是"糟粕"、"伪科学",把初级卫生保健、健康促进讥讽为"低级"、"不科学",这是极端错误的。5 000年来,中医一直保护着中华儿女的健康。《千金要方·诊候》中说:"古之善为医者,上医医国、中医医人、下医医病。"这是多么精辟的概括。我国的中医日益受到国际的追捧,外国学者纷纷学习和推广我国中医。日本有汉方医学研究所和医学院,并在美国设立分院,医师有数十万人之多。目前欧美也先后承认中医的效用。法国、德国、英国乃至非洲各国不断派人来我国学习中医。美国哈佛医学院替代医学研究中心主任Marnae Ergil、Yi Sumei诠译了《实用中医诊断学》,发行全球。译者提醒读者"在中医里,诊断并不意味着要探求到明确的病理实体","但它有相当程度的定位倾向,是一种灵活机变的临床剖视观。诊断不应当是一种强制的或乏味的教条,而是一种各部分特点相互作用所形成的临床规则。诊断是对疾病典型特征的分类,考虑到现实病人生命活动的实际情况"。这对中医学是多么生动的描述! 中医的辨证论治是其特色和精华,是西医学所未有的。联合国把中医列入非物质文化遗产而加以保护。最大限度地发展中医全科治疗的特长及养生防病为主的传统,是一种成本低、效果好,深受民众欢迎的,也是我们更应努力继承和发扬祖国医学遗产和健康文化。

初级卫生保健(PHC)是实现"人人健康"的战略目标的关键和基本途径。PHC是指最基本的,人人都能得到的,体现社会平等权利的,人民群众和政府都能负担得起的卫生保健服务。而不是"次级的"或"低级的"或只适用于"农村的"卫生保健服务。PHC是全球性的战略行动,不论是发展中国家还是发达国家,不论是农村还是城市普遍适用。2007年,WHO总干事陈冯富珍指出:"尽管初级卫生保健经历了曲折和坎坷,但它对全球人人享有健康的理想迈进提供了巨大动力,它所体现的价值观念经久不衰","PHC体现了公共卫生的3个主要原则:公共卫生最首要的职责在于保护人群的健康,使其免受任何健康危害;公共卫生最重要的道德准则是公平,人民不应该因为不公平的理由,而被剥夺拯救生命和促进健康的权利;公共卫生最强大的功能在于预防"。WHO前总干事马勒认为"中国是初级卫生保健的故乡。中国培养'赤脚医生'和建设基层保健网,被认为是建国初期中国卫生工作的法宝,此法宝能解决80%的农民基本卫生问题,作用巨大"。至今,仍有不少发展中国家采纳我国的经验。1997年《中共中央、国务院关于卫生改革和发展的决定》明确地指出:"人人享有卫生保健,全民族健康素质的不断提高是社会主义现代化建设的重要目标,是人民生活水平提高的重要标志,是社会主义精神文明建设的重要内容,是经济和社会可持续发展的重要保障。"

《渥太华宪章》指出:"调整卫生服务方向也要求更重视卫生研究及专业教育与培训的转变,这就要求卫生服务部门态度和组织的转变,并立足于把一个完整的人的总需求作为服务内容。"世界医学会议发表的"爱丁堡宣言"指出:"医学教育的目的是培养促进全体人民健康的医生……而不是仅仅满足于治疗某些疾病。每天都有无数的人罹患或死于各种可以预防、可以治疗、或者自己招致的疾病,而且许许多多的人不能随时享受任何形式的保健。这些缺陷已经发现很久了。但是,把更大的社会责任加给医学院所做的种种努力,并没有获得成功……"健康促进医院不仅要求各级领导,尤其医院领导的口头上的赞同,首先要求观念上的转变和广泛承担行动义务。在某些情况下,还不可避免地要求财力支持。领导理念的转变是实现健康促进医院建设的关键,否则只能是"海市蜃楼"。

我国加入世界贸易组织(WTO)后,医疗服务市场进一步开放,对医院的改革与发展将带来新的机遇与挑战。吸引国内外更多的资金、技术和先进的管理方法,以公有制为主体,多种所有制形式与经营方式并存,公平竞争、共同发展的医疗服务体系新格局将逐步形成。中外合资合作医疗机构与公立医院的竞争,可能使部分公立医疗机构处于劣势,发生分化,变更产权,影响整个医疗系统。发达国家对我国市场占有策略是"本土化"原则。即输入资本,当地招聘人才,迅速而有效地占领市场,公立医院高级人才可能大量流失,业务技术水平下滑,经营状况更为艰难,职工下岗的危机感增加。另一方面,随着人们物质水平的提高、医学模式的转变、人们健康观念的改变和医疗消费支付能力的提高,对医院的需求和愿望更高。因此,医院的改革是必然的。医院管理者和医护人员都必须在观念上、管理上、职能上有所转变,才能适应现代医学的挑战。

(二)"社会大卫生"观念的树立

长期以来,人们总是把医院作为看病的地方,医生与病人之间结成"一对一"看病关系。更由于受西方医学的"技术主义"的影响,医务人员普遍产生"人文-社会学科缺乏症",以致出现医患关系"淡薄",往往认为自己是病人的"救世主",缺乏爱心、同情心和同理心等,未能视病人为挚友。结果是只见"病"不见"人"、"只管下药、手术,不问生活质量",很显然,缺乏沟通、关爱、慰藉,抽去了医学的"人性"与"灵魂",这与兽医和修机器的工匠又有什么不同? 现代的生物医学模式把医生和病人之间的关系局限在极其狭隘的非理性空间。

其实,根据 WHO 提出的健康理念,健康早已超越了医学范畴而扩展到人文、社会和自然科学的许多领域。健康的概念应该包括个人健康到全民健康再到国家文明和社会和谐等综合性健康内涵,从遗传发育到饮食营养、心理调适、体育锻炼到社会和谐。不仅包括多学科的综合内容,还因为健康是以人为核心,作为社会的人涉及更广泛的社会层面,因此人群的健康不可能单独由医院来承担。《渥太华宪章》指出:"在卫生服务中的责任是要求个人、社区组织、卫生专业人员、卫生服务机构和政府共同承担……要求开放卫生部门和更广泛的社会、政治、经济和物质环境部门之间的渠道。"医院应自觉地克服过去医学教育中的"人文-社会学科缺乏症",面向群体,深入社区,学会管理,善于开发领导层,实行社会大卫生。应用行为医学的理论和技能,在"行为革命"中显身手。

20世纪70年代以来,人们普遍认为要维护和增进身心健康,需要从政治、经济、社会、法律和卫生服务等全方位解决健康问题;要求弥合临床与预防的鸿沟;增进医院与社区的距离;发展医患的和谐关系。健康是全社会的责任,需要全社会各部门共同努力,决非医疗部门单独所能承担。健康是一个广义的概念,这就要求医院应从更高的角度,即从生理、心理、社会的角度来诊治病人,把医院置于更广泛的社会关系和国家整体系统中,进一步推进医疗社会化。医院必须适应市场经济体制的经营观。目前已经有不少医院冲出了狭窄的圈子,抢滩健康大市场。树立社会大卫生的观念,就要求医院要立足于全社会、立足于以社区为基础。

目前,我国的医疗市场广阔,有近1.3亿的老年保健对象、3.8亿的妇女保健对象、3.7亿的儿童保健对象、1.6亿的高血压病人、2 500多万的心脏病病人、2 000多万的糖尿病病人、250多万的肿瘤病人、6 000多万残疾人以及亿万的潜在病人需要依靠广大的医务工作者,以及社会各部门的共同努力,以维护、促进他们的健康。

在国际上许多医院在发展与开拓社会资源方面,采取横向整合与纵向整合,形成医院集团。其目标是通过向病人提供"一站式"服务,来保有一定的医疗消费群。他们的服务内容包括门诊病人护理、住院病人护理、长期护理、临终关怀、康复治疗、社区服务、健康咨询、未病门诊,甚至包括病人的接送。纵向整合是指能提供各种水平的医疗服务以满足所有人群的需要。小医院为大医院提供医疗市场,大医院为小医院提供资金支持。逐步形成完善的双向医疗预防体系。

二、管理上的转变

从专家管理到管理专家,即从专业人员管理转向企业管理方向。医学专家管理医院,通常以治疗成功、病人痊愈与否作为评价的措施、政策好坏的标准。他们通常只考虑添置更好、更新尖端装备以提高医疗水平,结果导致医疗费用的成倍增长,加重了政府与病人的负担,难以达到人人享有卫生保健的目标。

企业管理方式是由管理学家来主持,他们既受过管理学科的培训,也受到医疗保健服务的教育。他们是根据成本-效果或成本-效益来判断哪种措施更为合适。因此他们强调的是以最经济有效的方法提供最大量服务,满足最多消费者的需要,立足于效益上。

我国目前医院的管理模式大多还停留在前一种模式上,医疗卫生事业的投资方向仍然是强调扩大病床,扩充医疗设备,许多医院争先引进先进医疗设备,这些都不符合我国国情。

现代医院呼唤新的经营型管理人才进入医院管理层,对于比较大的医院集团管理层应尽可能吸收经济、社会、法律、管理人才等参与医院管理,还要求医院管理者自我变革和发展。

健康促进医院应强调将官僚和专家式的经营模式转变成以市场为导向的企业化运作模式;医院应坚持以人为本,以健康为中心,坚持以初级卫生保健和健康促进为方向;医院在经营中要重视质量管理,降低成本,增加效益;要把医院办成健康的场所,成为居民健康咨询、培训的中心。

三、医院职能的转变

随着卫生改革的深入发展,健康观念的转变,必然给医院的功能带来深刻的变革。医学模式的转变(从生物医学模式向生物-心理-社会医学模式)必然要导致服务的转型(reshape),即从单纯的治疗功能转向预防。保健、临床、康复、计划生育技术和健康教育相结合型转变,必须强调治疗与预防相结合,以防为主;群众求医与自我保健相结合,以自我保健为主;医学与社会相结合,以社会为主;传统与现代相结合,以现代为主;科学技术与人文精神(伦理、道德、精神关爱)相结合,以人文精神为主;个体治疗与群体防控相结合,以群体防控为主;医院内与医院外相结合,以社区为主。没有观念的转变就不可能实现服务理念的转变。

以健康为中心,即强调健康保护与健康促进,改善生活质量,倡导预防、治疗、康复、减轻病人的痛苦和临终病人的关怀一体化服务;促进开展综合性和连续性的保健服务,转变工作内涵,从单纯治疗转移到自我保健、社区保健、日间保健和家庭保健;强化地区健康服务网络,在不断提高卫生保健质量中,建立基于质量指标的信息系统。

医疗服务发展趋向,概括起来有3点:①从单纯治疗服务转向防治结合的综合性服务;②从单纯生理服务转向生理、心理、社会的全面服务;③从单纯的技术服务转向社会性服务,使医院服务对象不断扩大,使医院成为社区医疗保健中心。成为没有围墙的医院。

第二节 健康促进医院的概念、策略和标准

建设健康促进医院(health promotion hospital)是医院开展健康促进工作的有效载体。"健康促进医院除了必须提供品质优良的医疗服务外,还要以健康促进为目标,透过各种不同专业领域的合作,使医院成为一个健康的场所。促使病人及其亲属、医院的员工和医院所在地的居民共同参与健康促进活动,提升自我保健的能力,或促使人们提高控制和改善自身健康的过程(《渥太华宪章》)。"其策略是为了使医院服务满足于新的需求,将医院与健康教育和健康促进、疾病预防和康复服务加以整合。欧洲许多健康促进医院已经承诺各自将健康促进整合到医院的日常工作中,遵照维也纳有关健康促进医院建议所倡导的一些策略和伦理的原则,如通过对病人、亲属和员工的赋权,培育病人的权利,改善和增进他们的健康,促进病人积极参与治疗与康复过程,促进医院内健康环境的建设。健康促进医院的目标是使医院成为健康促进中心,而不是手术和药物治疗中心,医务人员不仅对病人进行疾病的诊断和临床治疗,还要对病人、陪同看病的家属,医院所在的社区居民以及医务人员自身,开展健康教育,疾病预防和疾病康复综合服务使他们达到生理,心理和社会的完好状态。

医院在促进健康、预防疾病和提供康复方面起了重要作用,这是医院最根本的工作,同时提高健康的生活方式和慢性病的控制也是极为重要的。基于上述策略,建立了世界范围内参加的健康促进医院WHO网络,并着手制定健康促进医院的标准、预试验、评估、监测和改善健康促进医院活动。提出了5个核心标准应用于国际上所有健康促进医院。标准主要涉及管理政策、病人和员工,具体内容如下:

(1) 管理政策。医院应该有明确的目标和书面的健康促进政策,并保证该政策在所有的职能部门中执行,目的在于改善病人、亲属和职工的健康状况。政策的具体内容在于阐述医院把健康促进作为组织管理体系整合的一部分,其组织活动的框架。

医院应明确对执行、评价和经常回顾政策过程的责任和资源分配情况作出说明;医院员工对健康促进政策的了解程度及向新员工介绍规划情况;医院为保证健康促进活动的质量,应关注评价质量及信息收集程序的有效性;医院如何保证员工具有执行健康促进活动的能力并支持员工进一步提高所需的能力;为了执行健康促进活动,医院是否具有必要的基础设施,包括资源、场所和仪器设备等。

健康促进医院的标准必须保证提供治疗、教育、有效的传播策略以促使人们采取积极

的行动预防慢性病,提高慢性病病人持续支持的需求,同时,要求医院整合健康促进对职工、医院所在地居民提供相关的服务。另外,医院对健康的影响不仅仅限于通过提供预防、治疗和康复的高质量服务,而且要通过与社区的合作,改善医院所在地居民的健康和环境。

(2) 病人的需求评估。医院有义务保证对病人的需求进行评估,并与病人建立伙伴关系。医院对病人的需求评估应该在与医院接触的第一时间进行,并根据病人的临床变化和需求适时地作出调整;病人的需求评估应该注意病人的社会和文化背景的敏感性;从其他卫生部门获得的信息可以用作病人需求的证明。

(3) 医院必须为病人提供有价值的信息和干预规划。包括病因或危险因素,有关特殊治疗,可能出现的风险以及有关他们疾病或健康情况的重要信息,这种信息必须是明确的、可以理解的和合适的,包括急性期情况、治疗、保健和影响健康因素。医院应该在病人的评估基础上,为所有病人建立健康档案和提供系统的健康促进内容;医院要为所有病人制定干预规划,并征得病人的同意。目的是赋予病人积极参与计划活动的伙伴地位。医院应当为病人提供实施规划活动证明和效果评价,包括是否达到规划的预期目标。医院应该保证所有病人、职工和来访者得到有关影响健康因素的信息。

(4) 把医院建成健康的和安全的工作场所。为了支持职工积极参与健康促进活动,医院应该保证建立和执行综合性的人力资源策略,包括对员工健康促进技能的培训;保证建立和执行健康和安全的工作场所,为员工提供职业卫生服务;保证员工参与影响职工健康的工作环境的决策;保证发展和维持职工关于健康问题的了解。

(5) 持续性合作。要求医院与其他各级卫生服务部门和机构建立长期的合作伙伴关系并有明确的规划。目的是为保证与相关提供者和伙伴将健康促进活动整合到病人服务中去。在执行和评价中,要求制定可测量的指标及自我评价工具。标准包括公众的认知水平和机构的质量。

医院应保证健康促进服务是有计划的和连续不断地提供;为了保持与现有的卫生和社会保健机构及相关组织和社会团体的持久性合作,应建立合作规划;为确保病人出院后能得到可持续的服务并继续执行健康促进活动和程序;要保证病人住院期间的病史和相关信息能有效地传送到后续的保健人员或康复的随访者手中。

第三节 健康促进医院的建设

长期以来,人们普遍地认为医院是看病的地方,医院以"病人为中心"自然就顺理成章,其实,这种概念是片面的、不理智的,因为它违背了"健康"的理念,同时,也违背了现代医学发展的必然趋势和未来医疗机构的发展方向。《渥太华宪章》明确地指出:"卫生部门的作用不仅仅是提供临床与治疗服务而必须坚持健康促进的方向。"1988年,WHO在欧洲哥本哈根召开了国际健康促进医院研讨会,1991年发表了健康促进医院《布达佩斯宣言》,其内容和目标清楚地反映了《渥太华宪章》实际行动的框架,指出:"医院应着重于发展健康的观点、目标和组织结构,改变传统的医疗性医院向健康促进方向发展",强调健康保护和健康促进的重要性;1996年,又发表了关于医院体制改革的《卢布尔雅那宣言》,和关于健康促进医院的《维也纳建议》,进一步明确了医院体制改革的指导原则:改变治疗机构的文化为健康文化,促进员工、病人、亲属及所在社区居民的健康和创造支持健康的环境。医院首要的任务是促进人民更健康和提高生活质量。人民健康状况的改善和健康服务是很重要的,但医院不是唯一的,需要社会各部门之间紧密的合作。

目前,全球已经建立了健康促进医院网络。医院的角色正在成为推行促进健康和预防医学的中心,成为社会健康服务的重要场所。健康促进医院的建设可以归纳如下。

(1) 建立新观念,推进医院体制改革。医院体制改革必须遵循"以人为本,以健康为中心"的原则。WHO一再倡导,在医疗卫生干预中必须是以人为本,以健康为中心,而不是以疾病为中心。在迎接21世纪挑战的时候,两个中心概念尤为重要:健康促进与健康保护。世界医学教育会议《爱丁堡宣言》指出:"医学教育的目的是培养促进全体人民健康的医生,……而不再满足于仅仅治疗某些疾病。这些缺陷已经存在很久了……并没有获得明显成功。我国医疗体制改革的指导方针是以人为本,把维护人民健康的利益放在第1位。充分体现了医疗体制改革是社会发展的必然。也是构建和谐社会的重要内容。"

医院健康促进要求医院领导承诺改变单纯的治疗服务转向健康促进的方向。把健康促进作为组织管理体系整合的一个部分,并有书面的健康促进政策,保证这些政策在医院所有的职能部门中执行。为确保医院健康促进的可持续发展,建立医院健康促进委员会,由院长和党委书记牵头,医务处、护理部、社区部、工会、职工代表等组成。并通过组织、政策、规划、评估以促进医院健康促进战略计划的实施,同时鼓励职工参与决策的全过程。

医院必须打破以"病人为中心"、"坐堂看病"的传统观念,树立社会大卫生观念、市场观念、竞争观念、效益观念、以人为本观念、三维健康观念。以健康为中心必须将侧重点从疾病的本身转移到导致疾病的各种危险因素上来,如倡导健康的生活方式(合理膳食、体育锻炼、戒烟限酒、心理调适)、改善生活与工作条件(安全饮用水、卫生设施、改善住房条件等)、生殖健康促进(合适的生育年龄、生育间隔)、免疫接种、先天性畸形和慢性病的筛检、弱势群体的疾病普查、健康场所的建设等等。通过健康教育、健康干预,加强人群的健康管理,让社区居民不生病、少生病。推迟慢性病的发生,减少慢性病的并发症。从而减少医疗费用的支付。充分发挥我国中医的优势,让每位医生掌握中西两套本领,尤其是针灸技术。这些有效措施应该作为医院的主导工作,同时,国家应该加大基本卫生保健的费用投入。

(2) 医院应坚持初级卫生保健的目标,以社区为基础。初级卫生保健和健康促进的政治承诺必须得到加强,以使理论和行动一致起来。初级卫生保健和健康促进的概念必须融入医学课程,并作为培养医生、护士、其他卫生人员的必备内容,同时,也作为医院管理者继续教育和培训的内容,以加强管理者的执行能力。

医院必须遵循人类的尊严,平等,团结和职业道德的原则,保证健康保护与健康促进公平地覆盖于全体人民,尤其是弱势群体。人人享有基本卫生服务和获得适当的医疗是基本人权,决不应当因为贫穷而得不到适当医疗和基本服务。初级卫生保健是它唯一的途径,是世界卫生组织一项重要战略目标。我国是初级卫生保健的发源地,长期以来,为我国人民的健康作出巨大的贡献。

初级卫生保健必须坚持以社区为基础,以健康为中心,如家庭病床、巡回医疗、导医、康复指导、医疗咨询、心理咨询、特殊护理、临终关怀等。实践证明,以社区为基础,与地方政府、各级卫生服务机构、社会团体、志愿者组织合作对病人开展有目的、有计划、有针对性的健康服务,有助于全面提高居民的生活质量、促进病人的康复、密切医患关系、提高医务人员全心全意为人民服务的精神境界、开拓医疗市场、树立医院的新形象。

【案例一】 以深圳市为例,政府把拓展社区健康服务作为便民利民工程、为民办实事之一,成为创建文明小区的重要内容和指标,从而形成了"政府牵头、部门协作、社区搭台、卫生唱戏、政策配套、居民参与"的深圳社区健康服务模式;把健康教育、妇幼保健、卫生防病、老年保健、慢病防治、疾病诊疗等六大内容直接进入千家万户,提供全天候服务,极大地方便了群众。其次,将"条条垂直服务模式"转变为"以块为主",从而扩大了服务覆盖面;推广电脑网络管理系统;坚持高效益、低成本原则。为了拓展社区健康服务,坚持"三个一点"和"三个结合"。"三个一点"即开办与维持经费由国家出一点、集体出一点、个人出一点。政府补贴到年底按实际工作完成情况及考核得分,以奖代补;村委会、股份公司、工厂单位投入部分补助,以换取相应的医疗保健服务,例如,某公司为所属居民每年每人出资120～150元,以取得中心为其提供一年一次体检及基本医疗保健服务,对特殊检查及特需服务个人出一点。"三个结合"即一与医疗保险相结合:在市社保局的配合下,将社区健康服务中心纳入社保局医疗保险费用偿付定点单位,居民凭医疗保险卡在社区卫生服务中心刷卡就诊,方便了群众、降低了医疗费用、保障了社区健康服务经费来源;二与合作医疗相结合:在社区健康服务的推动下,完善合作医疗;三与契约服务相结合:如与"妇幼保健保偿制"相结合、与合作单位或服务对象签订合约,中心与社团人群或居民建立起新型的契约关系,按契约要求提供服务,以达到互相监督的目的。

通过建章立制、规范管理,保证了社区健康服务的健康发展,同时也促进了市、区级医院的改革,加强了大型医院重点专科建设,并探索以立法形式建立双向转诊制度、促进市、区级医院医务人员到社区卫生机构服务。

社区健康服务不仅仅是社区卫生服务中心的专利,也是市、区级医院应坚持的方向。目前许多市、区级医院将医院的工作扩大到社会。如江苏省人民医院的五台山社区;上海儿童医院在社区开展的学龄前儿童预防近视眼、缺铁性贫血等都收到了明显的效果,得到社会的一致好评。

(3) 把医院建成健康和安全的工作场所。医院的建筑设计和自然环境应能支持、维护和促进病人的治疗和康复。应十分重视医院环境对病人、员工和社会的影响。积极创建"绿色医院",做好医院废弃物的分类管理和无害化处理,防止"前门造福,后门危害"。积极推进医院的绿化、美化、香化环境,使之成为"园林化医院"、"家庭式医院"。在医院内创造有利的、人道的和富有情趣的生活环境,有利于病人保持愉快舒畅的心情以促进康复。同时,也要为员工创造舒适、健康的生活和工作环境。

医院为病人提供温馨的社会和人文环境。如树立医院形象的战略措施:包括组织形象(领导的理念、制度保证、办事效率)、员工形象(容貌亲切、微笑服务、导医服务、照顾老小等)、医疗质量形象(诊疗水平、抢救成功率等)。医院的形象是占领市场的关键之一,如牡丹江妇产科医院提出"让母亲更幸福,让孩子更健康";八字精神印胸牌——精心、诚心、热心、爱心;开展"微笑天使"活动,效益在病人的笑容里。又如清远人民医院(广东省先进典型)提出"服务在先,优质为本,发展医院,改善个人,有益社会",口号是"医德是本钱　信誉是效益　质量是生命"。

(4) 为病人、家属、员工以及社区居民提供高质量的信息、交流、教育和技能培训。首先要提高员工人文科学素质和服务技能。建立心理健康咨询服务,开展精神卫生教育和心理调适的指导。尤其是有关初级卫生保健和健康促进的理念、原则、策略和方法。使医院成为"健康工作场所"的典范,并把医院办成没有围墙的医院和健康的家园。

保证医务人员与病人建立良好的伙伴关系,尊重病人的权利。成立病人自我帮助组织增加病人控制自身疾病和改善自身健康状况的能力。提高治愈率和满意度。

【案例二】 健康教育不是某一职能部门的事,而是全院员工共同的大事。如辽宁省朝阳市第二医院创办"天天健康学校",由院长担任校长,主管院长为副校长,由院保健科及相关科室和市健康教育所专业人员组成教务处、联络处和宣传处。教师由本院具有几十年临床实践经验的资深专家、主任医师任教,还有长期从事预防保健的专业工作者讲授保健知识、慢性病预防、治疗与康复、家庭急救等。授课形式多样、生动活泼。设有咨询热线、预约交谈等。通过咨询热线反馈信息调整讲课内容。又如复旦大学附属中山医院每周六晚向社会免费举办健康教育讲座,深受群众欢迎。

医院健康教育有门诊教育、住院教育、出院教育、家庭随访教育、咨询、专题讲座等;结合社区普查、计划免疫、围产期保健、家庭病床和"卫生日"(如爱牙日)等。总之健康教育应渗透到预防、保健、临床、康复和计划生育中去。精神卫生已成为当前社会的主要健康问题,2001年,世界卫生组织年报估计15～44岁人群疾病负担中,前10位中有4个是精神卫生问题,而排序第1位的是抑郁症。杭州市曾对4万名大学生做过心理调查,发现有心理问题的占1/4,因心理问题而退学的占退学学生总数的74.38%。然而,许多人并不认为精神问题是一种疾病,因此知晓率低、求医率低、未治愈率高。精神问题不可能通过精密的仪器加以检测,最有效的方法是为病人提供有关疾病或健康情况的重要信息。

(5) 制定健康促进项目规划,重视效果评价。无论是医院的病人教育计划,还是社区项目规划都必须十分重视规划的设计、执行和评价。因为没有规划的设计就不可能进行科学的评价。一个医院有没有规划也是衡量医院工作质量和水平的标志。医院应该为病人制定干预计划(项目规划)。不论是预防保健还是临床康复规划都离不开社会各部门的共同努力,因此,规划和协调社会各部门的工作是极为重要的。

【案例三】 上海市静安区曹家渡社区卫生服务中心开展的"脑卒中肢体残疾社区康复研究",他们遵循WHO社区康复定义:在社区的层面上采取康复措施,这些措施是利用和依靠社区的资源进行的,作为一个整体,这一过程包括残疾者自身及他们的家庭和社会。充分发挥社区卫生服务的优势,组成脑卒中肢体康复网络。建立社区残疾人数据库,利用社区卫生服务中心的医疗康复技术,研究脑卒中后肢体残疾康复的适宜技术,改善肢体功能,提高生活质量;建立康复的评价体系;建立报病、康复训练、总结评估总体工作流程、培养一支社区康复队伍;成立指导网(上级医疗中心、专家咨询小组);康复网(区卫生局、社区卫生服务中心、服务站、脑卒中病人及家属);福利网(民政局、街道、居委会)。充分体现了健康问题由社会各部门共同承担,也是一种培育医疗市场,建立面向市场机制的体现。

(6) 医院应以规划的手段与各级卫生服务机构和部门进行长期地合作。为了保证与相关提供者和伙伴将健康促进活动整合到病人中去,并使这种服务是可持续性和有序的,应确立与现有的卫生和社会保健提供者及相关组织和社会团体建立长期的合作关系。当病人出院后,为继续执行健康促进计划活动和程序,可将病人在住院期间的病历和相关信息及时、准确地传递到继续为病人提供保健与康复的随访者手中,并保证这种服务是可以得到的。

维护和加强与社区或地方政府的合作,对于保持和推进社区的健康促进活动是十分必要的。医院应及时通报医院健康服务规划和医院就诊情况,加强与社区健康服务中心的合作与交流,通过社区中的社会组织、卫生服务机构和自愿者小组及组织,扩大医院提供给病人及家属的支持范围。积极参与以"获得健康"为目的的社区、社会活动。

不同级别的医院应该有明确的分工:一级医院主要承担基本医疗卫生保健、门诊(多发病与常见病)、慢性病的康复;二、三级医院承担疑难杂症、通科、专科住院。建立双向转诊制度,把基本医疗卫生保健下沉到基层,涉及基本公共卫生服务的部门很多,包括疾病预防控制中心、妇幼保健、计划生育技术指导等。这些部门的资源需要统筹规划和合理整合。为了体现医疗卫生事业的公益性、公平性、提高医疗卫生服务效率,政府直接向基层投入是最经济有效的,体现了政府承担公共卫生服务的职能。我国在深化医药卫生体制改革过程中,从理念到体制都应该向基层倾斜,这是人人享有健康的基本保证。

上级医院应该向下级医院提供技术支持,包括定期深入下级医院参与诊疗活动,承担下级医院转诊的病人,接受下级医院医务人员的培训,并通过规划的手段制定长期的合作规划,使之制度化、规范化,达到双赢的目的。

(7) 建立电子医学记录体系,方便病人,完善管理。在知识经济与信息技术迅速发展的今天,为了竞争的需要,各级医院都要在信息技术方面取得迅速地发展,其目标是用电子医学记录替代纸笔。所有的信息数字化,包括X线、CT,以及MRI的影像结果;医院内部科室之间的信息传递、社区人群的健康档案资料;通过因特网可随时查看医院主页以得知医院有关信息、约定就诊时间、接受健康教育、处理病人账单以及获取病人的病情记录。医院的信息化管理是健康促进医院所必需的。

鉴于各个医院的领导对于健康促进医院理念不尽相同、各地创建健康促进医院的形式和内容也有所不同,因此,不可能用健康促进医院的标准去衡量所有的医院。但是,各个医院可以根据健康促进医院的内涵分阶段实施,初级阶段:开展以促进病人、员工健康、改善医院环境或在社区开展某些项目的单个活动;第2阶段:医院以健康为目标调整医院的组织机构、颁布相关政策,通过开展健康促进工作增进健康成为医院工作的核心目标;第3阶段:医院成为增进健康的核心,在社区中成为健康的倡导者。3个阶段是一个渐进的过程,即健康促进从单项的医院活动,变成医院整体目标和工作中的核心部分。最后,医院不仅自己开展健康促进工作,而且也带动社区的健康促进工作,成为健康的中心。

健康促进医院代表全球性健康观念改变的一个亮点。在历史上。医院服务主要与个体疾病的治疗相联系,而非整个人群的健康促进。当今,医院的作用已经扩展到包含初级卫生保健为主的健康促进。这是医学发展的历史必然。目前我们面临的挑战不是缺乏对变革需求的认识,而是将这种理性认识变成实际行动的过程进展的太慢。我们相信通过大家的努力必将大大促进这一历史的变革。

第四节　医院健康教育的意义

健康促进医院是社会发展和医学进步的产物,是健康教育多向功能的重要体现,具有特殊的意义和作用。

(1) 医院健康教育是医院发展的品牌战略。在传统的医患关系中,病人对于医生从不提出任何质疑和问题,这在任何其他顾客与服务者的关系中是很少见到的,表明传统上人们对医生的信任和尊重。病人希望医生能感受病人心理和社会方面的需求。有时医生的态度与和蔼的言语要比抗生素或手术刀还要起作用。遗憾的是,在现实的医疗工作中并不总是如此。由于医生对高新技术的过分依赖,淡化了医患之间的人性化接触,病人的人格和尊严习惯地被忽视,医生以"看病"代替了对病人的关爱。在治疗患者躯体疾患时,又过分依赖"药物"和"手术"而不自觉地忽视了病人的心理作用,甚至造成病人的心理创伤。医院病人流失的调查表明:2/3病人的流失是由于服务态度差所致。

【案例四】 一位离休干部患有冠心病与糖尿病,一直用2种西药,很稳定。定期去医院开这2种药,医院有3种号,5元的普通门诊号,他可以全部报销;15元的专家号,他需承担部分;50元的特需专家号,他需全部自费。他每次挂的都是50元的特需号,每次开的都是相同的药。人们不解地问他,您为什么愿意多付这么多钱?他笑着回答:"5元钱的门诊,医生不让我说,也不和我说;15元的专家,让我说,却不和我说;50元的特需专家,让我说,听我说,和我说。"这段诙谐地说词,深刻地揭示了现代医学"人性化"的缺失。

现在病人都希望对自己的疾病有一个更清楚的了解,还希望主动参与治疗决策。然而,医护人员往往不考虑病人的愿望,许多医护人员不愿意费时间给病人解释问题。特别是因为医学科学越来越复杂,医生也越来越不愿意和病人分担医疗决策的责任。某些医生对病人想了解自己的病情无动于衷。他们忽视了一个重要事实:医护人员所以能执行他们的职务,这个权利是由寻求医疗服务的人所赋予的,病人才有最终的决策权。

医院健康教育就是关爱病人的情感、尊重病人应有的权利,充分调动病人的健康潜能,积极参与治疗的全过程。以优质的服务占领市场,以总体的形象营造品牌。医院服务态度是由医院文化及价值观长期陶冶而成。由于目前医院面临生存竞争的加剧,医院务必调整自己的服务水平和医疗质量,为病人多提供一些精神的、文化的、情感的服务,提高医务人员自身的人文素质,学会与人沟通的技巧。把医院健康教育放在首位,使医院成为潜在的健康场所,这无疑是拓展医院品牌的战略性措施。

奈斯比特名著《大趋势》的一段话值得我们深思:"我们(病人)听任自己成为无所作为的旁观者,不仅把医疗机构所信任的责任——治愈创伤和严重疾病——交给了它(医院),而且把只属于自己的责任——照顾自己健康和安适的责任也交给了它。我们把医生尊为我们社会的高级神父,却抹煞了我们自己的直觉。反过来,医疗机构则力求去满足我们那些不该要求的期望。他们把全部信赖寄托在依靠药物和手术的现代巫术上,以行使其神父的职能,而我们竟深信不疑。"我们决不能把"求医者"置于旁观者的位置,更不能把自己扮成"高级神父"而一味地满足病人的无理要求。医生应该把"求医者"当主人、当亲人、当挚友,想病人所想,急病人所急,把人文关怀放在首位,善用语言倾注疏导、关爱与支持,建立和谐的医患关系,为医院塑造新形象。

(2) 医院健康教育是一种治疗因素。目前,绝大多数慢性疾病是由于社会、经济、环境和人们的不良行为与生活方式造成的,或称为"自遭之病",临床治疗并没有良方,而改善社会、经济、环境和改变行为与生活方式却是最有效的"病因治疗"。但由于医学科学的进步,医生过于迷信医疗技术和药物的治疗,而忽视了社会和人们的行为与生活方式在治疗疾病的主要作用。如治疗冠心病,除了药物治疗外,更应指导病人的合理饮食、适当的体力活动、戒烟、情感的调适、高血压的控制和关注气象因素对健康的影响等。应该把后者作为重要的治疗手段,并列入病史记录。其作用有如下几点。

1) 可以提高病人的依从性。临床治疗必须得到病人及其家属的充分合作,如果得不到病人的支持与配合,再好的药物也是徒劳的。众所周知,目前还没有一种药物可以治愈高血压病,只能通过长期、持续、合理的用药来控制血压。据我国调查,90%以上高血压病人的血压未能得到有效地控制。主要的原因就是病人不知道如何合理用药,或没有遵从医生的嘱咐,既没有达到有效地治疗又造成了药物的极大浪费。又如,在儿童缺铁性贫血的防治工作中,假如儿童的父母不理解缺铁性贫血对儿童健康、生长发育的影响以及合理喂养、铁剂治疗的有效性,也就不可能很好地执行医嘱。目前抗生素的滥用就是因为未能提高病人依从性的结果。美国一些调查显示:有15%~95%的医嘱被病人忽视,因为病人不理解这些医嘱的重要性。因此在治疗过程中,对各种治疗、检查方法都应进行必要的指导和解释,以取得病人的支持配合,才能有效地医治病人。这些只能通过对病人及其家属的健康教育来实现。

2) 心理咨询与心理治疗。我国精神性疾病所造成的负担已经超出了慢性疾病,而精神性疾病又属于心身疾病,病人的心理因素起着相当大的影响,甚至占主导地位。如各地的"抗癌俱乐部"中,有些病人根据临床判断也许活不过半年,可许多人几十年还健在,他们没有一个人说我是用好药延长寿命,主要是心情愉快、充满信心,在和睦的大家庭里,有一个强大的社会支持,这是主要的。许多的暗示疗法都说明了心理的治疗作用。

WHO告诫说:"21世纪将是精神性疾病流行的年代。"人们已经发现心理、社会因素已成为许多疾病的主要发病因素,如原发性高血压、冠心病、消化性溃疡、自主性神经功能失调等。据上海某医院报道,医院诊断心理疾病只有5.7%,而目前医院门诊心理疾病占1/4,内科门诊约1/3病人心身有问题而不觉察,只用生理病理处理方法而疗效甚微。假如病人及其家属对此类疾病一无所知,就会出现恐惧、精神紧张、焦虑、悲观失望等情绪反应,进而导致生理的异常。许多患有心理疾患的人,并不认为自己有病。加以许多医生缺乏精神医学知识,故中华医学会开展"心晴行动"。倡导消除病人不良精神反应的最有效方法就是健康教育。

(3) 健康教育是密切医患关系减少医疗纠纷的重要纽带。尊重病人的人格与尊严、尊重病人的"知情同意权"、"隐私权"是密切医患关系的基础。病人有权要求充分了解病情,以便能对个人的治疗做出决策,这就是知情同意原则的宗旨。也是伦理学上的准则,要求得到病人的同意是法律上的需要。医生应该认识到,取得知情同意这个过程要比病人的同意签字重要得多。取得病人同意的过程,就是医生和病人建立了一种亲密的、互谅互敬的关系的过程。有了良好的医患关系,才会给病人带来安全感和治愈的信心,而良好的关系是治疗的必要前提。试想如果病人不相信医生,就不可能全面反映真实情况(特别是性传播疾病、泌尿系统疾病),造成诊治延误或对医嘱不加采纳,影响疗效甚至导致医疗事故。同时,病人还要知道其他可供选择的治疗方案。这意味着要告知病人治疗条件还存在哪些不足,以及还有哪些其他医院也掌握这类专门技术。这些情况往往被医生所忽略。

健康教育具有减少医疗纠纷的潜在功能,其中特别强调病人的"知情权",这样做有两种直接效果:①病人在一种开放、诚实、人道的情况下接受治疗,就避免了医疗纠纷的可能;②万一有医疗纠纷的发生,也有足够的证据表示病人曾接受过指导。总之,医疗纠纷不可能完全避免,但若通过病人教育,病人更多的关心以及对病人特殊需求和利益给以更多的关切能使医疗纠纷大大减少。医生应当协助病人制定康复规划并适时作出评价。

(4) 健康教育是降低保健费用,提高医疗设施利用率的有效途径。我国是一个发展中国家,要对人民的健康负责,就应根据国情走出一条花费少、收益大的健康之路。许多国家的研究表明:开展医院健康教育对节省医疗费用支出有很大的影响。美国医药协会指出:每花1美元于病人教育上,就可节约6美元的医疗费用支出。因此国外医疗保险大力支持在医院中开展健康教育。然而在我国由于现行医疗体制、医疗保险制度不够完善。部分医院过分追求经济效益,造成医疗费用的极大浪费,更谈不上重视健康教育。医院改革的最根本的原则是"公益性"。我国医院,尤其是大医院是病人多、床位少,若能重视医院健康教育就可大大减少住院日数,提高病床周转率。同时,减少慢性病病人再住院率。这样就可使医院在不增加任何设施、不增加任何床位的基础上,扩大服务容量为更多的病人服务。现在,许多西方国家的医院院长深刻地意识到应从门诊和社区服务中寻求经济效益。例如。在尽可能降低负面影响的前提下,将60%的常规外科手术作为门诊手术,绝大多数最初诊断应在门诊决定、在不致引起不良反应的情况下,尽量将住院治疗转为家庭看护。这样既可为病人节约开支,也为医院创造盈利。健康教育在其中起了重要作用。

(5) 健康教育是建设精神文明、搞好医院公共关系的重要环节。医院是发扬"救死扶伤实行革命人道主义"的重要场所,同时也是精神文明建设的"窗口",是社会主义、人道主义充分体现的场所。在当前医疗市场激烈竞争的情况下,如何塑造医院的形象去占领市场,已经成为现代医院的重要手段。医院的形象包括组织形象、理念形象、行为形象、视觉形象等,如医院领导观念新、办事效率高;医务人员容貌亲切、服务态度好;医院环境美化、服务环境优质;医疗质量高、医患关系好。这些都体现了医院的文明素质。医院健康教育有利于使广大医务人员树立崇高的医德、医风、医技。推动医院文明"窗口"的建设,促进社会文明的发展。

医院在拓展市场运作中,将医院的工作扩展到社会,更多地关注妇女、儿童、老年、残疾、临终关怀甚至病人的接送,让更多的群众获取健康知识和了解医院,增进病人对疾病的正确认识,启发群众对健康的责任感,提高自我保健能力,这对医院挖掘潜在的医疗市场将发挥巨大的作用。良好的公共关系是医院发展成功的因素。也是医院文明建设的必备的条件。

第五节 医院健康教育的发展与实施

事实上只要有医院和病人的关系存在,就有医院健康教育。与许多学科一样,医院健康教育也是先有实践后有理论。因为大部分医生都知道病人了解治疗方法对恢复健康有重要的作用,也就意味着医生和病人的关系本身就含有健康教育的意义。

有关病人健康教育的资料,最早见于20世纪50年代美国退伍军人行政协会的刊物。该协会与现代的保险公司的性质相似,负责退伍军人的医疗照顾,因此该协会极为重视病人的健康教育,以减少病人的医疗费用。可以说医院健康教育最早是由医疗保险机构提出来的。

20世纪60年代美国健康保险业在第10次年会上提出:"医院是指导病人建立健康习惯的最好场所,一所医院在健康教育上所从事的努力,其成效可以从那些已成功地恢复其健康生活的人数中看出来。"同时美国医院协会也提出"医院也是教育机构"的观点,并强调健康教育是高水准保健服务不可缺少的一部分,是医院及其保健机构的重点,推动了医院健康教育的合理化。

1968年,美国公共卫生教育组研究发展了一套5步骤模式:①确定病人及其家属的教育需求;②建立病人及其家属的教育目标;③选择适当的教育方法;④执行教育计划;⑤评价。这种精心设计出来的每一步骤都有其独特的实践经验资料,美国曾将这5个步骤及其方法出版一专册,这是当时医院健康教育的第一部工作指南。

20世纪70年代,美国健康教育总统委员会于1973年经调查后提出建议:每一所医院对病人及其家属(不论是门诊或住院病人)都应提供健康教育服务,指出费用应由保险机构支付,并建议对医务工作者应进行职前培训和在职教育,以提高其健康教育服务水平。

同时,美国国会制定"健康维护组织法",把医院健康教育推向一个新的阶段,美国联邦政府将健康教育费用纳入预算之内,正式确定其重要地位。1978年,当时就有3 000余家医院开展了医院健康教育。

我国医院健康教育虽然起步较晚,但近年来发展很快,中国健康教育协会下属成立了医院健康教育委员会,经常性开展医院健康教育学术会议,推动了全国医院健康教育的发展。目前我国医院健康教育已积累了许多宝贵的经验,但从总体上来说还缺乏计划性、科学性,不少医院还仅停留在一般传播防病知识、美化环境上。还没有把医院健康促进作为主要的发展方向。随着医疗体制的改革,医院健康促进必将得到极大的发展。

由于医院这个特定的场所开展健康教育,具有其他任何场所所不具备的优势已被人们所认识。首先是针对性强,"失去的东西倍感可贵",健康也同样如此,当人们处于健康状况时,往往体会不到健康的可贵和幸福,体会不到健康知识的重要性,因而对健康教育缺乏自觉的需求。只有当他们受到疾病的折磨和痛苦时,对健康知识的渴望非常强烈,因此也最容易、最自觉地接受健康教育;其次,医院具有高技术优势,医务人员开展健康教育是最有影响、最为权威的人员。他们不但掌握系统的医药知识,且直接为病人服务,理解他们的需求,病人和家属对他们的教育深信不疑,加之教育的针对性强,容易取得明显的教育效果。第三,病人相对集中,尤其住院病人有足够的时间参与健康教育计划。因此医院健康教育有许多的有利条件。医院健康教育同样需要制定健康教育计划,计划的内容应包括以下5个方面。

1. 分析病人的需求　由于病人的个体差异和疾病严重程度的不同,因此分析病人的需求成为制定病人教育计划内容的先决条件。

首先要了解病人对其所患疾病的认识、态度及一般知识、技能,如病人是否了解自己的病情、治疗方法、诊断结果、自己应尽的责任;病人有无不良的行为与生活方式或不健康的观念足以影响治疗、病人或其家属有何技能有助于治疗;病人最需要什么、那种教育方法最适合病人的需求。要了解病人的需求可以通过病历,也可以通过与病人及其家属交谈、观察病人等方面获得。

2. 确定教育目标　明确教育的具体目标有助于教育计划的实施。教育目标应该是明确的、具体的,而且是可以测量的。制定教育目标应考虑以下因素:①病人缺乏哪些知识?哪些技能?②病人的兴趣。③病人的文化程度、接受能力。④评估目标的困难程度。⑤决定实现目标的先后顺序。

3. 制定教育计划　在制定教育计划时应考虑:在什么时间、什么场所进行教育;应教哪些内容、由谁去教;采用什么方式或方法去教。教育场所可以在门诊、病房、追踪随访或家庭访视时在病人家庭中进行。在医院应有专用的教育场所,如教室或咨询室,应避免在大庭广众中进行,以免使病人感到不安。时间安排应以方便病人为原则,如向社会居民作专题报告,时间应选择在晚间或假日。

(1) 教育内容:教育内容要考虑病人希望知道什么?最需要什么?例如会不会有生命危险或变成残疾?会不会影响工作、生活,应该怎么办?此外还应根据病人的个体差异及既往就诊情况,考虑在有限的时间内,病人能吸收多少知识、学习多少技能?所提供的教育内容是否适当?基于教育的观点,疾病的病因、病情、诊断结果、治疗过程、不良反应及病人应承担的责任、应具有的技能等,甚至人体的生理结构、心理状况对疾病的影响都有助于提高病人的认知。但考虑到时间、病人学习能力、环境等因素,不可能进行全面的教育。因此,最主要考虑两个因素:病人的需要和病人的学习能力。

病人教育计划的内容应是基本、简单、重要、有用,并多次重复,以加深病人的印象或熟练某些技能。

(2) 教育人员:病人教育是一个完整的教育系统,因此,在教育中每个环节的人员及设备应配套、各司其职。通常人们更信任医生,尤其是专家、教授,因为他们对疾病的诊治处理具有权威性,对病人的影响很大。然而实际上是不可能的,需要各类人员的紧密配合。

(3) 教育方法和教具:采用最适当的教育方法和教具,能增进病人的学习效率与效果。教育中要让病人有提问的机会,并给予满意的解答。这样不但能满足病人的需求,也有利于增加病人的印象;教育方法要以有趣、生动或用娱乐方式传授,并以典型事例说服病人;对每一教育内容发给病人一定的复习资料以供参考。

在决定教育方法和使用教具前,首先应考虑病人的个体差异,如教育程度、语言能力等,再考虑是进行个别指导或是团体指导。教育之前应事先将教育内容依时间顺序作合理安排,决定每一特殊内容在何种场合、用什么方式传授给病人。教育方法很多,最好是几种方法和教具配合应用。

4. 实施教育计划　在实施教育计划过程中,最为重要的是医务人员的谈话的态度与技巧。与病人谈话的态度应客观、公正,不能主观、偏见;应采取接纳的态度,即要帮助、指导,而不能批评、训诫;避免不成熟的建议或承诺,以免加重病人心理负担或导致医疗纠纷;要让病人自觉、自决、自助,不能包办一切,要用事实来说服病人;要主动、热情、充满信心,以满足病人的心理需要。

与病人谈话的技巧:要站在病人的立场上,建立密切的医患关系;要认真倾听病人的心声;要注意观察病人的症状和情绪;问话语气要婉转中肯,态度要和蔼;表达要通俗易懂,尽量不用医学术语;要考虑不同类型人的特点;要掌握交谈时间、把握重点。

总之,要让病人感受到教育者的诚意,缩短彼此距离,争取病人的合作。

5. 开展教育评价　评价是教育计划的重要一环,"计划—执行—评价"是一种连续的过程,其目的是随时修正计划的不足。评价工作并不一定要花很多时间、人力、物力,可随时进行。评价内容如下。

(1) 评价教学需要。由于教育计划是依病人各方面情况而定,因此应评估计划是否能满足病人的真正需要。有否遗漏,或是当病人有多种需要时,是否由于时间的限制只考虑了对病情有较大帮助的需要,而忽略了解除病人疑虑的需要,导致无法取得病人的信任。

(2) 评价教学方法。教学方法恰当与否直接影响到教育的成败。评价教学方法包括:教学的时间与场合是否恰当;教育者是否称职;教学材料是否适当(准确、通俗);教学方法是否得法;教学进度和气氛。

(3) 评价教育目标。计划的目标有不同的层次,前一个层次的目标是为了达到后一个层次目标所必需。例如,以肥胖高血压病人为例,其教育效果的评价顺序如下:

效果1(如知识的提高)→效果2(如合理饮食)→效果3(如体重控制)→
效果4(如血压控制)→效果5(如冠心病发病率、死亡率下降)

在评价时可参照教育计划的目标,在计划的不同时期进行不同的评价。

思考题

1. 简述当前医院面临的挑战和机遇?
2. 简述当前医院体制改革应遵循什么原则。
3. 健康促进医院的内涵主要包括哪些方面?
4. 简述健康促进医院的职能转变的内容?
5. 医院健康教育的意义是什么?

(黄敬亨　邢育健)

第十七章 职业人群健康促进

职业人群健康促进(health promotion for working population)或称作业场所健康促进(workplace health promotion)指采用多学科、多部门、多种干预手段,通过综合性干预措施,以期改善作业条件、增进健康生活方式、控制健康危险因素、降低病伤及缺勤率,从而达到促进职工、家属及其所在社区居民健康、提高生活质量。健康促进工作应从企业管理、政策、法规、职工的健康教育、职工积极参与改变不利健康的行为和环境,以及加强卫生服务等整体概念出发。

随着人类社会的发展,在工业化、城市化的进程中,人类不断地与职业危害和职业病作斗争。产业工人始终站在斗争的最前列,他们在与自然因素(如有害化学、物理和生物等)和社会因素(如立法、管理、监督等)斗争中,总结出经验,形成一门职业卫生和职业医学学科。从传统的职业卫生与安全(OHS)的被动预防,发展到以人为本,以健康为中心的职业人群健康促进。两者最大的区别是:OHS主要措施目的在于改善企业管理及服务过程中产生的问题,其防护策略是针对个体的。而后者主要针对生产和管理过程中结构的改变,而不仅仅是针对劳动者个体的,旨在提高健康的工作环境和劳动过程质量的综合性防治措施,以全面提高职业人群的生活质量(quality of working life)。职业人群健康促进是整个卫生领域的一个部分,因此不能脱离整体卫生工作的方针、政策,不能脱离社会、经济、环境的发展孤立地考量职业人群的健康促进工作。

综观世界健康促进的发展,职业人群的健康促进尚处于起步阶段,传统的职业卫生与安全仍占主导地位。美国华盛顿健康事务所执行主席戈德贝克(Willis B Goldbeck)把工作场所健康促进规划的发展分为4个阶段,对概括工作场所健康促进的发展历程有一定"代表性":第1阶段,规划很少涉及健康问题;第2阶段,以确认危险因素并引入干预措施为标志,但仅限于针对某一具体措施、某一种疾病或危险因素,甚或仅对某一特定人群;第3阶段,规划采用多种方法为全体职工,针对多种危险因素进行综合性干预;第4阶段,规划综合多学科、多部门、多种干预手段,针对所有的职工、家属及所在的社区。目前多数国家,尚处于第2或第3阶段,即侧重于个体行为的影响,而较少考虑劳动条件对工人健康的危害。我国有优越的社会主义制度,工矿企业有较严密的组织系统和广泛的社会协作基础,许多企业已开展全方位的工矿企业健康促进规划并取得了显著效果,如浙江省镇海炼化有限公司等。

第一节 职业人群健康促进的意义

WHO西太区把职业人群健康保护和健康促进作为21世纪优先考虑的问题,一个健康的工作场所并不仅仅是指避免职业危害,还要为职工提供一个良好的工作环境。WHO资料显示:全球有40%～50%的人处于危险的工作环境中,每年大约有1.2亿职业意外事件发生;有30%～50%的工人都有心理上的压力……通过健康教育与健康促进,营造有益健康的环境,提高广大职工的健康意识和自我保健能力,对于减少和消除健康危险因素,预防和控制职业病、重大疾病和突发公共卫生事件(安全),增进职工健康素质具有重要意义。

一、职业人群在社会发展中的地位

WHO资料表明,目前世界上就业人口约占全球人口的50%,而就业年龄段为20～60岁,可见职业人群是人类社会最富有生命力、创造力和生产力的宝贵社会资源,他们的文化技术素养、身心健康水平、社会适应能力都将直接影响人类社会进步和国民经济的发展,同时也影响着企业的生产效率和企业的生存与发展以及社会稳定。职业人群的年龄构成是人们在一生中从事生产活动和其他社会活动最为复杂、时间最长、范围最广、其精力也最旺盛的生命历程。他们要同时承担着生产劳动、家庭生活、社会活动等多方面的压力和负担,他们既面临着与一般人群相同的公共卫生问题,又面临着特殊的职业卫生问题,尤其那些从事有毒有害作业的人们,可能会因为职业因素对健康的影响而丧失正常的劳动能力,甚至生活自理能力。因此这个年龄段需特别加以保护和开发,使他们为个人、家庭、社会和国家得到和谐发展,享受工作和事业的乐趣。世界卫生组织呼吁各国政府制定特殊的职业卫生政策和规划,制定适宜的法律,建立相应的组织机构,创建健康促进工厂。因为健康是从工厂、学校、社区、家庭开始的。对职业人群开展职业健康教育与健康促进活动,将对促进国民健康水平的提高和社会经济的发展都具有重要的现实意义。

人力资源是社会第一宝贵资源,是企业和社会赖以生存和发展的基本要素。保障社会财富的创造者——职工的身心健康和安全,既关系到职工的个人利益,更关系到企业的、国家的可持续发展,也关系到社会的和谐和安定。保护企事业职工的健康是各级政府义不容辞的责任,也是企业和职工的社会责任。工业化发展迅速,不仅给职工健康带来一些负面影响,也给社会发展的带来负面影响,如我国在发展工业生产过程,由于过度的能源消耗,造成了资源枯竭、生态失衡和环境的污染。这与科学发展观和协调发展是很不一致的。

二、投入少产出多

健康促进是一项投入少产出高的工程。职业人群在社会经济发展中具有重要的地位和作用,他们是创造人类社会的一切物质财富和精神财富的主力军。因此一切有远见的政治家、经济学家和企业家都把人力资源作为最重要的社会资源,对这种资源不仅要使用,而且还要加以保护和提高。历史和现实的经验表明,人民群众尤其是职业人群的文化素养、心理状态、传统观念、生活方式,以及健康水平等,都直接影响着一个国家、一个地区、一个企业、乃至一个家庭的社会经济发展水平和生活质量水平。提高职工素质才是投入少、成效大的措施,是一项可持续发展的工作。

在一些发展中国家,由于历史造成的诸多方面的原因,其中主要是国民素质低下,当然也包括健康素质的原因,使得生产力水平不能迅速提高,因此在国际竞争中总是处于劣势。这种"低素质—低生产力"的恶性循环使某些国家总是处于落后状态,而这种低素质—低生产力水平主要表现在劳动力人口上,也就是各种职业人群的低素质。要想打破这种恶性循环,必须依靠发展教育和科学技术,同时也要依靠发展卫生事业,而发展卫生事业过程中,只有开展健康教育和健康促进活动,才是投入少、成效大的措施。这种恶性循环在我国某些地区或企业都有一些典型案例,在西方发达国家也不同程度地存在。职业人群医疗费用急剧的上涨也同样影响着国民经济和企业经济效益的增长,据报道,20世纪50年代初美国的卫生总费用只占国民生产总值的4.4%,而在80年代中期则增至10.7%,1981年企业对健康保险投资是688亿美元,而1985年则增至1046亿美元。1985年因感染呼吸道疾病及外伤等所造成的工时损失仍高达3.3亿个工作日。过高的医疗费用开支和因病伤缺勤所造成的经济损失,同样制约着发达国家的经济发展,这也正是他们重视健康教育与健康促进的重要原因。

三、对促进健康卓有成效

作业场所是促进健康卓有成效的场所。实践已经证明作业场所是促进全民健康最重要的场所之一。它不仅有众多的群体参与,而且对职工的健康和促进国民经济的发展都有重要的作用。它有助于减少疾病的烦恼及其对医疗费用的负荷,增加推动力及生活质量,给国家带来长期的效益。

由于作业场所拥有固定的人群与现存的基础和组织来管理及执行项目。比没有机构支持的项目费用要少,且更有可能成功。更重要的是如果要促使环境和组织的改变,作业场所是最为理想的。

WHO要求"保证世界上所有工人,不分年龄、性别、民族、职业、就业形式或劳动场所的规模或位置,都能享有职业卫生服务","确保每个劳动者都能有卫生和安全的劳动场所并享有必要的服务"。这是职业人群健康促进的核心价值观。在作业场所开展健康促进活动是为了减少健康的不平等现象。因为不论社会阶层高低、文化背景的不同,都有同等的机会获取健康促进的效益。作业场所健康促进的公认效益是提高劳动生产率、工作满意度、工人的士气、企业的形象、职工的健康,进而降低旷工率、健康和人寿保险的费用、减少工人的流失。

四、职业人群所面临的双重健康问题

职业人群作为社会群体,面临与一般人群相同的公共卫生问题挑战;又面临职业性危害因素以及职业性心理紧张等因素的威胁,故职业人群面临双重的健康问题。据有关部门统计:我国现有1600万家企业存在有毒有害的作业场所,受不同程度危害的职工有2亿人。2003年新发各类职业病10 647例,其中尘肺占80%,急、慢性中毒占20%。据抽样调查,82%中小企业存在不同程度的职业危害,其中30%从业工人接触粉尘和毒物,各种有害因素作业点的总合格率不足70%,其职业病和可疑职业病检出率分别高达4.4%和11.4%。少数作业有害因素超出国家卫生标准10多倍到数百倍。由于厂矿工人体检率低,报告不完全,专家估计实际发病要比报告数多10倍。由于作业环境恶劣,新的职业病病人不断发生,其中主要是难以治疗的肺尘埃沉着病(尘肺)。从职业病累计数量、死亡数量和新增病人数量,我国都居世界首位。每年因工伤事故直接损失数十亿元,职业病的损失近百亿,每年因此造成的经济损失达800亿元,成千上万的家庭因此受到毁灭性的灾难和无法治愈的创伤。

科技进步引起的危机已引起社会多方面的变化,并导致许多不良后果,但却未得到人们的足够重视。科技发展主要表现在微电子技术、信息技术、生物遗传技术及其他等,这些

技术的发展具有其潜在的、有利进步的一面,但同时又给人们带来许多的危害,如计算机和机器人的发展,促进了生产的发展,但又可导致人类工作环境的减少,失业人数的增加,亦可增加工人在生产过程的单位时间内从事某一单调的劳动或增加劳动强度。实际上,新技术同样可以引起旧的职业健康问题,如工作压力、噪声、辐射、背痛等。

职业卫生(occupational health)与职业健康问题在乡镇企业尤为突出。卫生部20世纪90年代初的调查显示,80%以上的乡镇企业存在着明显的各种职业危害,1/3以上的工人从事各种有害作业,作业环境中有害因素的浓度(或强度)60%以上超国家卫生标准,作为农村职业卫生问题的重点是农药中毒。据有关部门统计,目前我国每年使用农药近百万吨,农村直接和间接接触农药的人口在2亿人以上。农药的运输、保管、使用都可能使人发生中毒,尤其在炎热夏季使用农药过程中,由于皮肤裸露等因素更易发生中毒。据统计,每年由于使用农药及意外伤害的农药中毒人数数以万计。至于因接触农药而产生的健康影响则更无确切资料。可见职业健康促进活动,不仅要面向国有大中型企业,更要面向众多的乡镇企业和农村广大的农民。截至1986年,在美国职工人数超过50人的工厂,有2/3实施各种类型的健康促进规划。

在我国由于企业的法制观念淡薄,社会责任感不强,缺乏维护职工健康的意识,职工的合法权益得不到有效的保障。企业用工制度混乱,不按有关法律法规与职工签订劳动合同,或强调企业利益和职工的义务,不承担维护职工健康的责任。更有甚者,有的企业无视国家职业卫生法规,不向政府申报职业危害,不进行职业病危害评估,片面追求经济效益,他们上岗前不培训、不体检、不建立健康监护档案、不办理工伤社会保险,甚至有些企业不但保护措施不力,甚至职工患病就立即解雇,将企业危害向社会转移。从深层次原因分析,主要是有些政府领导和企业管理者对劳动安全和职业病的危害严重性认识不足,片面追求经济效益,而忽视了员工的根本利益,以致造成矿难不断,职业病危害明显增加。还值得注意的是"三资"企业将严重职业病危害的生产流程和工艺技术从境外转移到境内,加重了职业危害。关键是政府要加强职业卫生立法,强化对企业的监测、评价与管理,积极推行《中国工矿企业健康促进工程》建设。作业场所的健康促进是社会生活的重要方面,当今人们最为关注的是健康和生态问题。为了使作业场所健康促进呈可持续发展,重要的是要求企业改革组织结构和功能上作出根本性改变。

第二节 职业人群健康促进的策略与原则

职业人群健康促进的实施原则应坚持以人为本、以健康为中心,以及全面、协调、可持续的科学发展观,推动精神文明、物质文明、政治文明、生态文明的发展。坚持建立在政府领导下多部门合作的职业人群健康促进。贯彻落实《中华人民共和国职业病防治法》等法律法规,积极推进以"安全-健康-环境"为中心的"工矿企业健康促进工程"活动。倡导有益健康的生活方式和工作方式,减少和控制职业相关疾病和慢性病的发生。对工矿企业管理者进行健康促进理念和技能的培训。主要策略有以下几个方面。

一、组织策略

建立强有力的行政执行机构(健康促进委员会)、健全的健康政策是保证作业场所健康促进可持续性发展的关键。健康促进企业领导必须明确承诺要把健康保护和健康促进放在第1位,认真做好职业卫生和职业病防治工作,保护工人的健康权益,决不允许以污染环境,危害健康为代价片面追求经济增长;要把企业健康促进工作纳入管理规程,从人、财、物等各方面给予必要的支持并纳入各部门总体发展规划;企业应在总体上保证本企业职业人群(包括职工家属)人人享有职业健康教育,人人享有职业卫生服务;企业应保证健康促进规划的实施并对其作出科学评价。

【案例一】 浙江省镇海炼化公司在实施企业健康促进工程中,建立了以公司董事长兼总经理为主任;党委、工会及卫生医疗中心主管领导为副主任的健康促进委员会。公司所属各厂、处、都建立了相应的领导组织。这为炼化公司健康促进工作的可持续发展奠定了坚实的基础。公司领导对于实施健康促进工程目标明确,把促进职工健康、环境健康、社区健康作为生产发展的重要组成部分。列入公司长期发展规划。公司领导对"工程"的重视不仅体现在口头上、文件上,而是体现在组织上、政策上和资金上。实现了"政策支持、经费投入、制度保证"。并将健康促进工程列入公司"九五"、"十五"、"十一五"发展规划,以企业行动保证健康促进工程可持续发展。该公司自1998年实施健康促进工程以来,实践证明是可行的,并具有巨大的潜力。

二、整体性与综合性

企业作为一个独立的整体,在执行健康促进项目中,首先在组织管理上必须体现整体性,即管理阶层、工会、群众性组织之间的协商和承诺对于健康促进项目的成功是绝对必要的,如镇海炼化公司实施的"多级纵向行政领导体系与多元横向专业管理体系相结合的整体运行模式",体现了领导层管理的整体性,也体现了专业管理的整体性。

个人的健康行为受多种因素的影响,我们不应只片面地针对个人的行为和生活方式,而疏忽了物质环境及组织系统的因素。因为要改变人们的行为,必然要涉及物质(经济)环境、社会和自然环境。例如,工作场所和生产过程的性质及结构是使工人在生理、心理和社会3方面保持健康的先决条件。所以我们必须采用整体运行模式来解决工人的健康问题。如炼化公司在健康促进"工程"中,不仅在企业开展健康促进、职业卫生与安全工作,同时开展了学校健康促进、社区健康促进、医院健康促进、环境美化和文化建设等整体规划。

三、赋权

在健康促进领域中,赋权(empowerment)是指企业有权获得控制哪些影响自己健康的有关决策权和自主解决问题的能力的过程。赋权的目的是提高企业职工的健康意识,增强自己解决自己相关健康问题的能力。赋权的结果体现在企业的意见得到重视,参与意识增加,企业自身的能力增强,政策支持条件的改善,资源的增加,最终达到改善社会不公正的现象。根据赋权的策略,健康促进项目的拥有权应该属于企业。项目规划完全由上级机构制定,企业成为被动应对,项目发展不可能持久,长期的效益必然不大,而且也违背了健康促进的原则。增强企业的自主控制能力,包括项目需求的评估、目标的确立、资源的开拓及应用、策略的制定、项目的评价以及项目的推广等。这样有利于发挥企业的主人翁意识、有利于项目的可持续发展。

四、参与

国务院一再要求"在构建和谐社会中,要提高群众的参与度,发挥工会、协会、群众社团和工人的作用,是搞好企业管理不可缺少的因素,如依靠工会组织,及时反映安全卫生问题,起到协商监督作用。依法保护职工权益,工会既要协助联合执法,更应加强职工的安全卫生和防治职业病等的教育。不仅注重形式,更应注重效果,不满足于一阵子,须经常化、制度化"。

据统计,乡镇企业中82%存在职业危害等,这些企业的工会、协会应切实负起依法保护从业人员健康的责任。应当指出,有些人认为我国长期处于社会主义初级阶段、主要任务是发展经济、增强实力,不必过分强调维护职工健康,以免增加企业的生产成本,影响经济效益和竞争力。这种观点是极其片面的、错误的、有害的。工人的健康问题不仅涉及个人和家庭,也涉及国家和社会,其影响不仅关系到现在,也关系到将来。所以,维护职工健康和安全是各种企业的重要社会责任。更为严重的是一些小型企业生产过程出现的有毒有害工种,往往采取雇用临时工办法,一旦出现职业病症状就给予辞退。使职业危害成为难以解决的社会问题。必须从法律层面上予以坚决制止。

工人积极参与维护自己健康是衡量企业健康促进成功的程度。让工人参与项目的决策和主人翁的态度参与项目活动。于是工人就不会把项目看作是管理部门强加的指令。有了工人的参与将会使项目更能持久。

五、建立互动机制

应建立企业与所在社区的互动机制。企业健康促进应该包括企业职工、职工家属及所在社区居民的健康,而社区所在的企业是社区的组成的一个部分,社区有义务、有责任促进社区所有"场所"的健康。企业与社区的互动有利于相互支持、相互促进构建和谐的社会。促使企业与社区之间创建正规的承诺和责任共担机制。

六、建立完善的卫生服务体系

这个体系应该包括医务工作者、行业协会、志愿者组织以及领导共同参与。充分体现初级卫生保健和健康促进的方向,提供更有效、更合理、更公平的卫生保健服务。建立和完善适应社会发展需要的健康教育与健康促进工作体系,提高专业队伍素质,对提高企业健康促进是十分重要的。

七、提高保健技能

应提高企业领导和员工的保健技能。并使他们接受正确的健康理念。工矿企业健康促进在我国是一项全新的工作,需要用先进的健康促进理论和方法,指导企业不断增进职工的健康氛围;需要针对企业的主要危险因素开展一系列干预活动,预防疾病,提高人们的生活质量。重点要求是:①了解自己及其所处的环境,包括人的基本生物学特征、生活和作业环境、可能接触到的有害因素,以及个人有害健康的行为和生活方式;②了解自己有害健康的行为和生活方式,以及环境因素对健康的可能影响;③参与改善环境和生产方式,控制影响健康的危险因素,自觉地实行自我保健。

第三节 职业人群健康促进的内容

WHO和国际劳工组织(ILO)对职业卫生与安全工作准则提出5项原则:①健康促进

与预防原则,即保护职工健康不受作业环境中有害因素的损害;②工作适应原则,即作业本身与作业环境应适合职工的职业能力;③健康促进原则,即优化职工的心理、行为、生活及作业方式与社会适应状况;④治疗与康复原则,即减轻工伤、职业病与工作有关疾病所致不良后果;⑤促进卫生保健原则,即就近为职工提供治疗与预防的卫生保障服务。上述原则体现对职业人群健康保护和健康促进的全面职业健康服务。

传统的职业健康和安全(OHS)主要的目的是在作业场所中应保证工人的健康与安全,工作的重点集中在工作的危害方面,包括工作中可能导致的生命威胁、严重的伤害和疾病,以及避免这些事故发生的方法。而健康促进作为更广泛的职业健康和安全改革的一部分。它还涉及组织机构、卫生政策、工作环境(包括物理环境与社会环境)、工作环境与管理部门的联系、工作所有方面的特征如工作负荷、精神压力等、工作对家庭和社会健康的潜在影响、社会文化因素以及降低行为危险因素(如心血管疾病及高血压等有关的行为危险因素)。根据上述原则和内容,我们可以把作业场所健康促进的内容归纳以下几个方面。

一、企业健康促进项目规划的制定

1987年,第40届世界卫生大会的《40·28》决议中要求充分重视工人健康规划,并尽快形成作业场所健康促进文件。1994年,WHO职业合作中心第2次会议通过了《关于人人享有职业卫生保健宣言》(北京),号召各国政府"制定特殊的国家职业卫生政策和规划","保证建立有效实施职业卫生规划的必要基础设施","确保每个劳动者都能有卫生和安全的劳动场所并享有必要的服务"。1996年12月,党中央、国务院召开的全国卫生工作会议的大会报告中提出:"要积极推进'九亿农民健康教育行动'和'工矿企业健康促进工程'"。

制定健康促进项目规划是实施"企业健康促进工程"最为重要工作之一,旨在建立起一个全面适合工业环境的健康促进模式。该模式不同于那种仅停留于行政管理水平和着眼于提供一些设备的做法或仅仅责备工人自身造成的一些不健康状况,如单纯靠减肥、戒烟、控制血压、稳定情绪等。相反,应该从组织结构、创造支持性环境、改善社会环境和物理环境等因素对工人健康的影响,力求制定一个全面的、综合的模式以满足作业场所的需要。

【案例二】 浙江省镇海炼化公司在健康促进规划方面,已经从政策、管理制度、环境改造、疾病防治、工人健康与安全教育、体检制度、安全措施等方面全方位推进。有毒、有害岗位人员受检率每年均达95%以上。健康建档率达100%,并实行成绩考核不合格者不上岗;体检不合格者不上岗;防护用品、用具穿戴、使用不合格者不上岗;有毒、有害环境监测超标者不上岗等,并实施"职工健康状况动态管理"制度,既保证了健康、安全知识的知晓率,又从根本上维护了健康的权益,保障了工作场所的健康与安全。在"3年规划"的基础上,公司进一步提出要根据职工健康需求,面向社区、面向家庭,构筑与公司生产发展相适应的健康服务体系,贯彻"预防为主,以人为本"的方针。制定新的项目规划是以职业人群为载体,以健康体检为依据,以满足职工需求为目标,主要涉及慢性病、传染病、老年病,不仅包括硬件设施,还包括社区各项事业发展的一系列措施、制度等,具有公益性、公共性和服务性的特点,开拓创新,突破传统工作制度和机制,推动公司健康促进工作再上新台阶。

二、职业人群的健康教育

提高工人的健康理念和保健意识是保证工人健康和促进企业生产的重要措施。为此,镇海炼化公司从上海、杭州、宁波等地聘请专家、教授和资深的保健医师为企业家和工人讲授卫生知识、开办融入健康内容的书画展和菊花展等,大大地提高了健康促进的氛围和企业健康文化。

完整的职业人群健康教育应包括职业健康教育和一般健康教育两大部分。通过各种形式的传播媒介、卫生服务和干预措施,使职工达到:①了解自己及其所处的环境,包括人的基本生物学特征、生活和作业环境、可能接触到的有害因素,以及个人的癖好、行为和生活方式等;②了解上述个体及环境因素对健康的可能影响;③参与环境和生产方式的改变,控制影响健康的危险因素,自觉地实行自我保健。

(一)职业卫生与安全教育

职业卫生与安全教育的主要任务是识别、评价和控制不良的劳动条件,以保护和促进劳动者的健康,从而提高劳动生产力,保障工农业生产的顺利发展。无疑,这是促进职业人群健康的前提。

2001 年颁布的《中华人民共和国职业病防治法》规定:职业病是指企业、事业单位和个体经济组织的劳动者在职业活动中,因接触粉尘、放射性物质和其他有毒、有害物质等因素而引起的疾病。按防治法规定,卫生部与劳动和社会保障部发布了《职业病目录》,共 10 类 115 种疾病。按防治法规定的职业病,必须具备 4 个条件:①患病主体必须是用人单位的劳动者;②必须在从事职业活动的过程中产生的;③必须是因接触粉尘、放射性物质和其他有毒、有害物质等职业危害因素而引起的疾病;④必须是国家公布的职业病分类和目录所列的职业病。

因此,在工作中得病不一定是职业病,得了职业病目录中的疾病也不一定是职业病。如都市白领因压力大睡不好、长时间操作鼠标引起手腕酸痛、运动不足久坐引起诸多健康问题等新"职业病",目前虽未列入《职业病目录》,但仍应引起各级政府和企业家的关注,积极做好防范工作。

(1) 首先,应该给职工以"知情权",即必须让职工了解他们的作业环境及其所接触到的各种危害因素的性质、对健康的影响及其程度、控制措施和自我防护方法等。例如美国职工安全与卫生管理署(occupational safety and health administration, OSHA)为确保职工充分享有这种"知情权",出版了各种形式的"指南"、"手册"和"对话"等指导性及通俗性读物,人手一册,供职工自学及实际应用。如由化学品制造厂提供的"物质安全性资料清单"(material safety data sheet, MSDS)是对接触化学毒物的职业人群进行健康教育的好形式。MSDS 包括以下 9 个方面的内容:①生产厂有关情况及联系方法;②产品的有害组分,除涉及技术保密或确认该组分确实无害外,均应列出有害组分名单,每一组分的百分含量及其职业接触限值(TLV);③物性资料,如沸点、蒸汽压、外观及气味等;④易燃易爆危害资料,如闪点、燃点、灭火剂要求、意外火警及爆炸危害以及特殊的灭火方法;⑤健康危害资料,如过度接触所致健康损害及急救方法;⑥化学反应性资料,如生产化学反应的条件,副产物及其防止方法;⑦外溢性泄漏处理方法,如应采取何种方法处理污染场所及污染物等;⑧特殊防护,如个人防护用品及有效的通风技术措施等;⑨其他特殊注意事项,如操作及储存方法,以及必要的注意事项。

根据要求,每个职工进厂后都应经过"三级职业安全卫生教育",即上课听讲及实际操作,后者包括如何阅读和解释化学品包装的有关标志,如何阅读和解释 MSDS,认识自己作业区化学危害及控制方法,掌握个体防护用品使用方法;以及了解在本行业内获得进一步信息的来源。

(2) 增强职工自我保健意识和参与意识。通过职业卫生与安全教育,主要是让职工掌握"识别"作业场所可能存在的职业危害因素,"识别"的目的在于"控制"。因此更主要的是使职工确信职业危害是可以控制的,职业病是可以预防的,从而增强职工自我保健意识和参与意识。

几乎所有的工农业生产及科学研究过程中都会产生这样或那样的尘、毒、物理性有害因素,因此治理和预防尘、毒等危害是目前职业卫生工作的重点,也是职业健康教育工作的重点。

1) 粉尘与肺尘埃沉着病(尘肺)。生产性粉尘是危害面最广、接触人数最多、危害程度也最严重的职业性有害因素。到目前为止尘肺的治疗尚无有效的药物和办法。重在环境改造和个人防护。

2) 化学毒物与化学中毒。化学毒物种类繁多,分布也很广。该类有害因素又可分为:①金属、类金属及其化合物;②有机金属化合物;③有机溶剂;④高分子化合物单体;⑤刺激性气体;⑥窒息性气体;⑦农药类中毒事故频繁,如有机磷类农药、有机氮类农药等是目前使用最多的。

3) 物理性有害因素与有关职业病。该类有害因素也很多,如异常的气压与气温、噪声、振动及各种有害光线及放射线等,物理性有害因素的治理比较困难,主要是采取个体防护措施。

职业危害因素所致职业病不同于一般的内科疾病,它有如下5个特点:①病因明确,控制病因或作业条件,可予消除或减少发病;②病因大多可以检测,而且需要达到一定的接触量,一般可有接触水平(剂量)-反应关系;③在接触职业危害的人群中,常有一定的发病率,很少出现个别病人;④如能早期诊断,合理处理,预后较好,康复较易;⑤不少职业病,目前无特效治疗,只有对症治疗。除职业性传染病外,治疗个体,无助于控制人群中的发病。基于以上5个特点,对职业病伤的防治,健康促进更具重要地位。

(3) 改变不良作业方式。不良作业方式对劳动者的健康会造成明显损害。不良作业方式一方面由客观的劳动生产所决定,同时也与个人主观的习惯有关。例如:①长期站立作业,如售货员、理发员、外科医生等,由于重力作用可引起下肢静脉曲张、痔疮、内脏下垂等;②引起视力疲劳的作业,如镜下光刻、绕丝作业,可引起视力下降、头痛头晕等;③手动搬机作业,如机动铆钉、打字员、钢琴师等,可引起腱鞘炎或手指和腕关节的损伤;④强迫体位作业,如缝纫、刺绣等,长期弯腰可使脊柱、胸廓变形及腰背肌损伤;⑤搬运作业,由于负荷姿势不正确或负荷过重而使关节肌肉产生损伤,同时由于过重体力劳动消耗大量能量,如不能及时得到补充可使机体抵抗力下降。此时易受外来有害因素侵袭,或使"内在"的疾病"爆发";⑥视屏(VDT)作业,为近年来随着计算机发展而不断扩大的职业人群,由于长期在荧光屏前,同时还要操作键盘,因此不仅可引起视力疲劳,还可引起"颈、肩、腕"综合征及皮肤干燥、神衰等症状。

(4) 重视职业心理健康教育。职业性紧张(occupational stress)虽不引起诸如"职业性生物病原体感染"、"中毒"或"物理性"损伤那样病因明确的职业病,但可引起不良效应(strain),以至诱发"紧张有关疾病"(stress-related disease)。引起精神紧张或精神疲劳的职业或工作很多,尤其在目前激烈竞争的社会环境中,常见的易引起精神紧张或精神疲劳的工作主要有:①长期从事简单重复的作业,如各种流水线作业,司机、过录员等;②长期与社会、家庭隔离的工作,如远洋航运、捕捞,天文观测与极地考察等;③上班时间经常变动的工作,如医务人员、火车司机等;④精神高度集中的工作,如高空作业、宇航与导航、监听与监视作业等;⑤企业管理不善,造成上下级关系紧张;⑥工作环境中不良的人际关系,尽管并非职业本身所致,但也是职业人群常见的精神紧张因素之一;⑦职业变化或失业、下岗和多余人员分流而造成的心理恐慌及思想不稳定等。

精神紧张不仅可引起神经症状或心因性精神病,也可以是身心疾病的病因,也可能是诱因或促成因素。由于精神紧张,首先使自主神经功能或内脏功能发生变化,当这种变化是可逆性的生理反应时,称为"心理生理反应",当这种变化为持续性或器官组织已发生病理变化时,则成为"身心疾病"。

精神紧张可引起多个系统的身心疾病,如神经性厌食、溃疡病、心律不齐、高血压、冠心病、甲亢、糖尿病、哮喘、神经性皮炎、湿疹、荨麻疹、脱发、月经不调、流产及神经性头痛等。

减轻或消除精神紧张的办法与措施应从多方面入手。首先要求企业的管理者采用先进的管理模式,合理地组织劳动与生产,正确地处理管理者与职工之间的关系,同时也要对职工不断地进行生产技能与思想认识的培训与教育,尤其对新职工应尽快使之适应快速的劳动生产节奏,其次是进行心理健康教育,即根据职工的心理生理特点,教育职工摆正自己的社会地位和角色,充分认识自己的能力,作用和价值,和谐地处理人际关系,使之感到劳动和工作成为人生的需求。对于精神或心理有异常表现者,应尽快进行心理咨询、诊断和治疗;对于已有其他病症者也应尽快进行诊治。

【案例三】 上海宝山钢铁公司钢管厂内设备运转产生的稳态噪声及钢管之间产生的脉冲噪声使车间的噪声强度最高达 142 dB,严重影响职工的健康。厂内专门成立由保健站、疾控中心、宝钢健康促进委员会、厂长办公室、安全科及职工代表组成的"提高耳塞佩戴率"自主管理(JK)小组。通过对车间进行现场调查,确定职工不愿佩戴耳塞的原因是:对危害性认识不足占 71.8%;自我表现防护意识差占 71.1%;国产耳塞佩戴不适占 66.1%;缺乏行政干预手段占 56.9%;规章制度不健全占 54.1%。针对这一结果,采取了相应措施:强化有针对性的教育内容和频率;制定相应的规章制度;采取有效的行政手段(如噪声岗位职工若佩戴耳塞则工资上浮 0.1 系数);逐步根据职工要求改进耳塞质量。3 年来,职工中认识到佩戴耳塞重要性的从 29% 上升到 74%;耳塞佩戴率由 7% 上升到 60%;听阈增高和高频听力损伤的职工,1998 年比 1995 年明显下降。这充分说明职工通过健康促进活动认识到了自身防护的重要意义。

(二) 一般健康教育

职业人群的健康不仅受职业因素,同时也受非职业因素,如人口的生物学特征、生活环境、行为和生活方式,以及卫生保健服务的影响。据报道在美国职业人群中吸烟者的缺勤率比非吸烟者高 50%;肥胖者比正常体重者高 100%;有人估计 80% 的女性肿瘤和 75% 的男性肿瘤与环境和(或)行为与生活方式有关。事实证明纠正不良的行为和生活方式的健康教育有利于促进职工的健康。

1. 控烟教育 吸烟是心脑血管病、呼吸道疾病及肺癌的重要危险因素,而这些危险因素与某些职业危害因素有协同作用,如吸烟可增加接触铬、镍、铀、石棉作业工人诱发肺癌的危险度。吸烟的铀矿工人发生肺癌的危险度为非吸烟同种工人的 6 倍;而吸烟的石棉工人死亡率为非吸烟同事的 10 倍。据对水泥厂工人的调查,吸烟者支气管炎发病率达 7.3%,不吸烟者为 5.6%,不接触水泥的工人吸烟者为 3.3%,不吸烟者仅为 1.6%。对橡胶厂工人的调查发现,吸烟者患肺癌危险度比不吸烟者大 5.5 倍。单纯接触石棉的非吸烟工人肺癌发病率为非接触者的8倍,而吸烟的石棉接触者则要高50倍以上。因此,企业,尤其是接触有毒、有害的企业,应该把控烟放在首要位置。

此外,专家们还指出:"在作业场所吸烟对非吸烟者危害更大,因为被动吸烟吸到的颗粒物更小,更易进入深部肺组织。"因此,在职业人群中进行戒烟的同时,还应强调保护非吸烟者的健康。

2. 合理营养与平衡膳食 许多慢性非传染性疾病,如心脑血管疾病、肿瘤、糖尿病等都与膳食结构及过量饮食有密切关系。当然对于在特殊环境下作业或从事接触有毒物质的职业人群合理营养和平衡膳食更显重要。如从事重体力劳动的职工,由于劳动强度过大,尚有营养不足的问题,因此应保证给予他们充分食物热量的需求。如高温作业的人群每工作日出汗量可高达5L,此时体内盐水大量流失,应鼓励工人饮用含盐饮料,合理地补充盐和水以及维生素类等,而不要贪溺于时下的"冰砖"和"可乐型"饮料,否则会出现疲乏无力、食欲下降、睡眠困难等症状。对接触毒物的工人除提供"保健牛奶"外,还应注意膳食的平衡。对一些从事脑力劳动,又缺乏锻炼的人要防止摄入过量营养。因此,要通过健康教育指导,使不同职业人群有针对性地补充不同的营养,合理安排膳食。

3. 加强体育锻炼 经常参加体育活动不仅可以提高肌肉力量、耐力与柔韧性等身体素质,更重要的是,可以降低患心血管疾病、高血压、肿瘤、糖尿病、骨折等疾病的危险,同时还可以缓解焦虑、压抑等心理情绪。因此,发展体育运动是防治慢性病的重要措施。把推动大众体育发展作为公共健康与社会政策的组成部分。应鼓励成年人每天参加30 min以上中等强度体育活动。鼓励老年人积极参加体育活动,以保持他们独立活动和自我料理的能力。要依据残疾人以及慢性病患者的需求,对其提供体育锻炼与场地设施的咨询和建议。修建和改建社区体育与健身中心。使更多的人,尤其是家庭主妇、老年人以及从业人员,能够就地就近参加体育活动,尽情享受体育活动带给人们的乐趣。极大地满足了不同社区居民的体育需求。

4. 节制饮酒 过量饮酒常导致工伤及其他意外事故,据统计在某些发达国家,50%的车祸死亡、55%的谋杀、28%的婚姻暴力、40%的自杀、18%的烧伤及23%的跌伤事故均与酗酒有关。发达国家由于过量饮酒所致缺勤率、劳动生产率下降,以及医疗费用的增加都十分明显。例如美国职业人群由于与饮酒有关的健康问题造成的经济损失每年高达116亿美元(包括医疗费、工伤赔偿及劳动生产率下降所造成的损失)。此外,过量饮酒与某些工业毒物有协同作用,如接触铅等金属化学毒物及卤代烃类等有机化学毒物的作业,饮酒可使毒物的肝损伤作用加强,同时也可使中毒症状加重或更易引起中毒,这是因为吸收到体内的铅可暂时储存在骨骼中,饮酒后可将骨骼中的铅"动员"出来,当血中铅达到一定浓度时,就可出现铅中毒症状。由于一切有机化学毒物,也包括乙醇,都要在肝脏进行分解代谢,因此饮酒可加重肝脏负担,更容易使其他化学毒物加重对肝脏的破坏作用,例如TNT(三硝基甲苯)有明显的肝脏毒性,饮酒可使肝脏毒性作用更加明显。饮酒后血液中乙醇含量上升,有利于脂溶性有机化学毒物进入人体内,容易引起化学毒物的中毒。因此,接触工业毒物的职业人群,应视为"高危人群",作为进行戒酒或节酒的重点对象。当然某些作业环境、作业方式及气象条件,如野外、矿下及在寒冷地带作业,也是促使过量饮酒的因素,因此节制饮酒的教育应因势利导对症下药,提高职工节制饮酒的自觉性。

5. 一般卫生习惯教育 经常洗手洗脸刷牙和洗澡,保持良好的卫生习惯,对所有人都是必要的,而对某些职业人群则更具有特殊意义。职业卫生学与毒理学研究结果表明,化学毒物进人体内的途径主要是呼吸道、消化道和皮肤,因此不在有尘毒危害的现场吃喝、休息,可减少毒物进人体内的机会;如接触铅等金属毒物的作业,经常洗手可以防止其从消化道吸收;农药、有机化合物、金属毒物粉尘等可污染皮肤及衣物,经常清洗不仅可防止本人吸收中毒,也可防止给家庭成员带来危害;保持劳动现场清洁对预防尘毒污染也有明显效果。此外,金融业、售票员、售货员等经常接触现金货币者,严格洗手对防止肝炎等肠道病的传染是十分重要的。

【案例四】 上海吴泾化工有限公司于1995年调查发现:男性员工吸烟率高达79.4%,慢性支气管炎患病率为1.4%,高血压病患病率为9.3%,冠心病患病率为3.7%,职工因病缺勤率为5.7%。公司领导虽然重视禁烟工作,但对全方位开展控烟工作认识并不一致,通过健康促进项目的实施,进一步开展"工作场所控制吸烟综合干预",提出"每年吸烟率以3个百分点下降;与吸烟相关疾病的患病率有所下降"的目标。为达到此目标,采取了以健康教育为主的全方位的综合措施:①开发领导层的专家讲座、干部座谈等活动;②组建核心工作班子和网络;③完善相应的规章制度,增补奖惩措施;④加大应知应会培训力度,开展多种形式的控烟对健康有益的知识宣传教育;⑤组织戒烟俱乐部,向志愿戒烟的员工提供多种戒烟保健药品。到2002年统计,男性员工吸烟率下降为58.2%,慢性支气管炎患病率为0.8%,高血压病患病率为7.8%,冠心病患病率为1.2%,职工因病缺勤率为1.1%。

(三) 对缺乏医务照料职业人群的健康教育

1987年WHO执行局第79届会议指出:"某些未包括在国家卫生服务范围内的职业人群,如农业工人、乡镇企业工人、未成年工人以及雇工等,应被视为缺乏医务照料的职业人群(underserved working population),并得到充分重视。"

1. 农业工人(农民) 地理、交通、经济以及文化和风俗习惯等方面的原因,这部分职业人群所能得到的医务照料远不及城市工人。但他们同样受到各种职业危害因素的威胁,如工伤、化学中毒和高温中暑等。此外,还受到与农村特殊环境有关的"职业性危害",如人畜共患疾病、破伤风、疟疾、丝虫病、血吸虫病、毒蛇及节肢动物咬伤等的威胁。

同时由于农村职业人群文化程度低、构成广(包括男女老少)、生产方式落后且场所分散,难以实施成套的健康教育规程,通常是通过初级卫生保健(PHC)加以贯彻。健康教育的方法有:①扩大基层卫生保健网的覆盖率,改善服务质量;②举办短训班,对基层卫生医务人员进行职业健康教育,以便对农业职业人群开展基本的职业卫生服务,并与初级卫生保健紧密结合;③通过农村新闻媒介及通俗读物对农业职业人群进行促进健康的教育。

2. 乡镇企业工人 近年来我国乡镇工业得到迅猛发展。据估计,全国乡镇企业数达200万个以上,职工人数达9 000万。以江苏省常熟市为例,1987年乡镇企业数达13 880个,乡镇职业场所的迅猛发展。由于生产技术落后,企业管理水平低,作业场所污染严重,空气粉尘及毒物浓度的"点合格率"远低于市区国营企业。如水泥尘的点合格率,乡镇企业与市区全民企业相比为0∶1,铅为0.06∶1,矽尘为0.32∶1,苯为0.58∶1。对乡镇企业职工的"健康促进活动"亦应与农村的初级卫生保健相结合,原则和方法与农业职业人群相仿。

此外,还有城镇的流动人口也应作为缺乏医疗照料的人群加以管理。

三、健康支持性环境的创造

《松兹瓦尔宣言》指出:"创造支持性环境与健康休戚相关,两者互相依存、密不可分。

要使两者都富有成效是社会发展的目标。"创建健康的支持性环境涉及物质环境和社会环境等方面,包括工作场所、居住环境、人际关系、社会精神、休闲娱乐,以及享受某些福利的机会等。

评估一个健康促进的企业,环境因素是至关重要的。首先,工厂的位置是否对周围居民生活和健康构成潜在性的危害;有无无障碍通道;有无足够的停车场;污水、废气的无害化处理、固体垃圾的分类管理,尤其是有害、有毒的垃圾必须通过国家认可的、有资质的专业公司处理,并从管理上保证避免造成环境污染;安全通道和消防设备的完好性、卫生厕所的配置、环境的绿化、美化和香化以及无烟环境等。一个明智的企业家,都会十分重视环境的建设,如镇海炼化公司加大了环境综合治理的力度,重点加强了生产、生活环境的明亮工程、美化工程、生态工程、园林工程的投入和软硬件建设,创建全国最佳生态环境和人居环境,建成人与自然和谐发展的园林化企业,做到优美的环境、完善的资料、有序的管理,这是十分明智的。

第四节 职业人群健康促进规划的实施与评价

一、职业人群健康促进规划的实施

职业人群健康促进规划的实施通常可以分成以下几个阶段。

1. 准备阶段 当建立一个项目时,最关键的策略之一就是要得到企业领导的承诺与赞同。由于职业人群健康促进工程在我国尚属起步阶段,许多企业领导对其不甚了解,重要的是要让领导理解健康促进的内涵、目的和意义以及实施的策略与方法。得到他们的承诺与支持。

2. 建立协作机制阶段 一旦领导已经同意推行健康促进项目,领导应提名筹建小组名单,表明对该项目的责任和承诺。筹建小组在厂领导的支持下,负责组建领导班子和工作网络,并提供政策支持。专业工作组由相关部门负责人组成。负责规划设计、执行和项目管理。

3. 需求评估 需求评估的目的是要确认影响工人健康的关键问题和优先解决的问题。但应强调的一个基本原则是项目的提出应通过实地调查,而不仅仅是由专家或领导提出的没有征求工人意见的问题。

4. 制定项目规划阶段 基于需求评估的结果制定项目规划,明确项目的目的和目标。项目的经验表明:应强调领导体系、工作网络(多部门合作)、多种策略的应用以及员工的积极参与。

5. 实施阶段 在实施阶段较为重要的因素是如何开展这个活动以便尽可能地满足更多工人的需求以及是否需要外界的帮助。当执行一项大的项目时,需要建立一个专家网络以提供必要时的帮助和支持。

6. 评估阶段 评估可以显示项目的运行情况为领导提供必要的反馈。评估的目的不仅仅给项目下一个"成功或失败"的判断,更重要的是为领导部门或工作组提供项目相关的、有用的信息和观点。

7. 再评估再设计阶段 为了保证项目的可持续发展,在项目取得一定成功之后,重新开始进一步的需求评估,制定下一个项目做准备,形成更全面、更整合的规划,并使健康促进活动和策略纳入企业的长期发展规划。

【案例五】 上海橡胶制品研究所在实施职业危害综合治理中的做法是:①开发领导层:采用多种形式,使领导层真正认识到开展健康促进是推进企业可持续发展的有效途径,并提升为领导的自觉行动,保障各项措施的落实和目标实施。②加强组织网络建设:明确职责分工,建立例会制度,沟通信息、解决问题。③完善规章制度:修订8项,新制定3项制度。④加强健康知识教育与培训:进行上岗前职业卫生安全知识培训、法律法规培训、职业病和常见疾病防治知识教育,不定期举办咨询、讲座等。⑤开展员工的健康监护和作业环境监测:每年对接触有毒有害作业者体检1次,每3年对全体职工进行1次健康普查;对有毒有害作业点定期测定,并将监测结果公示于众。⑥加强职业危害治理:设备更新换代,合理布局、个别外迁,增设警示标识,更新个人防护用品,建立督导和奖惩措施。

二、规划的评价

职业健康促进规划的评价原则与其他评价基本原则是一致的,可分为过程评价、近期效果评价与中期效果评价,以及远期效果评价或结局评价。关键在于指标的选择及评定指标的权重大小。

(一) 过程评价

指分析为达到项目目标所采取的行动或措施的发展情况,侧重于评价工作效率。为及时掌握项目进程和质量控制。

例如,1992年,WHO西太区办事处与我国卫生部发起,在我国开展第1个职业人群健康促进规划——上海工人健康促进示范项目规划,选择化工、造船、棉纺和钢铁行业的4个企业作为示范单位,规划通过3年(1992~1995年)的实施,在降低主要危险因素、疾病控制、工业和环境卫生改善和职工健康教育等方面达到一个新的水平,以期提高职工的健康意识,建立健康的生活方式、创造卫生安全、满意和高效的作业环境。为及时掌握项目进程和控制质量,项目实施组采用以下方法进行过程评价。

1. 专家小组指导制 其作用是自项目设计阶段开始便对全过程的各个环节进行评估,并提出建设性意见,专家小组的成员来自职业卫生与健康促进领域的专家组成。

2. 项目执行小组督察制 即由项目执行小组具体负责监测项目的执行情况,制作统一的监测表和执行表,发放至各试点执行单位,并定期收回进行分析。

3. 实地考察例会制 例会每季度或每月1次,参加者包括专家组成员、项目执行组成员、各试点单位项目执行人员等。例会时各试点单位分别作评估报告和下一阶段工作安排,由与会人员进行评定,并提出改进意见。同时每个试点单位的健康促进委员会也定期召开会议,总结目前工作并提出下一步计划要点。

4. 单位对口协作制 由各试点单位与专家单位结成一对一的对口协作关系,就项目内容进行合作,包括向试点单位提供技术指导与各种培训和常见病、多发病咨询门诊等。

(二) 效果评价

效果评价着重评价项目实施与各项干预措施所产生的效果。根据职业卫生和职业病发病的特点一般可分为以下几类。

1. 职业健康教育的效果指标

(1) 企业领导和工人对所接触的职业危害认识程度:包括职业卫生知识,尤其是如何防护的知识水平的提高(知情权)。

（2）企业领导和工人预防职业危害的行为改变：包括企业改善环境的经费投入、技术改造项目的多少、防护用具的配备程度，以及工人参与改善环境的程度、防护用具的正确使用率等。

2. 企业环境质量变化指标

（1）企业大环境卫生状况的改善：企业大环境卫生状况与车间内卫生状况具有高度的一致性，卫生状况的好坏是企业文化的重要组成部分，优美的环境会使人们精神振奋、激发人们的热情和积极性。如镇海炼化公司化肥厂在设施工作场所健康促进工程时，在基本不花钱的情况下，做到室内环境整齐统一、物品摆放规格化、室内六面整洁、门窗明亮。职工良好的健康行为逐步养成，文明素质和健康素质有了明显提高。同时，在厂区环境上进行绿化、美化和香化。绿化总面积达40%，形成了立体绿化，实现了"四季常青，鸟语花香"。中国石化集团授予其"最佳绿化工厂"称号，宁波市授予其"最佳花园式工厂"称号。3年来，总公司为了丰富职工的业余文化生活，改造了文化和体育设施，新建全功能老年活动中心，举办了镇海菊花展，大大提升了企业文化和企业形象。

（2）作业点有害因素的浓度（或强度）的变化：符合国家卫生标准的比例等。这需要定时定点进行监测。

3. 职业卫生服务指标

（1）有害作业点环境监测覆盖率。

（2）有害作业工人职业性健康检查覆盖率。

（3）职工患病（包括工伤职业病）后的诊治率。

4. 健康水平变化指标

这类指标是职业健康教育、健康促进效果的最终观察指标。可体现在职业性疾病的减少和职工健康水平普遍提高方面：

（1）职工一般疾病发病率的下降比例。

（2）职工因病伤缺勤工时下降比例。

（3）职业病发病率下降比例。

（4）职工平均健康期望寿命及死亡率变化（根据健康教育计划周期长短）。

（5）劳动生产率与经济效益提高的指标。

5. 效益与效果指标 这类指标意义较大，但是需要其他多方面数据资料才能比较准确地进行统计分析，效益与效果指标对开发领导，促使政府更加重视职业健康促进工作具有重要意义。

【案例六】 浙江省镇海炼化公司实施健康促进"工程"3年来，工人对职业危害、职业安全知识知晓率；尘、毒、噪声监测覆盖率、合格率；作业人员就业前体检、定期体检覆盖率、受检率；患职业禁忌证者及时调离率；有毒有害介质排放率均达到《3年规划》标准。该公司员工职业病发病率连续3年为零；吸烟率3年累计下降1.7%，而试点单位化肥厂平均每年下降2%；在规划前医疗费用持续上升，近3年已逐年下降；3年来减少因病请假13 136个工作日，平均每年增加18名工人。化肥厂采用16项清洁生产方案的实施，共投入资金7 512万元，使各生产装置的跑、冒、滴、漏明显减少。这不仅取得了明显的社会效益，而且取得了明显的经济效益，年效益是当年投资的1.8倍，并被授予"中国石油化工集团公司清洁生产示范装置"称号。

随着企业规模扩大和生产集约化程度的提高，以及世界经济全球化和国际贸易发展的需要,对企业的质量管理和经营模式提出了更高的要求。20世纪80年代后期在国际上兴起了现代安全生产管理模式——职业健康安全管理体系(OHSMS)。它与ISO9000和ISO14000等标准体系一并被称为"后工业化时代的管理方法"。北美和欧洲都已在自由贸易区协议中规定:如果没有实行统一职业健康安全标准的国家和地区的企业所生产的产品将不能在北美和欧洲地区销售。

1999年10月,原国家经贸委颁布了《职业健康安全管理体系试行标准》;2001年11月12日,国家质量监督检验检疫总局正式颁布了《职业健康安全管理体系规范》,自2002年1月1日起实施;上海质量体系审核中心已正式成为全国第1家主持OHSMS认证的权威性机构。职业人群健康促进已成为全球性的重要工作。

第五节 乡镇企业职业人群的健康促进

WHO的《组织法》、《阿拉木图宣言》、关于"人人享有卫生保健"的全球策略,以及国际劳工局《职业安全和卫生公约》和《职业卫生服务公约》所作出的规定中都包括每个工人享有最高而能获致之健康标准的健康权利。为达到这一目标,就应保证世界上所有的工人,不分年龄、性别、种族、职业、就业形式或劳动场所的规模和位置,都享有职业卫生服务。

目前,我国的乡镇企业(中小企业)的健康促进工作距要求相差更远,几乎还是空白。20世纪90年代初卫生部组织的调查结果显示,有25%的乡镇企业厂(矿)长和45%的工人对本单位或本岗位存在的职业危害一无所知;已知者中,分别有36%和61%是在劳动现场亲身体验而逐步知道的,通过书报或电视广播知道的分别为18%和7%,而通过卫生部门医务人员告知的则只有14%和3%。职业健康教育在农村的覆盖面更小,然而在乡镇企业中职业危害远比国有大中型企业更严重。

鉴于乡镇企业规模比较小,缺少必要的人力、物力和财力,独立开展企业健康促进工作有一定的困难。因此纳入地方政府(社区或乡政府)统筹安排是可取的,主要做法如下。

(1) 以社区政府为领导的组织,如健康促进委员会或职业人群健康促进领导小组,对社区企业或农民实施统一领导。领导成员可以以社区健康促进委员会为基础,吸收社区所在工厂或代表性工厂领导参加,并邀请市、区相关专业人员担任技术顾问。

(2) 对社区所有工厂作基线调查,调查内容包括:工人数、生产流程、可能的职业危害因素、作业环境条件、厂领导与工人对职业危害因素的认识水平以及开展健康促进工作的有利条件和不利条件等。在调查的基础上,实施分类管理。

(3) 职业卫生服务体制,除个别大厂有独立的卫生服务体系外,一般要纳入社区卫生服务体系,在社区政府统一领导下提供可持续发展的健康服务。

(4) 社区卫生服务中心的医务人员对职工进行有关职业卫生的培训,对厂领导进行职业卫生法制教育,以争取领导的支持。

(5) 实施职业人群健康促进规划,把职业健康、安全教育和健康教育结合起来,根据分类管理的原则,进行规划设计、实施与评价。

(6) 建立信息管理中心,将各厂的基本资料统一管理。

思考题

1. 简述职业人群健康促进的意义。

2. 简述职业人群健康促进的内容。
3. 引起职业性紧张的因素有哪些？
4. 为什么说在职业人群中控制吸烟、节制饮酒尤为重要？
5. 在职业人群健康促进项目中应如何进行过程评价？
6. 职业人群健康促进项目的效果应体现在哪些方面？

（黄敬亨　陈　玮）

第十八章 军队健康促进

军队是一个时刻准备执行作战和非战争军事行动的高度集中统一的武装集团。官兵的健康水平直接关系到军队的战斗力,在军队中开展健康教育与健康促进历来为各级领导所关注。在新民主主义革命时期,中国共产党领导的人民军队在艰苦卓绝的革命斗争中开展了群众性卫生运动,逐步形成了一套卫生工作的基本原则、组织体系、管理制度和工作方法。1935年,内务人民委员会颁布《卫生运动纲领》,为保障军民健康和革命战争的胜利发挥了重大的作用,也为新中国成立后的健康教育奠定了坚实的基础。1950年8月,中央人民政府卫生部和军委卫生部,联合召开了第1届全国卫生工作会议,朱德同志在会议上指出:"加强卫生预防工作,在文化教育方面推广宣传、普及卫生常识,把卫生工作推广到广大的人民中间去,并依靠群众来做、才能把卫生工作做好。"从1992年开始,健康教育作为一个单列项目出现在全军各级制定的有关文件中。1992年,中央军委颁布《中国人民解放军基层后勤管理条例》,要求"基层单位应当按照规定进行健康教育,使官兵养成良好个人卫生习惯,提倡戒烟,不在戒烟场所吸烟"。同年,总参谋部、总政治部、总后勤部联合颁布《军队健康教育方案(试行)》,要求全军"系统、规范地开展健康教育"。《军队健康教育方案(试行)》规定了"系统组织、系统建设(组织建设、业务建设、制度建设)、系统教育(基础教育、继续教育、专题教育、康复教育、院校教育)、系统考评"的具体内容和要求以及采取"加强组织领导、搞好总体设计、逐级负责落实、实行分类指导、严格效果考核"的主要措施。1993年,总参军训部、军务部和总后卫生部联合下发《军队院校健康教育教学大纲(试行)》,要求全军院校成立健康教育学教研室(组),建立教学场所,设置健康教育学课程加强对学员健康教育知识培训。1997年,总参谋部、总政治部、总后勤部批转了总参军训部、总政干部部、总后卫生部题为《全军院校健康教育情况和今后意见》的报告,指出:"健康教育是新时期院校教育的重要组成部分,是培养合格军事人才和提高部队战斗力的需要;进一步加强和改善院校健康教育,既是军队长远建设的需要,也是精神文明建设的重要任务。"该"报告"对军队院校健康教育提出4项要求:要进一步提高对院校健康教育的认识;健康教育内容应突出军事特色;加强健康教育的课程建设和建立完善、配套的健康教育保障体系。1997年6月,总后卫生部在《关于成立"全军健康教育中心"的通知》中,明确规定该"中心"业务工作接受全军爱国卫生运动委员会和总后卫生部的领导。中心主要承担调查研究、提供决策依据;指导和咨询,组织和参与编制法规、制度、计划、大纲、教材;培训师资和骨干,开展教育评价;学科建设研究;教学研究和信息交流;对外学术交流和业务往来等6项任务。同年,全军爱国卫生运动委员会在《成立"全军院校健康教育指导组"的通知》中,明确了其承担"对院校健康教育进行调研指导和技术咨询,为总部提供决策建议,进行学术交流"等职责任务。

充分表明,我军在开展健康教育和健康促进工作中,历来为各级领导所关注。1999年6月学术性期刊《军事健康教育》创刊。同年,"中国军事教育学会军事健康教育委员会"正式成立,标志着军队健康教育的学术研究和专业工作上了一个新台阶。2000年7月,全军供医学院校及指挥技术院校学员用的军队健康教育统编教材分别出版发行。健康教育的理念逐步深入人心,健康教育与健康促进的地位进一步明确。我军从建军以来经历了各个历史时期,随着社会的进步和健康理念的不断发展,健康教育、健康促进在部队卫生工作中的地位和作用也不断提高和加强,军队健康教育工作逐渐从一般的卫生宣传教育向系统化、规范化健康教育与健康促进方面发展。

第一节 军队健康促进的概念与内涵

一、军队健康促进的涵义

军队健康促进是指在各级首长统一领导下,通过各级作训、军务、宣传、文化、卫生等部门和军队所有成员的共同努力,为广大官兵提供完整的、积极的经验和知识结构,包括设置健康教育课程,开展健康教育活动,创造良好的健康学习环境,提供适合官兵的健康服务,让全体官兵共同参与,促进军队广大官兵身心健康。

军队健康促进遵循了《渥太华宪章》明确提出的健康促进5条策略:①制定健康的公共政策;②创造支持性环境;③强化社区行动;④发展个人技能;⑤调整卫生服务方向。

(1) 军队健康促进首先要求将维护与促进战士的健康的责任纳入各级领导的议事日程上,并从组织上、政策上、资源上得以保证。正如《卫生部长宣言》指出:"我们承认,促进健康和社会发展是政府的核心义务和职责,并由社会其他所有部门共同承担。"政策与资源的支持是军队健康促进的首要因素。总部领导十分明确地指示:"各级领导要高度重视健康教育工作,将健康教育作为加强部队全面建设的重要内容,列入议事日程,经常研究和解决部队健康教育中存在的实际问题。作训、军务、宣传、文化、卫生等部门要按照职责分工,把健康教育纳入各自的工作计划,通力协作,主动配合,共同抓好落实,依靠和动员全体官兵积极参与,推动这项工作深入发展。"

(2) 发展与创造支持性环境。官兵的健康与其所生存的环境是密不可分的。发展与创造健康的支持性环境涉及到社会环境和物质环境等方面,应积极为官兵营造温馨的社会环境和和谐的自然环境,创造一种健康、良好、满意、愉悦的生活和工作条件。

生活、工作和休闲模式的改变对健康有重要影响。工作和休闲应该是人们健康的资源。军委、总部领导为了全军官兵的身心健康,设有专项经费用于官兵的文化、娱乐和体育生活等,包括定期给全军部队传放影片、发放体育器材、组织文艺工作者下部队巡回演出等,极大地丰富了官兵们的物质文化生活。

为了创造部队良好、健康的生活工作环境,按《全军爱国卫生工作规划》要求,全军都开展了争创"卫生文明军营"活动,各部队舍得投入精力、舍得投入时间、舍得投入经费。不少单位改建和扩建住房、办公楼、食堂,为战士宿舍安装空调等;有的单位美化整洁居住环境,创建"绿色军营""花园式营院"等;还有的单位添置或更换影碟机、电视机、放映机,以及订阅大量卫生方面书籍、报纸、杂志等。全军部队实现了每个连队都有图书室,不少部队的班、排都通了局域网。

军委、总部领导为军队创造一个相互支持、相互帮助、不分彼此、团结一致的革命大家庭。实现了官兵人人享有保障、平等、自由、教育、人权的社会环境。

(3) 强化部队健康教育。部队是特殊的群体,可视为特殊社区。部队社区的划分没有统一的规定,一般以一座独立的军营(如独立的团、营或军队院校等)划分较为合适。按总部要求,团建有健康教育领导小组和健康教育指导室,团里一名主官担任组长。军队健康教育与健康促进工作的开展应以"社区(团)"为载体,上级单位"赋权"给"社区",充分发挥"社区"的积极作用。利用"社区"现有的人力、物力资源以增进自我帮助和相互支持,促进全团官兵积极参与。通过具体和有效的"社区行动",包括确定优先项目、做出决策、设计策略及其执行,以达到提高健康和保持部队战斗力的目标。这就要求"社区"能充分、连续地获得卫生信息、学习机会以及经费的支持。必须十分重视在"社区"开展有组织、有计划、有系统的项目规划,并做好监测、评估工作。每年结合贯彻《军队基层建设纲要》和条令、条例,以及年终总结检查考核一并进行。对于健康教育考核不及格的单位和个人,不能作为评选先进的对象。

(4) 调整健康服务方向。随着医学模式的转变,生物致病因素所占比例逐年降低,据世界卫生组织报告,人类的健康与寿命60%取决于行为与生活方式,15%取决于遗传因素,10%取决于社会因素,8%取决于医疗卫生条件,7%取决于气象条件。表明卫生部门的作用不仅仅是提供临床与治疗服务,而应坚持健康教育、健康促进更是有效的服务和方向。军队卫生服务部门始终把军队每一个成员的总需求作为服务对象,使卫生服务及其资源向健康促进倾斜;与其他部门和相关学科联合起来,形成强大的公共联盟;抵制有害产品、不健康的生活条件和环境;并特别重视公共卫生问题,如污染、职业毒害、低劣的居住条件;通过财政或其他设施支持和促成官兵维护自身的健康,不断改善环境、生活条件和福利措施。

二、军队健康促进的原则

(1) 军队健康促进应紧密依靠军队法规和规定。依法治教是健康教育、健康促进必须遵循的一个基本原则。军队是一执行特殊任务的群体,军队的工作、训练都必须根据训练大纲有计划、有步骤的执行。军队健康促进强调紧密依据军队法规和规定。军队健康教育、健康促进的基本法规有:①《中国人民解放军卫生条例》;②《全军除害灭病规划》;③总参谋部、总政治部、总后勤部联合颁布的《军队健康教育方案》及其所附的《部队健康教育提纲》;④总参和总后共同签发的《军队院校健康教育教学大纲》等。

(2) 突出军队的特点。

1) 大力开展军事健康教育,着眼于未来高技术战争的需要,重点围绕部队走、打、吃、住、藏和特殊环境条件下的健康和战斗力保持问题,加强军事医学防护教育,包括作战、训练、军事作业的卫生防护和特殊环境条件下的卫生防护、战场自救以及防原子、防化学和防生物战等卫生防护知识教育,提高官兵在各种条件下的生存能力和自我保健能力,以保障部队各项任务的顺利完成。

2) 军队以男性青年为主体,机体比较健壮。成员来自祖国各地,再分配到大江南北。部队人员流动性大,每年都有新兵入伍,也有老兵退役,形成"铁打的军营,流水的兵"人文景观。官兵高度集中,相互密切接触。

3) 机动性较大,一旦任务需要或参与非战争军事化行动,会出现北方官兵到南方,南方官兵到北方,居住平原的官兵到高原作战、救灾、执行特殊任务等,充分体现部队高度的机动性,且战时环境恶劣且复杂多变,生活条件艰苦,部队经常移动,会不断接触自然疫源地,又会面对敌军使用核、化、生武器和高新武器,从而增加了传染病发生、流行和非战斗减员的概率。

4) 军队成员总体文化水平、身体素质、组织纪律性以及后勤保障、医疗卫生保障均高于一般社会人群,因此,有利于开展健康教育、健康促进。

(3) 军队健康促进面向军队正规化、现代化建设,军队正朝向正规化、现代化建设的目标前进,军队健康促进必须与国家、军队的强盛同步发展和提高。军队健康促进应作为军队卫生工作的先导,从军队卫生工作长远建设出发,把健康促进纳入基础卫生建设总体规划中去,加强组织领导,充分发挥全军各级卫生人员的职能作用,从人力、物力、财力等多方面予以保证、关心和支持,发展健康促进,为落实军队各项卫生工作奠定良好的基础。

三、军队健康促进的特征

(1) 军委领导重视、健康教育系统规范,保障了军队健康促进工作的顺利开展。军委、总部领导十分部队健康促进工作,军队专门制定军队健康教育法规和文件,对军队系统组织、系统建设、系统教育、系统考评以及主要措施都提出了明确的要求,有力地推动了军队健康教育、健康促进工作。

(2) 军队强调令行禁止,军人以执行命令为天职。军队是一特殊的群体,有良好的组织纪律性。工作、学习、训练和休息的安排相对科学并整齐划一,从而保障了官兵的健康。

(3) 军队健康服务体系完善,实现了官兵人人有卫生保障。军队构建有较为完善的医疗保健体系,并建立有完善的官兵健康档案,每个官兵都享有公费医疗。实现了军队一、二、三级医院的联合,并有合理的转诊制度。部队各级设有健康教育指导中心、指导站(室)和心理咨询室等。

第二节 军队健康促进的意义与任务

一、军队健康促进的意义

(1) 是提高军队官兵的健康,保障部队战斗力的需要。健康教育、健康促进是军事训练的重要组成部分,是培养合格军事人才的重要手段。进一步加强健康教育、健康促进工作,是新时期军队建设的根本方针,对军队质量建军,提高部队官兵的健康,保障部队战斗力具有十分重要的意义。

(2) 是新时期军队正规化建设和精神文明建设的需要。军队健康教育、健康促进是新时期军队正规化建设的一项重要内容。深入开展健康教育、健康促进是精神文明的重要任务,也是落实江泽民同志关于"军队精神文明建设要走在全社会前列"要求的具体行动。通过宣传国家和军队的卫生工作方针、政策、法规及卫生管理制度,动员广大官兵自觉执行和遵守各项卫生法规制度,克服社会风俗习惯中存在的愚昧落后的东西,形成文明健康的生活方式和维护公共卫生的优良品质,促进部队精神文明建设。

(3) 确保军队在恶劣环境条件下各项任务的完成。军队是一个执行特殊任务的群体,面临着传染病与非传染性疾病的双重挑战。随时会面临各种恶劣、复杂的环境和条件。特别是在现代高技术局部战争条件下,官兵很可能要面临更为残酷、恶劣、复杂的战争环境。

因此,加强健康教育,培养官兵在复杂条件下自我保健、顽强生存的能力,才能维护官兵健康,保证各项任务的完成。

(4) 促进全民族健康水平发展的需要。我国人民健康水平与发达国家相比,还有一定差距,还存在不健康不文明的行为习惯,社会风俗中还存在愚昧落后的东西。军队成员来自五湖四海,分散在全国各地。在部队进行健康教育,传播卫生信息,普及卫生保健知识,不仅有利于提高全体官兵的文明卫生素养,对驻军所在地的卫生保健工作,也能起到很好的推动促进作用。同时,官兵转业退伍后,也会把在部队中所学到的健康知识,养成的文明习惯,带回家乡,对当地的健康教育起到良好的促进和模范带头作用,等于为社会培养一大批卫生保健人员。

二、军队健康促进的任务

(1) 预防工作是卫生工作的重点,健康教育、健康促进是预防工作的核心。健康教育、健康促进是贯彻执行国家和军队卫生工作方针的重要手段。

(2) 军队健康促进不仅仅是卫生部门的事情,更为重要的是需要协调所有相关部门的行动,包括作训、军务、宣传、文化、卫生及财务等部门,使各有关部门通力协作,参与健康教育工作,发展强大的军队支持体系,以保证广泛、平等地实现人人健康目标。

(3) 建立和促进部队领导以及官兵预防疾病保持健康的责任感,激发官兵对健康的关注,增进广大官兵自我保护的意识和自我保健的能力,走强兵之路,最大效能的生成和维护部队战斗力,展现我军文明之师、威武之师的光辉形象。

(4) 促使各级领导、各部门关心、支持官兵们的身心健康,并对官兵的健康负有责任,促进广大官兵对健康的需求,卫生部门及相关部门应努力满足官兵对健康需求的愿望,创造良好的健康支持环境,使广大官兵做出有利于健康的选择和决策。

(5) 有效地促进全军官兵关心健康与疾病,促进社会主义精神文明,提倡文明、科学、健康的生活方式,改善与治理环境,努力实现人人健康的崇高目标。

第三节 军队健康促进的内容

一、军队健康政策

军队是社会的组成部分,如同一所大学校,军队健康教育、健康促进工作必须有政策的支持。党中央、中央军委及总部首长对军队健康教育都给予了高度重视和关注。针对我国经济还很不富裕和军费十分有限的情况下,多次指示,要求把健康教育、健康促进作为我军卫生工作的一个优先发展的战略重点纳入议事日程,把健康教育、健康促进工作作为我军预防工作的核心内容抓紧抓好。要用战略眼光,切实从军队卫生工作的长远建设出发,把健康促进工作摆到了军队卫生建设的"一盘棋"中优先考虑,作为军队卫生工作一项最优化对策加以实施。为此,军队制定了一系列有关健康教育、健康促进政策和法规,特别是总参谋部、总政治部、总后勤部联合颁布的《军队健康教育方案》为全军健康教育、健康促进工作的开展起到了极其重要的作用。

二、军队一般健康教育内容

有人认为,部队官兵年轻力壮,身体健康,只需"头痛医头、脚痛医脚"。事实不然,据报道,对美军在朝鲜战场阵亡士兵尸检发现,77%都有不同程度的动脉粥样硬化,而朝鲜战士却没有发现。这表明生活方式是慢性病的重要危险因素。因此,预防慢性病要从小抓起,从年轻抓起。故部队除了重点抓围绕"走、打、吃、住、藏"的军事健康教育以外,官兵的生活方式和良好健康行为的养成也是军队健康促进的重要内容,如控烟、限酒、科学膳食、体育锻炼和心理调适等。

1. 控烟 部队多采用封闭式管理,相对来说生活较为艰苦,纪律严格,远离亲人和家乡,思念之情、苦闷感相对强烈,加上精神高度紧张,吸烟成为很好的慰藉,故部队官兵吸烟率较高,据调查,某部新兵吸烟率高达60.5%。由于吸烟的危害已得到社会的公认,又是一种不良的社会行为,为此我军广大官兵积极响应中央军委的号召:"军队精神文明建设要走在社会前列",努力贯彻执行《内务条令》第101条"军人在公共场合和其他禁止吸烟场所不得吸烟"的规定,以及全军爱国卫生运动委员会制发的《进一步开展控制吸烟与戒烟活动通知》和《军队无吸烟单位标准及命名办法》等法规,努力争当无烟军营。例如,成都军区某团开展争创"无吸烟团"活动,为起表率和示范作用,团长带头戒了20多年的吸烟史,以自己的实际行动干预全团的吸烟官兵。至此,全团再无一根烟头,实现了全团官兵无一人吸烟,戒烟率达到100%。

2. 限酒 酗酒不仅危害健康,而且会对社会造成危害,因酗酒引起打架斗殴、违法乱纪、意外事故伤亡以及历史上延误战机的例子不计其数。军队有严明的纪律,无论是平时,还是节假日军营内均严禁酗酒。因此,在军营内酗酒远不及社会严重。但是随着市场经济的发展,军队中一些社交活动也日益增加,酗酒现象也时有发生。因此,积极开展酗酒有害的健康教育,使官兵自觉地不饮或少饮烈性酒,提倡不劝酒、文明饮酒、饮低度酒是减少或避免饮酒所致危害的有力措施。

3. 营养与科学膳食 随着我国经济建设的不断发展,人民生活水平不断提高和改善,我国居民饮食结构发生了很大的变化,肉类消费量急剧增加,而水果和蔬菜和摄取相对持续减少,带来的是癌症、心脑血管病和糖尿病等死亡率也明显偏高。据不完全统计,军队的超过40岁的干部血脂高、脂肪肝、动脉硬化、冠心病、高血压等发病率也逐年升高。由此可见,膳食结构变化给社会、给军队带来的健康影响不容忽视。

对军队来讲,科学膳食、合理营养与部队战斗力紧密相连。增强营养意识,普及营养健康知识,改善官兵膳食营养结构,是当前军队膳食保障工作中的一项重要任务。进入21世纪,经中央军委批准,2000年1月1日、2005年1月1日两次调高食物定量标准,科学地规定了食物的品种、数量,经专家论证,该标准供给的营养素与部队体能、智能消耗基本适应。因此,它标志着军队饮食保障在进入21世纪时,开始由温饱型向营养型转变。

加强科学膳食、营养知识的健康教育,应当普及到部队每一个官兵,尤其是部队后勤军需部门和连队炊管人员,一定要学习和掌握科学膳食知识,不断提高科学组织膳食和加工烹饪能力,以保证部队官兵不但要吃得饱,而且要吃得营养、吃得科学并达到部队新的定量标准和规定的营养素水平。

4. 运动 "生命在于运动",运动是人类生存的需要,是增进身体健康、提高人群整体素质、改善抗病防病能力、健康长寿的有效途径。

运动对于军队来说是永恒的主题,部队是一个以男性青年为主的武装集团,肌体生理健康直接关系到部队战斗力,故我军历来注重军事训练和体育锻炼。早晨出操是部队必须科目,10 km武装越野、武装泅渡等大强度训练是总部规定必须达到标准的军事科目。除此之外，部队各级领导还注意发挥年轻人喜好运动的特性，经常组织开展各类体育竞赛活动。因此，运动对于基层部队官兵来说是家常便饭，但是对于军队机关、军队医院、军队院校等一些单位的干部或一些作后勤工作的士兵来讲就远没有基层部队那么普遍了，由于工作性质的不同，他们参与运动的机会不多，加上饮食不当，长期下来"三高一少"（血脂、血压、血糖逐渐增高，头发逐渐减少）的人群逐渐增多。因而，运动对于这部分人来讲应是健康教育的重点内容之一。

5. 心理卫生　由于军人所处环境和肩负任务的特殊性，使军人的心理呈现出与一般人不一样的心理特征。现代战争的突发性、高新武器巨大的杀伤效应以及现代战场人机环境的变化给官兵心理健康带来负面影响，加之严格的军事化、封闭式管理，紧张和充满竞争的工作、训练以及与社会上一些灯红酒绿的生活环境反差，军人心理刺激负荷越来越大，会产生各种心理异常和身心疾病，严重地影响部队的战斗力和有损军人形象，故重视和做好官兵的心理健康工作是新时期军队健康教育重要内容之一。

做好心理健康教育工作主要从以下几方面入手。

（1）大力宣传普及心理卫生知识。按照总政治部、总后勤部联合颁发的《关于重视做好基层部队心理教育和疏导工作的意见》，有计划、有步骤地搞好心理健康教育，使广大官兵一是明了心理卫生工作对维护部队成员身心健康、提高战斗力的重要作用；二是掌握心理健康的意义和标准，增强对心理健康重要性的认识；三是提高军人适应能力，树立自我意识，塑造健全性格，保持稳定情绪，增强战胜困难信心，正确解除性困惑，合理处理荣辱、成败、家庭、恋爱等问题的有效方法和途径，减少心理疾病和心因性案件的发生；四是使军人掌握高技术信息化战争对人体心理的影响因素，解除高技术信息化战争造成的心理张力，保持心理稳定。

（2）加强卫生勤务保障工作。每个团或院校单位要配备心理医师，积极开设心理咨询，利用各种方式针对有心理异常的求助者在训练、学习、工作、生活、恋爱、婚姻、家庭、人际关系与健康方面出现的问题予以开导启发。

（3）注意生活节奏、科学安排作息制度。科学合理安排学习、训练、劳动、休息以及文体活动等，防止不科学施训和部队官兵发生过度疲劳及训练伤的发生。

（4）关心部队每个官兵，及时了解和协助解决实际困难。关心每个官兵，及时了解和协助解决他们在恋爱、婚姻、家庭、入学、提干、转业、复员以及子女入学、子女就业等方面的问题，以解除他们的后顾之忧。

（5）早期发现与处理心理异常者。定期为部队官兵开展健康体检，发现问题要积极给予治疗，并开具健康教育处方。部队成员一旦出现心理异常者，应仔细观察和深入检查，排除思想问题，根据病情轻重，采取适应措施如适当休息、治疗或立即住院等。

三、基层部队健康教育内容

部队健康教育是军队教育的重要组成部分。为全方位提高部队官兵卫生知识水平和增强自我保健能力，部队健康教育的基本内容如下。

1. 基础教育　基础教育主要针对刚入伍的新兵，他们来自全国各地，不少战士是刚出学校门，又进部队门，而大部分又是独生子女，由于他们年纪轻、文化水平、社会背景、饮食卫生习惯、个人爱好等各不相同，不同程度存在着不良卫生习惯和不良行为，如饭前便后不洗手，喜喝生水等。心理状况不稳定、承受能力差，遇到挫折冲突后，容易出现心理障碍。

因此，教育内容应结合贯彻《内务条令》，对他们进行健康和健康教育的基础知识、卫生法规、个人卫生、传染病预防以及生理、心理、饮食、饮水卫生等教育。

2. 继续教育 新兵集训后的士兵分到各个连队，教育内容除了按军事训练大纲规定要求战伤救护和"三防"训练外，还要结合作战、训练、值勤、作业、施工、生产等任务和体育锻炼，定时安排训练伤、常见病、多发病、传染病的预防知识教育。

3. 专题教育 特殊地区、特殊职业、特勤人员以及执行特殊任务的部队，根据从事工作和任务对卫生保障的要求，进行有关卫生知识及个人卫生防护的教育。

四、军队院校健康教育内容

军队院校健康教育是指在军队院校学员中进行的以其毕业后第一任职需要为目标，列入教学计划的健康教育。根据教育内容的特点不同，军队院校健康教育分为军队非医学院校健康教育和军队医学院校健康教育两大类。

1. 军队非医学院校健康教育 军队指挥和技术院校统称为军队非医学院校。军队非医学院校的学员毕业后担任部队的基层干部，组织基层部队的健康教育是他们日常工作的重要内容。因此，非医学院校的健康教育内容既要突出军事特色，又要适应新的医学模式，既要掌握健康常识、常见病预防等知识，又要懂得健康教育对部队建设的重要作用和如何组织部队开展健康教育。因此非医学院校健康教育的内容，主要有人体生理知识、行为和生活方式、心理卫生知识、环境卫生、饮水及饮食卫生常识、军事训练与战时卫生勤务常识、传染病的防治与管理知识、军队卫生管理法规知识以及健康教育的组织管理知识等。

2. 军队医学院校健康教育 军队医学院校的学员，毕业后将挑起部队卫勤保障的重任。作为军队医学院校，应突出健康教育的基本理论、基本方法、基本技能的训练，着力培养学员的健康教育组织管理能力和对部队的健康指导、健康服务能力。因此，军队医学院校健康教育主要内容为健康教育传播的理论、方法，健康教育计划的设计、实施、评价以及军队健康教育的组织管理等。

五、军队医院健康教育内容

随着医学模式的转变和新的健康观念及社会大卫生观念的确立，军队医院的职能得到拓展，预防疾病，在部队中推行健康促进成为军队各级医院的重要职能。因此，军队医院健康教育内容一般包括：①疾病防治及一般卫生知识教育：包括各种传染病防治基本常识，非传染性慢性病的预防、治疗、康复，各种常见病、多发病、急症的防治知识，各种仪器、器械性治疗知识，各种检查、化验基本常识；合理用药知识；各类药物的适应证、禁忌证、服法、剂量、副作用、保存等，心理卫生常识，就诊治疗等。②心理卫生教育：随着医学模式的转变，心理因素在疾病发生、发展及康复中的重要意义已得到广泛重视。良好的心理状态，有助于疾病的好转，稳定病情，延缓恶化和促进病人身心康复。因此，对病人及其家属进行心理卫生教育，是积极有效的医疗措施，是医院健康教育的重要内容。③行为干预：在传播卫生保健知识的基础上，有计划有组织有针对性地协助病人和有特定健康行为问题的健康人学习和掌握必要的技能，改变不良卫生行为，采纳健康行为，是医院健康教育的重要内容。

值得指出的是，军队医院健康教育必须特别强调根据教育对象的不同特点确定不同的教育内容。军队医院除了负责门诊和住院伤病员的健康教育外，还必须负责对体系部队的指战员的健康教育。除了上述各项工作外，军队医院在对体系部队的健康教育中，还应该发动广大医务工作者,通过各种渠道进行卫生保健方面的宣传教育,提高官兵的身体素质和心理素质,增强在各种条件下特别是在高技术条件下的局部战争中的生存能力和自我保健能力,更好地适应新形势下军队建设各方面工作的需要。军队医院还要指导和配合部队基层卫生机构做好不同时期的健康教育工作。如新兵入伍,要结合贯彻《内务条令》和体检工作,对部队进行卫生法规、个人卫生、传染病预防、"四害"防治、卫生设施利用以及生理、心理、饮食、饮水卫生等方面的教育,并结合作战、训练、值勤、施工、生产等任务和体育锻炼,进行战伤自救、互救、"三防"和训练伤的预防知识教育;针对核潜艇、电子对抗、坦克、导弹、装甲兵、核试验和卫星发射基地等特种部队进行专门的卫生知识及个人卫生防护教育,帮助体系部队抓好经常性的卫生养成教育。此外,为部队培训健康教育骨干,通过短训班、以会代训等形式,对基层卫生人员进行强化训练,使之能胜任部队的健康教育重任;积极创造条件,为部队建立健康教育专修室等方面的工作,也是军队医院健康教育的基本内容之一。

第四节 军队专题健康教育

军队是一个"大家族",几乎聚集了社会上所有的职业和工种,如炊事,各类通讯、报务,飞机、汽车驾驶,各类电、焊、铆工种等;还有一些社会上少有或不具有的特殊职业和工种,如战斗机、坦克、装甲车的驾驶,潜水、坑道作业,各类火炮、火箭发射以及执行特殊任务的侦察等。他们分别居住在祖国各地,无论是平原还是高原,陆地或海岛,热区或寒区,都有他们的足迹。部队专题教育应根据他们的工作、职业以及任务对卫生保障的要求,进行有关知识及个人卫生防护教育。

一、不同地区部队健康教育

(一)热带地区部队健康教育

(1)进行耐热锻炼指导。进入炎热季节或部队进驻热带地区后应指导部队,根据耐热锻炼的基本原则:循序渐进、足够强度、适宜的锻炼周期、反复锻炼、巩固提高,进行热习服锻炼。可采用行军、负重行军、长跑、球类或其他能提高心血管系统耐力的较重体力活动进行。

(2)做好宣传教育工作。炎热季节来临或部队进驻热带地区前,结合部队实际情况,大力开展宣传教育活动,利用各种传媒教育,如讲课、投影、电视、录像、小册子等多种手段,使部队官兵重点了解热带地区的常见病与多发病的预防与处理,特别是中暑、皮肤病、蛇咬伤等防治方法。

(二)寒冷地区部队健康教育

1. 耐寒锻炼指导 进入寒冷季节或部队进驻寒冷地区后应指导部队,根据我军的《部队耐寒锻炼方案》中提出4条锻炼方法:体育锻炼、冷水锻炼、增加冬季室外活动时间和综合性耐寒锻炼进行锻炼。

2. 做好宣传教育工作 寒冷季节来临或部队进驻寒带地区前,通过教育重点使各级领导高度重视部队防寒训练工作,使广大官兵了解防寒、防冻、防雪盲知识、掌握防寒防冻的方法,采取积极有效的措施,做好抵御风雪严寒工作。

(三)高原地区部队健康教育

(1)进行高原适应锻炼指导,预防高原适应不全症。由平原进入高原,或由高原进入更高海拔地区,应指导部队加强健康教育,预防高原适应不全症的发生。为此,在进驻高原以前或途中,必须进行适应锻炼,主要方法为阶梯适应锻炼:可在 2 000、3 000、4 000 m 的不同高度,分别停留 1 周,进行并根据地形选用负重行军或登山训练,每日锻炼 2 h,从而提高机体各器官、多系统在低氧环境中的应激反应;由高原进入更高海拔地区,可进行负重训练,逐渐增加负重量,能有效地在低氧环境中提高机体对缺氧的耐受能力。

(2) 做好宣传教育工作。通过教育重点使各级领导高度重视部队预防高原适应不全症的重要性,使广大官兵了解高原地区自然地理气候环境以及高原低氧对人体的危害,学会在低氧环境下适应锻炼的方法和预防高原常见病的知识。

(四) 海岛部队健康教育

我国是多岛屿国家,主要集中分布在浙江、福建、广东、海南等省海域。驻岛官兵面临着除热带地区、寒冷地区的卫生问题,以及地区常见病、虫媒病、皮肤病、毒蛇咬伤、维生素缺乏等以外,还面临缺乏淡水资源,远离大陆和亲人,交通、医疗、补给条件有限等生活问题,由于官兵与外界交流少,易出现焦虑、抑郁、失眠等心理障碍等疾患。

驻岛官兵健康教育要点:一是加强心理卫生教育,培养官兵心理适应能力;二是做好供水、食品保存的管理工作;三是对驻岛官兵进行耐热或耐寒锻炼指导;四是做好海岛常见病的预防,如北部海岛冬季严寒、多风、潮湿、积雪,驻岛官兵容易出现冻伤、雪盲等。南部海岛酷热,相对湿度大,日光照射强,驻岛官兵容易出现中暑、毒蛇咬伤、虫媒病、肠道传染病、皮肤病等。

二、不同兵种部队健康教育

(一) 陆勤人员健康教育

陆勤人员是我军人数最多的主要兵种,军队众多健康问题以及社会上存在的各种影响健康的行为和风气(饮酒、吸烟、过量饮食现象较为普遍),在陆勤人员中都有体现,如饮食、饮水卫生问题,不良的生活习惯问题,不良的心理、社会因素的影响问题,训练伤与工作环境对健康的影响问题等。

陆勤人员健康教育要点:一是加强行为养成教育,提高卫生文明素养,在营区大力倡导健康生活方式,让广大官兵认识到吸烟、酗酒及其不良生活习惯对健康的影响,自觉自愿地摒弃不良行为,养成科学、文明、健康的生活方式和行为习惯;二是加强心理健康教育,针对部队官兵在平时生活、训练施工、作战时容易出现的心理问题,对他们进行心理健康教育,普及心理卫生知识,使广大官兵具有健康的心理素质,以适应未来高技术作战的需要;三是加强科学训练,最大限度减少训练伤教育,在官兵中广泛开展训练伤防护教育,做到人人重视。训练中,卫生人员应深入一线,加强现场的监督和指导工作,注意观察受训人员的身心反应,针对情况及时迅速地调整训练方案,最大限度降低训练伤的发生率;四是加强饮食饮水卫生,预防各类传染性疾病的发生与流行。

(二) 舰艇人员健康教育

舰艇人员长年生活在舰艇上,远离亲人和朋友,承受比陆勤人员更多方面的心理压力。又由于特殊的生活工作环境,如舰艇舱室狭小,居住条件差、噪声、颠簸和舰艇淡水储备有限,以及舰艇微小环境,如微波、射线等,加上医疗救治条件限制对舰员的身心均会造成明显的影响。

舰艇人员健康教育要点:一是重点加强心理健康教育,在官兵中普及心理卫生知识,开展应激训练、适应性锻炼,对于防治心身疾病,提高心理素质、保持旺盛斗志和提高部队战斗力具有重要意义;二是结合海勤人员的特点,对广大官兵的生活方式、行为习惯给以正确引导,养成文明健康的生活方式和行为习惯;三是加强个人防护教育,如出航过程舰艇噪声、微波、射线、有害气体的防护等;四是加强饮食、饮水管理,防止疾病流行教育。

(三)飞行人员健康教育

飞行员在高空飞行时所处的环境较特殊,面临着高空飞行缺氧、持续性和冲击性加速度以及大气压力急剧变化、温度骤变、噪声、震动等许多因素的影响。同时,飞行员的精神状况都处于高度紧张之中,特别是飞机起降及超低空飞行时,飞行员不能有半点闪失,这些因素反复刺激,特别是连续、频繁的飞行更容易使飞行员出现飞行疲劳和神经衰弱等病症。

飞行人员的健康教育要点:一是培养科学、文明、健康的生活方式和行为习惯;二是积极开展心理健康教育,使他们懂得如何保持良好的情绪、开朗的性格、充沛的精力、宽阔的胸怀,学会调适人际关系,形成健康的心理素质;三是加强体育锻炼和心理应激能力的训练,以提高对各种突发事件的心理适应能力。

(四)特殊职业人员健康教育

1. 导弹部队的健康教育　影响导弹部队健康的主要因素有:化学推进剂的毒性作用,如肼、甲基肼、偏二甲基肼、混肼 50、混胺燃料等,化学推进剂的某些燃气成分如一氧化碳、氰化氢、氯化氢等对人体均有损害作用;化学推进剂的着火、爆炸及低温损伤;液体推进剂在运输、储存和加注过程中因事故或发射失败而造成大量泄漏,若处理不当,可以蒸发而污染空气,渗入地下而污染水源土壤;操作人员如接触核武器中核装料,操作及保护不当可带来放射性损伤。

导弹部队健康教育要点:一是建立规章制度,加强个人防护教育;二是注意做好个人安全防事故教育。在导弹部队中广泛开展健康教育,使广大官兵了解核武器的安全保管常识、推进剂的理化性质、个人防护器材性能、使用方法及操作训练,通过学习提高广大官兵自我保护意识和防护能力。

2. 坦克、装甲兵部队的健康教育　影响坦克、装甲兵部队官兵健康的主要因素有:噪声和振动的影响,长期受噪声因素的刺激,可造成神经衰弱、失眠、消化不良等症状;强烈的颠簸和振动以及坦克炮击装填弹药的操作,会使坦克兵出现腰酸、腰痛、腰肌劳损、腰椎间盘突出等;灰尘、火炮射击的火药气及废气弥漫并严重污染坦克内部空间,加上车内过热、过冷均会给坦克乘员健康构成威胁;坦克驾驶作业,体力消耗极大,如营养不足也会影响健康。

坦克、装甲兵部队健康教育要点:一是以普及个人防护知识为重点,加强对噪声、振动的防护;二是加强驾驶员和乘员对热、冷环境的适应性锻炼,提高机体热、冷习服的水平;三是加强体育锻炼,以增强官兵的身体素质,使其能适应特殊环境的要求;四是坦克驾驶员作业时,根据作业要求,注意加强饮食营养,提供充足蛋白质、糖和多种维生素,做到合理膳食。

3. 微波作业人员的健康教育　雷达兵、通信兵以及电子对抗部队经常接触微波。微波对人体的影响主要有致热效应和非致热效应。致热效应可引起被照部位温度升高,严重可使皮肤烧伤,也可加速眼晶体老化,白内障形成。非致热反应可致微波作业人员出现神经衰弱症状,如头昏、无力、睡眠障碍、记忆力减退、心悸、胸闷、血压升高等。另外部队不少微波作业人员对接触微波有心理顾虑,对微波生物效应及防护知识了解不够,也会出现心理障碍。

微波作业人员健康教育要点：一是加强心理健康教育，微波对人体的影响需要一定的强度和接触时间，并不是接触了微波都会出现健康问题；二是加强微波特性、微波生物效应以及微波防护的知识教育；三是做好个人防护工作，遵守操作规程，自觉穿戴防护衣帽和防护眼镜等；四是辐射源的防护，居住与工作场所应避免建在辐射范围内，无关人员禁止进入微波辐射区。

第五节　军队健康促进的组织实施

一、军队健康教育、健康促进的组织机构

总后卫生部是军队健康教育行政和专业管理机构。各大单位卫生防疫部门、医疗单位是健康教育管理和组织实施单位。各级军务、军训、军需、营房及有关部门也负有健康教育的义务。全军健康教育中心、全军卫生美术摄影中心、全军卫生影视中心、全军卫生书报刊中心以及各大单位健康教育指导中心是业务指导单位。

（1）总后卫生部统一领导和管理全军健康教育工作。主要任务是：拟制军队健康教育工作政策、法规、规章，制定全军健康教育工作发展规划、计划，并指导实施。

（2）全军健康教育中心负责全军健康教育的业务指导和理论研究。主要任务是：对全军健康教育、健康促进实施业务指导和技术咨询，参与编制军队健康教育法规、制度、计划、教材、大纲，建立军队健康教育资料库；培训全军院校健康教育师资和部队健康教育骨干，开展教学效果和健康教育效果的评价；开展健康教育学科建设、课程建设的研究探索，建立院校健康教育教学理论体系和方法；开展军事健康教育学理论、方法的学术研究和信息交流；负责军队健康教育的对外学术和业务往来。

（3）各大单位的健康教育指导中心负责制订本系统、本区健康教育、健康促进规划、计划并指导实施；开展健康教育调查研究，掌握官兵的健康需求；撰写教材、编辑卫生科普资料；组织健康教育技能训练、培训部队健康教育骨干。

（4）基层部队按级设立健康教育指导站（室），院校设立健康教育教研室（组），负责本单位健康教育需求调查、制订健康教育计划、开展健康教育咨询、普及卫生知识、做好健康教育资料管理。

二、军队健康教育常用方法及其应用

（一）军队健康教育常用方法

军队健康教育的方式方法很多，大体来说，可归纳为以下几种形式。

1. 语言教育方法　包括个别教育、卫生演讲、卫生讲座、健康咨询、座谈讨论等。其特点是方便可行、灵活机动并有的放矢、针对性强，一般不受客观条件的限制，不需要特殊的设备，随时随地都可进行，有较大的灵活性。

2. 文字教育方法　是通过各种文字读物，如标语、传单、卫生报刊、科普读物、卫生书籍等来达到宣传教育目的的一种方法。其特点是编写的文字材料可大量印刷、广泛传播、覆盖面大、影响广、内容相对详细系统，同时便于保存，不受时间、空间和方言的限制。

3. 形象化教育方法　是利用各种图形、造型，如标本、图画、照片、模型等卫生宣传材料进行教育的一种方法。其特点是直观、形象具体、生动活泼、通俗易懂、趣味性强、容易吸引人。

4. 电子传媒技术教育方法 是以教育学的理论为基础,运用电子传媒技术,以提高教学效果为目的的技术手段。电子传媒技术一般是指具有时代特征的计算机网络、电视、广播、录音、幻灯、录像、投影仪为辅助教学等教育手段。其特点是将形象、文字、语言、音乐、艺术等有机地结合在一起,形成一种有形有声的教育媒体,其形式新颖,形象逼真,人们听得见、看得到,栩栩如生,如临其境,使受教育者便于理解、加深印象、增强记忆、提高学习效果。

5. 综合教育方法 如行政立法、配合大的卫生宣传日开展的文艺演出、展览等。

(二)军队健康教育常用方法的应用

在实施军队健康教育的过程中,选择什么样的教育方法,如何应用将直接影响健康教育的效果,应用时应注意以下几个方面。

(1)根据目的,选择教育方法。选择方法时,首先要明了教育目的。要区分最终目的是广造声势的宣传鼓动,还是深入细致的健康教育。宣传鼓动一般是配合当前卫生工作的中心任务和爱国卫生的开展而进行的,应该大张旗鼓、大做宣传,规模大而热烈,舆论要强。比如可在大范围内组织"五个一"活动:一部电影或录像、一期板报、一本宣传册、一次课、一套宣传画。或利用"世界无烟日"、"世界环境日"、"世界艾滋病日"等特殊日子开展专项健康教育活动,或组织健康教育巡回演讲团在全军范围内进行巡回演讲等,或在军报上组织健康教育知识问答等,以形成较大的声势和氛围,让更多的人和部门关注健康教育,认识到健康教育不仅有益于个人,而且关系到部队战斗力以及人类生存与发展的大事,以此推动全军健康教育工作。

深入教育属于经常性的教育活动,对不同的对象应采取不同的方法,要求深入细致,讲究实效。根据不同对象的心理状况、行为表现,教育方法和内容也相应地有些变化。比如:可通过举办短时培训班,召开座谈会,或进行面对面的咨询和说明,还可以通过走访官兵,反复细致地让广大官兵加深对教育内容的理解,这样的教育方法效果比造声势要好。

(2)适合教育对象的兴趣和水平,做到有针对性。军队的广大官兵在文化水平、军兵种、所驻地区、军龄、年龄、兴趣、社会背景、生活习惯以及健康状况等方面差异较大,因此,首先应该对教育对象有所了解,做到因人施教、因地制宜,恰如其分,投其所好,采取适合重点对象的喜闻乐见的宣传方法。

(3)注意发挥视听并用的优势。根据心理学家实验研究,就学习效果而言,单靠听觉或单靠视觉获得的知识,能够记忆的只有15%~25%,如果视听同时并用,就能够使记忆的效果达65%。所以,要使卫生宣传教育的效果好、多记忆,应该发挥感觉器官的协同作用。如:在上课和演讲的时候,配合使用挂图、图解,运用幻灯、录像、电影、电视等形象化手段,会取得较为理想的教育效果。

(4)根据具体条件,做到扬长避短。在选择教育方法时,应详细明了各种教育方法的特点,充分考虑到具体条件和传者的能力。熟悉各种教育方法的特点,一方面能扬长避短,互相弥补,另一方面能增强方法的针对性。例如:电子传媒技术教育方法的最大特点是形象生动,传播信息及时。文字教育方法的最大长处是可以提供详细的知识和大量的信息,可以供读者自由选择,随意浏览。但受到经济等一些客观条件的限制,有的单位如边防、哨所却难于开展。就健康教育传者来说,各有其特点和擅长,如有的擅长文字,有的擅长讲课,所以要根据具体情况选择教育方法,既要能科学确切地表达教育内容,又要符合部队官兵的健康需要;既要从实际条件出发,又要讲究教育效果。另外,还要考虑到健康教育传者的自身的素质和专业特长,力求发挥最大效益。

三、军队健康促进的组织实施

在全军爱卫会和总后卫生部的直接领导下,以全军健康教育中心为龙头,以各大单位健康教育指导中心为骨干,以军以下健康教育指导站、室为基础的军事健康教育工作体系和组织网络体系基本形成。全军健康教育中心参与拟定全军的健康教育工作计划。各大单位健康教育指导中心负责拟制本级健康教育计划,组织指导和协助部队开展健康教育。基层部队健康教育指导站(室),根据部队具体情况,开展调查研究、拟定本级健康教育计划并具体实施。组织实施与要求有如下几点。

1. 组织管理、协调与行政干预 建立健康教育领导机构,加强各部门间的协调。军队健康教育、健康促进工作开展与各级领导分不开的,按《军队健康教育方案》要求,健康教育、健康促进工作要在各级首长的统一领导下,由司令部、政治部、后勤部、装备部有关部门按职责分工认真组织管理与实施。各级部队由作训、军务、宣传、文化、财务及卫生部门共同协作全权管理和统一组织实施和协调。

行政干预是推动军队健康促进的重要环节。干预包括有政策、法规、经济、行政等多种手段。对于军队来说,除此之外,还包括了军队的组织领导、经济支持、部门协调、考核、评估等行政管理手段来支持、加强和推动健康促进工作。领导的率先垂范、参与、支持也是干预方式。没有各级领导的参与和其他各部门的协作支持,军队健康促进难以开展。因此,在组织实施时,用事实和工作业绩来争取领导者的关注和支持。

2. 开展丰富多彩的健康教育活动 各级健康教育专业人员,师防疫所、团卫生队的防疫军医以及医疗卫生人员都是开展健康教育的主要力量和基础。部队常见的各种传播媒介,如广播、电视、录象、卫生板报、卫生报纸杂志等,对开展军队健康教育更具有群众性、实用性和针对性,是部队官兵喜闻乐见,行之有效的重要手段。调动各类人员的积极性,充分利用他们的优势和能量,更会取得事半功倍的效果。

3. 健康教育骨干培训 要保证健康教育计划顺利实施及效果,必须有合格的健康教育专业人员。要做好各级健康教育人员的培训,包括专职的健康教育人员、医疗保健等卫生机构兼职的健康教育人员以及基层健康教育兼职即连队卫生员的培训工作。

4. 官兵同参与 官兵同参与是开展军队健康教育的基础。要使军队健康教育项目得以落实,必须唤起全体官兵的热情,发动各部门、各层次的人员广泛参加军队健康教育活动,使他们感到增强军队健康是自己的事,形成一种人人关心健康,个个参与健康教育的社会风气。在人人参与的同时,应使广大官兵了解为什么参与,如何参与及要达到的目标,这可激发官兵参与的热情和愿望。

5. 落实经费物资 健康教育是一项投入少,产出高的工作,但如没有稳定的、经常的、多渠道资金来源,健康教育活动也难以开展。在组织实施健康教育过程中应根据预算量力而行,并在实施阶段作进一步落实与复核。一是设法把经费落实到位;二是复核经费开支计划;三是认真落实教育物资。

6. 落实健康教育计划 将健康教育计划列入部队训练计划,并根据计划目标对行动内容逐项分解、安排人力、物力投入,确定项目步骤和具体要求,如对官兵宣传的重点、拟采用方法和内容、效益评估和步骤等。只有严格按计划方案实施,项目要求和指标才有保证。

7. 建立质量监控与信息反馈系统 在健康促进组织实施中要通过不断观测评估,检查各项目的开展和执行是否依照计划方案和具体实施方案按时、按量、按质地完成。通过搜集和反馈的信息分析和发现问题,以便及时调整计划,改进工作,从而保证健康促进计划取得成功。

为做好上述工作,要求一是系统完整地收集与保存各种有关资料;二是主动不断地搜集各方信息包括受教育者和所有工作人员反馈信息,包括正反两方面意见和建议等。

第六节 军队健康管理

一、军队健康管理的重要性

军队健康管理就是"了解官兵的健康"、"管理官兵的健康"和"改善官兵的健康"。健康管理是一个长期的、连续不断、周而复始的过程,它更强调量化和个性化。军队实施健康管理可以帮助官兵控制疾病危险因素,从而改善健康状况和工作效率,提高战斗力和有效地降低医疗费用。

二、军队健康管理的必要性

21世纪是健康管理的世纪!近年来,健康管理发展较快。对军队而言,健康管理既然是对个人及群体健康危险因素进行全面管理的过程,以达到改善健康状况、防止慢性疾病的发生和发展、提高生存质量、降低医疗费用的目的,那么,军队同样需要健康管理,且军队健康管理迫在眉睫。军队健康管理的对象应该包括全体官兵,重点是军队首长、领导,离退休干部,机关、后勤的干部以及广大基层官兵。

由于军队是一个特殊的群体,主要以年轻男性为主体,但军队不是真空环境,社会上所有的卫生问题,在军队都有一定的体现。如不良生活方式导致的慢性非传染性疾病在我军各类人员中均有发生,特别是军队的机关、院校、后勤干部以及离退休的老干部更为多见。用于安装人工心脏起搏器、血液透析、冠状动脉支架等特殊医疗费用也是逐年上升;目前,随着军队现代化、正规化建设以及整个社会节奏的加快,军队整个人群中亚健康人群的比例也不断攀升,由于心理压力过大引起的各种心理、精神性疾病不断增多;广大官兵的健康意识有待提高,吸烟、酗酒、过劳、经常熬夜以及缺乏运动等不良生活方式"透支"他们的健康。这就将"如何早期预防疾病的发生"这一重要课题摆在广大军队医务工作者面前。

军队实行健康管理,将更有利于贯彻"预防为主"、"健康教育是核心"的方针,把医疗保健工作由被动治疗转变为主动的全方位管理,将使我们的保健范围扩大到更多的军队人员,甚至军队整个集体。健康管理中心的成立,将有利于健康教育的经常化、制度化,有利于军队人员健康知识的普及,提高他们的健康水平。

三、军队健康管理的可行性

其实军队对官兵的健康都有管理,但系统化、规范化的健康管理体系在军队尚未形成。现部队各级都有卫生服务的职能部门,缺少的是健康管理的专业理论和专业人才,因此尽快培养部队专门的健康管理人才队伍是关键。根据"健康管理师国家职业标准",抓紧培养出部队的专门的健康管理人才队伍。一是充分利用现有的部队医疗人才资源,对于从事部队医疗工作对口的部门中,选拔相关人员进行短期的培训,使其成为合格的健康管理员;二是经过长期的正规的学习,从通过健康管理师国家职业标准考试者,培养出军队健康管理师。

四、军队健康管理的主要方法和过程

实施健康管理应该从健康危险度评估开始,然后制定健康管理的计划,再是计划的实施,最后是对计划的评估。这是一个管理链环,周而复始,又不断地修订和改善,从而达到维护和促进健康的目的。

军队健康管理的基本过程应该包括:健康普查(也可借助军队每年的干部体检)──进行健康危险因素综合评价──发现健康危险因素、亚健康者和病人──制定健康维护计划──进行健康生活方式行为指导──健康状况得以改善。可利用现有的军队信息网络与所辖部队建立健康信息平台,用以采集健康信息,进行个体健康评估、健康教育、健康咨询、健康指导、就医指导、预约医疗服务等。具体可分为3个步骤:第1步,了解官兵的健康,进行健康等级评价;第2步,管理官兵的健康,根据健康评价结果制定个体化的健康管理计划,包括健康改善目标、行动指南及相关的健康改善模块;第3步,改善官兵的健康,个人在"军队健康管理师"的指导下,选择自我维护的手段,通过参加专项健康维护及跟踪随访措施来达到改善健康的效果。

第七节 军队健康促进的评价

军队健康促进的评价的核心是阐明健康教育工作的效果,无论是卫生部门还是训练、军务、宣传等部门都应该十分重视评价工作,把评价结果与制定政策结合起来。

一、评价的内容及指标要求

(一)基层部队评价内容及指标要求

1. 评价内容 包括:①组织建设:领导重视程度及健康教育计划;②装备建设:健康教育指导站(室)的业务装备,如卫生宣传用的电视机、影碟机、照相机、投影仪等;③业务建设:年初健康教育计划、年终健康教育专题总结以及备有的健康教育资料、订阅的卫生书报刊和备课教案等;④人才建设:健康教育指导人员的组织能力和教学能力、健康教育培训情况等;⑤健康教育计划落实情况:包括系统教育完成情况;教育时间与形式;官兵健康知识水平的提高及行为养成情况。

2. 指标要求 包括:①基础教育(新兵教育)的普及率达到100%,及格率达90%以上;②继续教育、专题教育以及康复教育的普及率达到90%以上,及格率达80%以上。

(二)军队院校评价内容

军队院校评价内容包括:①课程开设:包括教学计划、教学大纲、教学时数以及课程列入考查课目;②教学内容;③教材建设:包括文字教材、音像教材以及授课教案;④器材场地:包括健康教育专修室、电教设备、模型以及实验器材等;⑤教学力量:包括教员队伍、学历以及开展学术活动、书报刊物等;⑥普及教育:包括健康教育宣传橱窗、标语、标志以及接受健康教育的人数等;⑦教学效果:学员及官兵对健康教育知识的了解、掌握,个人健康行为的养成,集体以及公共场所的卫生,预防疾病的发生、传染病的流行和食物中毒等;⑧组织领导:党委领导的重视程度,领导听课情况,教材、器材、资料和经费纳入院校正常教学保

障渠道,健康教育制度以及开展健康教育各项有益活动等。

二、评价方法

军队健康教育评价方法除了自我评价以外,有时采用现场调查法,上级专业人员走访基层单位,一是听取单位汇报;二是现场观察和检测(发病率、患病率、死亡率、入院与出院率以及健康教育的设施、计划、教案、总结等);三是通过个人访谈、小组讨论、问卷调查以及试题测验等方式。

思考题

1. 简述军队健康促进的概念。
2. 军队健康促进的意义有哪些?
3. 军队健康促进的任务是什么?
4. 军队健康促进主要内容是什么?
5. 军队健康促进组织实施与要求是什么?
6. 军队健康管理的方法、步骤是什么?
7. 基层部队与军队院校健康促进评价的主要内容有哪些?

(石 凯)

第十九章 生殖健康促进

第一节 生殖健康促进的概念

一、生殖健康促进

生殖健康促进(reproductive health promotion)是指促使人们,包括男人和女人、男孩和女孩,提高、维护和改善他们自身的性健康和生育健康的过程。也可以说,生殖健康促进是指一切能促使行为和生活条件向有益于性健康和生育健康改变的教育和生态学支持的综合体。其中所提到的教育是指生殖健康教育,生态学是指生殖健康与环境的整合,包括影响生殖健康的经济、社会环境和自然环境。生殖健康教育在生殖健康促进中起主导作用,主要体现在通过教育可以促进个体的行为改变、引发领导的政治意愿、促进群众的积极参与以及寻求社会的全面支持、形成良好的社会氛围等。

生殖健康促进同样遵循以下5项行动策略:①在制定人口和计划生育、妇幼保健、教育等与生殖保健有关公共政策时,应了解决策对生殖健康的影响,并承担责任。②协调相关政府部门、社会团体和个人的行为,创造有利于生殖健康促进活动的支持环境(包括自然生态环境、社会经济环境、政治文化环境等)。③充分利用社区平台,打破政府与非政府组织、公共与私人之间的界限,建立平等的伙伴关系,合作开展生殖健康促进活动。④通过教育、信息交流、生活技能培训等方式,使每个人的生殖健康意识和生殖保健能力不断提高。⑤生殖健康促进活动不局限于医疗保健机构、专业服务人员,更要将家庭、学校、单位、社区,乃至政府和非政府组织等都视为生殖健康促进行动的有机组成。

二、与生殖健康促进相关的概念

1. 生殖健康(reproductive health)　1988年,WHO人类生殖研究与培训特别规划署(WHO-HRP)首次提出了生殖健康的定义:"在WHO有关健康定义的框架内,生殖健康应包含下列基本元素,即人们有能力生殖并调节生育;妇女能够妊娠并分娩,妊娠得到母婴存活和健康的成功结局,以及夫妇有和谐的性关系而不必担心意外怀孕与患病。"

1994年,埃及开罗国际人口与发展大会接受了WHO提供的生殖健康的定义。178个国家签署通过的《国际人口与发展大会行动纲领》(以下简称《行动纲领》)将生殖健康定义表述为:生殖健康是指生殖系统及其功能和过程所涉一切事宜上的健康状态,而不仅仅指没有疾病或不虚弱。生殖健康主要包括以下6项内容:①人们能够有满意而且安全的性生活;②有生育能力;③可以自由而负责地决定是否生育、生育时间和生育数目;④男女有权获知并能实际获取他们所选定的安全、有效、负担得起和可接受的避孕节育方法,包括不违反法律的调节生育率的方法;⑤有权获得适当的保健服务,使妇女能够安全地怀孕和生育;⑥向夫妇提供生育健康婴儿的最佳机会。1995年,北京第4次世界妇女大会和以后的一些国际会议认同了这一理念。

生殖健康分为性健康和生育健康两大方面。性健康包括生殖系统和性心理的发育、成熟,性活动和性传播疾病的预防等内容。生育健康的核心是生育调节,重点是避孕节育、优生优育,还包括不孕不育的诊治等。生殖健康是生物医学、临床医学、流行病学、人口统计学、性学以及社会伦理学和性别分析等众多学科的有机综合。

2. 生殖保健(reproductive health care) 生殖保健是指通过预防和解决生殖健康问题,促进生殖健康和福祉的各种方法、技术和服务,包括性保健。生殖保健的内容非常丰富,涉及面极为广泛,既是个人行为,也成为社会的公共行为。生殖保健涉及不同年龄、不同生理阶段的人群和生殖健康相关的所有领域。生殖保健的方法、技术和服务涉及政策制定、健康教育、公共卫生、临床医疗、科学研究等方方面面。

目前,国际社会对生殖保健的关注重点在避孕节育方法的供给、出生缺陷的预防、孕产期保健、儿童保健以及性传播疾病的预防与管理等方面,青春期保健的重要性也越来越受到重视。避孕节育方法的供给是生殖保健的基础和核心。

3. 生殖权利(reproductive right) 在生殖健康的概念中,国际社会特别强调生殖权利,即承认所有夫妇和个人均享有自由而负责地决定生育次数、生育间隔和时间,并获得这样做的信息和方法的基本权利,以及实现生殖健康方面最高标准的权利,并认为这是开展生殖保健、促进生殖健康的基础。生殖权利的实现不但可以促进个人乃至整个社会的生殖健康,而且对于维护妇女儿童的生存权利,促进性别平等、个人发展、社会进步等都有着至关重要的作用。

尽管《行动纲领》也要求所有夫妇和个人在行使生殖权利时,应考虑到他们已有的和将来的子女的需要以及他们对社会所负的责任。但这种要求的实现更多地是建立在公民自律基础上,且往往与经济社会发展水平密切相关。发展中国家普遍面临落后的经济社会发展水平和公民强烈生育愿望的矛盾,公民在决定生育时,往往难以兼顾已有的和将来的子女的需要以及他们对社会所负的责任,最终导致人口数量增长过快、人口素质提高缓慢的不良结局。而发达国家也遇到了人口问题,只是表现形式刚好相反,因为生育成本迅速提高以及生育行为与追求个人发展、享受之间存在日益巨大的冲突,人们的生育愿望不断降低,导致整个社会的生育率低于人口自然平衡更替的水平,人口数量减少,人口严重老化。

不论上述哪种情况,如果不加干预都会危及人类自身的发展。正是因为认识到生育问题对国家、民族甚至整个人类发展的重要性,而且仅靠公民的自律不可能完全达到人类自身和谐生产的目标。因此,现在不管是发达国家还是发展中国家,不管是社会主义国家还是资本主义国家,都普遍推行调节生育的政策,对公民的生育行为进行或多或少、或明或暗的干预。发展中国家大多采取抑制生育的政策,发达国家一般推行鼓励生育的政策,这都是根据各国具体情况决定的生育政策。我国政府强调维护个人和家庭生殖健康权利的重要性,但同时也强调维护公民私权和社会公权平衡的重要性,公民在享有生殖权利的同时要受到整个社会条件的制约。

4. 家庭计划(family planning) 家庭计划主要是指家庭生育计划或家庭节育计划,也就是决定家庭规模的计划。其具体涵义是指每对夫妇根据自身的意愿安排生育子女的数目和生育间隔。资本主义社会诞生后，一开始对生育行为采取放任自流的态度，以后因为社会化大生产对劳动力数量、素质的要求出现分化，逐步产生了家庭计划的概念，其核心就是依靠单个家庭有计划地安排生育来实现对人口数量、质量的调节。家庭计划还可以视为妇女解放运动的产物。随着资本主义的发展，广大妇女为了赢得更多、更大的发展空间，不愿意再作为生育的工具，同时社会有能力开始提供避免生育的手段，让妇女从繁重的生育中解脱出来，在社会中逐渐顶起了半边天。近年来，家庭计划在世界各地普遍开展，国际社会强调家庭计划对促进生殖健康包括妇幼保健的作用，而发达国家则更多地强调生育权。

家庭计划是生殖保健的重要组成部分，也是实现生殖权利的基础，没有家庭计划的理念和手段，生殖权利无从谈起。国际上正在大力倡导家庭计划优质服务的6要素：提供足够选择的避孕方法；介绍避孕方法的知识；胜任的技术服务；良好的人际关系；周密的随访服务；多功能的生殖保健服务。这些要素供世界各国改进相关服务时参照，并已经取得可观的实效。

5. 计划生育 计划生育概念是随着人们对人口发展概念内涵认识的不断深化而不断发展的。我国目前对计划生育的定义是：对人口的出生增长实行计划调节和控制，以实现人口与经济、社会的协调发展。其具体内容包括：一个家庭或一对育龄夫妇有计划地安排生育孩子的时间和数目，以适应家庭和社会的需要；在一定社会范围内（如国家或地区）有计划地安排人口出生的数量和确定生育对象，即对人口发展进行有计划地调节，使人口发展同经济、社会的发展相协调。实行计划生育是我国根据马克思主义关于人类自身的生产必须与物质资料的生产相适应、相协调的原理，结合国情而制定的重大战略决策。从计划生育的定义可以看出，计划生育包含家庭计划的所有内容，又远远超出家庭计划的范畴，不再局限于单个家庭选择生育的行为，不仅体现了家庭和个人的权利和义务，也成为一种社会的权利和义务。

计划生育是一门融自然学科、社会学科和交叉学科在内的综合学科，但首先是人口理论和实践的一个重要组成部分。计划生育作为我国的一项基本国策，实行国家指导与群众自愿相结合的原则，由国家行政部门来推动落实。国家通过制定有关法律、法规、政策和人口计划，引导、规范和约束个人的生育行为。我国现行生育政策是：鼓励晚婚晚育，提倡一对夫妻生育一个子女，依照法律法规合理安排生育第2个子女。计划生育也是生殖保健的重要组成部分，是维护公民生殖健康最重要的方式和内容之一。计划生育中的避孕节育方法的选择、使用和并发症的诊治，对优生优育的指导和实践，以及对不孕不育的诊治等，都是生殖保健的核心内容。计划生育政策制定、措施落实，以及其他人口相关问题的干预也会对生殖健康产生直接或间接的影响。

目前，国际社会普遍接受家庭计划的概念，并不等同于我国的计划生育概念。由于翻译的原因以及长期使用的习惯，国内常将计划生育和家庭计划等同使用。其实，这是两个不同层级的概念，前者涵盖后者。家庭计划既是计划生育的重要组成部分，也是生殖保健的重要组成部分，计划生育和生殖保健之间在这点上有了一个共同的基础。

第二节 生殖健康面临的挑战

生殖健康是人类健康的核心内容之一，它不仅关系到当代人的健康，还直接影响到后代人的素质。但不管从世界还是国内的实际状况看，生殖健康水平远未达到令人满意的程度,还存在巨大的挑战。

一、全球生殖健康状况

近20年来,通过各国政府和社会不断的共同努力,全球生殖健康状况有了显著改善,但也出现了一些新的问题。不同地区、不同国家,甚至同一个国家的不同地区生殖健康的发展很不平衡。

(1) 2008年联合国人口基金会颁布的《世界人口状况报告》显示,自1975年以来的一系列国际会议上,各国政府、民间社会和联合国机构已经承诺为妇女问题开展工作。然而性别不平等在许多文化中依然存在,且根深蒂固。在世界10亿最贫困的人口中,妇女和女童占3/5;在世界上9.6亿不识字的成人中,妇女占2/3;在1.3亿失学儿童中,女童占70%。性别不平等是严重影响生殖健康水平的重要因素之一。

(2) 发展中国家已婚妇女避孕率已从20世纪60年代的10%左右上升到60%以上。被采用的现代避孕方法占避孕措施采用总量的90%,目前最常用的避孕方法是女性结扎、宫内节育器和避孕药,安全套也越来越多地得到使用。目前通过每年70亿左右美元避孕药具的使用,预防了1.87亿例意外怀孕、0.6亿例计划外分娩、1.05亿例人工流产、0.27亿例婴儿死亡、21.5万例孕产妇死亡和68.5万例妊娠死亡。值得注意的是,全世界尚有1.37亿对已婚夫妇有避孕需求但未能采取措施,6 400万对夫妇对其使用的避孕措施感到不满意或认为其不可靠。影响避孕措施使用的主要障碍在于无法得到服务、缺少可以选择的方式、缺少选择所需的知识、缺少社区和配偶的支持等。

(3) 人工流产及其并发症的发生数量巨大。作为控制生育数量和质量的一种事后补救性手段,人工流产对保证妇女生殖权利的实现起着重要作用,人工流产率及其并发症发生率的高低是衡量生殖健康水平的一项重要指标。WHO估算,每年全世界有5 000万人选择进行人工流产。因手术人员的技术不熟练或手术条件不具备,常导致严重的并发症和后遗症。严重并发症的发生率在有的国家高达20%~30%。特别是在人工流产不合法的国家,孕产妇死亡中86%归因于人工流产。每天全世界因人工流产而死亡者达500例左右。人工流产对象中未婚女性占有相当的比例,其出现手术意外的可能性要明显高于已婚对象。

(4) 自19世纪80年代以来,目前每年约有800万名妇女遭受致命的妊娠并发症威胁,死于妊娠和分娩的妇女人数保持在53万左右,基本上没有变化。不仅总量巨大,而且地区差异明显,99%孕产妇死亡发生于发展中国家,而因妊娠导致的感染和伤害的数量比这个数字高很多倍。孕产妇死亡率在发达国家已降至10/10万左右,但在发展中国家大多在200/10万~1 000/10万左右,少数国家高达20 000/10万。世界各地孕产妇死亡的原因非常相似,80%孕产妇死亡的直接原因是产科并发症,另外20%常死于妊娠和分娩导致原有疾病的恶化。孕产妇死亡的根本原因在延误获得适宜的服务以及延误在医疗设施内获得服务。目前估计15%的孕产妇将经历严重的妊娠和分娩并发症,需要到医疗机构接受产科治疗。而这些情况的发生中有不少缘于不良心理状态、文化习俗和生活方式。

(5) 不孕不育、残害女性生殖器、产道瘘管等问题仍是生殖健康的难题。据估计全世界不孕率约为10%。有8 000万女性受阴蒂切除(割礼)残害,有些女性因遭受阴道环切术后分娩时大出血而死亡。作为最不受重视的生殖健康问题之一,产道瘘管常导致婴儿死亡、患病妇女被社会排斥、被丈夫抛弃和指责。贫困边远地区、没有文化的女性因为早育、营养不良、缺乏产科急诊服务等原因导致产道瘘管,全世界约有200万名女性受害,每年还新增5万~10万例,而这种疾病可以通过减少早婚早孕、增加避孕节育和产科服务加以预防。

(6) 婴儿死亡率、儿童死亡率地区间差异巨大。婴儿死亡率在发达国家为6‰左右,而在发展中国家高达50‰~100‰,少数达200‰~300‰。全世界每年婴儿死亡约2 500万例,儿童死亡约1 400万例。全世界每年大约有500万名出生缺陷儿诞生,其中85%在发展中国家。

(7) 性传播疾病,包括获得性免疫缺陷综合征(艾滋病),在全球的蔓延越来越严重。目前每年大约有3.4亿例15~49岁新发性传播疾病病人。0.6~0.8亿对夫妇由于未治疗性传播疾病导致不育。2007年,联合国获得性免疫缺陷综合征(AIDS)规划署和WHO共同发布了《2007年获得性免疫缺陷综合征流行病最新报告》。报告显示,2007年全球感染获得性免疫缺陷综合征病毒(HIV)的人数为3 320万,年度新感染HIV人数250万,呈现下降趋势。在这些获得性免疫缺陷综合征病毒感染者中,成年人约为3 080万例,15岁以下的儿童、青少年约为250万例。未得到治疗的性病病人感染和传播HIV的机会比普通人增加10倍以上。

男用和女用安全套是仅有的能显著预防性传播疾病的避孕工具。在诊断和治疗性传播疾病的过程中,社会性别所扮演的角色越来越受到重视,妇女通常比男性更易受感染,却更难筛查,因为70%的感染妇女没有征象,而男性的这一比例只有10%。

二、我国生殖健康状况

国家人口计划生育委员会组织的全国生殖健康状况专项抽样调查数据显示,我国生殖健康状况不容乐观,其他来源的数据也印证了这一点。

(1) 避孕节育措施中由女性使用的占83%,同时避孕措施使用失败的对象中由女性使用的占到84%,40%~60%女性对自己使用的避孕方法可能出现的不良反应不甚了解。

(2) 育龄妇女生殖道感染率高达45%以上,生殖道感染病人更容易罹患性传播疾病。国家人口计划生育委员会生殖道感染干预工程同期调查显示,20%~70%的育龄妇女患有至少一种生殖道感染,其中45%为隐性,感染者因没有症状而不能主动就诊;显性发病者中,大多数亦不能及时就诊;能正确选择就医并配合治疗达到痊愈的感染者不足5%。我国仅有8种生殖道感染被列入法定传报的性传播疾病。成年男性性传播疾病患病率为6.5%。我国目前HIV感染者可能已经超过100万人,如果不采取有效措施,到2010年可能达1 000万人。传播方式已经从以静脉吸毒传播为主向以性传播为主转变。卖淫和男同性恋者的感染率分别达到10%和5%。10%左右的感染者年龄在20岁以下。育龄妇女中仍有27.38%的人没有听说过"艾滋病"。

(3) 妇科疾病检出率为20.77%,产前检查率为73.55%,住院分娩率为53.27%,专业人员接生率为80.30%。25%的男性有性功能障碍或性心理障碍;婚后1年原发性不孕率(指育龄夫妇婚后同居,性生活正常,未采取任何避孕措施,一年内仍未受孕者)为17.13%。已婚育龄妇女早婚率为0.66%,绝对数达4.7万例。

(4) 我国每年约有80万~120万名出生缺陷儿出生,占全部出生人口的4%~6%,是世界上出生缺陷的高发国家之一,每年的出生缺陷儿数量约占全世界的20%。在我国每年的新生儿中,约有22万例先天性心脏病、10万例神经管畸形、5万例唇裂和3万例先天愚型。

上述这些数据仅反映了目前生殖健康领域面临的一些主要问题,现实生活中需要我们解决的生殖健康问题远远不止这些,如男性生殖健康问题整体上尚未受到重视;未婚对象特别是青少年作为生殖保健服务主体对象的地位还远未获得确认;妇女在承担繁衍后代这一重担时,仍然面临着比男性大得多的风险,特别是在性与生育问题中还没有完全的自主权。

第三节　生殖健康促进的意义

(1) 生殖健康促进是保障公众生殖权利的重要措施。《行动纲领》指出:"生殖权利所包括的某些人权已得到各国法律、国际人权文书和联合国协商一致通过的其他有关文件的承认。"我国已将人权概念写入了《宪法》。《人口与计划生育法》规定:"各级人民政府应当采取措施,保障公民享有计划生育技术服务,提高公民的生殖健康水平。"《计划生育技术服务管理条例》明确提出:"保障公民的生殖健康权利。"这表明我国已通过法律法规的形式对公民的生殖权利予以保障。生殖健康促进通过生殖健康教育和相关措施,通过政府和社区支持的生殖健康方案,促进所有人自由而负责任地行使这些权利,以满足生殖健康的需求。

(2) 生殖健康促进对于提高妇女社会地位和生殖健康水平具有重要意义。妇女不仅承担了生育风险,而且过多过密的生育使妇女成为生育的工具和奴隶。妇女为了解放自身,开展了与生育相关的解放运动,提出了与生殖有关的权利和健康问题以及男女分担责任等要求。从生殖健康概念的6大内容可以清楚地看出,生殖健康概念的基础是男女平等,妇女权利是生殖健康的核心。《行动纲领》明确指出:"生殖保健方案应旨在满足妇女,包括少女的需要。因此,妇女必须在领导、计划、决策、管理、提供、组织和评价这个方案的各种服务中发挥作用。各国政府和其他组织应采取积极措施,使妇女参与所有各级保健系统。"生殖健康促进通过动员妇女广泛参与生殖健康活动,对于促进自身社会地位提高、生殖健康水平,与男性享有同等的生殖权利等方面,无疑具有重要意义。

(3) 生殖健康促进有利于提高社区、家庭和整个人群的生殖健康水平。生殖健康是人类个体、种族、国家乃至全人类生存、健康、发展的基础,涉及人的生命周期的各个时期不同年龄的生理、心理和社会适应能力等健康问题。《行动纲领》要求"满足一生中不断改变的生殖健康需求,以适应地方社区各种不同情况的方式进行",并提出"所有国家应尽早,不迟于2015年通过初级保健制度,为年龄适合的所有人提供生殖保健"。生殖健康促进作为生殖保健的重要手段之一,已在我国的有些大城市开展和推广,目前的重点一般落实在社区和家庭,通过广泛动员、群众参与,并以项目的形式组织推进,以达到提高公众生命质量和生活质量的目的,进而提高整个社会的生殖健康水平。实践表明,生殖健康促进的理念和服务模式,可以在提高生殖健康水平方面取得显著成效。

(4) 生殖健康促进拓展了我国人口与计划生育工作的范畴。我国从生殖健康的概念和要求出发,以人为本,不断推进人口与计划生育工作健康发展,主要反映在探索计划生育优质服务模式、推广避孕方法知情选择、提高男性参与计划生育、生殖保健的责任感和积极性、逐步关注特殊人群的生殖保健需求等一系列工作、活动中。例如国家人口计划生育委员会推行的"计划生育优质服务项目试点",对整个计划生育管理体制、运行机制进行改革,要求计划生育管理工作全面优化,其中也包括技术服务的优质化。优质服务试点项目体现了生殖健康促进的内涵:通过政府倡导、制定法规、创造环境、社区及群众参与等,推进生殖健康知识的普及和优质服务,以达到预期的目标。

第四节 生殖健康促进的实施

生殖健康促进活动、服务、工作的实施是一项社会系统工程,可以具体化解为政策制定、环境支持、社区活动、技能培训、理念更新等几个方面。

一、生殖健康促进公共政策的制定

我国已经制定公布了一系列有利于生殖健康促进的公共政策,其中最具有指导意义的由全国人民代表大会颁布的《人口和计划生育法》、《母婴保健法》;国务院颁布的《计划生育技术服务管理条例》、《母婴保健法实施办法》等。《人口和计划生育法》规定:人口计划生育工作与增进两性平等、妇女健康相结合的原则;计划生育以避孕为主,国家创造条件保障公民知情选择安全、有效、适宜的避孕措施及受术者安全的原则;育龄夫妇免费享有计划生育技术服务等。《母婴保健法》规定:国家提供必要条件和物质帮助使母婴获得医疗保健服务;医疗保健机构应当为公民提供包括卫生指导、咨询和医学检查的婚前保健服务;医疗保健机构应当为育龄妇女和孕产妇提供包括母婴保健指导、孕产妇保健、胎儿新生儿保健的孕产期保健服务。除了上述法律法规外,还有不少法律法规与生殖健康有直接的关联,如《劳动法》、《妇女权益保障法》、《传染病防治法》、《女职工劳动保护规定》等。国家对女职工实行特殊劳动保护,主要是女性经期、孕期、产后婴儿期等与生殖健康密切相关的特殊时期的劳动保护。

依据法律法规,各级政府、行政主管部门都应该制定相应的规章、规范性文件,有些政府部门、社会团体还制定了一系列工作规划,把宏观政策细化为具有可操作性的具体措施,其反映在促进生殖健康目标上的作用也更加清晰。如国家人口计划生育委员会推行的出生缺陷、生殖道感染干预、避孕方法知情选择三大工程规划;卫生部推行的性传播疾病、获得性免疫缺陷综合征(艾滋病)防治工作规划;国家妇女儿童工作委员会制定的《中国妇女(儿童)发展纲要》;中国计划生育协会推广的青春健康项目规划等。有些省市已将这些规划纳入健康城市规划中。这些规划的制定和实施都有力地推进了我国整个社会生殖健康水平的提高。

【案例一】 上海市出生缺陷一级预防项目

1. 项目确定 为了贯彻落实《中共中央国务院关于全面加强人口和计划生育工作统筹解决人口问题的决定》精神,大力提高出生人口素质,根据国家人口计划生育委员会的要求,上海市于2008年制定了开展出生缺陷一级预防工作的指导意见。

2. 指导思想 坚持以人为本的科学发展观,按照统筹解决人口问题的要求,优先投资于人的全面发展,充分发挥人口和计划生育系统的网络优势、宣传服务优势,加强部门合作,依靠专家,立足社区,面向家庭,动员全社会力量,共同做好出生缺陷一级预防工作,减少出生缺陷发生,大力提高出生人口素质,促进人的全面发展、家庭幸福以及社会和谐。

3. 基本原则 政府推动,部门协作;预防为主,科学指导;坚持公益,知情选择;突出重点,稳步推进。

4. 工作目标 到2010年底,基本形成以人口计划生育服务网络为基础、以专业服务机构为依托的一级预防体系,基本实现一级预防服务全覆盖,广大市民和家庭预防出生缺陷的意识和能力有明显提高。

为了实现上述目标,坚持以社区为基础,以健康为中心,依托社区人口计生服务站、社区卫生服务中心,选择具有专业知识背景、服务能力强、服务态度好的人员,通过市、区两级专题培训,组建出生缺陷一级预防咨询指导员队伍,针对特定人群开展宣传倡导和健康教育,提供个性化咨询、指导和随访等服务;全市依托相关科研院校和医疗保健机构的专业资源,组建由婚前保健、孕前保健、孕产期保健、人口学、健康教育学、遗传学、心理学、营养学、药学、环保等多学科资深专家组成的市区两级专家队伍;组织有关科研、服务机构编写出生缺陷一级预防的培训教材和普及读物,研究制定服务规范,建立质量控制体系。采用政府购买服务的形式,以免费优生健康检查为抓手,以出生缺陷高危人群为切入点,为准备生育的夫妇提供优生咨询指导、营养素补充、跟踪随访等综合性服务,建立涵盖新婚、孕前、孕早期的出生缺陷一级预防服务模式。各项服务的开展主要立足于社区,服务人员、服务经费由街镇财政予以保障。上海市还将进一步探索建立出生缺陷一级预防工作机制和服务管理体系,形成长效服务模式。

二、生殖健康促进支持环境的创造

生殖健康促进是一项社会系统工程,涉及所有人群,具有人口管理、公共卫生、社会服务的性质。在开展生殖健康促进工作时常常涉及人口计划生育、卫生、教育、农业、科技、民政、妇联、共青团、工会等众多部门和群众团体,这就要求生殖健康促进工作应当在各级政府的统一领导下,各部门、团体通力合作、资源共享。

宣传倡导对于创造良好的生殖健康促进工作环境非常重要。宣传倡导的内容不仅有相关的法律法规、政策措施,更要包括制定这些政策措施的国际国内背景,向领导、群众乃至整个社会说明开展生殖健康促进工作的必要性、重要性、可行性和有效性。只有在这些理念为公众所理解、接受后,我们才能更有效地向公众传授生殖健康促进相关知识和技能。

三、社区生殖健康促进行动的强化

目前,中国社会仍然处于社会转型期,"社会人"、"单位人"向"社区人"转变,社会问题社区化程度不断加深;随着社区在社会发展中的作用日益凸显,社区建设和发展的重要性越来越为人们所认识。生殖健康促进以社区为载体,利用社区资源可以更有效地传播生殖健康相关知识、倡导有利于生殖健康的生活方式,同时也对影响生殖健康的舆论、职业、文化、自然等环境进行干预。这就要求政府把生殖健康促进纳入社区工作规划和责任目标,在经费、设备、人员和工作制度上予以保障。重点是建立以社区为基础,融宣传教育、咨询服务、综合管理为一体的生殖健康促进服务体系,配备经过培训的服务和管理人员,对工作情况加强考核。同时,要充分利用社区资源,募集志愿者和赞助(可以是钱款,也可以是服务所需的物品),并尝试在免费服务的基础上,提供高质量的低偿、有偿服务等。例如:社区牵头组织人口计划生育、卫生等部门和妇联、残联等社会团体以及医疗保健部门,充分发挥其各自在资金、技术、宣传、组织等方面的优势,为贫困妇女进行妇科普查,对于查出生殖道感染等妇科疾病的对象减免其治疗费用,向未查出疾病的对象提供生殖保健教育。

【案例二】 社区0～3岁婴幼儿早期行为启蒙

2006年起,上海市人口计划生育委员会不断强化以健康促和谐的理念,把社区0～3岁婴幼儿早期行为启蒙工作融入到统筹解决人口问题和健康城市建设的总体部署,下发了

《关于加强社区0~3岁婴幼儿科学育儿指导服务的意见》,提出"到2010年本市98%以上常住0~3岁婴幼儿家庭能够获得指导服务"的目标。

市、区县人口计划生育委员会主动争取党委和政府的支持,把推进婴幼儿早期行为启蒙工作作为民生项目纳入公共财政体系。松江、闵行、徐汇、金山、浦东、杨浦、嘉定等区把0~3岁婴幼儿免费指导服务列入了区政府实事项目。普陀、闸北等区向全区所有0~3岁婴幼儿家庭发放了免费早教服务券。各区县普遍成立了联席会议,明确各相关部门职责。

同时,市人口计生委组织开展了社区优生优育指导服务示范单位创建活动,建立了由社区中心服务点-辖区幼儿园-居(村)家庭计划指导室组成的社区指导服务体系,其中83个街镇已建成市级示范服务单位,6个区和12个街镇被命名为"中国人口早期教育暨独生子女培养示范区(示范基地)"。市、区县两级人口计划生育委员会还组建了专家队伍、指导员队伍和志愿者队伍,组织编写了《婴幼儿启蒙训练社区指导提纲》、《婴幼儿启蒙训练社区指导集锦》、《社区0~3岁婴幼儿科学育儿入户指导手册》,为基层工作人员提供规范性文本。

社区指导服务体系通过各种形式把科学育儿指导服务送进社区家庭,如通过居村委的家庭计划指导员上门发放《0~3岁婴幼儿健康成长指南》读本,并提供相关服务信息;通过家庭育儿大考场竞赛活动、"庆奥运迎世博"健康宝宝家庭运动会、优生优育博览会、母婴健康社区行、大篷车、家长沙龙等各种专题活动,以及网站、手机短信、大众传媒等传播相关知识和服务信息。2008年,全市社区早教指导覆盖率达95%。

四、发展促进生殖健康的个人技能

发展促进生殖健康的个人技能主要通过持续的、有针对性的生殖健康教育,辅以咨询和指导。与其他系统的健康教育(心血管疾病、高血压等)相比,生殖健康教育更强调个性化,要考虑教育对象的年龄、婚姻状况、职业文化背景、生殖状态、性格倾向、个人爱好等因素。生殖健康教育的对象应当包括所有的人,重点对象是青春期、婚前期、新婚期、孕产期、生育后期和中老年期人群。生殖健康教育的内容根据不同对象有所侧重,形式应是多样化的,如大众传媒、网络、科普读物、咨询、讲座等,以适应不同人群的需求。

生殖健康教育最直接的途径是家庭计划指导,男女双方对个人、对配偶、对子女以及对社会的责任意识应当是家庭计划指导的首要内容。生殖健康教育关注的重点是加强教育对象自身的生殖健康意识和自我生殖保健能力。性道德、性安全、性生活的意义、对生命的认识、对婚姻的理解、性别平等等内容都对促进生殖健康非常有意义。除了教育以外,为特定人群提供充分的信息和有针对性的服务,对发展个人技能同样重要。

【案例三】"青春健康"项目

2000年,中国计划生育协会(CFPA)和美国适宜卫生技术组织(PATH,帕斯)联合开展"促进中国青少年生殖健康"国际合作项目——"青春健康"项目。项目总目标是改善10~24岁的青少年的性与生殖健康状况,包括提高青少年自尊、性别平等与权利意识,提高健康、安全、负责任的性行为;促进青少年获得和利用优质的性与生殖健康咨询与服务;营造有利于青少年性与生殖健康的家庭、学校、社区和社会环境;提高各级协会倡导、计划、实施、评估青少年性与生殖健康工作的能力。目标人群设定分为青少年;家长、老师、同伴、成人;政策决策者,并分别根据3种目标人群采用教育服务、宣传培训、倡导呼吁等方法。

与日常的教育方法有所不同,青春健康项目采用、推广的是一种参与式的教学方式(参与式学习与行动,participatory learning and action，PLA),教学时仅设立一名项目主持人,他与学员之间是一种朋友关系,共同参与,开展平等友好的讨论,真实地获得来自参与者的信息,帮助他们主动寻求知识、澄清误解、潜移默化地改变态度和观念,进而影响他们的行为方式。项目实施至今,内涵外延都得到扩展,已成为一项深受本市青少年欢迎的常规活动。青春健康项目理念、内容和方法已融入全市中小学"生命教育"课程,并形成了一支近千人的培训师资和教育骨干队伍,项目由计划生育协会这一非政府组织协同各种资源持续推进。

五、生殖保健服务方向的调整

性与生殖属于正常生理过程的范畴,而不应该将服务对象视为病人。但人们常常忽略了这一点。如正常孕产妇和各种性病、妇产科疾病病人常在同一服务机构接受服务,医生和孕产妇家属甚至孕产妇本人都将孕产妇视为病人。再如避孕节育手术对象绝大多数都是正常人,但到了医院也都背上了病人的名号。这种认知会极大地影响包括服务对象、服务提供者、管理人员、决策人员在内的相关人员的心理状态及行为方式。解决这个问题的方案之一,就是把属于正常生理状态的对象与属于病理状态的对象相对分离开来,服务人员对于正常生理状态的服务对象应力求避免产生"诊病"的错觉,让其能更加坦然地面对这个过程。但同时要做好及时转诊,因为生理过程有可能转化为病理状态,需要专业医师的诊治。

其次,生殖保健服务不能仅仅认为是人口计生、卫生医疗部门的职责,也是很多相关部门乃至全社会的共同职责。如环保部门对环境激素的监测和管理、工会和妇联对孕产妇生殖健康权益的关心和维护、学校向不同年级的学生提供生殖保健知识的教育和咨询、社区对居民提供生殖保健咨询、教育并提供避孕药具服务等。

再者,生殖保健相关的所有人员都要树立生殖健康促进的意识。坚持健康促进的服务方向。任何政策、法规和规划的设计都要注意是否有利于促进生殖健康,了解他们的决策对生殖健康促进的影响;服务人员要从有利于提高服务对象生殖健康水平的角度提供服务。

最后,调整生殖保健服务方向要求加强生殖健康促进相关的规划与研究。生殖健康促进规划可以单独策划制定,也可以融入健康促进、健康城市、健康社区等更大主题的规划之中。规划的制定、实施和评价过程要有求实效的意识,而不是就规划做规划。规划的指导思想、制定原则、评价指标、具体实施方案以及评估方法等都需要深入结合各地实际情况研究确定。规划也不是一成不变的,而要与形势的变化相协调、相一致。规划要略有超前,以对现实工作产生指导作用,但又不能过于超前以致难以企及。

思考题

1. 如何正确理解生殖健康促进这一概念?
2. 生殖健康促进的意义有哪些?
3. 简述生殖健康促进的实施策略。

(夏　毅　朱是忠　吴向泳　杨瑜麟)

第二十章 农村健康促进

我国是一个农业大国,农村卫生和农民的健康问题始终是我国卫生工作的重点,也是健康促进工作的重点。我国农村人口有 7.45 亿,占总人口数的近 60%(国家统计局,2005)。因此,农村人口的健康素质,直接影响着我国社会经济的正常运行和发展,在很大意义上决定着我国的社会卫生状况和居民健康水平。长期以来,党和国家将改善农村人口健康状况作为社会经济发展的目标和要求,但从历史和现状来看,城市和农村人口的健康差异一直存在,甚至有扩大的趋向。随着经济体制变化和流动人口的不断增加,农民工健康已经成为一个突出的社会问题和公共卫生问题。为了全面实现小康社会,加强农村健康促进,提高亿万农民的健康素质,对于推进农村社会经济全面协调发展,促进农村两个文明建设,具有十分重要的意义。

第一节 农村健康促进概述

一、农村健康促进的概念

在我国,农村是指县(旗)以下乡、镇、自然村。农村健康促进(rural health promotion)是健康促进理论在农村地区的实践和发展。农村健康促进是指以健康教育、组织、立法、政策和经济等综合性手段干预那些对健康有害的生活方式、行为和环境,以创造健康的农村生态环境,全面保护和促进农村居民的健康。倡导政府领导、部门协作、全社会动员和群众参与,是健康促进的重要工作内容和鲜明特点。20 世纪 90 年代以来,在我国农村卫生工作中,诸多重大农村疾病的预防控制与重大健康问题的解决,例如,消除碘缺乏病,提高农村孕产妇住院分娩率,降低产妇和儿童死亡率,消除新生儿破伤风等,健康教育与健康促进策略都发挥着无可替代的作用。

从上述健康促进定义可见,农村健康教育(rural health education)是农村健康促进的核心内容。从我国的实际出发,农村健康教育是在政府领导下,以乡镇为范围,以农村居民为对象,以保护和促进农村居民健康为目标的有组织、有计划的健康教育活动。其目的是普及基本卫生知识,发动和引导农村居民树立健康意识,积极参与社区健康教育活动,养成良好行为习惯和生活方式,以提高自我保健能力和健康水平。

由于农村地域辽阔,人口众多,各地的经济发展和社会文化、生活习俗千差万别,农村居民中存在的健康问题和健康教育需求是各有不同,我国农村健康教育与健康促进的内容和形式在各地都也别具特色。但是,具有共性的是,农村三级医疗预防保健网的建立健全,乡镇一体化管理体系的建立,加大对农村公共卫生的投入力度,以及乡村卫生队伍的培养和能力建设,对农村健康教育与健康促进有着重要的保障作用。

农村健康教育与健康促进的实施,充分体现了WHO在《阿拉木图宣言》中所提出的健康新观念:"健康是基本人权,达到尽可能的健康水平,是世界范围内一项重要的社会性目标。"农村的卫生问题和农民的健康问题不能单纯依靠卫生部门,必须得到全社会的关注和支持。全社会共同努力维护和增进人民健康,才能促进社会的协调发展。

二、我国农村健康促进的发展

中华人民共和国成立以后,我国农村卫生事业取得了举世瞩目的成就,农民缺医少药的状况得到了明显改善,健康水平大幅提高,农村健康教育工作随着农村卫生中心工作的开展而发展。在20世纪70年代以前,主要围绕除四害、讲卫生、普及新法接生、加强水源、粪便管理,防治地方病、传染病等方面展开。80年代以来,我国农村在继续开展重大疾病预防控制的健康教育,落实农村初级卫生保健规划目标的同时,各地还探索总结出一些富有成效的农村健康教育工作模式,如在农村爱国卫生运动领域开展的"改水、改厕、健康教育三位一体"工作模式;山西省"建立农村健康教育网络,培训家庭保健员"模式;福建永安市大湖乡初保健康教育模式;江苏盐城市创建健康教育普及乡(镇)、健康教育村活动,以及许多省开展的为农民编写《健康教育读本》、举办农民健康教育培训班等活动。在农村目标人群中起到普及基本卫生知识,提高健康意识,倡导健康行为的积极作用。1994年7月国家卫生部、全国爱国卫生运动委员会、农业部和原广电部等4个部委联合发起的"全国九亿农民健康教育行动"(后更名为"全国亿万农民健康促进行动"),标志着我国农村健康教育事业进入了健康促进的发展阶段(详见本章附录)。

三、农村健康促进面临的挑战与机遇

(一)挑战

进入21世纪,随着经济与社会的发展,全国总体上迈入了全面建设小康社会的新阶段,我国卫生保健事业也得到不断发展。但是,我国农村卫生工作依然较为薄弱,人们对卫生保健的需求日益增加。随着农村工业化、城镇化以及农村居民生产生活方式的改变,农村疾病谱已经转变为老传染病、新发传染病与慢性非传染性疾病、意外伤害、环境与职业危害等并存的疾病模式,严重威胁农村居民的健康和生命安全,也严重影响了农村经济发展和社会稳定,制约了农民脱贫致富奔小康的进程。在2003年抗击严重急性呼吸道综合征的过程中,更严重地暴露出我国农村公共卫生体系和三级卫生服务网络存在的薄弱环节。与此同时,地方病的发病具有地域性,与所在地区的自然地理环境有关,目前仍是严重危害农村居民,尤其是贫困地区居民健康的重要疾病。防治碘缺乏病、大骨节病、地方性氟中毒、鼠疫等地方病的健康教育也任重而道远。

在广大农村,特别是贫困和偏远地区,农民缺乏基本卫生知识,还存在一些陋习和不健康的生活方式,许多农民"小病拖,大病扛",因病致贫、因病返贫现象突出。2001年全国6省18县农村健康教育调查显示:15岁以上农村居民对环境、营养、疾病预防等8项基本卫生知识知晓率为36.65%,其中艾滋病、高血压病知识知晓率仅为8%和2.6%。农村居民的健康状况和健康教育需求,从理论和实践上对农村健康促进提出更高要求和挑战。

(二) 机遇

农村健康促进始终是我国健康教育与健康促进工作领域的重点。1997年《中共中央、国务院关于卫生改革与发展的决定》(以下简称《决定》)和2002年《中共中央、国务院关于进一步加强农村卫生工作的决定》中均明确指出:"健康教育是公民素质教育的重要内容,要十分重视健康教育,提高广大人民群众的健康意识和自我保健能力,积极推进九亿农民健康教育行动。"《决定》在明确了健康教育在卫生工作中所占地位的同时,也突出了农村健康教育的重要性。国务院体改办、卫生部、农业部等下发的《关于农村卫生改革与发展的指导意见》和2002年下发的《中国农村初级卫生保健发展纲要(2001～2010年)》都明确提出农村卫生的主要任务之一是开展健康教育,体现了农村健康促进在公共卫生工作中的重要地位。

2009年是我国医药卫生事业改革与发展揭开新的一幕的重要时点。《中共中央、国务院关于深化医药卫生体制改革的意见》和《国务院关于印发医药卫生体制改革近期重点实施方案(2009～2011年)的通知》两个政策性文件的相继发布,为农村健康促进指明了新时期发展的方向,也为加速发展农村健康促进提供了契机。深化医药卫生体制改革,把基本医疗卫生制度作为公共产品向全民提供,实现人人享有基本医疗卫生服务,这是我国医疗卫生事业发展从理念到体制的重大变革,是贯彻落实科学发展观的本质要求。为促进基本公共卫生服务逐步均等化,健康教育是国家通过城乡基层医疗卫生机构免费提供的基本公共卫生服务项目的重要内容之一,而农村居民是首要的受益人群。

第二节 农村健康促进的要素

农村健康促进是解决"三农"问题,提高农民健康素质的重要环节,是农村公共卫生工作的重要组成部分。加强我国农村健康促进工作要多管齐下,各方并举,建立起一套完善的农村健康教育与健康促进体系,从而为农村筑起坚实的健康防线,以农村健康促进推进农村小康建设,进而全面建设小康社会。

(1) 依靠领导重视与政策支持。健康促进是指以教育、组织、法律(政策)和经济等手段,干预那些对健康有害的生活方式、行为、环境,改善和保护人们健康的一种综合策略。有专家将健康促进总结为"三点成一面"的理论模式,即政策、教育和服务是健康促进的3个支点,有了这3个支点就能保持健康促进的稳定和平衡。健康促进最主要的3大功能是促进制定有利于健康的政策、促进调整卫生服务方向和通过教育提高个人和群体的保健知识和技能,而政策是开展教育和服务的前提条件。如果政府和相关部门的领导对健康教育能够产生共同认知和行动,制定相应的政策、法规,创造有利于健康的社会环境,那么农村健康教育与健康促进工作就能落到实处。

(2) 动员社会力量协同开展农村健康促进。农村健康促进是一项复杂的社会工程,不能单纯依靠卫生部门,要充分动员社会力量,通力合作,各司其职,各尽其责,建立在政府领导下多部门合作的农村健康促进工作机制。各级政府各相关部门应把健康教育和健康促进融合在本部门的日常工作中,明确自己的责任和任务,从政策和社会环境等方面给予支持。通过个人与其家庭、社区和国家的共同努力,鼓励健康的行为,增强人们改进和处理自身健康问题的能力,增进国民健康。健康促进的发展离不开大环境的发展,只有当广大人民群众对健康的需求意识提高时,当社会各界对健康教育工作的重要性予以认同,并给予大力支持,健康促进才能真正取得成效。

我国农村面积大,人口多,将农村健康促进工作搞上去,仅靠专职人员是远远不够的,还要广泛动员和大量使用志愿者,集聚一支农村健康教育的大军。要充分动员非政府组织和社会团体、大中学生、共青团员、离退休医学工作者等志愿参与农村健康教育工作。在少数民族地区,动员宗教领袖参与健康教育与健康促进活动,会起到一般社会组织机构起不到的影响作用。

(3) 建立健全农村健康教育与健康促进网络。加强农村健康促进要有坚实的组织保障,这就需要建立健全农村健康教育与健康促进网络。巩固"县-乡-村"三级医疗预防保健网,是做好健康教育与健康促进工作的基本保证,各市县要有专门的健康教育机构和人员,并逐步实现乡(镇)配备有健康教育专干,行政村配备有兼职的健康教育员。县级要增强自身活力,提高服务功能,并要充分发挥对基层业务技术指导的作用,乡级要组织动员社会力量,村级要放手发动群众,以全民健康为目标,选择重点人群为突破口,具体实施教育活动,并做好信息反馈,形成一个以市县为中心,乡镇为主体,村级为基础的健康促进工作机制。实践证明,在医疗预防保健网络比较松散薄弱的偏远农村地区,利用当地妇联、计划生育组织网络,乃至直接动员、培训乡、村干部主持和参与健康教育活动,都是可行的组织方法和社会力量。

(4) 加强健康教育队伍的能力建设。提高农村健康促进水平,人才队伍建设是关键环节之一。健康教育人员素质的高低直接关系到农村健康教育开展得好坏。目前,由于受到"重治轻防"观念的影响,我国农村高素质卫生技术人才匮乏,防病队伍不稳定,基层卫生人员业务素质普遍不高,严重制约了农村健康教育工作的发展。因此,如何培养一批"下得去、留得住、用得上"的人才,是一项十分紧迫而艰巨的任务。要采取有效措施,狠抓继续教育,全面开展卫技人员,特别是乡村两级医务人员的在岗培训。

健康教育是一门交叉学科,健康教育与健康促进理论是由预防医学、传播学、行为学、心理学、社会学、教育学等学科的理论融合发展起来的。当前,农村健康教育工作多数是由基层医务人员担负的,专业人员的知识结构的局限性使得健康教育人员需要在工作过程中不断地进行跨学科的学习。应组织专家制定培训计划,编写适用培训教材和工作手册,组织多层次、多种形式、多种专题培训,更新基层卫生工作人员的知识结构,提高他们的业务工作能力。

(5) 加强农村健康教育与健康促进计划设计、监测管理与评价。加强健康教育与健康促进计划设计、监测管理与评价,旨在为健康促进活动提供理论依据和科学证据。面对众多的农村健康问题,为使有限的人力、物力、财力得到高效的利用,必须在农村需求评估的基础上,根据社会需要和主客观条件选择优先解决的主要健康问题或行为问题,确定目标和最佳的可行干预策略,制定出农村健康教育与健康促进计划。为保证农村健康教育与健康促进计划项目的实施和落实,评价计划目标是否达到及其影响因素,还必须建立经常性的监测体系,并进行评价,总结健康教育与健康促进的成功与不足之处,推广经验。开展以证据为基础的健康教育与健康促进活动,慎重、准确、明智地应用所能获得的最可靠的科学依据,做出有关健康教育与健康促进的决策,逐步使农村健康教育与健康促进步入规范化、科学化管理的轨道。

(6) 健康教育形式应该多样化、本土化。我国地域广阔,各地农村的环境、民族、风俗习惯、自然条件千差万别,疾病流行情况和危害健康的因素也有很大差异。相对于城市其他人群,农村居民的文化程度较低,而且人口众多,居住分散,没有良好的集中性和统一性。随着社会的发展,农村人口流动性加大,农村居民的角色也变得多元化、复杂化。许多农民已不仅是传统意义上的农民,离乡不离土(农忙时回家种地、农闲时外出打工)、离土不离乡(在本地乡镇企业就业或个体经商)的人开始多了起来。因此,应因地制宜,针对农村文化生活特点,开发农村本土文化资源,探索开展农村健康教育的有效形式。在充分发挥电视、广播等大众传媒传播优势的同时,根据本地经济、文化、民族、风俗习惯等实际情况,采取当地农民喜闻乐见的形式(如民族节、秧歌会、二人转、山歌对唱等),加强人际传播和行为干预,开展多种形式的健康教育活动。

(7) 将健康教育与农村卫生中心工作有机结合。把健康教育与各项农村卫生中心工作紧密结合起来,充分发挥各部门、各单位的优势,经济有效地利用现有资源,利用多种渠道、各种机会宣传卫生知识,倡导文明健康的生活方式,同时注重改善农民的环境卫生条件、就医条件等,是提高健康教育与健康促进效果,保证可持续性发展的重要途径。

1) 与乡村卫生机构和乡村卫生人员的日常医疗保健工作相结合。开展健康教育是农村卫生工作者的职责。充分发挥乡、村两级医疗机构和防保医生的作用,利用应诊、治疗、家庭访视等机会,结合医疗保健工作开展健康教育,是深受群众欢迎的健康教育形式,也是开展健康教育的最佳时机。这种面对面的交流形式,具有灵活、具体、结合实际、针对性强的特点,还有利于建立良好的医患关系。此外,可利用农村开展计划生育、计划免疫、妇科病普查、地方病普查等工作的机会,开展有针对性的宣传教育活动。

2) 与农村重大疾病预防控制相结合。在《中国农村初级卫生保健发展纲要(2001~2010年)》中,疾病预防与控制被确定为21世纪农村初级卫生保健8项任务中的首要任务。其主要内容是:落实疾病预防控制措施,重点控制传染病、地方病、寄生虫病、职业病和其他重大疾病,加强精神卫生工作,防止各种意外伤害;稳定计划免疫接种率,提高现代结核病控制策略的人口覆盖率;预防、管理慢性非传染性疾病,做好老年保健工作。健康教育是农村疾病预防控制工作的重要措施,无论是预防控制传染性疾病,还是慢性非传染性疾病,以健康教育开道,广泛宣传群众,动员社会参与都是其首要环节。

3) 与创建文明乡镇(村)、卫生乡镇(村)、健康镇相结合。作为农村两个文明建设的重要内容,文明乡镇(村)、卫生乡镇(村)、健康镇的创建达标活动已被纳入各地各级政府的工作任务目标,受到各级政府的高度重视。大量人力、物力、财力的投入,农村生活环境的改善,为农村健康教育的开展营造了良好的外部环境。农村卫生工作者应把握住这种机会,结合新农村建设开拓健康教育的阵地。例如,结合文明户、文明户的检查评比,制订规范农村居民行为举止的指标或标准,对改变不良生活习俗,倡导健康生活方式会产生很大的促进作用。

4) 结合文化、科技、卫生"三下乡"活动,给农民送医、送药、送知识。1996年党的十四届六中全会后,为促进农村社会主义精神文明建设,中宣部、国家科委、文化部、农业部、卫生部等10部门联合发起并组织开展了文化科技卫生"三下乡"活动。"三下乡"发展到今天,已有中宣部、中央文明办、教育部等14个部委参与其中,成为文化、科技、卫生部门服务基层、服务农民的名牌项目。卫生部门结合送医送药,将卫生保健知识和卫生科普材料送到农民手中。

(8) 创建健康村,开展以场所为基础的健康促进。20世纪80年代末,WHO提出了"健康村"理念。健康村是指传染病发病率较低、人人享有基本卫生设施和服务、社区和谐发展的农村。创建健康村是针对影响农村居民健康的各种因素所采取的健康促进策略与措施,是健康城市和健康社区的延伸。2008年,我国公共卫生学者结合我国国情,提出我国健康村的定义:具有卫生安全的物质和生活环境、良好的健康意识和生活方式、疾病得到较好的预防和控制,能在保护和促进村民健康方面可持续性开展工作的行政村。江苏省苏州市2001年开展建设健康城市活动以来,在创建省级及国家卫生镇、村基础上,2008年起开始开展建设健康镇、健康村活动。2010年2月,苏州市委、市政府在《关于深化医药卫生体制改革的实施意见》中,提出到2011年,全市所有建制镇均建成省级卫生镇,其中70%建成国家卫生镇,60%的建制镇和街道建有健康教育场馆,50%的国家卫生镇建成健康镇,50%的社区建成健康社区。

建设以行政村为单位的健康村,是强化社区行动,开展以场所为基础的健康促进,确保农村健康促进可持续发展的关键要素。在我国开展健康村建设,不仅是对社会主义新农村建设的有力支持,也为新型农村合作医疗和新医改方案在农村地区的贯彻提供了一定保障。建设健康村也将对提高广大农村居民健康素养和健康状况发挥重要作用。健康村在我国是新生事物,全国亿万农民健康促进行动及近年来部分省份农村地区开展的卫生村建设活动,都为我国健康村建设奠定了一定基础。

【案例一】 北京市怀柔区北沟村是创建健康促进示范村的一个代表。北沟村地处山区,全村区域面积3.22 km²,共136户,365人,2008年农民人均纯收入10 600元。自2004年以来,这个贫穷、凌乱、交通不便的山区农村经过健康村建设后发生了巨大的变化。北沟村主要做法有:

1. 健康政策 村内的主要健康问题都通过村民委员会讨论并达成共识。如为保持良好的村容村貌,要求所有柴草进院,码放整齐。为预防狂犬病,防止狗咬伤村民,规定所有狗必须拴链条,不得散放等。

2. 环境改造 硬化了所有村内的街道、山间道,把道路一直修到了长城脚下。在道路两旁栽花种草,美化环境。建设北京市二类公厕,聘用专人管理,保证公厕的正常使用和环境卫生。农户积极改厕,过百户居民家采用三格式水冲方法,干净环保。村道边垃圾桶定期打药,消灭蚊蝇;犄角旮旯定期投放鼠药,消除鼠灾。

3. 健康服务改善 加强村级卫生设施建设,提供义诊、医疗咨询等活动。全村开通无线网络,村民足不出户即可实现网上就诊。

4. 健康传播 利用村级公开栏向村民宣传获得性免疫缺陷综合征(艾滋病)、结核病、呼吸道传染病以及流感防控知识;每周一次村级广播向群众宣传健康知识;市、区爱国卫生运动委员会、疾控中心专家到村内免费向群众发放限盐勺、限油杯及其他健康知识宣传材料,与群众面对面交流,开展慢性病、传染病健康教育。区镇每年至少组织4次健康教育知识讲座。

5. 文体活动 村内建成了图书馆、浴室和文体活动中心,并免费向村民开放。培训村民电脑知识,增强学习健康知识能力。举办评剧、秧歌、体育活动等,丰富村民文化生活。

在北沟村的健康村建设过程中,总结得出了如下经验:①行政村是我国最小的行政和社区部门;②村长由村民依法选举,他们对村民民主包括健康负责;③健康村为解决农村健康问题、疾病预防和提高健康水平创造了新的途径;④良好的经济状况是健康村建设的重要条件,但是并非是必须条件。但健康村则是经济发展的必须条件;⑤村长理解他们的职责,对其接受健康村理念非常重要;⑥健康村是一个鼓励、动员和帮助村民认识、解决健康问题的过程。

第三节 农村健康教育的对象、基本内容和形式

农村健康教育是农村健康促进的重要策略和内容。各地开展农村健康教育与健康促进工作应因地制宜,根据当地的主要卫生问题,确定重点目标人群,分析影响该人群及其健康问题的行为和环境因素,确定健康教育的内容,采纳适宜的形式与方法。

一、农村健康教育的重点人群

农村健康教育的对象是全体农村居民。从实际出发,农村健康教育的重点人群是农村中小学生、家庭主妇、疾病病人及其家庭成员、乡镇企业就业人群以及外出流动人口。

1. 农村中小学生 农村中小学生接受能力最强,可塑性最大,青少年时期也是逐步形成各种行为习惯的关键时期。在农村地区最能够有计划、有系统地接受健康教育的是中小学生;能够迅速把健康知识带入千家万户的也是中小学生。同时,医学研究证明,许多中老年慢性疾病,如心脑血管病与从小养成不良生活方式有关。因此,为了提高农村居民的健康素质,必须从儿童抓起,重视对农村中小学生的健康教育。

2. 农村家庭主妇 农村家庭主妇承担着家庭生活和生产劳动诸多方面的社会职能,如果她们缺乏自我保健常识和科学的身心调节能力,她们自身的健康将受到不利的影响。另一方面,家庭主妇的健康知识水平,对家庭成员的健康有举足轻重的影响,尤其是会直接影响到儿童、青少年的健康成长。在大量农民工流出打工的许多地区,众多农村妇女留守家庭,承担生产劳动和照护老人、儿童的责任。因此,她们是农村卫生保健和健康教育的重点对象。

3. 病人及其家庭成员 已患病者因失去了健康,他们比健康人更渴求健康知识,他们的家属也比一般居民更加关注和寻求健康知识。因此,抓住一切可利用的时机,对病人及其家属、亲友进行有针对性的疾病预防、治疗和康复健康教育,不仅可取得事半功倍之效,并能通过他们的现身说法教育别人,使相关健康知识更加深入人心。

4. 乡镇企业就业人群 随着乡镇、村办企业的快速发展,乡镇企业就业者的劳动保护和健康问题就更加突出。乡镇企业职工既受农村和家庭的健康危险因素影响,又容易受工厂车间有毒有害物质的侵害。因此,有针对性地开展乡镇企业职工的健康教育,是农村健康教育的重要组成部分。

5. 农村流动人口 随着改革开放和社会主义市场经济的发展,农村不断有大批劳动力流入城镇和外省市,也有部分人出国劳务。20世纪末,全国4.2亿农村劳动力中,约有1.3亿剩余。我国农村剩余劳动力在经历了离土不离乡、进厂不进城、就地消化、就地转移阶段之后,自发地进入到异地转移、跨地区流动的阶段,农民工已经成为我国现代化城市建设和产业发展的一支重要生力军。由于生活环境、劳动环境及自身文化素质的差异,农民工成为许多传染病、职业病和身心疾病的好发人群。因此,加强该人群的健康促进是十分必要而迫切的(见本章第4节)。

二、农村健康教育的基本内容

农村健康教育的主要内容,应包括以下6个方面。

(一)普及《公民健康素养66条》

提高公民的健康素养、倡导健康生活方式是提高公民素质,建设小康社会的重要内容。

2008年1月卫生部第3号公告发布《中国公民健康素养——基本知识与技能(试行)》,这是我国健康促进领域所发布的第1个政府公告,也是世界上第一份界定公民健康素养的政府文件。该公告不但明确了今后开展健康教育与健康促进工作的重点内容,还提供了一个全新的切入点,改变了以往以疾病为重点的健康教育模式。《中国公民健康素养——基本知识与技能(试行)》包含基本知识和理念、健康生活方式与行为、基本技能3部分内容,共66条。普及健康素养基本知识与技能,促进全民健康素养水平提高,是新时期我国农村健康教育的重要内容,也是我国医药卫生体制改革中落实基本公共卫生服务逐步均等化的重要工作内容。

(二)农村常见疾病防治的健康教育

由于经济水平和生活条件相对较差,群众文化水平相对较低,卫生知识和保健意识较为缺乏,农村是各种疾病的多发地区,不仅有城乡共有的常见病、多发病,还有农村常见的寄生虫病、人畜共患疾病、农业劳动中易发生的疾病(如农田中暑、农药中毒、稻田性皮炎等)及乡镇企业中的职业病等。普及传染病、慢性非传染性疾病及地方病、农业劳动相关疾病防治及防止意外伤害知识,是农村健康教育的基本内容。必须根据不同地区、不同季节的发病和流行规律,紧密围绕防治工作中心,有针对性地开展健康教育。

(1)普及慢性非传染性疾病的防治知识。主要包括引起疾病的主要病因、早期症状及表现,早期发现和早期治疗的意义,家庭用药及护理知识,心脑血管意外的家庭急救等。增强从医行为,提高对社区卫生服务的利用,如定期体检、积极参加健康咨询、疾病普查普治,遵医嘱坚持药物与非药物治疗等,做慢病社区三级预防的积极参与者和接受者。

(2)提高警惕,防范新老传染病。由于国际间交往的快速增加,城乡人口的大量流动,缺乏安全的饮用水,处理和加工食品的方式变化,社会人群中思想观念和生活方式多元化,以及滥用抗生素而出现抗药性等诸多因素,造成新出现或重新出现的传染病,如获得性免疫缺陷综合征(艾滋病)、性传播疾病、乙型肝炎、结核病、禽流感等在人群中流行。这些疾病构成对居民健康的极大威胁,应加强对其传染源、传播途径及防治方法的宣传教育。

(3)普及农村常见疾病的防治知识。由于农村特定的生产、生活条件所决定,农村居民不仅有城乡共有的常见病、多发病,还有人畜共患疾病、地方病、以及农业劳动中易发生的农田中暑、农药中毒、稻田性皮炎等农村常见疾病。宣传普及农村常见疾病防治知识是农村社区健康教育的首要任务。

(4)加强安全教育,防止意外伤害。意外伤亡,如交通事故、劳动损伤、溺水、自杀等,是当前造成青年人死亡和病残的最常见的原因。教育居民在日常生活和工作中,提高自我防护意识,加强儿童青少年的安全防护措施,防止意外事故的发生。

(三)农村环境卫生与环境保护的健康教育

随着农村小康建设的进程和乡镇企业的发展,农村环境卫生和环境保护已成为社会普遍关注的问题。改水、改厕、改造不良环境,是改善农村生活卫生状况的基础。安全用水不仅方便农牧民生产生活,又是预防和控制介水肠道传染病、水源性地方病、恶性肿瘤等多种严重危害人民健康的疾病的治本措施。改厕有利于控制蚊蝇孳生,预防粪-口传播疾病流行。改造不良的居住环境、生活环境和劳动环境,减少乡镇企业工业污染,则有利于促进环境保护,维护生态平衡,增进身心健康。

在文明村镇、健康村的建设中,要加强卫生要求和卫生技术指导,重点抓好村宅建设卫生、饮水卫生、粪便垃圾处理、消灭四害、保护环境、控制环境污染等方面的健康教育。

(四)应对农村突发公共卫生事件的健康教育

洪水、地震等重大自然灾害之后应迅速开展应急健康教育,普及救灾防病知识,使灾区群众提高对疫病危害性、严重性的认识,作到早预防、早发现、早报告、早隔离、早治疗。一旦发现急性传染病暴发流行,应迅速制定有效防治措施,深入疫区开展强化健康教育,使群众掌握传染病防治知识和相应技能,消除恐惧心理,自觉接受卫生防疫部门采取的各种有效措施,动员社会统一行动,开展群防群治,确保大灾之后无大疫。

(五)农村相关卫生政策的健康教育

开展卫生普法工作,如《母婴保健法》、《食品安全法》、《计划生育管理条例》、《环境保护法》、《传染病防治法》等,提高农民的法制观念和遵法执法的自觉性。同时,宣传国家制定的卫生政策和措施,把党和政府对群众、对农民的关怀落实到农民家庭、农村病人身上。例如,国家关于艾滋病"四免一关怀"政策,关于传染性结核病免费治疗的政策等,农民未必都知晓,这就很难落实到位。

(六)农村妇幼健康教育

在农村地区,儿童和妇女的健康问题尤为突出。营养不良导致的生长发育迟缓、急性呼吸道感染和腹泻病是贫困农村地区儿童常见的健康问题,肺炎和腹泻成为导致婴幼儿死亡的主要原因。孕产妇死亡率高、妇科感染性疾病患病率高是我国农村地区妇女的主要健康问题。

妇女的健康知识水平与卫生行为习惯,直接影响到家庭乃至社区人群的健康状况;她们的健康水平和保健能力更直接影响到农村儿童青少年的身心健康。因此,做好妇女,特别是家庭主妇的健康教育,是农村健康教育的重中之重。妇女健康教育要根据女性生理和心理的特点,重点选择与妇女生活、劳动和家庭保健密切相关的健康知识和生活技能开展教育。

三、农村健康教育常用形式和方法

根据健康教育的科学性、针对性、实用性和通俗性原则,任何面对农村居民的健康教育形式方法都应做到贴近农村、贴近农民、贴近实际。

(一)广播、电视

广播、电视是最常用的大众传播媒体。广播、电视在农村有较大的覆盖率,特别是电视具有声像结合的直接效果,群众容易理解和掌握。乡村健康教育人员应主动与广播电视部门联系,密切配合,结合当地健康问题和农村卫生中心工作,积极组织撰写和制作内容丰富、生动有趣的广播稿件、录像片(带),开设专题节目或栏目,反复播出。利用广播传播,成本低,并且可以反复多次播出,强化效果好。随着电视的普及,农村有线广播已经失去了原来的主导地位。但是,农村大喇叭广播依然普遍,这是一个很好的传播资源。只要利用得当,可以发挥其效力。结合不同时期或季节,由村广播员用当地语言反复广播,群众在休息、吃饭或娱乐时都可以收听,不受时间和空间的限制。

(二)健康教育专栏(板报、宣传海报)

健康教育专栏、板报是农村传统的、固定的健康教育阵地。其内容可定期或随时更换,能及时传播引起群众关注的健康信息。健康教育专栏、板报、墙报应内容丰富,图文并茂,版面设计新颖醒目,以引起群众阅读的兴趣。

撰写板报的稿子,一要注意通俗化、口语化,使那些文化水平较低的群众也看得懂;二要注意文字短小精练,有时候可以化整为零,把一篇长文章分写成几篇短文章;三要注意形式多样,生动活泼。可登些对话、快板、顺口溜等,使群众喜欢看,记得住,从而增强宣传教育效果。

在村卫生所、村文化活动中心等公共场所张贴卫生宣传画和宣传海报,可以起到宣传鼓动、普及知识的作用。张贴时应注意:地点便利,选择目标人群经常通过又易于驻足的地方;位置适宜,挂贴的高度应以成人看阅时不必过于仰头为宜;定期更换,一种材料不宜留置过久,应适时更换,以便读者保持新鲜感;注意维护和保管,发现损坏应及时修补或更换。

(三)健康教育处方

健康教育处方是针对病人对卫生保健知识需求开展的一种服务方式,可在乡镇卫生院或村卫生室推广使用。健康教育处方是以医嘱的形式,针对某种疾病或某一健康问题对病人进行防治知识、用药及生活方式指导的文字性材料。健康教育处方的基本格式是一病一议,概要介绍疾病的特点、临床表现、病因等基本常识,重点介绍自我保健和自我护理的要点。使用健康教育处方,具有较强的针对性,乡村医生可根据就诊病人所患疾病,送病人一份健康教育处方,向病人介绍相关的预防保健知识,提高其自我防病能力。一般而言,病人其对所患疾病的相关知识尤为关注,更容易接受和掌握。

(四)卫生科普赶集和街头咨询服务

科普赶集是利用农村、集镇定期集市贸易,人群比较集中、人流量大的机会,在集市贸易区内开展卫生科普宣传的一种健康教育形式。各地开展卫生科普赶集的形式多样,可有广播宣传、散发科普资料、标语、横幅、咨询、文娱表演、流动宣传展板、易拉宝(可以卷曲起来的喷塑宣传版)进行流动式宣传等。群众赶集时间安排比较宽裕,在购物的同时,接受卫生保健知识教育,一举两得。以这种方式进行健康教育覆盖面广,向农村的辐射作用较强。

结合义诊服务开展街头咨询是针对咨询者提出的有关问题,由专业人员与之面对面地给予解答,针对性强,很受群众欢迎。

(五)健康教育学校和图书阅览室

利用农村现有的人口学校、文化活动室、老年活动站等设施开办健康教育学校,建立稳固的健康教育阵地,是组织结构比较严密的一种形式,有章程,有教材,有教员,有计划,定期开课。对群众分批进行健康知识培训。江苏省盐城市在这方面做了很好的尝试。结合该市在农村开展的健康教育普及乡(镇)、村创建达标活动,推广举办"农民健康教育学校",分批按特定人群编制不同的教材进行专题轮训。在普及卫生保健知识,增强群众的健康意识,改善农村卫生面貌方面收到了显著成效。近年来,在许多农村地区开展了文化书屋活动,建立健康图书架,供不同层次的居民阅读一些科普读物,也是一个很好的传播途径。

(六)宣传册、小折页、传单等纸质媒介

发放卫生科普材料进村入户是我国各地农村普遍使用的一种健康信息传播方式。发放宣传册、小折页、传单等纸质媒介有许多优点。首先是其方便性,便于读者随身携带,阅读的节奏可由自己掌握,可以填补读者的零散时间、休闲时间或旅行时间;再就是其保存性,广播、电视一播而过,而纸质宣传品会被读者当作资料来保存;三是概括性,纸质的宣传图册可对众多的信息进行加工,提出最重要的部分并加以概括;四是权威性。因为宣传材料都是由专业人员编写,值得广大农村群众的信赖。

(七)农村文化活动

农村文化即乡土文化。乡土文化深厚丰富,它的连续性、地方性和软约束性的特点对于农民群众的思想、意识、观念、习惯及情感有着润物细无声的作用。在农村一些传统的节日和农闲期间,可结合当地的风俗习惯,组织开展寓教于乐的文化活动,增强群众参与有益健康活动的意识,如组织群众自编自演地方戏曲节目,运用百姓语言、民间谚语,编唱顺口溜、打油诗、快板书等。将健康知识寓于这些民间文化载体中,很容易在群众中流传扩散,可起到不断强化群众卫生保健意识的作用。

(八) 卫生讲座

结合当地群众的卫生保健需求,举办小型的知识讲座、群众座谈会、纳凉卫生知识演讲会等,由乡村医生、计生专干、妇女干部等给农民群众讲授卫生防病和健康知识,是很受农村群众欢迎的一种健康教育活动。

(九) 墙体标语、户外公益广告

在村头、主要道路、街道的建筑物、标志物上,书写固定式的标语或公益性广告词,使群众时时看到,不断强化卫生意识,在潜移默化中接受科学的卫生保健知识,纠正不良的生活习惯和行为方式。户外墙体广告有制作周期短,宣传区域广,色彩醒目、易记,成本相对低廉等优点,是其他媒体宣传的有效补充。

(十) 农村文化传播渠道的综合应用——农村健康教育"大篷车"

如何经常性地巡回深入到农村乡镇,采用农民喜闻乐见的形式开展健康教育;如何寓教于乐、深入浅出地将健康知识传播给农民,是搞好农村健康教育的关键所在。结合农村实际,利用"健康教育大篷车"这一移动的宣传工具,选择农村逢集赶会的日子,巡回宣传疾病防治知识,就是一种很好的形式。"大篷车"以其丰富多彩的展示内容、多种媒体的教育方法、机动灵活的活动方式,越来越多地被我国各地科技文化宣传部门和卫生部门所应用,受到广大农村居民的普遍欢迎。

【案例二】 山西运城市盐湖区是一个以生产粮棉为主的农业区,农村人口达44万,占总人口数的70%。为了加大农村预防艾滋病的宣传教育力度,盐湖示范区的工作人员受印度电影《大篷车》的启发,结合当地农村实际,创造性地构建了宣传教育"大篷车"——移动的宣传舞台,在农民逢集赶会的日子,巡回深入到农村乡镇为农民群众宣传演出。

"大篷车"车厢就是舞台。这个小舞台矗立在长卡车厢上,底部铺着绿色地毯,舞台背景是艾滋病防治宣传员濮存昕以手护烛的巨幅宣传画像,左右两侧分别是预防艾滋病的主题标语,车厢的尾部是示范区标识。为切实搞好"大篷车"宣传教育活动,由盐湖区防疫站分管副站长出任"大篷车"宣传队队长,性艾科4名工作人员参与,与运城市文工团签订协议,选拔10名优秀演员参加演出。节目单包括独唱《送吉祥》、三句半《战胜艾滋病》、干板腔《说说艾滋病》、小品《后悔莫及》及葫芦丝独奏、地方戏选段等。他们还购买了相关音响设备、民乐器材和50个供观众坐下观看的小板凳。演出期间,节目主持人穿插组织与群众的互动问答,专业人员穿梭于观众之间,将宣传资料、安全套免费发送到老百姓手中。

一年多来,"大篷车"宣传队行程2 400多千米,足迹遍及盐湖区22个乡镇,直接受教育的群众达到18万人次。农村群众形象地把宣传教育"大篷车"称为流动在田野间的红丝带(资料来源:全国艾滋病综合防治示范区管理办公室《2005年全国艾滋病综合防治示范区经验交流材料》)。

第四节 农民工健康促进

农民工是指进入城镇务工的农业户口人员。农民工是我国特有的城乡二元体制的产物,是我国在改革开放后出现的一个特殊的社会群体。农民工健康保障问题关系到我国社会稳定和经济发展。农民工健康促进是解决农民工健康保障问题的重要对策。

一、农民工健康促进的意义

人口流动是社会发展的必然结果,也是加快社会文明进步的重要因素。我国改革开放以来,大批农村剩余劳动力涌向大中城市谋生,对城市的建设发展起到了重要的作用。国家统计局抽样调查结果显示,2003年我国有1.139亿农村劳动力外出务工,占农村劳动力的23.2%,他们大都是15~49岁青壮年,其中25岁以下的占47.3%。随着外出民工(流动人口)的增多,也带来了许多相应的卫生问题。北京市结核病控制研究所的研究结果表明,最近10年,外来流动人口中的结核病例在逐年大幅度增加,对北京地区及类似疫情较低城市结核病流行的影响正在加重。流动人口中男性居多,性别比偏高,由于生理、心理和卫生知识缺乏等因素,容易发生不安全的性行为,有些地区还存在共用注射器吸毒的现象,这些因素将会加重艾滋病等传染病的传播。因而针对流动人口的主要卫生与健康问题开展健康教育与健康促进是十分必要的。

多项研究显示,农村"留守儿童"已经成为存在诸多心理和发展问题的弱势群体。由于父母外出务工,留守儿童短期或长期失去直接监护人,在缺乏父爱母爱的环境中成长,他们大多数生活在事实上的"单亲家庭"或"隔代家庭"中。长期情感缺失和心理失衡导致许多"留守儿童"心理不能健康发展,出现厌世自闭、社会逆反、空虚、自卑、胆怯、没有精神寄托等心理问题。因此,迫切需要构建学校、家庭、社会共同关心"留守儿童"健康成长的教育网络,以促进农村儿童青少年的健康成长。

开展农民工健康促进,通过建立起各级政府领导、多部门合作和全社会参与的农民工健康促进运行机制,围绕农民工群体中存在的重大健康与疾病问题,以满足农民工基本健康需求为重点,普及基本卫生知识,提高农民工的自我保健意识和能力,将对保障农民工身心健康,促进社会稳定和协调发展具有积极的作用。

二、干预策略与措施

应以农民工的主要居住地和流向为基础,开展以场所为基础的农民工健康促进,全面提高农民工及其家庭成员的自我保健意识和能力。

(一)流出地农民工健康促进

应以青壮年及其家庭为重点人群,开展流出地的农民工健康促进。将农民工健康促进纳入"行动"的重要内容;利用"行动"多部门合作的优势,结合对农民工开展流动前职业培训、人口教育和科技培训,将基本健康知识融入其中。加大对农村留守妇女儿童的预防保健与健康教育服务,降低农村妇女和儿童常见病、多发病的发病率和死亡率。

农村中小学校要开展符合"留守儿童"身心发展规律的心理健康教育,化解心理压力,引导他们走过人生发展的关键时期。通过定期举行文艺、体育、科技和社会实践活动,让他们在欢乐和睦、积极向上的环境中学习成长,从而形成健康的心理状态。共青团、妇联、村委会等农村行政机构和组织要加强对"留守儿童"家长、监护人的教育和指导,建立"留守儿童"与其父母或其他法定监护人交流与沟通的绿色通道。

(二)流入地农民工健康促进

应以城市建筑工地、大中型生产企业为重点场所,开展流入地农民工健康促进。

(1) 在农民工集中的城市大型建筑工地、大中型工矿企业,建立农民工健康促进管理机构和学习制度,以广播、电视、网络、发放传播材料、组织学习班会、开展参与式文体活动等多种形式,开展农民工的健康教育,加强农民工岗前和岗位安全教育和健康生活方式教育,提高他们的自我保健意识和能力。

(2) 结合社区卫生服务,开展城市社区健康教育。以散居在城市社区的进城务工人员为对象,有组织、有计划地开展"相约健康社区行"等多种形式的健康教育活动;将进城务工人员纳入社区卫生服务机构的服务对象,在建立社区流动人口健康档案的基础上,为他们提供健康教育服务。

(3) 针对城市/城镇集贸市场特点,开展流动人口健康教育。针对从事餐饮、美容美发、家政服务、小商品营销等行业进城务工人员文化水平低、流动性大、女性居多的特点,采取适用形式,加大对《传染病防治法》《食品安全法》等政策法规、重大传染病及妇女保健的宣传教育力度,预防人禽流感、结核病、性传播疾病/艾滋病、食物中毒等重大疾病的发生和流行。

(三) 流动过程中的农民工健康促进

应关注农民工往返家乡的旅途生活,开展流动过程中的农民工健康促进。春节期间及麦收等农忙季节是农民工集中往返家乡的时间。在农民工集中流动过程中,在全国公路、铁路、交通港(站)大力开展广播、宣传栏等多种形式的卫生防病健康教育,有针对性地发放健康传播材料,有利于防止重大传染病和精神疾患的发生与流行。

【案例三】 广东省深圳市多年来积极开展农民工的健康教育与健康促进工作,以多种举措全方位保障农民工健康。2004年以来,全市各级健教机构和医疗卫生单位常年积极开展农民工健康教育活动,以讲课、咨询、游戏、展览、小读本、影音资料等形式,向广大农民工重点开展了艾滋病防治、突发性传染病防治(严重急性呼吸道综合征)、职业防治、心理健康、食品卫生安全等的健康教育。在市财政局支持下,市健康教育研究所购置了健康教育公益车,此车装有10台多媒体电脑、电视屏、资料架,多媒体内有健康知识查询、健康动漫片、健康知识游戏等。此车经常穿梭在农民工集中的广场、大型企业、工业区等地,将健康知识送到工厂企业门口,农民工可免费使用车上多媒体系统、观看电视、取阅资料学习健康知识。市健康教育研究所还组织市医疗卫生单位专家编写了《劳务工健康教育读本》,首次印刷25万本,全部免费派发给农民工。市康宁医院及其他医疗卫生机构开展"心理卫生进工厂"的健康教育活动,派出专家深入各工厂企业为农民工免费举办心理健康讲座、咨询和展览等,为减缓农民工心理问题发挥了积极作用。福田区在全区各工厂企业还针对女工特点,开展"女工青春期保健和生殖保健"、"关爱女工心理健康"等知识巡回讲课。

市卫生系统积极加快社区健康服务中心建设,并在大型工厂企业设立医疗站,与社保部门合作,出台农民工医疗保险的政策,方便农民工就近就诊,为农民工提供价廉优质医疗服务,如免费为广大农民工子女进行免疫疫苗的接种;广泛开展"降低孕产妇死亡率"和"新生儿破伤风率"健康促进行动;宣传在医院生产分娩的益处,并资助有困难的孕妇到公立医院分娩,减少和杜绝"地下接生"的现象,有效地降低了孕产妇死亡率和新生儿破伤风率。

思考题

1. 简述农村健康促进的概念和意义。

2. 农村健康促进应具备哪些基本要素？
3. 与城市社区相比较，农村健康教育的形式和内容有哪些特点？
4. 结合实际谈谈如何开展以场所为基础的农民工健康促进。
5. 全国亿万农民健康促进行动有哪些成功的经验？

（米光明）

附录

全国亿万农民健康促进行动的组织实施

在20世纪80年代至90年代初，随着改革开放的步伐，我国农村健康教育进入了一个蓬勃发展的时期。各省市从当地实际出发，因地制宜地开展农村健康教育工作，总结出一些成功的经验。但如何在全国范围针对广大农村居民，普及卫生保健知识和技能，倡导健康的生活方式仍是一个有待探索的重大命题。1994年6月，卫生部、全国爱卫会、广电部和农业部联合发起全国九亿农民健康教育行动（2002年更名为全国亿万农民健康促进行动，以下简称"行动"）。历经10余年的发展，"行动"已经成为由卫生部、全国爱卫会、农业部、国家广电总局、国务院扶贫办、中宣部、全国妇联、教育部、共青团中央等九部委联合开展的全国性的农村健康促进活动。"行动"体现了"社会动员"这一健康促进核心策略，是满足农村居民健康需求，提高农民健康素质的重要工作平台，已形成政府主导、多部门参与、可持续发展的工作机制和运行模式。随着我国健康教育事业的发展，"行动"发展大致经历了三个阶段。

一、初期发展阶段（1994～1998年）

"行动"以大众传播为基本策略，针对农村当前存在的主要卫生问题，结合初级卫生保健各项任务，面向广大农村居民普及卫生保健知识，以增强农民群众的自我保健意识和能力，促进广大农民群众健康意识和知识水平的提高。此期间，全国"行动"办公室组织制作了"行动"录像带26部140个节目，录音带6盘，30个节目，农村卫生知识宣传画及年画12万张，"九亿农民健康话题"电视专题片24集，《九亿农民健康教育广播稿》8万册等，为基层提供了大量适用的传播材料。全国有2 000多个县市电台、电视台和许多乡镇电视差转台播出了"行动"节目。

各地在做好大众传播的同时还积极开展了不同形式的健康教育活动。山东、河南等省开展"小手拉大手"活动，动员中小学生在"行动"中发挥面对面传播作用。1998年湖南省由省委宣传部牵头，卫生、广电、农业、新闻出版、《湖南日报》等部门联合行文，在全省开展了《九亿农民健康教育读本》读书竞赛活动，在当地形成了良好的读书风气。

二、科学发展阶段（1999～2005年）

1999年11月，"行动"领导小组第五次会议在北京召开，领导小组成员单位由原4部委增加了全国妇联、中宣部、国务院扶贫办3个部门，标志着"行动"进入了一个新的发展阶段。全国"行动"办公室调整工作重点，从主抓传播材料制作转向宏观协调与管理，促进"行动"的持续发展。

2001年，国家7部委联合制定实施第一个《"行动"五年规划（2001～2005年）》及其配套《"行动"评价指标体系》，推动"行动"驶入科学化、规范化管理的轨道。根据"行动"规划，新时期的"行动"以健康促进为基本策略，以普及基本卫生知识为突破口，以倡导文明健康生活方式和促进健康生态环境的建设为目标，采用政策导向，部门协调，社区参与，点面结合，强化核心信息，多种形式综合干预，加强科研与合作交流等措施，使"行动"不断可持续性发展。

2002年，我国《农村初级卫生保健发展纲要（2001～2010年）》中，正式将九亿农民健康教育行动更名为亿万农民健康促进行动。2004年，教育部和共青团中央加入"行动"领导小组，成员部门扩展到9个。"行动"形成了由国家到省、市、县、乡镇"行动"领导小组和"行动"办公室构成的五级组织网络。到2005年底，全国有1 191个县（区）成立了由县政府主管领导为组长，相关部门为成员单位的"行动"领导小组，

1 832个县(区)开展了"行动"相关活动,建立了50个全国"行动"示范县(区),初步形成了政府主导、多部门参与、可持续发展的工作机制。

三、持续发展阶段(2006年至今)

2006年,卫生部等国家九部委联合制定下发《"行动"规划(2006~2010年)》。新时期"行动"的总目标是:按照党的十六大全面建设小康社会的奋斗目标和科学发展观的要求,到2010年,要建立健全各级政府领导、多部门合作和全社会参与的"行动"长效工作机制;围绕农村重大卫生问题,进一步普及基本卫生知识,倡导科学文明健康的生产生活方式,提高农村居民的健康素质和生活质量,促进社会主义新农村建设。

新时期的"行动"有着更加广泛的社会性和群众参与性,有着更加丰富的内容和多样的形式,显示出蓬勃的生命力。有三个鲜明的亮点:一是以"行动"为平台,针对防控禽流感、艾滋病、母婴保健等重大公共卫生和健康问题,运用多部门合作机制开展农村健康教育与健康促进项目。二是以"行动"促队伍发展,通过参与式研究方法的引进与培训,加强各级健康教育专业机构和人员、"行动"相关部门和人员的健康促进能力建设。三是以项目促"行动",2008年"行动"工作重点结合中央补助地方健康素养监测与干预项目,全国各级卫生行政部门和项目执行机构精心组织、合理安排,克服了冰雪灾害、地震和三鹿奶粉事件等重大公共卫生事件的不利影响,完成了我国首次的、覆盖全国的健康素养监测工作;成功地组织实施了以"健康素养和谐中国"为活动主题的全国亿万农民健康素养知识大奖赛活动。同时,"行动"示范县(区)开展的创建健康村活动已经摸索出试点经验。

"行动"是我国现代健康教育史上范围最广、影响最大、意义深远的一个健康教育与健康促进典范。我国农村健康教育现状调查结果表明:"行动"覆盖人群的健康知识知晓率比未覆盖人群高4倍,其健康行为比未覆盖人群高7倍。"行动"的开展对我国农村卫生工作的发展已经带来深远影响,也得到国际社会的关注和支持。世界卫生组织和联合国儿童基金会等国际组织均对"行动"作出高度评价,指出"行动"总结出了在大面积人群中开展健康促进活动的成功经验,是发展中国家开展农村健康促进行动的有效方式。

第二十一章 老年人健康教育与健康促进

老龄化是社会发展产生的问题。各个年龄共享的社会是一个不将老年人描绘成"病人"和"领取养老金的人"的社会；老年人既是发展的参与者,同时又是受益者；老年人在世界各地的社会中发挥他们领导和参谋的作用。健康的老人是其家庭、社会和经济的资源,是社会发展中不可缺少的力量。

WHO将积极的老龄化界定为：尽可能增加健康、参与和保障机会的过程,以提高人们老年时生活质量。这里强调了健康、参与和保障3个支柱。

迅速的人口老龄化具有深远的社会和经济影响。WHO一贯重视老龄化整体生活积极措施的重要性,包括考虑健康的决定因素并强调能够使老年人在其家庭和社会中保持健康和具有生产价值的持续卫生和社会保健服务,通过联合国老龄问题联络点和其他联合国机构,WHO力图确保将老人问题纳入为实现千年发展目标的政策和规划中,并对人口老龄化问题提供持续的、全面的承诺。

老龄是一种动态的过程,不是一种疾病。虽然老龄是不可避免和难以逆转的,但伴随着老龄所致的慢性功能下降是可以预防和减缓的,不仅可以通过医学方法,也可以通过社会的、经济的和环境的干预措施。老年人健康教育就是从微观和宏观两方面对老年人健康问题开展有目的、有计划、有组织的健康促进活动,以提高老年人的生活质量。

人口老龄化是当今世界面临的重大问题,据联合国老龄化社会的标准：一个国家或地区60岁及以上人口占全人口的10%及以上或65岁及以上人口占全人口7%及以上便称为老年型国家或地区。我国目前是世界上实际老年人口最多的国家,也是人口老龄化速度最快的国家之一。我国1990年第4次全国人口普查结果：60岁及以上人口占8.59%,但上海、浙江、北京、江苏、天津5个地区,60岁及以上老年人口占10.2%~13.96%,为老年型地区。2000年第5次全国人口普查结果：我国60岁及以上老年人数1.3亿,占全国总人口10.46%,其中超过10%的有14个省、市、自治区,最高的是上海市,达到14.98%。至2009年底,全国60岁以上老年人口已达1.67亿,占全国总人口的12.5%。到2025年预计为2.8亿,占总人口的17.63%,将成为较老的老年型国家或称"超大型老年化国家"。尽管欧美作为老龄化社会的先锋,但老龄化的速度并不高,如65岁以上老龄人口从7%上升到14% 瑞典花去85年时间,法国花去115年时间,而日本仅用26年,我国也仅用了27年。

人口老龄化是经济发展和社会进步的重要标志,是人口出生率下降和人均期望寿命延长的必然结果。但与发达国家不同,我国人口老龄化是在经济尚不够发达的情况下来临的,其来势迅猛,为人们始料未及,为社会、家庭和个人带来许多亟待解决的问题。从1999年步入老龄化社会后,我国人口老龄化迅速进入快速发展阶段。截至2007年底,全国60岁及以上的老年人口已达到1.53亿,占总人口的11.6%。2008年底,上海市老龄化程度已达21.6%。2009年的统计显示,我国高龄人口10年增加近1倍,80岁以上老年人口已达2000万左右。预计到2020年,老年人口将达到2.48亿,占总人口的17.2%。

据上海市调查,60岁以上老人慢性病现患率为43.98%,残疾现患率为0.69%。另外,由于老年人多脏器疾病并存,病情复杂,病程长,致使医疗服务开支不断增长。据上海市统计,老年人医疗费用是青壮年的3倍,占全市总医疗费用的1/3,而老年人口仅占全市人口的1/7。1977年日本老年人口占总人口的8.4%,国家卫生保健费占27.1%,到1985年,虽然老年人口仅占总人口的10.3%,然而他们的卫生保健费用却增加到37.5%。我国老龄科研中心1992年的调查资料表明:老年人中全部或部分丧失生活自理能力者约占6%。据此推算,全国约有700万老人需要生活帮助和康复服务。与此同时,家庭规模小型化、结构核心化的趋势越来越明显。21世纪,我国将普遍出现"四二一"家庭成员模式,这必然会给社会、家庭和个人带来新的挑战。

在当代老年学的研究中,要解决"老有所养"、"老有所医"、"老有所学"、"老有所为"和"老有所乐",尤其是老年人的健康问题,已经引起各国政府和卫生决策的广泛关注,WHO把1999年定为"国际老年人年"。人们试图通过全社会的投入,从社会、文化、经济和医疗卫生多重角度提高老年人的生活质量。

第一节 老年人的概念

老年人的健康问题实质上是一个综合性的社会问题。我们可以从老年和健康两个概念加以理解,在涉及老年健康问题的时候,有必要对老年人的概念从生物学、法律学、心理学以及社会学等几个方面来探讨。

一、生物学上的概念

在当前的生物学研究中,一般都认为,一个人接近65岁时,就会从许多方面感受到自己步入人生的另一阶段。这个阶段,有人称之为"成人后期",亦即一个人从他的工作岗位或社会活动中退隐,到他们与这个社会长辞为止的这一段时间,称为老年期。老年人的各种器官达到成熟后期,渐渐地损失其功能,生物学上就把这种现象称为老化。老年人除了代表生理年龄的增加,同时也说明了他的身体的各种器官或系统逐渐失去自我更新的一种能力。

老年期依年岁的累进,分为3个不同的阶段:第1阶段,65~74岁为老年前期;第2阶段,75~84岁为老年中期;第3阶段,85岁以上为老年后期。在这3个不同时期的老人,其身体功能与行为特征有其共同性,也有其差异性,如70岁坚持每天跑步者,他的心血管系统相当于40岁的人,相反20岁早衰者,他的生物学年龄与60岁的人非常接近。慢性疾病常加速老化过程。

二、法律学上的概念

法律学上通常用一个相对固定的年龄来区分老年与非老年。这个固定的年龄,各国规定的岁数不一。例如:在美国,以65岁为分界,超过此年龄即为老年。在有关老人立法问题中,美国可算是法律条文和法规最多的一个国家,法律年龄用以决定诸如选举权、驾驶权、适宜的社会保险金支付及相应的权利和义务,很多社会福利措施的合格年限为65岁。瑞典的老人福利法则规定 67 岁生日之月起,便可领取老年人年金。丹麦规定年龄满 67 岁时,不论是否有固定的工资收入,都可以向政府申请老龄年金。

对于我国老年公民的权利及生活保障,政府也有相应的条文,如退休年龄规定,连续工龄在 10 年以上、年满 60 周岁的男职工、年满 55 周岁的女职工都可享有退休待遇。有条件的基本核算单位可以实行养老金制度,男女分别为 65 岁和 60 岁。

三、心理学上的概念

心理学上研究老年人强调其个人的适应能力,如应激能力、感官或感觉过程、知觉、智力、解决问题的能力、理解、学习以及在常态和应激情况下的情绪反应。人类机体的组织和功能随年龄的增长而衰退,但他们仍具有极大的心理学优势并保留机敏性和充分的决策能力。

四、社会学上的概念

社会学主要讨论社会互动过程与社会角色,按照文化背景的不同,老人角色有它特有的权利和义务。目前,在社会学上认为,老年即表示个人在生命过程中经历的各种事件的结果,是经验的累积。因此,老年社会学强调个人在社会上的角色地位如何因年龄的因素而改变,它主要研究老年人与社会之间的相互关系,如经济、政治制度、政策、社会文明以及人际关系等对人的衰老过程的作用。另一方面,人口的老年化引起社会结构的变化,以及老年自身的一些特殊问题等。

第二节 老年人的生理特点

生命是一种持续改变的过程。一生中所经历的生理、心理、情绪、社会变迁之形式、速率及程度具有高度的个别性,且受到遗传、环境、饮食、健康及各种其他因素的影响。

老化进程及其严重性虽因人而异,但仍有自然规律可循,而且是可以预期的。

1. 外形改变 衰老最引人注目的变化是外形的改变,主要为身高缩短、毛发白化、脱眉、牙齿松动。其主要是由于肌肉、筋膜、韧带的脱水、硬化、收缩所造成的;皮肤变薄失去弹性,比较干燥和脆弱,皮下脂肪减少,出现皱纹、皱褶、皮下垂,皮肤失去光彩;黑色素细胞的聚集,造成皮肤色素沉着,老年斑越来越多,尤其在身体的暴露部位;指甲生长缓慢且坚硬易碎,汗腺功能及数目减少,汗量分泌略少。

2. 心血管系统 由于血管与心脏瓣膜的硬化与纤维化,导致心输出量减少,当心脏承受额外负担时,会出现明显心跳不规则;由于血管硬化,导致血压上升。

3. 呼吸系统 由于肺泡的数目减少和失去弹性,加上肋软骨的钙化及胸部肌肉的变弱,导致呼气与吸气量减少;由于气体交换功能的降低及咳嗽反应,更易造成呼吸道的感染。

4. 消化系统 牙齿的脱落、牙结石及牙周炎是老年人常见现象。牙齿的脱落并非正常化的结果,如若口腔保健得当,牙齿可以与生理年龄同在。由于味蕾的萎缩,老年人味觉通常不甚灵敏,吸烟者更甚,味觉的改变可能增加过多的调味品,导致对健康的影响。

老年人的唾液量约为年轻时的 1/3,唾液淀粉酶的减少,影响了淀粉的消化。食管、胃的活动减少,胃酸、胃蛋白酶、解脂酶及胰腺酶分泌减少,造成老年人消化不良。肝变得较小,导致储存能力及吸收效能减低,较易造成胆结石。肠发生部分萎缩,小肠壁吸收面的细胞减少,结肠蠕动能力下降,易造成便秘。

5. 泌尿生殖系统　70岁的老人,肾过滤血中垃圾能力相当于30岁时的一半,膀胱肌肉减弱,容量减少,导致尿频、尿急、夜尿现象,但可以通过加强盆腔肌肉的锻炼、生物学反馈、改善精神紧张状态及其他相关治疗可以得到改善。

大多数男性老人出现前列腺肥大,导致尿频,虽然大多数为良性,但有很大的危险性转为恶性,故需定期检查。

老年人由于性激素分泌减少,致性功能下降,女性在绝经后尤为明显,表现为性器官萎缩、阴道壁弹性下降、上皮变薄、阴道分泌物减少(尤其在性交时),因此在性交时有痛感。尽管如此,老年人仍不会失去性交或其他性行为的能力与兴趣。

6. 骨骼肌肉系统　驼背、关节肿大、肌肉松弛及身高缩减等反映了老年人骨骼肌肉系统方面的变化。骨质疏松是老年人最常见的现象。通常在30岁之后,骨骼的矿物质的消失超过积累,尤以钙消失为多,女性更为明显(4倍于男性)。骨质疏松可以多年没症状,直到医生诊断为骨折时才发现。脊柱、髋、腕是最常见的骨折部位。

治疗与预防骨质疏松的目标在于减少骨折,包括合适的钙摄入(推荐量为1 200 mg/d,停经后妇女为1 500 mg/d),增加锻炼,减少盐的摄入量,禁烟少饮酒,多吃高钙食品如牛奶、酸奶酪、鱼、绿色蔬菜、豆类等及雌激素的治疗。在这些治疗中,提倡在儿童和青年时代增加钙的摄入,对终生减低骨质疏松危险性是十分有效的。

7. 神经系统　由于心脑血管系统的问题会减少脑部的血液循环,而导致脑功能障碍。神经系统功能的减退通常变化极不明显,且进展缓慢。目前已确知神经细胞、脑部血流及代谢都有减少的现象,神经传导速率较缓慢,因此老年人对外界各种刺激的反应显得迟缓。运动感觉也减低,睡眠质量较低,常易自睡梦中惊醒。

8. 感觉器官　影响老年人生活的最大障碍是视力的改变。40岁以后眼球开始变黄并逐渐失去透明度,象征老化眼睛的老花眼、远视眼开始出现,导致大部分老年人须以眼镜来矫正视力。由于瞳孔括约肌的硬化及瞳孔的缩小,使其对光反应迟缓,尤其在光线不佳处看书更感困难。晶状体变黄,改变了老年人对颜色的辨认,尤其不易区分光波较短的颜色如蓝、绿及紫。发生青光眼和白内障的危险性增加。泪腺分泌的减少,使眼球出现干燥无神。在虹膜四周会产生部分或完整的白色不透明环——老年弓。

听力的减退又是老年人的一个严重问题,65岁以上老人有13%患有老年性耳聋。味觉、嗅觉、触觉都有不同程度的减低。

9. 内分泌系统　由于甲状腺的纤维化和细胞的浸润,结节增加,甲状腺分泌减少使得基础代谢率降低,而肾上腺功能的衰退更促使了甲状腺活动的降低。性腺分泌会因老年而降低。年老后胰腺中β细胞对胰岛素的分泌迟缓且不足,故老年人糖代谢能力下降,无糖尿病症的老年人常可发现较其他年龄组的人有较高的血糖值。

第三节　老年人的心理特点

老化过程中伴随生理与社会的改变,必然发生心理之改变。社会的沉浮变迁、家庭的悲欢离合、个人的喜怒哀乐都会通过"精神状态"这个中介因子对健康产生作用,也就是说老人的健康是生物、社会、心理因素共同维持的一种和谐状态。本节主要讨论维持健康的一些心理因素。

一、性格

一般而言,老年人的性格并不会因老年化而发生巨大改变,老年人性格的变化常发生于对某些事件的反应上,如退休、丧偶、失去独子、收入减少及病残等。但没有一种性格类型普遍地适合于所有的老年人,据各国学者对老年人性格类型的研究,基本上可归结为以下几个类型。

1. 快乐型 这类老人通常身体健康,长寿者较多,他们能顺应退休后的角色,热爱自身,热爱生活,常用自己感兴趣的活动来度过闲暇时间。

2. 慈祥型 这类老人性情平和、胸怀宽广、乐于助人、人际关系较好,很善于控制和调节自己的情绪,精神生活充实,有利于心理生理健康。

3. 自恨型 也有人称之为孤独型。这一型老人性格内向者居多,他们总是认为别人不愿和他们交流,因而处处孤独闭塞,很少向外表露自己,对一切事情持悲观态度,是一种典型的适应不良行为型。

4. 暴躁性 这类老人性格外向、脾气急躁、时常为小事而与他人争吵,结果在性格上由于别人的"敬而远之"而使他们日益孤独和怪癖,情绪不稳,易患心血管类疾病,有损于身心健康。

5. 猜疑型 亦可称作忧郁猜疑型,这类老人平时少与他人接触交往,对现状不满,郁郁寡欢,忌妒心重。猜疑心理的发展,是一种精神老化现象,由于老人感知能力衰退而引起对外界再认识的困难。

二、记忆力和智力

记忆力会随年老而发生改变,老年期则近期内发生的事情记忆能力减退,这就解释了为什么一位老年人记得战时同队中所有战友的名字,却无法记得目前照顾他的护士。对于老年人智力变化的研究显示,基本智力继续为此,语言的了解能力及演算能力并未改变,但空间感及技能略有下降。老年型痴呆是脑组织进行性损害而招致的记忆和智力功能障碍。近年来,老年型痴呆在65~75岁间估计发生率为1/20,80岁以上为1/5。这些数字还在上升,美国每年发病400余万,死亡超过10万。

三、学习能力

虽然学习能力不会因年老而有太大的改变,但某些因素确实会影响到老年人的学习能力,如学习动机、注意力、记忆力、脑部讯息传导的迟缓、器官缺陷及疾病等。在学习过程的初期阶段,老年人可能比年轻人有较多的困难,但渡过这一过程,老年人即可跟上年轻人的步调。

人类的老化是极复杂的过程,每个人都有其特殊的表现。尽管有各种衰退或失落经历,大多数老年人仍能作令人赞赏的调适,且对一些改变作必要的调整。

第四节 老年人的社会心理

一、社会环境

社会地位上的落差,常对心理产生负值的作用。在一些发达国家,老人的精神生活很空虚,他们一旦退休后,就变得毫无价值,家庭成员的小型化,使老人得不到照顾,在外也难得到社会的尊重。强烈的压抑感和孤独感使许多老人精神忧郁、悲观厌世。日本就是目前老人自杀率较高的一个国家。法国对老人进行的一项调查表明,老人晚年最害怕"孤独"。美国的一份统计资料表明有4%~6%的老人患忧郁症。我国由于老人的群体生活习惯较强,加上传统伦理上的尊老爱幼,使得老人在退休后,不像西方老人那样有一种被社会和人们遗忘的凄凉感。但目前,随着我国经济水平的发展,一些大中城市已出现大家庭向小家庭过渡的情况,老人的社会地位正面临挑战,这种挑战也可使他们的健康问题带来一些困难。

心身医学研究证明,老年人的整个健康水平直接受到社会环境的影响。因此,良好的社会支持环境是老人所渴求的,是增进老年人身心健康的一个重要方面。

二、经济环境

经济收入的高低对老人的精神状态和生活状况直接发生作用。21世纪以来,人类平均寿命的提高根本原因是生产的迅速发展,生产力的发展促进了物质文明。而这种发展对老人的健康作用又具有其两面性:一是经济的发展为老人提供更好的卫生资源,如先进的医疗设备、充足的医生、适宜的休息娱乐场所、丰富的食品、有效的药物;另一方面,现代化的生产对自然环境、生态平衡起到了破坏作用,一些"工业性疾病"、"都市病"、"现代文明病"也应运而生,这些因素对健康的威胁作用常有一段时间的积蓄,而当其表现出来时,老年人则成为最主要的受害者。

三、家庭环境

家庭是社会的细胞,也是人类最密切的精神接触的场所。因此,家庭是老人物质生活的中心,也是精神依托的对象。WHO在《2000年人人享有健康全球战略》一书中指出:"健康首先是从家庭、学校和工厂开始的……"

居室条件对老人健康影响是比较直接的。居室卫生条件,如采光、通风、潮湿等因素和呼吸道疾病、虫媒传染病和皮肤病的传播关系极为密切。

家庭成员的相互关系是一个家庭巩固程度的外化表现。家庭和睦,子女尊敬老人,在这种家庭中,老人经常感受到良性刺激,能充分调动机体内在的能力,有利于健康。在这里值得一提的是老年丧偶问题,我国第3次人口普查资料分析表明,我国60岁以上老年人口无配偶者高达45.9%,丧偶老人一般都有某种心理损失感,这对身心健康是极为不利的。丧偶使家庭生活环境发生急剧改变,这时,缺乏心理自我调节能力的老人常性格趋向怪癖,在精神和生活上都有一种孤独和压抑感,到一定程度则可导致严重疾病或死亡。因此,丧偶老人的心理状态及其保护机制的研究,是老年健康教育中的一个重要任务。

除了上述影响老年人健康的社会因素、经济因素、家庭因素以外,个人因素、团体压力等都和老人健康关系极为密切。作为健康教育工作者,不仅要了解这些因素对老人健康的影响,还要懂得寻找合适的途径,以调适老人的健康状况。

第五节 老年人的死亡教育

生命的终止是一个十分古老的问题,也是人类不可抗拒的自然规律。当人们步入老年期以后,面临的是走向人生的终极——死亡。迄今为止,对"生"的问题研究得较多,而对

"死"则知之甚少,由此,人们对"死亡"这一字眼充满了恐惧。健康教育工作者的一个任务就是对老人乃至全社会进行有关死亡的教育,让人们能正确地对待死亡。当今医学科学的高度发展,使得一些垂死的病人可能在医疗器械系统的支持下长期维持其植物性生命的存在;也有一些绝症病人,人们也往往知其不可为而为之,"把死马当成活马医",以祈求奇迹的出现,造成国家和家庭的沉重经济负担,也使这些病人长期处于疼痛的折磨中。今天,传统的生死观正受到冲击,一些专家和学者已经提出"安乐死"这一很严肃的生死观问题,指出"安乐死"标志着人类文明和进步,是帮助某些病人(该病确实不可逆转)结束痛苦的死亡过程的最根本的人道主义。

人们都明白"人生自古谁无死"的道理,但人们忌讳提到"死"的问题,仿佛提到"死",就是对人生持悲观态度,会妨碍人去追求生之欢乐,这都是错误的态度。从唯物主义的观点看来,提出生命有尽,可以使人们认识到个人的局限性,易于保持自知之明,思考怎样去度过自己的岁月,去追求自己的理想。从这个意义上说,对"死"的思考,实际上是对"整个人生观"的思考。

一般说来,人们对于不理解的事物和一般无法控制的事物,必然怀有一种恐惧心理,死亡就是这样。在战争年代,子弹、饥饿、灾荒常使人感到死亡是不可避免的。而今天,医学的发展已使得许多临近死亡的人绝处逢生。因此,死亡过程就变成一种陌生而神秘的过程,"死亡"就成为忌讳提及的话题,许多人缺乏对死亡的精神准备,也不了解死亡的有关知识。其实,死亡作为人生的终点,是一个人的自然过程终结,是一个可以意识的过程。美国卡顿堡顿在《临终老年病人的精神生活》一文中指出,接近死亡的人,其精神和智力状态并不都是混乱的,他对这组老年病人的调查结果是,仅3%的人一直处于混乱状态,22%的人有一定意识,20%的人处于清醒与混乱之间,而49%的人直到死亡前一直是很清醒的。例如,发明家爱迪生临终前凝视窗外,轻轻地说"那里非常美的",就平静地死了。名医亨利格林在临死前进行了最后的自我诊断。当他数完最后一次心跳时,说了声"停了",平静地告别了人生。所以,死亡并不是神秘、可怕的,它只不过是生命现象、活动的停止而已。

古往今来,帝王将相曾经都幻想过能寻求到一种长生不老之术,或是返老还童的妙药灵丹,但事实无情地证实,这只不过是天方夜谭。这并不是说,人类对死亡就一筹莫展,老年人应该尽各种生命力量来抗衰老,延缓衰老,调节好自己,和死亡作斗争。

(1) 克服怯懦思想。目前,在老年人中,自杀是一个值得引起重视的问题,自杀的本身就是怯懦的表现,从一定意义上讲,生比死更有意义。

(2) 正确地对待疾病。疾病是人类的敌人,它危及人的生存。和疾病做斗争,某种意义上是和死亡作斗争。积极的心理活动有利于强化人的免疫功能,乐观的态度、充足的信心是战胜疾病的良药。

(3) 树立正确的生命观。任何人都不是为了等待死亡而来到这个世界上的。因此,正确的人生观、价值观,是每个人心理活动的关键。生活、学习、工作、娱乐才构成了人生的意义。

(4) 心理上对死亡做好充分准备。这对于临终前的老人是非常重要的,老人要尽量使自己剩余的时间过得有意义。

要做到很安定地对待死亡,从心理上战胜死亡,并不是容易的事。这需要健康教育者很好地在老人中间开展死亡教育,培养老人成熟、健康的心理品质,也需要其自身完善的个性。

第六节 临终关怀与安乐死

一、临终前的心理活动

瑞士精神神经学家伊丽莎白·屈布勒·罗斯(Elisabeth Kubler Ross)出版了《死亡与临终》一书,分析了临终病人的心理反应,这一开拓性工作促进了死亡教育作为一个学科并改善了对临终病人的保健工作。作者把病人临终过程划分为5个心理阶段:不承认、愤怒、讨价还价、沮丧和接受死亡来临。尽管并非所有的临终病人都按这个顺序发展。有的病人在临终前情绪始终表现十分宁静,直至告别人生;有的是否认→接受→再否认,直至最后接受,但仍然有助于医护人员帮助病人渡过人生的最后日子,能以理解和鼓励的态度,坦诚地与病人交谈满足其心理需要,使他冷静地对待和承受自身面临的死亡。临终前心理活动的5个阶段如下。

1. 不承认阶段 当病人知道死亡临近时极为震惊,思想极度混乱而无法接受事实,认为"这不是真的",这是一种普遍心理状态。这时病人往往封闭自己,拒绝谈论自己的病情,怀疑医院里的一切工作的真实性。

2. 愤怒阶段 愤怒是临终病人第2个最常见反应,感到"为什么是我"、"不公正"、"不理解",并对朋友、亲属、医师或其他人怀有敌意,表现躁动不已、愤怒。

3. 讨价还价阶段 表面上表现自我克制,心底里仍对生命抱有希望,如果我有可能活下来,我一定……这一阶段病人希望能延长寿命,延缓死亡,为了完成未了的心愿,如子女的婚事、未了的事业等。

4. 沮丧阶段 感到这是真的。严重情况使他无法否认,感到万事俱灰,整天感叹人生之不幸,有些人则成天哭泣、暗自伤神,这是病人感到内疚,也是常见的,因为病人感到对亲属还有未了的责任。

5. 接受阶段 病人接受死亡的现实,不再妄想,此时感到非常疲劳与软弱,需要保持安宁,清醒期变短,次数减少。病人虽接受事实,但仍感痛苦、悲伤和无可奈何,成天愁眉不展、消极。大多数人不想看到亲属和朋友,不喜欢交谈,准备在长途旅行中作最后休息。死亡通常发生在很平静地和无痛苦地离开这个世界。

死亡作为人生的终点,是一个人的自然过程的终结,是一个可意识的过程,所以,死亡并不是神秘可怕的,只不过是生命现象终结而已。

二、临终关怀

临终关怀(hospic care)是指由社会各界(护士、医生、社会工作者、宗教人士、志愿人员以及政府和慈善团体人士等)组成的机构为晚期病人及其家属所提供的生理、心理和社会的全面支持和照护,其不以延长临终者生存时间为重,而以提高病人临终阶段的生命质量为宗旨。

临终关怀与安乐死不同,前者不采取任何方法(包括药物)促使病人摆脱病痛的折磨而"无痛苦地"离去。然而两者也有相同之处,即尽量减轻病人痛苦,让其庄严地死去。

临终关怀主要从生理学、心理学和生命伦理学等角度对病人及家属进行照护。生理学的角度的临终关怀,包括了解和协助病人解决各种生理需要、控制疼痛等症状,尽最大可能使病人处于舒适状态,如使用麻醉性止痛剂和采取松弛、娱乐等非药物方法控制疼痛,以及营养保证、排泄控制、缓解呼吸困难、皮肤护理等其他满足病人生理需要的照护措施。心理学角度的临终关怀,包括了解和理解病人及家属的心理需要,并予以心理支持,用各种切实有效的办法使病人正视现实,摆脱恐惧。生命伦理学角度的临终关怀则偏重于指导医护人员及临终病人个人认识生命价值及其弥留之际生存的社会意义,使病人至死保持人的尊严。对家属的照护为临终关怀的重要组成部分,包括给予安抚鼓励、指导参与病人护理、协助解决社会经济等方面的难题,并在病人去世后做好积极的居丧照护。

例如"让死亡回归家庭",这是美国新奥尔良临终关怀的观念。让濒临死亡的人享有最后的安宁与尊严。他们将在自己的家里和亲人的包绕之下,平静地远行。他们奉行的观念是——不必抢救死亡。因为死亡既不是医生的失败,也不是病人的失败。让病人安详舒适地死去,正是医生神圣的责任所在。他们的座右铭是——"尊严地死去"。这包括他是怎样洁净地来到这个世界上,他也要怎样洁净地离开这个世界。这里所说的洁净,是指在死者的身上,不要遗留有人工、化学、放射等痕迹。那是很不人道的……当医生发出病人的生命有可能在 24 h 内终止的通知时,应立即到达病人家中,和他的亲人一道守候在他身旁,一直陪伴到病人最后停止呼吸。

他们会在病人死亡后 13 个月内通过各种信息同死者家属保持密切的联系,将最近有亲人亡故的人组织到一起,成立一个小组。社会工作者每隔 3 个月就同逝者家属有 1 次谈话,体察他们的哀思,提供尽可能的帮助。13 个月之后,就改成每年 1 次随访。

对临终病人的医疗和护理有着特殊的道德要求。临终病人的痛苦是双重的,一方面临终病人由于疼痛或其他症状造成肉体上的负担增加,另一方面也因面临死亡的不安和孤独,还担心与亲属的永别以及不能丢下未竟的事业等,承受着极大的精神痛苦。因此极需医务人员提供人道的、富有同情心的医疗与护理。

临终病人医护的基本原则有二:一是以满腔热情和理解的态度对待病人,给予精神上的安慰——临终关怀与安抚;二是努力控制病人症状和减轻病人痛苦。

近二三十年来,临终关怀在世界范围内有长足的发展。在西方古代的临终关怀可追溯到中世纪的西欧修道院为重病频死的朝圣者、旅游者提供的照护。现代的临终关怀运动则始于 1967 年桑德斯(Saunders)博士在英国创办的圣克里斯多福临终关怀院。据不完全统计,在英国,不同类型的临终院有近 300 家,美国已发展有 2 000 多家安息所(院)。迄今,世界上已有 60 多个国家和地区建立了临终关怀机构。

近年来,我国医学界、伦理学界从生命伦理学的角度展开的对安乐死的讨论引起社会对死亡的关注。在一些有志于临终关怀事业的学者、专家、医务人员的共同努力下,我国的临终关怀事业正在兴起。1988 年 10 月上海市南汇县创建了我国第 1 家临终关怀医院——南汇护理院。同年,天津建立了第 1 所临终关怀研究机构——天津医学院临终关怀研究中心。临终关怀服务在我国台湾省和香港地区也有相当发展。

三、安乐死

"安乐死"(euthanasia)是理性的自杀概念,是临终过程的扩大。据估计有成千上万的临终病人决定自杀,但是否每位临终病人都有决定结束自己生命的权利?这还有待于医务人员、法律界人士及决策者为之抗争。

安乐死有两种方法:一种是采取主动的手段,包括使用过量致死性药物,加速临终病人的死亡；一种是采取被动的手段，包括不提供或取消维持生命的治疗或机械维持体系。1973年，美国医学联合会发表的《病人权利白皮书》史无前例地允许病人拒绝接受医学治疗。

目前，国际上仍然认为"安乐死"是不合法的，称之为"谋杀"。事实上，许多专家相信，有些医生在病人请求下做过"安乐死"。病理学家杰克·凯沃尔基安（Jack Kevorkian）自称他理智地将130余人送离这个世界。这位有着"死亡医生"绰号的美国密歇根州医生的行动引起人们的广泛关注，他使"安乐死"是否符合道德准则的辩论空前激烈。密歇根州的研究揭示希望通过立法帮助病人自杀的医生要多于反对者。俄勒冈州的研究也获得同样结果。

法国消防员樊尚遭遇车祸后，在医院里度过了3年的痛苦时光。在最初的9个月中，他一直处于昏迷状态。醒来后，他发现自己全身瘫痪，眼睛看不见，也不能说话，全身唯一能活动的是左手拇指。樊尚不愿忍受这样的折磨，写信央求希拉克总统允许他拥有死亡的权利。在他的死亡请求被拒绝之后，他多次和母亲玛丽讨论为自己实施"安乐死"的计划，并开始在床上"写"书来阐述自己的理由，书名是《我请求给我死亡的权利》。玛丽说，她之所以在儿子遭遇车祸3周年时为他实施安乐死，是因为那天是樊尚的书出版的日子。樊尚说他之所以写这本他永远也看不到的书，目的就在于使"安乐死"不再成为一种忌讳，同时也请求人们给予那些和他遭受一样痛苦的、头脑清醒的人以死亡的权利。他在书的最后，恳求人们理解他的母亲玛丽，让她能安详地度过余生。他写到"她为我所做的事情是爱的最美丽的证明"。当天，法国最大的左翼报纸《解放报》发表了大字标题社论"让我们结束伪善"。

2002年4月1日，荷兰议会通过的有关"安乐死"合法的法案正式生效，荷兰因此成为第1个将实施"安乐死"合法化的国家。根据这一法律，患有不治之症并且正遭受"让人无法承受的痛苦"折磨的病人可以申请"安乐死"。严格规定的条件有：①病人需要在意识清醒的状况下自愿接受"安乐死"；②病人所患疾病须是无法治愈的，且病人所受的痛苦被认为是难以忍受的，只要存在一种治愈的可能，就不能实施"安乐死"；③主治医生须与另一医生磋商，另一医生则应就病情、治疗手段及病人是否出于自愿等情况写出书面意见；④医生须按照司法部规定的"医学上合适的方式"对病人实施"安乐死"，在"安乐死"实施后须向当地政府报告。

目前，只有少数国家的法律允许在特定情况下实施安乐死，这些国家包括瑞士、荷兰、比利时。美国华盛顿州有关"安乐死"的法律从2009年3月5日起生效，该州成为继俄勒冈州之后，美国第2个允许医生帮助患有不治之症者"安乐死"的州。根据美国联邦最高法院2006年作出的裁决，美国各州可自行决定是否可以对垂死病人实施"安乐死"（尊严死）。

【案例一】 "安乐死"告别仪式

考克斯是一位高级教师，精明能干、乐观、和善。因患晚期肝癌，经常的、永无止境的剧烈疼痛折磨着她，也给她的家人带来无尽的痛苦和重负。经本人提出，家属同意，在两位医生的支持下实施了"安乐死"。

为了让考克斯在临别以前感到亲情、和谐、圆满的气氛，让她无憾地远行，家里的大厅布置的十分精致、温馨。考克斯的家庭医生和一直为她治疗肝病的福克主任对考克斯微笑、频频点头问候，然后作了简短的讲话，大意是"作为医生，我们愿意服从病人自己的选择。因为越是了解这种病也就越认为这是病情使然的'明智之举'"。告别仪式上，考克斯的丈夫走到为妻子特设的半躺式的专座前亲吻了爱妻，轻轻地拍了她那有些抽动的肩膀。此时，子女们播放了为母亲特选择的几支曲子。这时女儿、哥哥嫂嫂几乎异口同声地说：

"我们爱你!"然后是考克斯的姨妈、妹妹等人的祝福。女儿多丽要哭,考克斯也快支撑不住了。考克斯的丈夫赶紧说:"亲爱的,让我帮您切蛋糕吧!"当然,不管考克斯能不能吃得下去,第一块又薄又小的一片是给她的。

注射之前,家属为考克斯梳洗完毕,化好妆,漂漂亮亮地穿戴起来。在大家围床站好之后,由福克主任为考克斯注射。福克主任又一次告诉考克斯:"放心吧!会是最圆满的结果。"

第七节 老年人的保健

良好的健康是老年人保持独立和继续为其家庭和社区做出贡献提供所必需的必要条件。老年人保健的目的是为老年人提供健康促进和预防性服务,以促进健康和延缓慢性疾病的发生。为此,需要提供定期的、持续的保健服务。重点是提供可利用、可获得、全面有效的和对性别年龄平等的综合保健。包括对卫生保健、基本药物和疫苗的重点领域提供充足地支持。同时强调必须发展和促进卫生、福利和其他部门的整合与协调。

为加强老年人的保健,目前,世界上已有42个国家加强老年医学的教学,将老龄问题纳入医学课程的主流。WHO西太区许多国家正在开展以社区为基础的老年保健规划—健康促进的途径。

一、老年人保健行动的准则

1. 以社区为基础的原则 制定广泛的社会政策和规划时,必须强调考虑老年人的需求。在考虑改善老年人生活质量的干预措施时必须以社区为基础,而不是从单个老年人的角度考虑。通过在家庭、邻居、社区一级提供保健和社会服务。社区老人保健应能提供以下社会服务:

(1) 由受过老年学培训者提供家庭保健和家庭帮助。
(2) 有照料精神损害的老年人日间护理院。
(3) 为家中没有护理人员的老人提供日间护理。
(4) 为老年人提供计时服务。
(5) 提供交通和护送服务。
(6) 为社区老年人提供营养指导或膳食服务。
(7) 为老年人提供社会、文娱、咨询、治疗和健康教育活动等。

以社区为基础,集保健、医疗、保险、福利和服务于一体,真正实现老年保健的社区化和整体化服务。

2. 全面性原则 老年人的健康是指身体、心理和社会的三维健康,因此老年人的保健策略应是多维度、多层次、和多方位的立体模式。所有的行动必须是多部门协调并考虑到生物、物理、社会、精神、经济和环境对健康的作用。为确保成功,必须在各级政府和非政府组织、社会团体、宗教组织、私人部门之间建立和发展伙伴关系。各部门的政策必须协调一致。

3. 平等的原则 政策制定及其实施中必须强调平等原则,包括平等地获得保健和服务以及平等地分配资源;同时,还必须考虑伦理问题,有利于促进家庭团结和家庭几代人之间的相互支持;在立法、政策和规划等方面必须认识到在最老和最衰弱无助的老年人中,老年妇女占多数,她们是需要照顾的主体。

4. 风险共担的原则　老年保健费用日益增长,而财政支持日益紧缺,在这种情况下"风险共担"的原则愈来愈为大多数人所接受。风险共担指由政府税收承担一部分、社会保险金承担一部分、受益人承担一部分。行政预算上,必须将疾病预防和健康促进置于同等位置上考虑。

5. 提高老年人自我保健的原则　开展老年问题的教育和培训,包括高龄人群增强自我保护和互相帮助的能力以及培养与教育后辈的能力;对专职、兼职的保健和社会志愿者进行老年医学方面的培训和继续教育,增加在家庭护理的实践能力。

6. 保健功能细化的原则　老年保健是全社会的工作。随着老年人需求增加和老年保健管理的发展,老年保健管理必然细化,分工更趋合理。例如老年公寓、老年大学、老年活动中心、老年医学研究所、老年康复中心、养老院和托老所、老年医院等。应加强老年保健的研究。

二、老年人保健的目标

(1) 改善老年人的健康状况和生活质量。

(2) 确保所有老年人都能享受适用、可获得的和负担得起的服务,包括促进实现个人健康潜力和改善生活质量的服务。

(3) 提高老年人慢性病病人、残疾人以及他们的赡养者在治疗、保健和康复方面的潜力。

(4) 确保每位老年人都有权利享受高质量的生活,促进平等拥有达到理想健康状况所必需的资源。

(5) 提供能改善生活质量的自然环境和社会环境。

三、老年人的保健措施

1. 教育与健康教育和老年人的自我保障　老年教育有利于促使老人参加社会活动,使其生活更有意义,在心理精神状况方面得到愉悦,加强老年人体力因素,另一方面鼓励老年人参加社会发展,强化老年人智力因素。健康教育使老年教育系统中的一个重要组成部分。在关注老年人问题的政策制订及规划实施方面特别要把重点放在老年人的健康状况,在为各级卫生工作人员开设的课程中要强调老年人保健,特别是要重视开发有利于老年人维持生产力及参与社会和家庭生活的技能,开办戒烟培训班或保健和维护健康的自我管理学习班,并使老年人获得适当锻炼的机会。这也需要不同部门间的合作以及地方政府和社区的积极参与。

老年期是人生中最有意义、身心最愉快、经验与成果以及知识积累最为丰盛时期,但是这些心理资源常常被一些意外、疾病和低收入所影响。在老年人中,精神病的患病率偏高,一是因为上述的一些危机事件的打击所产生的恐惧感;二是因老化而导致脑组织功能出现的不正常情况。因此,注意老人的心理调适,让老年人能经常保持良好的心理状态是十分重要的。以下是美国心理卫生协会提出的保持身心健康的七条建议,是有借鉴价值的。

(1) 不对自己过分苛求。自己在事业和生活上的目标和要求定在自己的能力范围内,达到预期的目标,心情自然会愉快。

(2) 对他人期望值不能要求过高。许多人把希望寄托在他人身上,一旦不能达到,则心理落差过大,易对身心造成伤害。

(3) 善于疏导自己的愤怒情绪。人在愤怒时,身体处于一种应激状态,能制怒,并能很好地疏泻是很有益处的。

(4) 心胸开阔。即不必事事计较,能开怀大度,减少不必要的烦恼。

(5) 暂时回避。遇到困难,碰到挫折时,可暂时放下,去做喜欢做的事。

(6) 找人倾吐烦恼。当烦恼时向亲友、同事倾吐,心理上有一种释放感。

(7) 乐于为别人做些事。这对于老人尤为重要,通过为别人服务,能忘却烦恼,感到自己存在的价值。

老年自我保障是老年人自己对自身的保障,既包括老年人自身自青壮年期即为老年期养老所做的准备,又包括老年人自身进入青老年(60~69岁)后而为中老年(70~79岁)和老老年(80岁及以上)养老所做的准备。

老年人的自我保障包括物质保障和精神保障两个方面。物质保障包括:养老的各种经济和物质条件,以及老年人继续参与经济社会生活所获得的一定收入。精神保障包括:老年人参与经济社会生活和社会公益活动的非物质需求,以满足老年人精神需求为主的文化体育活动,老年人心理和生理的自我调节。

2. 可持续发展的健康服务 应为老年人提供管理完善和持久的、使所有老年人都能享受适用、可获得的和负担得起的服务。除疾病预防、治疗和康复等传统目标外,应将重点放在通过促进健康生活方式,维护和改善健康方面,包括促进实现个人健康潜能和改善生活质量的服务。因此,建立社区健康服务中心、开设老年家庭病床、开展老年心理咨询等以家庭为基础的保健,使老年人能就近就医,是促进老年健康的一个有力的社会措施。为了促进残疾人、慢性病病人,包括精神障碍者的康复及重新回归社会,应鼓励社区和单位更多地参与老年保健工作,尤其要发挥慢性病病人、残疾人及其赡养者在康复和保健方面的潜力。

对于慢性消耗性疾病如癌症病人,重点是通过适宜的支持和姑息疗法,包括成立肿瘤俱乐部、高血压俱乐部等监测和控制疼痛,最大限度地提高病人的生活质量。

3. 老年人健康的家庭调适和居家养老 一个和睦欢乐的家庭对老人的心理健康是至关重要的,健全的家庭功能有益于老年人健康。"合家欢、老人安"充分说明了这一点。一般说来,老人在家庭中生活的时间增多,和他的第2代、第3代人接触的时间也就增多,处理好相互之间的关系,可增进老人情感,对防止心理衰老很有好处。

对于丧偶的老人,应让其子女懂得,应该更多地关心老人的生活,支持老人的正当要求和需要。心理学的研究表明,丧偶后,老人需要在家庭生活中寻找一种新的依恋关系,这种依恋关系可补偿丧偶后的心理失落感。因此,再婚就是一个比较好的方法。有调查表明,老人丧偶后,有人表现为整日精神不振、身体消瘦、衰老加快,甚至少数女性老人因伤感过度,而过早结束了生命;而再婚后的老人一般则表现为终日欢声笑语,人也因此而越发年轻。

我们应该提倡居家养老,老年人不仅在生活上可以得到亲人的关爱,更重要的是从精神上能得到慰藉,使家庭成为老年人安全的港湾并有助于推动更加孝亲敬老,促进代际和谐和家庭和睦。许多老人不愿意离开亲人而住进敬老院。因此,社区为老年人营造居家养老的条件是深受老年人欢迎的,也可减少赡养者后顾之忧,同时也减轻社会的负担。在"未富先老"的背景下,"政府主导"是极为重要的,尤其在资金保障没有制度化之前,只有成为政府财政"列支项目"才能保证试点稳定推行。

【案例二】 居家养老——政府给农民请保姆

宁波市选择经济相对发达、人口适中的镇海、北仑两区的农村进行居家养老试点。经老年人群分类后发现老年人群结构呈"橄榄形",两端分别为经济困难、生活难以自理的老年人和经济富裕、追求高质量生活的老年人。据此制定出"1+1+x"的模式:第1个"1"是指建立一支居家养老专业服务员队伍,主要为解决生活难以自理的老年人,为他们提供上门免费服务,帮助老人搞卫生、陪说话、处理家务事,每天1h。专职人员由民政部门向社会招聘、培训上岗,服务一位老人可获得200元工资。村和乡对他们工作进行考核。第2个"1"是指居家养老服务中心,开展电大班、门球队等文娱活动,提供"精神养老"。"x"指一个庞大的服务网络,而老年协会是服务网络的很重要的一个形式。活动包括组织低龄健康老人与高龄困难老人结对子,推动"老人自治"等,老年协会逐渐成为老年人和社会之间桥梁。资金由社会募集,邀请5位退休领导任老年福利基金会顾问。

4. 老年人的社会保障 社会保障制度是人类社会文明发展的重要成果,是以政府为主体,依据法律、公约、政策等手段,通过国民收入的再分配,在公民暂时或者永久丧失劳动能力,或在生活发生困难的时候,给予物质上的帮助。老年社会保障是国家和社会为贫困老人所提供的保护。老年社会保障主要有以下4种形式。

(1) 老年社会救助。它是国家和社会对贫困老人、特困老人提供的无偿救助,目标在于使其摆脱生存危机,对没有经济收入、没有子女抚养、病残等贫困老人提供无偿救助。

(2) 社会养老保险。它是国家和社会对老年人所提供的收入和物质帮助,目标在于保障老年人的基本生活,使其"老有所养"。

(3) 老年社会医疗保险。它是国家和社会为老年人提供疾病医疗费用资助的保障制度。老年社会医疗保险也是老年社会保障的重要内容。

(4) 老年社会福利。国家和社会为老年人提供的高于"摆脱生存危机"和"基本生活"的帮助。另外,失业保险和社会优抚涉及老年对象的部分,也应属于老年社会保障的范畴。

5. 改善生活质量的自然环境和社会环境 在制订发展计划和决策的过程中,应充分考虑老人对于自然环境和社会环境的需求,重点应放在创造并保持能提高老年人,特别患有慢性病老年人生活质量的自然环境和社会环境,包括努力改善工作和生活质量,使其安全、令人振奋、使人满意、赏心悦目;开展敬老爱老助老活动,是弘扬中华民族传统美德的实际行动,是构建社会主义和谐社会的重要举措。随着社会生产发展,为老年人兴办老年大学、老人公寓、养老院、老人娱乐中心、体育活动中心,为老人提供生活上的各种方便,这样可使老人享受集体生活的欢乐,驱除老年孤寂,都具有增进老人健康的功能。

6. 老年人保健的评价指标 老年保健评价指标应因地制宜,以下指标可供参考:①为老年人提供保健服务的专职人员数量;②无残疾期望寿命(DFLE);③老年人严重抑郁症发生率;④老年人痴呆发生率;⑤适用于老年人的公共设施数量;⑥用于老年保健的卫生预算百分比;⑦用于老年保健的非卫生预算百分比;⑧老年人自杀发生率;⑨领取退休金的老年人百分比;⑩社区内保健设施的数目、程度及范围;⑪残疾人和慢性病病人获得服务数量、类型及定期性;⑫社区内老年人可获得特殊社会福利服务的数量。

思考题

1. 为什么说"老龄化"问题是全球性的重大问题?
2. 如何正确理解老龄化问题?

3. 如何根据老年人的生理、心理特点提供健康服务？
4. 如何开展死亡教育与临终关怀？
5. 老年保健应遵循哪些原则？

（乔 磊）

第二十二章 慢性病的健康教育和健康促进

第一节 慢性病引发的重大公共卫生问题

一、慢性病的概念

慢性病(chronic diseases)是指病程较长,且一般来说进展较慢的一类疾病,主要包括心血管疾病、肿瘤、慢性呼吸系统疾病、糖尿病、精神卫生问题、运动系统疾病、感觉器官疾病、口腔疾病和遗传疾病等。在世界卫生组织定义的3组疾病中,传染病、营养不良性疾病与孕产期疾病属第1组,各种伤害属第3组,而慢性非传染性疾病(chronic Non-Communicable Diseases,NCD)则为第2组疾病。美国疾病预防控制中心对慢性非传染性疾病的定义为进行性的、不能自然痊愈及很少能够完全治愈的疾病。近年来人们逐渐认识到,很多慢性病与传染病在病因学上存在一定关联(比如感染人乳头瘤病毒是发生宫颈癌的必要条件),因此不再强调"非传染性",而直接称之为"慢性病"。

20世纪后半叶全球最显著的疾病形势转变是慢性病的迅速上升。慢性病已成为世界主要的公共卫生问题。

二、严重的生命健康损失

2005年死于慢性病的总人数约为3 500万,占全球死亡总数的61%,是Ⅰ类疾病(包括传染病、孕母和围生期疾病以及营养不良)所致死亡人数的2倍。其中,心血管疾病是全球第1大死因(30%),它与癌症(13%)、慢性呼吸系统疾病(7%)和糖尿病(2%)所致死亡人数之和占了全部死亡人数的52%,是慢性病中最重要的4类疾病。

2000年中国慢性病死亡数将近600万。城市和农村居民中因慢性病死亡的比例高达85.3%和79.5%。即使在贫困地区,慢性病造成的死亡也是不容忽视的,许多贫困县也已达到60%。2008年,恶性肿瘤、脑血管疾病、心脏病、呼吸系统疾病在城市居民死因构成中分别占27.12%、19.62%、19.65%和11.86%,在农村居民的死因构成中分别占25.39%、21.73%、14.11%和16.88%,均位居死因构成的前4位。慢性病已经成为我国城乡居民死亡的主要原因。

慢性病发展速度也十分惊人。2009年2月卫生部公布第4次国家卫生服务调查结果显示:按病例数计算,调查地区的居民慢性病患病率达20%,其中城市28.3%,农村17.1%。与2003年调查相比,患病率增加了4.9%,农村增加比例略高于城市。推算全国2008年慢性病总病例数达到2.6亿,比2003年增加了0.6亿。

三、巨大的经济负担

当前,我国慢性病发病率呈持续上升趋势,居民对卫生服务需求和卫生服务的利用随之持续增加,已经造成医疗费用过度增长,成为政府、社会和家庭的沉重负担。

我国卫生总费用从1980年的143.2亿元,上升到2007年的11 289.5亿元(人均854.4元)。其中政府支出占20.4%,社会占34.5%,个人占45.2%。其中慢性病的总费用最高,在疾病成本(含间接成本)中的比重最大。以2005年为例,我国居民疾病的年总成本是23 606.4亿元,其中慢性病达14 761.7亿元,占总成本的比重高达62.53%。据WHO预测,2005~2015年,中国因心脏病、卒中和糖尿病所致过早死亡引起的国民收入损失将累计达5 580亿美元。

慢性病对于居民家庭来说,是因病致贫、因病返贫的重要原因。2003年卫生服务调查显示,因高血压、糖尿病、冠心病、脑卒中和癌症住院病人的人均年住院费用是4 000~10 000元人民币。这对于没有医疗保障的普通城市居民和农民家庭是非常沉重的开支,而且伴随着长期的精神压力。此外,青壮年患慢性病,使家庭收入迅速减少,也加重了家庭的负担。

四、慢性病流行持续扩大的影响因素

全球化、城市化和人口老龄化是世界的3大发展趋势,这些深层的社会经济、文化、政治和环境因素对慢性病的流行有很大的影响。在我国,经济快速增长和人口老龄化是慢性病高发的重要因素。

2008年我国国内生产总值达到300 670亿元,比上年增长9.0%,全年农村居民人均纯收入4 761元,城镇居民人均可支配收入15 781元。经济增长带来了医疗和卫生条件的大幅改善,带来了社会教育和文化水平的提高,促进了营养和居住环境的改善。一方面感染性疾病的患病率大幅下降,使慢性病的重要性相对提高;另一方面,经济发展促使慢性病相关危险因素不断增加。例如,经济迅速发展使食物供应不断丰富,人们偏离平衡膳食的食物消费行为亦日益突出,主要表现为肉类和油脂消费的增加导致膳食脂肪供能比的快速上升;谷类食物消费明显下降;食盐摄入居高不下。

世界银行预测,到2050年,中国60岁以上人口将超过4亿。人口年龄结构老化,必然使与老龄相关的慢性疾病患病率上升。第3次卫生服务调查显示,年龄每增加10岁,慢性病患病率增加50%以上。

从中长期看,慢性病带来的社会问题有增无减,如不及时采取有效措施预防及控制慢性病,人民健康将受到严重伤害,而且医疗费用过快增长势必对我国社会和经济发展造成难以预计的负面影响。慢性病防治已成为事关全局的重大社会经济课题。

第二节 慢性病的影响因素

一、主要慢性病的危险因素

在个体层面上,年龄和遗传是不可改变的影响因素。但不合理膳食及过多的能量摄入、少体力活动、吸烟则是主要慢性病共有的、最重要的、可改变的危险因素。上述危险因

素作用于个体,进一步发展为高血压、高血糖、血脂异常和超重肥胖等。有效干预这3种危险因素可以预防80%的心血管疾病、2型糖尿病和40%的肿瘤。

而令人担忧的是,主要慢性病的危险因素正在中国持续流行。

1. 吸烟　中国是世界上最大的烟草生产和消费国,目前有3.5亿吸烟者,因此带来了5.4亿被动吸烟者。

2. 膳食不合理　我国经济迅速发展,食物供应不断丰富,人们偏离平衡膳食的食物消费行为亦日益突出。肉类和油脂消费的增加导致膳食脂肪供能比的快速上升,以及谷类食物消费的明显下降。城市居民膳食脂肪供能比高达35.0%。另外作为我国传统的饮食文化的一部分,高盐饮食十分普遍。

3. 缺乏身体活动　2000年全国体质调研和2002年中国居民营养与健康状况调查结果一致表明:我国居民每周参加3次以上体育锻炼的比例不足1/3,以30~49岁的中年人锻炼最少。

二、影响个体健康行为和生活方式的外在因素

个体的健康行为和生活方式表面上是个人的自由选择,但实际上是不同层面上的众多因素相互影响、共同作用而形成的。除了个体的遗传学素质、认知水平及心理特点,还有大量的外在影响因素在塑造个体的健康行为和生活方式,包括社会环境、场所环境、自然环境、建成环境、宏观政策经济文化环境等。忽略环境对个体行为的塑造作用,单纯依靠教育个体改变自己生活方式的预防策略,效果是非常有限的。例如我国社会长期以来将香烟、酒水和筵席作为待客之道,已经成为社会文化的一部分。在这种社会环境下,许多职业的从业者膳食不合理问题就变得非常突出。

此外,还有一些环境因素本身就可直接增加个体发生慢性病的风险,比如空气和食品安全问题。

第三节　健康促进与健康教育在慢性病防治中的作用

健康促进一词早在20世纪20年代已见于公共卫生文献,近10多年来才引起广泛的重视。1986年,在加拿大渥太华召开的第1届国际健康促进大会上发表的《渥太华宪章》中指出:"健康促进是促使人们提高、维护和改善他们自身健康的过程。"

《全国健康教育与健康促进工作规划纲要(2005~2010年)》中对健康教育与健康促进做了更为具体的解释:健康教育与健康促进是动员全社会和多部门的力量,营造有益于健康的环境,传播健康相关信息,提高人们健康意识和自我保健能力,倡导有益健康的行为和生活方式,促进全民健康素质提高的活动。

健康教育与健康促进在慢性病防治工作中的作用和地位非常重要,这是慢性病本身特点所决定的。

(1) 是对高危人群进行生活方式干预的主要途径。高危预防策略主要是对慢性病的高危人群进行干预,基本可分为生活方式干预和药物干预两种。针对吸烟、膳食和体力活动的生活方式干预主要通过健康教育实现。健康教育是干预高危人群生活方式的主要途径。

在实施针对高危人群生活方式的健康教育时,须辅之以相应措施以提高效果。高危人群健康教育的研究显示,信息本身对个体行为的影响很小;需要配上一些个体化的刺激、指

导和持续的支持。这类干预多数情况下是鼓励高危个体改变习以为常的生活方式,在吸烟、膳食和锻炼等行为上与众不同。干预显效较慢,缺乏环境支持时更是难以长期坚持。一旦来自外界的正面的支持停止,相当一部分个体又会恢复其所在社会的"常态"行为,危险因素的改善很快消失殆尽,之前实现的疾病风险降低的收益也会随之而去。

(2) 是实现全人群健康的必然选择。多数常见慢性病病人出自数量庞大的低危人群,而不是少数的高危人群。人群中存在常见病是因为很多人都暴露于某些根本的原因。因此需要实施全人群策略,作为全面覆盖的慢性病防治方法。全人群策略的目标是通过改变人群广泛的暴露状况,实现整个人群暴露(如血压)分布向着疾病低风险的方向平移。全人群策略可以使大多数人受益,即使每个人因预防而获得的收益微不足道,但它给整个人群带来的累积收益非常可观。与此同时,整体分布的平移也将高危个体移出了危险带,这必然会使异常值的发生率(如高血压患病率)相应降低。全人群策略是实现全人群健康的必经之路,健康促进和健康教育作为其重要组成部分就成为必然的选择。

1) 健康教育:通过健康教育鼓励或劝说人们改变自己的行为,这算是一种比较直接的做法,也是目前应用最广泛的方法。在人群中慢性病相关知识的基础水平越低,健康教育项目的效果越好。

慢性病在很大程度上是生活方式病。按 Dever 分类法,危险因素分为个人行为因素、环境因素、人类生物学因素和卫生保健因素 4 大类。慢性病尤以第 1 种为主。高脂高盐饮食、缺乏体育锻炼、心理负担过重、酗酒、吸烟等不良生活方式是高血压、心脑血管病、部分肿瘤、糖尿病、慢性支气管炎等慢性病的最重要致病因素。健康教育可以在帮助个人和群体掌握卫生保健知识,树立健康观念,在一定程度上改善人群生活方式,增强人群对慢性病的自我保健能力。

在健康教育上,我国健康教育工作者做了大量的努力。卫生部于 2008 年 1 月发布了《中国公民健康素养——基本知识与技能(试行)》。这一公告包括基本知识和理念、健康生活方式与行为和基本技能 3 大方面,共 66 条,明确界定了现阶段我国公民应掌握的健康基本知识和技能。其中的健康生活方式及行为与慢性病健康教育密切相关。

在慢性病防治工作开展的早期阶段,如果公众对慢性病及其危险因素的认识水平整体较差,开展健康教育尤其迫切。同时,由于信息本身对个体行为的影响力度有限,而个人行为受到社会和自然环境的影响,健康教育应该与针对环境的健康促进措施结合起来实施。

2) 健康促进:健康促进就是全社会动员,全民参与,创造一个促进和维护健康的环境。慢性病是多层面上多种因素共同作用的结果。因此,加强健康促进工作,创造能促进个体采纳健康行为的环境,从深层次上推动整个人群行为规范的改变,才有利于从根本上解决全人群慢性病问题。

健康促进是更深层次上的干预,需要依靠政策、法律、经济、环境手段,从根本上去除阻碍个体采取健康行为的障碍,或控制来自各方的不利压力,为人群创造一个有利于健康的环境。

健康促进涉及的面更广,干预措施更具根本性。比如在与人们生活密切相关的一些重要场所内实行禁烟,划分吸烟区,提高烟草的税收,降低烟草产品的可及性等,会直接影响人们的吸烟行为,改善人群吸烟状况。

健康促进和健康教育结合起来,作用十分显著。1992~2000 年北京市神经外科研究所等协作的国家"八五"~"九五"攻关课题在脑卒中高发城市北京、上海、长沙 3 个市区约 30

万人群中开展社区综合性预防研究。经过9年的人群干预,证明了在人群中开展经常性的健康教育和健康促进活动,同时实施以积极控制高血压为主的干预措施,可明显降低脑卒中的发病率。

(3) 体现了慢性病防治综合策略与整合策略。WHO提出"慢性病防治应该采取'综合'与'整合'的方法"。所谓"综合"(comprehensive),就是将针对整个人群的措施与针对高危个体或病人的措施结合起来。所谓"整合"(integrated),即针对多种疾病的共同危险因素(如吸烟、不合理膳食和少体力活动)采取措施,将针对多种不同疾病的治疗管理整合起来。

《渥太华宪章》在健康促进行动领域的5条策略:制定健康的公共政策(如公共场所禁止吸烟的法规,提高烟草消费税等)、创造支持性环境(如通过增加修缮步行道及自行车道、开辟绿地、增加运动场馆的可及性、修缮高层建筑物的楼梯间,从而增加个体的体力活动水平)、强化社区行动、发展个人技能(如通过健康教育与培训,帮助人们减少危险行为,管理疾病)、调整卫生服务方向,正是综合策略与整合策略的具体落实。

(4) 是低成本、高效益的卫生战略。传统的专科服务对治疗单个慢性病病人、改善生活质量和延长生命有一定效果,但对改善全人口的慢性病状况来说费用极为昂贵,于国于民都无法负担。像美国这样的发达国家也在为医改难题困扰不已。

全球卫生经济的增长速度已经超过了国民生产总值(GDP)增长速度,2000~2005年间其占全球GDP的份额由8%增长至8.6%;除去通货膨胀影响因素后,在5年时间内全球卫生总支出增加了35%。而慢性病的病程长,预后差,医疗费用高昂。在这样的情况下,依靠新增大量资金投入专科服务来解决慢性病问题,根本不现实。

21世纪的医学模式正在从单纯的生物医学模式转变为环境、社会、心理、生物医学模式。21世纪中国医学发展的战略重点是实施前移战略和下移战略,落实模式转变和系统整合。前移战略包括2个方面:一是思想观念前移,即从以疾病为主导走向以健康为主导;二是经费投入前移,即人口与卫生经费的投入必须有超前意识以保障人口与健康事业的稳定、可持续发展。前移战略实际上就是"治未病",强调防患于未然。下移战略就是防治措施落实重心前移:把人口与健康的工作重点放到城乡社区,使广大人民群众都能享受基本医疗保健服务。

对慢性病这样的生活方式病,实施健康促进与健康教育是一项成本低廉、效果较好的治未病的卫生战略。通过健康促进和健康教育,改善不良的行为方式,有效降低慢性病的发病,有利于促进医学"维护健康"的根本目的的实现,有利于医疗与卫生服务公平问题的解决。

据WHO估计,1970~2000年,通过健康促进预防慢性病的行动仅在美国就使1 400万人免于因心血管疾病死亡,而同一时期英国挽救了300万人。

成本-效益分析结果显示,每投入1元的资金进行包括健康促进和健康教育在内的社区高血压的综合防治,就可以为国家节约心脑血管疾病治疗费用8.59元,投资效益比是1∶8.59。

第四节 慢性病健康教育和健康促进的关键问题

一、政府在健康促进事业中的主导作用

长期以来有一种观念:健康促进和健康教育就是卫生部门自己的事情,这是错误的。从健康促进工作涉及的面来看,健康促进工作涵盖社会管理的多个部门,包括卫生、传播、

教育、科研、立法、财政、城市建设,要求政府有关部门协同一致,需要个人、家庭、社区和各种社会群体有组织地积极参与。健康教育和健康促进是全社会的系统工程,所需调动的政策与资源规模已经超越了卫生行政部门本身。卫生行政部门作为政府内的一个责权有限的行政机构,不可能单独完成,必须由政府来主导。

从世界范围看,健康促进属于典型的政府主导的公共事务。WHO组织推行的健康城市计划,在全球6大区都建有健康城市网络。以欧洲为例,从1987年启动至今,已有30多个国家的1 200座空城市加入到网络中来。健康城市计划旨在通过政治承诺、制度改革、能力建设、合作规划和革新项目等过程动员地方政府参与到健康的发展过程中来,从而促进综合的、系统的政策和规划。

根据《悉尼决议》,创建健康的环境至少应包括以下几方面的内容:①健康的生活环境:合理的城市规划,无烟,适宜户外步行、骑自行车和运动,没有污染的绿地,安全的社区;②健康的食物:让所有人都能买得起、买得到健康的食品;③健康的商业活动:商业活动应以不损害人们健康为前提,促进个体选择健康的生活方式;④健康的公共政策:形成促进健康的社会和经济政策、法律法规;⑤健康的社会:解决健康公平性问题,关注社会经济弱势群体。

我国政府发布了《全国健康教育与健康促进工作规划纲要(2005~2010年)》(以下简称《纲要》)。《纲要》精神的落实程度最终取决于各级政府。各级政府必须切实负起整合资源的责任,既要积极组织和动员力量做好健康促进和健康教育工作,又要把健康促进和教育列入各个部门、各级决策者的视野,把健康促进作为各项决策的考虑因素,使其明确决策对居民健康的后果。

地方政府主导健康促进方面的例子很多。例如上海市政府制定预防和控制慢性非传染性疾病中长期规划,成立了上海健康促进委员会,明确各委办局实施该规划中的职责,出台了《烟草有限销售》、《上海市全民健身条例》等一批规范性文件和管理办法,制定并实施了"公共营养策略"、"控制烟草"等一批项目,形成政府领导多部门合作、社会支持、群众参与的慢性病的综合预防控制格局。

必须承认,当前的政府政绩考核机制还有待完善。健康促进和健康教育的效益巨大,但无法在短期内充分表现出来。这就使调动各级政府的积极性遇到了一定程度的阻碍。如何克服这一点值得我们深思。

二、贯穿生命全过程的健康教育和健康促进

慢性病低龄化近些年来非常显著。2005年,全球所有慢性病死亡病例中,60岁以下的劳动力人口占了25%,在低、中收入国家这个比例更高。

我国青少年糖、脂、盐的摄入量在不断增加,而运动量却在减少。同时,青少年的尝试吸烟率和现在吸烟率分别为32.4%和11.5%,而且还在逐年上升。结果是,大大增加了青少年超重肥胖及成人后发生心脏病、高血压、2型糖尿病等主要慢性病的风险。在18~44岁居民中,经常参加体育锻炼的仅占7.8%,而不锻炼的占到82.9%!相比之下,60岁以上的老年居民经常参加体育锻炼的比例较高,达到了41%。

这是一个需要警惕的现象。这意味着未来在我国严重的人口老龄化基础上,若出现一个中青年人口的慢性病高发期,势必会给社会和经济发展带来巨大隐患。由于青年群体在防病问题上一向不引人注意,被认为与冠心病、高血压、糖尿病等慢性病没关系,成为慢性

病防治的薄弱环节。

一些研究提示,胎儿及婴儿的发育状况可能会影响个体的终生健康。早期生长发育与成人健康之间的强关联提示孕期和婴儿期的营养(或感染)可能极其重要。为了预防成年时期主要慢性病的发生,膳食营养的改善不能等到成年再开始,应从孕妇和婴幼儿抓起。

因此,慢性病的防治必须从生命早期开始进行,孕期、婴幼儿、儿童青少年、成年、老年,贯穿整个生命进程。

学校、工作场所和社区是人一生度过大部分时间的地方。要非常重视在这3个地方进行健康教育,开展健康促进工作。

1. 学校 学校在个体生活方式、态度和健康知识方面负有主要责任。组织开展有效的健康教育可以帮助学生养成良好的生活习惯和行为方式,造福他们的一生。健康教育应与人生观、价值观教育相联系,教育内容要尽量与学生的日常生活相联系,以增强教育效果,特别应引导学生辨别来自社会上的不同诱惑,增强生活方式上的是非观念。

2. 工作场所 工作场所负有对其职工生活行为方式进行适度干预的责任。特别是在不合理膳食、少体力活动、吸烟3个方面,工作场所有许多健康促进工作可做。比如通过食堂管理促进职工膳食结构的合理化,增加运动空间与设施,划分吸烟区或实施工作场所内全面禁烟,减小香烟的可及性,提高职工对预防慢性病常识的知晓率等。在具备基础条件之后,工作场所还可以开展更深层次的健康文化促进工作,使关爱健康、养成良好生活方式成为工作人员的自觉自愿。

3. 社区 城市老年人的生活范围主要集中于社区(农村),健康教育活动作为社区社会生活的一部分,已经对退休后的老年人群体产生了良好的效果。慢性病的防治是老年人关注的热点,社区工作者应做好此类活动的管理和引导。

三、流动人口的慢性病健康促进和健康教育

中国有多达1亿4千万的从农村到城市的移民(通常称为"流动人口"),这个群体还在伴随城市化运动而扩大。现在流动人口的疾病谱以传染性和感染性疾病为主。流动人口的职业病问题是卫生部门和学界比较关注的问题。

然而,这是一个严重透支未来健康的庞大群体。流动人口年轻,社会地位低,劳动强度大,接触的危险因素多,基本生活条件较差,居住方式比较复杂。如吸烟、高盐高脂饮食、酗酒、心理负担过重等,同样存在于流动人口群体的生活方式之中。与城市居民相比,他们的受教育水平更低,更缺乏最基本的健康常识,普遍忽视对自身健康的维护。

如不加以控制,在未来15~20年后,流动人口(包括返乡后的人口)在慢性病方面的医疗费用必将是天文数字,将成为社会和家庭的巨大负担。罹患常见慢性病住一次院,至少要花掉农村居民人均年收入的1.5倍。特别是在贫困、边远农村地区,流动人口患慢性病返乡后会导致的严重的因病致贫、因病返贫问题,给农民家庭带来了沉重的压力。

政府和卫生行政部门要高度重视流动人口的健康教育,提高他们对疾病的认识水平,增强防病保健意识和对卫生知识需求的自觉性。

总体上看,中国的经济资源十分有限。在我国人口众多,地域经济发展不平衡,长期处于社会主义初级阶段的基本国情下,面对慢性病的凶猛来势,必须实施中国医学发展的前移战略,防患于未然。教育群众、发动群众、依靠群众,动员全社会的力量是革命的传统法

宝,也是我们推进慢性病健康促进和健康教育事业、应对中国慢性病挑战、保护人民健康的独特优势和必然选择。

思考题

1. 我国慢性病的流行特征是什么?
2. 慢性病的主要危险因素有哪些?
3. 健康教育与健康促进在慢性病防治中的地位和作用是什么?

(李立明　黄雪梅)

第二十三章 健康危险因素调查

危险因素(risk factors)是指那些接受暴露后增加患病危险的因素。健康危险因素(health risk factors)是指与健康相关的一系列危险因素,主要是与行为生活方式相关的危险因素(behavior risk factors)。危险因素是一种危险信号,它的出现在先,某些危险与疾病跟随其后。因此,危险因素可以是随后出现疾病的原因,但也可能不完全是原因。虽然原因必须出现在先,但出现在先的不一定是随后出现疾病的真正原因,它可以是真正原因的伴随因素。例如孕产妇缺乏教育,可以是产生新生儿低体重的真正原因,但它只是同有关因素(如营养不良、缺乏产前保健及吸烟等)协同作用的一个伴随因素,与真正原因交互作用而成为一个混杂因素(confounding factors)。因此,危险因素可以成为导致疾病发生的直接原因,也可能成为多种因素联合作用的一个伴随因素。

第一节 危险因素概述

无论是致病因素还是伴随因素,对行为生活方式存在的危险因素进行调查研究,分析它的危险程度及其在人群中的分布,是进行健康教育和健康促进不可缺少的手段。

危险因素的性质及其对健康的作用千差万别,归结起来仍然有一些共同特征,认识危险因素的特征,对进行行为干预、预防慢性非传染性疾病以及开展健康促进有着重要意义。

一、危险因素的特征

1. 潜伏期长 病原微生物作为急性传染病的直接病因可以理解为是一个病因或危险因素,作用时间短,因果联系直接。但是大多数慢性非传染性疾病的病因存在相当长的作用时间,才会显示出危险因素与疾病之间发生的因果关系。人们一般在接触危险因素后经过多次重复,长期作用后才会发生疾病。例如:吸烟是肺癌的一个危险因素,肺癌病人吸烟往往要长达数十年时间后才发生疾病。因此,人们容易忽视病因与结果之间的联系。不良膳食结构,如高盐、高脂肪饮食,通过长年累月的积累作用,才能引起心脑血管系统疾病。潜伏期延长使危险因素与疾病之间的因果联系不易被确定,给疾病预防工作带来一定困难。但由于经过长时间接触暴露因素以后才发生疾病,同时又为危险因素干预提供了机会。

2. 联合作用明显 多种危险因素同时存在,可以明显增强致病危险性。如吸烟者同时接触石棉和其他有害金属粉尘,肺癌的发病概率要比单纯吸烟者增加几倍或十几倍。高血脂是冠心病发病的诱发因素,加上高血压引起血管内膜损伤促使脂质在血管内膜沉积进一步加剧了冠心病发病概率。烟草中的有害成分刺激、损伤血管内膜,使血氧量降低,增加心脏负担,这些因素的联合作用,使冠心病发生的概率进一步增加。

3. 特异性弱 危险因素对健康的作用,往往是一种危险因素可能与多种疾病有联系,也可能是多种危险因素引起同一种慢性病。如吸烟是引起肺癌、支气管炎、心脑血管系统疾病和胃溃疡等多种疾病的危险因素;食物中纤维素减少,是结肠癌、糖尿病和冠心病的危险因素;冠心病发生又与高脂饮食、盐摄入量过多、吸烟、紧张和静坐作业方式和肥胖等多种危险因素有关。由于危险因素与疾病之间特异性弱,加上存在个体差异,不容易引起人们对危险因素的足够重视。

4. 广泛存在 危险因素广泛存在于人们的日常生活之中,还没有引起人们的足够重视。社会心理因素、环境危险因素和行为生活方式中存在的危险因素,往往是潜在的、不明显的、需要经过长期暴露才能产生明显的危害作用,这就增加了人们认识危险因素的困难程度。特别是不良行为、生活方式已经在一部分人群中形成习惯,要改变已经形成的习惯势必会有一定困难。因此要预防疾病和提高健康水平,鉴于影响健康的危险因素广泛存在又和人们日常生活方式密切相关,必须进行深入持久的健康教育和健康促进活动,提高全民族的文化素质,使人们能自觉地避免日常生活方式中影响健康的各种危险因素,达到保护和增进健康的目的。

二、危险因素的种类

引起人类疾病和死亡的危险因素种类很多,概括起来有环境危险因素、行为危险因素、生物遗传危险因素和医疗卫生服务中的危险因素4类。本章的重点是针对行为危险因素进行调查研究。

（一）环境危险因素

环境是人类赖以生存和繁衍的重要条件。环境质量对人类健康至关重要。自然和社会环境中的危险因素对人类健康有重要影响。

1. 自然环境危险因素

（1）生物性危险因素。自然环境中影响健康的生物性危险因素,如细菌、病毒、寄生虫、生物毒物及各种致病原等,是传染病、寄生虫病和自然疫源性疾病的直接致病原。这些疾病原因清楚,具有明显的地方性流行特征,在局部地区仍然是危害人群健康的主要疾病。

（2）物理化学危险因素。自然环境中的物理性因素,如噪声、振动、电离辐射、电磁辐射等;化学性危险因素如各种生产性有害物质如毒物、粉尘、农药、交通工具排放的废气等。化学性物质污染环境,是目前环境危险因素中危害人类健康最为严重的问题。

2. 社会环境危险因素 人类健康不仅要受到自然环境的影响,社会经济条件对人类健康也可产生重大作用。社会经济的发展程度与健康呈现密切的正相联系。一个先进的政治制度可以促进社会经济的发展和保障健康。相反,落后的经济与贫困是严重危害健康的因素。世界各国健康水平差别巨大,发达国家与发展中国家疾病类型和死因谱不同。在经济落后的发展中国家和不发达国家,由于贫困、营养不良、卫生设施落后和环境污染等,使传染病和营养不良引起的死亡占5岁以下儿童的70%～90%,在落后的社会经济条件下,人口增长速度难以控制,成为经济增长的又一个制约因素。

(二) 行为危险因素

行为危险因素是指由于自身选择的不良行为生活方式而产生的健康危险因素,亦称自创性危险因素。随着医学模式的转变,由于不良行为生活方式导致的疾病危害健康的程度日益严重。据统计,前4位主要死亡原因,即心脏病、肿瘤、脑血管病和意外伤害要占死亡总数的70%以上。上述4种疾病都与行为生活方式中的危险因素密切相关。此外,如糖尿病、慢性支气管炎、艾滋病和性传播疾病等也与行为生活方式的危险因素密切相关。这些行为危险因素如吸烟、饮酒、毒物滥用、不合理膳食、缺乏体育锻炼、摄入盐过量、紧张和静坐作业方式、肥胖和不安全性行为等不仅普遍存在,而且都是诱发各种疾病的行为危险因素。加强行为危险因素监测,进行行为干预,提倡健康文明的生活方式,是提高健康水平和生活质量的头等重要措施。

(三) 生物遗传危险因素

影响健康的危险因素还有由于人类生物遗传因素造成的危险因素。随着分子生物学和遗传基因的发展,遗传特征、家族发病倾向、成熟老化和复合内因学说等都已经在分子生物学的最新成就中找到客观依据。21世纪,由于分子生物学的成就,有可能从分子水平上阐明一些遗传性疾病的物质基础,将为防止发生这一类疾病提供有效的生物学依据。

(四) 医疗卫生服务中的危险因素

医疗卫生服务中影响健康的危险因素是指医疗服务系统中存在各种不利于保护并增进健康的因素,如医疗质量差、误诊漏诊、医院交叉感染等都是直接危害健康和影响医疗质量的因素。广义而言,医疗资源不合理布局,初级卫生保健网络的健全程度受制约,城乡卫生人力资源配置悬殊以及重治疗轻预防的倾向和医疗保健制度不完善等都是可能危害人群健康的因素,值得引起重视。

分析危险因素对健康的影响以及采取干预措施是预防医学各门学科的共同职能。鉴于行为危险因素对慢性非传染性疾病的影响,控制行为危险因素是健康促进的重点。下一节重点介绍行为危险因素的调查与评价方法。对环境危险因素、社会环境危险因素和医疗卫生服务中的危险因素评价及干预计划,将由预防医学的其他学科专题介绍。

第二节 危险因素调查设计方法

对于环境危险因素、生物遗传危险因素和医疗卫生服务危险因素的调查都有一些专业化设计的调查方法。鉴于在健康教育和健康促进领域内对行为危险因素的评价尤为重要,特别是对行为危险因素进行社区干预(community intervention)是当前控制慢性非传染性疾病的最有效手段。因此,这一节重点介绍以行为危险因素为主题的调查设计的一般原则。

按照调查设计的逻辑程序,危险因素调查的一般步骤如图23-1所示。

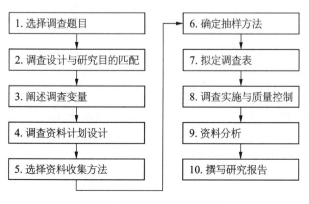

图23-1 调查设计的步骤

一、选题

调查设计中首先遇到的问题是选择适宜的调查题目。选题具有导向作用,选择准确、适宜、合理的题目是课题设计的前提。选题不妥,可能将研究设计引入歧途,也可能仅仅重复别人已经得出的研究结论,或者得不出有实际价值的结论。但是,要确定什么题目具有创新意义,具有科学价值,又对实际工作具有现实意义,并不是轻而易举的。危险因素调查设计时首先应考虑这些因素与疾病之间是否存在阳性联系。其次,应考虑这些因素是否普遍存在,危险因素对健康产生重大威胁,这就是选题的重要性原则。着手调查的危险因素应是能够测量,能够被调查对象所接受;所用方法又是易于实施的,这就是选题的可行性原则。除了在选题中强调重要性和可行性原则以外,还有一条重要的原则是科学性,在调查研究中要从4个方面考虑科学性:调查问题的内涵与性质是否已经解释清楚;研究问题的逻辑关系是否已经明确;测量问题的度量指标是否选择适当;采用什么手段分析因果联系和预期取得什么结果。阐述上述的问题可以有力支持并论证选题的科学性。

二、调查设计与研究目标匹配

选准了需要研究的问题还需进一步分析这个问题的研究目标,分析研究问题的深度与广度,回答研究课题所要解决的重点问题。有些问题易于回答,有些问题需要花费许多时间与精力才能回答,有些问题即使花费了许多时间与精力也不一定能取得满意结果。调查设计与研究目标匹配有助于确定课题研究的重点。

确立研究重点可以分为以下两个阶段。

1. 第1阶段 论证研究的总目标、具体目标、程序、实施过程和预期结果等。总目标阐述研究的方向,是方向性目标或定性目标;具体目标是总目标的延伸,是更加具体、更加可操作和可以量化的目标。在目标设计阶段,要仔细分析总目标与具体目标是否衔接,具体目标是否可以确切测量,预期目标能否实现,实现目标的策略与措施是否明确等。还应该进一步探讨目标的属性,是短期、中期或长期目标,属于投入目标、工作过程、产出和结果目标,还是行为、态度、健康及生活质量目标。总之,设计目标与研究主题越匹配,科学分析能力越强,研究结论越有说服力。

2. 第2阶段 针对调查研究目标、需要回答问题的性质设计相应指标。第1类是描述性(descriptive)问题,回答描述性问题可以提供的信息,叙述事件、工作活动和特征,如医疗保健制度覆盖多少人口,多少乡村医生接受两年以上正规培训等。第2类是规范性(normative)问题,回答规范性问题不能停留在描述阶段,而要与已有标准或规范相比较,如一名孕产妇应接受8次产前检查,婴儿4个月母乳喂养率为80%,实际情况与上述规范比较有什么差别。第3类是影响(impact)问题,即因果关系(causality)。回答这一类问题就是要阐述发生的变化有多少成分是执行项目的影响,多少成分还应归功于其他因素的作用。例如结核病控制项目导致结核病发病率下降和治愈率提高,是由于所采取措施的作用,还是其他因素的作用,回答这类问题往往需要设立对照。回答上述3类不同性质的问题,不仅要确定选择的研究方案,而且要选择不同的观察指标。

三、阐述调查变量

根据研究目标确定调查内容,按照调查内容选择适宜的变量,再按照变量确定相应的测量指标及预期结果,这是调查设计的一般程序。变量应该根据研究问题的逻辑过程来推导。例如在世界银行贷款卫Ⅶ项目(主要针对慢性病、性传播疾病、艾滋病、意外伤害等)中,确定行为危险因素检测健康状况及卫生服务、吸烟、饮酒、高血压意识、高血脂意识、体育锻炼、饮食习惯、妇女健康、意外伤害、性传播疾病、艾滋病等10个题目作为监测的重点(参见本章附录"行为危险因素监测与健康问卷调查表")。开发每一个主题的变量是确定研究内容和设计问卷调查的关键步骤,以吸烟为例,相应的研究变量根据研究目的而展开。围绕着主动吸烟和被动吸烟,现在吸烟还是以往吸烟,探讨吸烟的原因以及戒烟的动机,吸烟有关的知识、态度和行为。对每一个主题都可以加以扩展,构成相应的一系列问卷调查的内容,构成调查设计的相应变量。

确定调查变量要围绕、紧扣研究目的,应该从研究问题的逻辑过程加以推理,还可以从满足信息需要的角度予以思考。一项全国性项目依靠个别案例及有限地区的结果不能得出令人信服的结论。简单描述人口特征及时间的变化只需要有限的信息支持,如果要研究时间的因果联系以及评价干预效果,研究的变量要复杂得多。例如:研究通过健康教育开展社区戒烟的效果评价,不仅应该分析健康教育的方式及力度、人们对吸烟的认知态度和戒烟的目的和动机等,还应该了解在干预前后发生的变化,这些属于设计对照的问题,应在计划设计的阶段给予足够重视。

四、计划设计

上面叙述了确定调查内容的一般程序。接下来应探讨调查设计的方法。在决定采用具体的资料收集方法前,应该在计划设计阶段思考采用何种抽样方法,如选用随机抽样还是非随机抽样方法,选用定性研究还是定量研究方法,每一种方法选择的样本数量等都在卫生统计教材里有专门介绍,不再一一论述。这里结合危险因素调查的一般原则,在计划设计阶段选择若干细节问题予以介绍,有助于制订详细的调查计划。

1. 研究对象分组 一次性横断面调查进行描述性研究的观察组数可以局限于1组,设有对照的实验研究至少应设2个组。干预实验除了观察干预前后的自身变化外,最好能设立对照组,可以进行前后比较和对照组两个层次比较。纵向研究可以对一组或两组以上人群进行重复多次调查(表23-1)。

表23-1 调查设计方法选择

方法	组数	选择人群	资料收集次数	观察时间
横断面调查	1	相关人群	1	现况回顾
团组比较	>2	人群特征分组	1	现况回顾
纵向研究	1或>2	人群特征分组	>2	现况前瞻
实验研究	>2	随机分组	>2	现况前瞻

2. 观察时间及资料收集次数 研究工作按观察时间可分为现况研究、回顾研究及前瞻研究3类。横断面研究可以研究现况及回顾以往发生的变化,如询问目前患病情况及过去患病的经历。回顾期限取决于回忆的清晰程度,例如回顾以往1年内发生急性病的信息时可信度差,而回顾以往1年的住院史则清晰可信,这一点对问卷设计询问期限至关重要。纵向研究是一次性横断面研究的发展;可以在基线年基础上连续不断进行前瞻研究,观察动

态变化。在卫生服务一次性询问调查中发展起来的重复研究及连续性研究,已经得到了比较广泛的应用。许多发达国家采用连续性家庭健康询问调查的形式已经形成常规收集健康信息的基本手段。我国目前应用重复性家庭健康询问调查形式,每隔5年开展1次全国卫生服务抽样调查。如1993年、1997年、2002年和2007年分别开展4次全国性家庭健康询问调查,所得资料可以比较不同历史时期人群健康状况及卫生服务的变化,也包括危险因素的动态。在实验研究中现况调查数据可以列为基线,作为比较的依据,通过社会实验即通常所说的干预试验,观察干预的效果。这一类设计特别适用于研究因果联系,即研究社区干预取得的进展和成效。

3. 调查方法的选择 表23-2列举了3类不同的研究设计,即描述性研究、分析性研究和试验研究。描述性研究可以研究事件的分布和频率,分析性研究适宜于研究事物之间的关联,如前所述,也适宜用于回答规范型问题。试验研究适宜于回答因果联系这一类问题。

表23-2 中学生吸烟率研究设计方法

分类	研究目的	对象	地点	次数	研究方法
描述性研究					
横断面	吸烟率	中学生	中学	1次	现况研究
团组比较	两人群吸烟特征差别	中学生	中学	1次	比较研究
纵向研究	新发生吸烟情况	中学生	中学	≥2次	动态前瞻研究
分析性研究					
横断面	因素与吸烟率间关系	中学生	中学	1次	因素分析
病例-对照	因素与吸烟率间关系	中学生	中学	1次	病例-对照研究
前瞻研究	吸烟率是否升高	中学生	中学	≥2次	动态观察结合因素分析
试验研究	吸烟率是否下降	中学生	中学	≥2次	干预试验

表23-2以研究中学生吸烟为例,分别叙述3类不同性质研究设计的研究目的、对象、时间、地点和采用不同研究设计的方法。研究中学生吸烟率可采用一次性横断面(cross sectional)描述性研究(descriptive study)。研究两次调查期间新发生吸烟率变化,宜采用纵向研究(longitudinal study)或前瞻性研究(prospective study)。分析性横断面调查和病例-对照研究(case control study)适用于回答吸烟有关影响因素之间的联系。试验研究可以回答干预性研究(intervention study)取得的效果,例如吸烟率是否下降的问题。

4. 不同研究方法的信息要求与抽样设计匹配 不同调查研究方法对信息特征与抽样方法有不同的要求,设计者要根据不同研究方法的特点采取适宜的设计技巧。表23-3列举了4种研究方法适用于研究不同问题的特征,回答描述性、规范性和因果联系这一类问题,不同研究方法适宜于采用概率抽样或非概率抽样技术,以及是否设置对照组的具体要求等。

表23-3 不同研究方法的信息特征与设计要求

要点	抽样研究	案例研究	现场试验	现有资料分析
问题特征	描述、规范	规范	描述、规范、因果	描述、规范、因果
资料来源	新收集	新收集	新收集	现有

续表

要点	抽样研究	案例研究	现场试验	现有资料分析
信息特征	趋势、定量	定性、定量	定性、定量	趋势、定量
抽样方法	概率抽样	非概率抽样	概率或非概率抽样	概率或非概率抽样
对照设置	可有可无	可有可无	必须有对照	可有可无

5. 设立对照 社区干预试验（community intervention study）的设计效率和科学性程度可以划分为4个等级：以随机对照试验（randomized controlled trial）为首选高效可信的设计方法；队列试验（cohort study）和病例对照试验次之；第3等级的研究设计要求设置对照；在时间、地点等方面要求干预组和对照组具有可比性；第4等级的研究报告为并没有叙述具体设计方案者。表23-4列举了3种试验设计的优缺点供选择参考，按完全随机化原则设计对照组阐述因果联系的效果最强，但操作控制不易；设计自身对照较易执行，但阐述因果联系的能力相对较弱。

表23-4 3组现场试验对照设计比较

试验方法	设计形式	因果联系	管理程度
真实试验	对照按完全随机化设计	强	难
非均衡试验	非均衡对照	不确定	较难
前后对照	自身对照	弱，但时间序列设计例外	容易

五、资料收集和分析计划

资料收集方法主要有定量研究和定性研究两类方法。定量研究收集资料的方法主要是直接访问、通信调查和电话调查；定性研究方法主要是专题讨论、个人访谈和观察法。利用现成资料是文献研究的扩展，普遍适用于定量和定性研究。

定量研究主要用下列几种方法。

1. 访谈法（interview method） 通过设计问卷有目的地访谈来收集资料，有面对面调查（face to face survey）和电话访谈。问卷访谈时根据事先设计好的问卷向被调查对象逐个询问来收集资料。

2. 通信调查（correspondent survey） 通信调查是由调查者将问卷邮寄给调查对象，按照要求逐项填写后返回。通信法的优点是不需要直接接触调查对象，不涉及交通，不需要现场组织，比较节省时间和费用。调查对象可以在自己方便的时间和地点回答问题。通信调查有较高的匿名保证，适用于居住分散的调查对象，缺点是缺乏与调查对象直接接触，有疑问时无法询问，只能依靠"填表说明"自行理解。由于调查者不在现场，当出现代替回答或集体讨论时无法控制。通信调查的返回率较低。

3. 电话调查（telephone survey） 电话普及率达85%以上时，通过电话询问调查，既有较好的代表性，又能节省人力物力。美国行为危险因素调查已经在大多数州采用电话调查。我国在一些城市也尝试采用电话调查方法，如市场需求调查、家庭收支调查等，但在卫生系统尚未普遍开展。

4. 观察法（observation survey） 通过访谈法可以了解有关行为、态度和信念等信息，而实际行为的信息(非语言信息)只能通过观察来获得。观察法是通过直接观察的途径了解观察对象的行为,尤其是当通过其他渠道无法获取真实信息的时候,观察法是一种有用的调查方法。观察法的缺点是由于观察者出现在现场,往往会干涉所观察对象的客观过程,影响正常的工作环境。此外,观察是一种工作繁重的作业,即使是较小的工作量,仍然需要花费大量的人力和物力。访谈和专题小组讨论也可用来收集行为资料,但是准确性不如观察法直接。

现场调查中常用的方法的特征与优越性,包括适用对象、经费花费、取得结果、质量与优缺点如表23-5所示。

表23-5 资料收集技术与方法的比较

特征与优越性	有利程度的等级				
	电话调查	直接询问	通信调查	集体讨论	利用现成资料
方法					
允许进一步讨论	3	5	1	2	NA
控制调查员的偏性	3	2	5	4	5
能够控制调查过程中的意外情况	4	5	2	3	4
能够从收集过程中进行反馈	4	5	2	5	2
允许进行口头解释	1	5	2	5	2
能够对资料收集过程进行评价	3	5	1	4	5
促进交流	4	5	2	5	2
内容					
内容复杂的变量	3	5	4	4	3
复杂主题	3	5	4	4	2
收集时间资料	3	5	3	4	4
收集历史资料	5	5	4	5	3
能够从样本中反映总体	4	5	4	5	4
抽样方法	3	2	4	4	5
使用大样本	4	3	5	4	5
被调查者文化限制	4	5	1	3	NA
花费时间、经费					
节省时间	2	3	1	1	5
节省成本	3	1	1	1	5
现场工作人员量	5	?	5	?	?
交通费用	5	?	5	?	?
人员培训	2	1	5	3	5
总成本	3	1	5	4	1
结果、质量					
回收率高低	4	5	3	5	1
随访的可能性	5	5	3	4	5
增加准确性	4	4	4	4	3
可靠性、真实性	4	4	2	4	5

注:1.很低程度;2.较低程度;3.中等程度;4.高程度;5.很高程度;? 取决于研究阐明的具体问题而定;NA.不明确

资料分析计划是根据研究目的和内容形成的,也是指导资料收集方法的依据之一。确定资料收集和分析计划后,实际上已经明确了课题的总体实施的计划。例如:在医疗制度改革研究中,可以从供需双方,即公平性与效率两个角度展开研究。公平性从不同制度医疗保险人群(职工医疗保险制度、居民医疗保险制度和农村合作医疗制度的人群)以及职工家属,还可以从脆弱人群(失业、贫困、老年、流动人口及病伤残人群)等多种人群的角度展开研究。医疗机构效率研究按照不同层次(一、二、三级医院)及不同性质医疗机构(综合医院和专科医院)开展抽样调查。

六、抽样方法

参见卫生统计专著。

七、问卷调查设计

参见本章第三节。

八、调查实施与质量控制

在调查实施阶段应该注意质量控制(quality control)。质量控制注意以下5个环节。

1. 选择调查员 在基层进行的危险因素调查,一般以由经过培训的当地医务人员担任调查员(interviewer)为宜。在农村宜挑选乡镇卫生院的医生及工作负责、有一定业务能力的乡村医生当调查员;在城市宜挑选社区卫生服务中心的全科医生,他们熟悉当地的经济文化和风俗习惯,熟悉当地的语言,能够取得群众的信任配合,获得的资料更加真实可信。选择非专业人员充当调查员,在疾病诊断方面存在一定困难,一般不予考虑。

2. 培训 大规模调查前,调查员培训(training)是必不可少的。培训的目的是让调查员了解调查的目的和意义,了解调查设计的原则和方法,统一指标的含义及问卷表格的填写方式,明确调查工作的进程及注意事项,确定调查质量进行考核的方法。一项大规模调查要求统一计划、统一要求、统一行动和统一进度和统一的验收标准。

3. 预调查 在正式调查前组织预调查(pilot study)是必不可少的。组织预调查的目的是检验设计工作的合理性和可行性。通过预调查可以发现问卷调查表格需要补充修改之处甚至修改调查计划都是可能的。预调查可以和培训调查员相结合,通过预调查使调查员熟悉调查的内容,做到能准确完整地填写调查问卷。

4. 本人回答和调查完成率 现场调查中应尽可能要求回答者本人在场并要求由本人回答。本人不在场时应由熟悉情况的家属代替回答。儿童应由母亲代替回答。成人自己回答率达70%可以作为考核工作质量的指标之一。

对于确定为调查对象的家庭应通过组织宣传和发动工作,以取得群众配合。如上门访问3次未能完成访问者,应选择下一户作为调查对象,不宜在失访户隔壁随意挑选一户列为访问对象,应该在抽样时增加3%~5%作为候补对象。调查完成率在90%以上为宜。

5. 质量考核 调查现场应设计质量检查制度,在正式调查当晚检查当天完成的问卷的填写质量,发现错漏项目应在第2天及时补充更正,或重新访问以获取准确信息。如果缺乏每天的检查制度,等到调查工作结束后再检查质量,发现表格填写不规范、错漏缺失项目过多,再行纠正也就困难了。

考核工作质量还可以在已经完成的调查对象中随机抽查2%~3%进行重新访问,观察两次调查结果的一致性。

第三节 问卷设计

问卷是调查研究中用来收集资料的一种测量工具,它是由一组问题和答案所构成的表格。

一、问卷的类型

问卷主要可分为两种类型:自填问卷和访谈问卷。

1. 自填问卷 自填问卷直接面向被调查者。一般是采取邮寄或发送的方式,将问卷交到被调查者手中自行填写,填完后再回收。

2. 访谈问卷 访谈问卷由调查者将问卷念给被调查者听,再由调查者根据被调查者的回答进行填写,访谈问卷直接面向被调查者。

由于两种问卷的填写对象不同,设计的要求、形式等也有所不同。

二、问卷的结构

一份问卷通常包括封面信、指导语、问题和答案等。

（一）封面信

封面信即一封致被调查者的短信。由于它常常放在问卷的封面或封二,故称封面信或卷首语。在封面信中,一般需要说明下列内容。

(1) 我是谁？即介绍调查的主办单位或个人身份,可以在封面信中说明,也可以通过落款来说明。自我介绍时,要让调查对象越明白越好,体现调查的正规性和有组织性,给调查对象留下良好的印象,以利于得到他们的信任与合作。

(2) 要调查什么？即说明调查的主要内容。一般情况下,用较概括的方式来说明。

(3) 为什么要调查？即调查的目的是什么,这是封面信中的一项重要内容。目的要叙述得当,使人感到所要进行的调查是有意义的。

(4) 这次调查有什么用？即要说明调查的意义和价值。如能指出该调查与调查对象的利益密切相关,或指出被调查者的合作所具有的价值和意义则更好。必要时还要说明"我们为什么找你调查"、"我们的调查不会有损于你的利益"。

结尾一定要真诚地感谢被调查者的帮助。整个"封面信"的语气要亲切,用词要简洁,不要太随便,要把各方面的内容讲清楚。自填问卷的"封面信"通常要比访谈问卷的详细一些。

（二）指导语

指导语告诉调查者如何正确提问和填写问卷,或提示访问者如何正确完成问卷调查的语句。它包括如何填写问卷及如何回答问题的说明,对问卷中某些问题含义的进一步解释,对某些特殊的或复杂的填答形式的举例等。指导语的形式及安排,随问卷本身的复杂程度、填写方式的难易程度以及调查对象的文化水平等情况的不同而不尽相同。一种常见形式是在封面信的下面专门设计出"填写说明",对填写的要求、方法、注意事项等作一个总的说明。

自填问卷中的"指导语"是针对被调查者的,指导被调查者正确填写问卷访谈问卷中的"指导语"是针对调查者的。前者应通俗易懂,力求译尽,后者可简略,因调查员一般必须经过培训。

(三) 问题和答案

问题和答案是问卷的主体。问卷中的封面信、指导语等，都是为问题和答案服务的。从问题测量的内容上，问卷中的问题可根据性质分为特征问题、行为问题和态度问题3类。特征问题，即用以测量被调查者基本情况的问题，如年龄、性别、职业、文化程度、婚姻状况等；行为问题，即用以测量被调查者过去发生的或现在进行的某些行为和事件，如"您是否吸烟"、"您是否参加了健康保险"等；态度问题，即用以测量被调查者对某一事物的看法、认识、意愿等主观因素的问题，如"您认为吸烟有害吗"、"您是否愿意参加健康保险"等，危险因素调查主要涉及行为问题。

特征问题是各种问卷必不可少的一部分。因为在分析时常常需要以这些特征作为自变量来描述行为、态度的分布情况，或解释出现某现象的原因。行为问题是了解各种社会现象、社会事件、社会过程的重要工具。通过这类问题，可以掌握某些事物或某类行为的历史、现状、程度、范围和特征等多方面的情况。特征问题与行为问题可称为事实问题，它们是有关被调查者的客观事实。态度问题是问卷调查中极为重要的一部分。了解社会现象的目的，不仅是描述它，更重要的是解释和说明这一社会现象产生的原因。了解人们的看法、认识、意愿等，既是说明某现象的直接原因，又是揭示更深刻的社会历史原因的关键环节。由于态度问题往往涉及个人内心深处的想法，而任何人都具有一种本能的自我防卫心理，难吐真言，甚至不愿发表意见。所以，在调查中了解态度比了解事实要困难得多。

(四) 核对项目

一份问卷除了上述几个主要部分外，还有一些辅助内容。如问卷的名称、编号，被调查者的姓名、住址、调查日期、调查员姓名、问题和答案编码等。其中，最重要的是编码。所谓编码，就是给问题和答案编上数码，用这些数码来代替问卷中的问题及其答案。只有把问题和答案转换成数码，才能用计算机进行统计处理和分析。编码工作既可以在调查进行前在设计问卷时进行，称为预编码，也可在调查以后收回问卷时进行，称为后编码。规范的问卷调查应该提倡预编码。在以开放式为主的问卷中，由于不能准确地判定会有多少种不同的答案，故不可能进行预编码，只能采取后编码。

三、问卷设计的步骤

(一) 明确研究目的

明确研究目的，就是要通过操作，用一系列指标来测量。例如：调查某种疾病病人的生命质量，而生命质量是一个不易测量的概念，可以从生理状态、心理状态、社会生活状态等一系列指标来测量。

(二) 建立问题库

问题的来源主要有两种。

1. 头脑风暴法　可以由与调查有关的人员组成研究小组，如由病人及其家属、医生、护士、心理学家、社会学家等组成生命质量研究小组，让他们围绕生理、心理、社会生活等3个方面，自由发表意见，提出有关描述的指标。然后将提出的指标即描述特征的问题进行归类、合并、删除等处理，消除无关的和重复的问题。

2. 借用其他问卷的条目　从已有的问卷中选用符合研究目的的条目经过消化吸收，不能照抄照搬，才能重新组合新的问卷仍然需要检验效度和信度。

(三) 设计问卷初稿

怎样将零散的问题组装成一份合适的问卷？需要考虑到各种问题的前后顺序、逻辑结构、回答者的心理影响、是否便于被调查者回答等多方面因素，尽可能统筹兼顾，形成问卷初稿。

(四) 试用和修改

试用的方法有两种，一种为客观检查法，将问卷初稿通过试调查，以发现问卷中的问题。另一种为主观评价法，将问卷初稿分送该领域的有关专家，请他们评论。有条件时，最好将这两种方法都采用，先用主观评价法，进行一次修改，再用客观检查法，再进行一次检验。

(五) 效度和信度检验

通过效度和信度检验来评价问卷的质量。

四、问题和答案设计

(一) 问题设计

根据问题的回答方式，可将问题分为开放式和封闭式两类。

1. 开放式问题（un-structure questionnaire） 就是只向回答者提问，而不为回答者提供答案，由回答者自由回答。

(1) 优点：可用于事先不知道问题答案有几种的情况。开放式问题可让回答者自由发挥，能收集到生动的资料，回答者之间的一些较细微的差异也可以反映出来，甚至可得到意外的发现。另外，当一个问题有10种以上的答案时，若使用封闭式问题，回答人可能记不住那么多答案，难以作出选择。同时，问题和答案太长，容易使人感到厌倦，此时用开放式提问为好。

(2) 缺点：开放式问题要求回答者有较高的知识水平和语言表达能力，能够正确理解题意，思考答案，并表达出来，适用范围有限。自填问卷通常不用开放式问题。回答者回答此类问题，需花费较多的时间和精力，加之许多人不习惯或不乐意用文字表达自己的看法，导致回答率降低。对开放式问题的统计处理常常比较困难，有时甚至无法归类编码和统计，调查结果中往往混有一些与研究无关的信息。

2. 封闭式问题（structure questionnaire） 就是向回答者提问并给出两个或两个以上的答案，让回答者在其中选择。

(1) 优点：封闭式问题容易回答，节省时间，文化程度较低的调查对象也能完成，回答者比较乐于接受这种方式，因而问卷的回收率较高。从测量的层次看，封闭式问题在测量一些等级问题方面有独特优势，这类问题一般必须列出一系列不同层次的答案，供回答者选择。例如："您认为您的健康状态如何？①很好；②好；③一般；④差；⑤很差。"若用开放式问题，由于回答者可能用很多不同的方式进行描述，很难将答案归纳为统一的等级结果。对于一些敏感的问题，如经济收入等，用等级资料的方式，划出若干等级，让回答者选择，往往比直接用开放式问题更能获得相对真实的回答。封闭式问题列出若干个答案种类，可以将不相干的回答减到最少，收集到的资料略去了回答者之间的某些差异，统一归为几类，便于分析和比较。

(2) 缺点：某些问题的答案不易列全，回答者如果不同意问卷列出的任何答案，就没有表明自己意见的可能，调查者也无法发现。对于有些无主见或不知怎样回答的人，答案给他们提供了猜答和随便选答的机会，因此，资料有时不能反映真实情况。封闭式问卷调查还容易发生笔误,例如本来想选答案2,结果却圈了答案3,这类错误无法区分。

3. 封闭式问题和开放式问题的实际应用 由于开放式问题在适用范围和统计分析等方面的缺陷,目前的问卷调查多以采用封闭式问题为主,但在一些少数几个答案不能包括大多数情况的提问中,问卷设计者不能肯定问题的所有答案,或者要了解一些新情况时也可用开放式问题。许多采用封闭式问题的问卷,常常在预调查时先用部分开放式问题,以确定封闭式问题的答案种类。为了保证封闭式问题包括全部答案,可以在主要答案后加上"其他"之类的答案,以作补充,避免强迫被调查者选择不真实的答案。

(二)答案设计

常用的问题答案的格式有5种。

1. 填空式 这种形式常用于一些只需填写数字的问题,如询问年龄等。

2. 二项选择式 在问题后给出"是"和"否"两个答案,或者两个相互排斥的答案,这种答案格式称为二项选择式。但是,将一些本来比较复杂的答案简化成二项选择后,就意味着研究者人为地合并了许多虽然相关,但有程度差异的答案。在调查时,被调查者之间以及被调查者与研究者之间可能对于这种合并有不同的标准,还有一些人可能觉得无所适从,不知如何应答。此外,减少答案的种类后,测量的信度也明显下降。

3. 多项选择式 多项选择式的答案超过两个。对于具有连续性特征的变量的测量多采用多项选择式的答案设计。但要注意,答案数量太少,信度便会下降,问卷测量的稳定度不佳,而答案数量太多,不仅造成问卷篇幅的增加,而且被调查者可能不耐烦,从而不认真答卷。一般认为,对于多项选择式测量的连续性变量,给出5~7个答案是比较适宜的,最多不宜超过10个。在排列答案时,对于没有顺序关系的答案,无须考虑顺序,但对于有一定顺序关系的答案,应按顺序排列,以免逻辑混乱影响选择答案。

4. 图表式 有的问题答案可以用图表的方式列出,回答者在图表上表示自己的意见。常见的有脸谱、线性尺度、梯形等。其中,线性尺度用得最多,通常绘出一条10 cm长的刻度线,线的两个端点分别表示某项特征的两个极端情况,回答者根据自己的实际情况、看法或意见,可在线性尺度上的适当地方作标记来做出回答。此种方式实际上将答案视为一种连续的频谱,研究者不必设想出许多词来描述答案,而且所得结果是定量资料。但是,线性尺度操作起来有相当难度,回答者在确定选择哪一刻度来表示自己情况时可能有失误,而且,极少有人选择线性尺度的极端。

5. 排序式 有的提问是为了了解回答者对某些事情重要性的看法,答案是列出要考虑的有关事情,让回答者排序。例如:"您认为下列问题中哪些对社会影响最大?请按对社会影响的重要程度从1(最重要)排到5(最不重要)。例如:列出环境污染问题,交通秩序问题,人口问题,治安问题,物价问题。"

(三)问卷设计的常见错误

1. 双重装填 指一个问题中包括了两个或以上的问题,有些应答者可能难以做出回答。

2. 含糊不清 使用了一些意思含糊不清的词,或使用了一些专业术语、俗语,从而使问题不易为人理解。有时也可能因为对问题的表述不准确或修饰语过多,从而使问题的意思含糊不清。

3. 抽象提问 涉及幸福、爱、正义等一类抽象概念的提问一般较难回答。许多回答者遇到这类提问时,可能发现自己从未思考过这类问题。问卷如果一定要涉及这方面的提问,最好给出一些具体的看法,让回答者仅回答赞成与否。

4. 诱导性提问 这类提问会人为地增加某些回答的概率,从而产生偏误。因为带有诱导性的提问,容易使无主见的回答者顺着您的意思回答,最好采用中性的提问。

5. 敏感性问题 有些问题对于回答者是非常敏感的,如未婚先孕、流产、同性恋、吸毒等。这类问题的设计宜慎重,否则将因回答者说谎造成偏误。有时,在肯定存在这类行为的人群中调查时,可以进行适当诱导提问,不给否定答案。

(四)问题的排列

将零散的问题组成一张问卷时,必须考虑各个问题在问卷中的排列顺序。以下几点在排列问题时可作参考。

(1)先排列容易回答的、无威胁性的问题:如年龄、性别、职业等事实方面的问题宜放在前面。一般情况下,敏感性问题宜放在问卷的后面部分,以免引起回答人的反感,影响对后面问题的回答。

(2)先排列封闭式问题:开放式问题需要时间考虑,不易回答,如将这类问题放在前面,容易导致拒答,影响问卷的回收率。

(3)问题要按一定的逻辑顺序排列:应考虑人们的思维方式,按事物的内容和相互关系以及事情发生或发展的先后顺序排列问题。内容或性质相同或相近的问题应集中在一起,问完一类问题之后再转向另一类问题,避免跳跃性的提问。对有时间关系的问题,应按顺时针或逆时针方向提问,不要随意更换问题的次序,否则可能扰乱回答者的思维。有时为了防止被调查者的厌倦或不假思索地随便答问,可随机地使用各类形式的问题和不同的排列次序相结合,增加问卷的多样性。

(4)检查信度的问题须分隔开来:在很多问卷中,研究者有意设置一些高度相关或内容完全相同而形式不同的问题,这些成对出现的问题,目的是检验问卷的信度,但是它们不能排在一起,否则回答者很容易察觉并使回答无矛盾,达不到检验信度的目的。

(5)漏斗式的问题顺序技术:使用漏斗技术时,先排列范围广的、普遍的问题,然后漏斗变窄,安排较具体、较特殊的问题。例如调查吸烟,不是先问你吸几包烟,而是先问你是否吸烟。

第四节 问卷的信度和效度

一、问卷的信度

信度(reliability)是指对同一事物进行重复测量时,所得结果一致性的程度,即测量的稳定性和可靠性。通常用信度系数来表示。一般将 2 种测量结果的相关系数作为信度系数。

1. 复测信度(test-retest reliability) 同一问卷在不同时期对同一对象进行重复测量的一致程度。由于研究对象的特征可能随时间及重复测量受前一次的影响,故 2 次测量间隔的时间不宜太长,以 2~4 周为宜。

2. 复本信度(alternative reliability) 设计另外一种在测量内容、应答形式及统计方法等方面高度类似的问卷,同时进行测量,评价两个问卷测量结果的相关性。

3. 折半信度(split-half reliability) 将一个问卷分折为两半,分别作为各自的复本。采用不同分析方法得出不同的信度系数。最常用的折半法是将问卷分为奇数和偶数条目来测试。

二、问卷的效度

效度(validity)是指测量结果与预期达到目标之间的接近程度。

1. 表面效度(face validity)　从表面上看,问卷能否测量研究者想要了解的问题,这是一个由专家评价的主观指标。

2. 内容效度(content validity)　该指标评价问卷所涉及的内容能在多大程度上覆盖研究目的所要求达到的多个领域,也是一个主观指标。在实际工作中,只能由专家根据自己的经验,判断问卷表达内容的完整性。

3. 结构效度(construct validity)　用2个相关的相互可以取代的测量尺度对同一概念交互测量,如果取得同样结果,认为有结构效度,一般用相关分析、因子分析等方法评价结构效度。

4. 准则效度(criterion validity)　该指标评价测量结果与标准测量的一致性,即准则测量间的接近程度,用相关分析即相关系数表达效度系数。

三、信度和效度的联系

信度和效度之间存在以下4种关系。

1. 不可信的测量　一定是无效的,即信度不高,效度也不高。
2. 可信的测量　可能是有效的也可能是无效的。即信度高,不一定效度也高。
3. 无效的测量　可以是可信的也可能是不可信的。
4. 有效的测量　一定是可信的。即效度高,信度也高。

思考题

1. 试述危险因素的分类。对行为危险因素进行调查研究有什么特殊意义?
2. 对危险因素展开调查设计时一般应思考哪些问题?
3. 设计调查问卷时应避免哪些主要错误?
4. 试以吸烟率调查为例设计一份问卷调查表。

（龚幼龙　翁仲华）

第二十四章 高血压病的健康促进

高血压病是一种常见病、多发病,是威胁人类生命的"第1杀手",在各种心血管病中患病率最高。高血压可对心、脑、肾、眼等器官造成损害,引起严重的并发症,是脑出血和脑梗死最重要的危险因素。脑卒中的发病率、死亡率的上升与血压升高有密切关系。这种关系是直接的、持续的和独立的。近年研究表明:老年人单纯收缩压(收缩压≥160 mmHg,舒张压<90 mmHg)是脑卒中的重要危险因素。国内有研究显示:在控制了其他危险因素后,收缩压每升高 10 mmHg,脑卒中发病的相对危险性增加 49%;舒张压每升高 5 mmHg,脑卒中发病的相对危险性增加 46%。一项我国老年人单纯收缩期高血压临床对照试验显示:随访 4 年后,降压药治疗组较对照组脑卒中死亡率下降 58%,两组差别有非常显著意义。

我国曾进行过 3 次大规模高血压人群抽样调查。1958～1959 年第 1 次调查(部分省市),15 岁以上人群约 50 万。当时各地采用的诊断标准不一致,加上统计技术落后,故未能得到精确的患病率数据。粗略地计算,平均患病粗率为 5.1%。1979～1980 年,第 2 次全国抽样调查,共查 15 岁以上人群约 400 多万。采用了 WHO 标准(≥160/95 mmHg 为确诊高血压病,140/90 mmHg 和 160/95 mmHg 之间的为临界高血压病)。由于当时理解有误,没有把血压值是 140/90 的人诊断为高血压病。根据当时的标准[收缩压≥141 mmHg 和(或)舒张压≥91 mmHg],总的临界以上高血压病患病粗率为 7.73%。1991 年第 3 次全国抽样调查,共查 15 岁以上人群 949 204 人,完全采用了当时的国际标准(收缩压≥140 mmHg 及/或舒张压≥90 mmHg,或两周内服降压药者),结果总的患病粗率为 13.58%。如按第 2 次调查采用的标准,患病粗率为 11.88%。这些资料明显地反映了我国人群高血压病患病率的上升趋势。特别是第 2 次和第 3 次调查,采用了同样的年龄组和血压测量方法。结果显示,1980～1991 年的 10 年间,我国人群高血压病患病率上升了 4.15%,绝对值增长了 54%。

1959～2002 年的 40 年间,高血压病患病率持续增长,且上升的速度逐年加快,在 1959～1979 年的 20 年间高血压患病率上升 51%,1979～1991 年的 10 年间上升 54%。而 1991～2004 年间上升了 65%。1991～2002 年间,患病人数增加 7 000 多万。根据 2004 年全国营养调查,我国 18 岁及以上居民高血压病患病率为 18.8%,估计全国高血压病患病人数已超过 1.6 亿,每年有 300 多万新发病例。不仅高血压病患病率增加,血压均值也明显增加,2002 年男性收缩压与舒张压分别比 1991 年增高 4.1 mmHg 和 3.3 mmHg;女性增高 3.6 mmHg 和 4.1 mmHg。我国 10 组人群前瞻性研究表明:血压升高,脑卒中相对危险性也随之增加,冠心病、肾脏病的危险性也相应增加。高血压病病人发生脑卒中的危险性比血压正常者高 18～32 倍,比发生心肌梗死者高 3～5 倍,高血压是我国最重要的致残致死因素。由于高血压病通常不表现什么症状,大部分人不知道自己患有高血压,在不知不觉中成了高血压病的牺牲品。因此，人们把高血压称为"无形的杀手"。

1991年，全国调查表明：曾经测量过血压的只有53.5%，病人知道自己高血压水平的仅3.9%。高血压病人知晓率为24.0%，服药率仅有14.6%，控制率更低(3.3%)。2002年，在检出高血压病人中，知晓率仅有30.2%，服药率为24.7%，控制率仅为6.1%。在已知自己患有高血压病的病人中仅有18.6%接受治疗。而美国1999~2000年该3率分别为70%、59%和34%。我国高血压病人知晓率低、服药率低、控制率低仍是防治高血压存在的3大难点。再加上心血管疾病的其他危险因素(血脂异常、肥胖糖尿病、吸烟……)明显上升，加快了高血压的致病过程，估计我国因心血管疾病每年耗资3 000亿元。

提高高血压病人的知晓率、服药率和控制率是防治高血压的关键。为此，需要政府、医生、媒体和大众的通力协作，否则，遏制高血压将是一大难题。控制高血压是有效预防脑卒中、心肌梗死和肾脏病的关键，同时也可减少靶器官的损害。其次，在降压的同时必须降低胆固醇，人们对降低胆固醇重视得不够，必须一手抓降压，一手抓降血脂；第三，发现降压药苯磺酸氨氯地平(络活喜)同时兼有抗动脉硬化的作用。以络活喜为基础的降压药物组合在效果上优于传统的降压药物组合。因此，联合降压降脂、联合用药十分重要。对于并存多重危险因素的高危病人，血压不但要降得更低，而且应尽快控制，要求从治疗开始就需联合使用两种或多种降血压药物。

为了有效地控制心脑血管疾病，高血压病的防治应作为首选。虽对高血压病已进行了许多研究，但至今还不知道其确切原因，其中大约仅有10%可查出原因，其余90%医生仅能找出危险因素和加重因素，却不知道真正原因，称为"原发性高血压病"。目前还没有彻底根治高血压病的方法，需要长期坚持服药。除了药物治疗外，还可以通过非药物疗法来控制，如改变生活方式、减轻体重、戒烟、低盐、平衡饮食以及加强体育锻炼等。

近几十年来，一些发达国家十分重视高血压病的防治，高血压病的知晓率、治疗率、控制率明显提高，从而使脑卒中及冠心病的发生率下降，节约了大量保健费用。我国高血压病却呈持续上升趋势，这已经引起了政府、心血管专业人员和全国医务工作者的广泛重视。卫生部将每年10月8日定为"全国高血压日"，以期使日益成为我国人民健康最大威胁的高血压病得到更有效地控制。

第一节 高血压病的行为危险因素

我们对于原发性高血压病的确切病因虽不很清楚，但我们清楚地知道它是综合因素的作用结果，除了种族、遗传、年龄、性别之外，主要是生活方式和行为所致，如高脂、高热量、高盐饮食、久坐的生活方式、吸烟、肥胖、长期精神紧张。绝经期后的妇女，糖尿病、肾脏病病人更易罹患高血压。控制高血压主要不是针对高血压病本身，而是针对影响高血压的危险行为因素，现将其危险因素分述如下。

1. 高脂高热量饮食 高脂高热量饮食是造成动脉粥样硬化和肥胖的重要因素，例如：第二次世界大战死的美国士兵尸检显示，动脉硬化不仅普遍且十分严重。我国由于经济发展、生活水平的提高，肥胖、超重者越来越多，据上海市调查，"胖墩"儿童的比例高达10%以上，这些都是高血压及心脑血管病的促发因素，因此预防高血压病应从学龄前儿童抓起。

2. 钠盐 证明盐与高血压有关的主要证据来自人群间的比较研究，限制高血压病人摄入钠(食盐与含钠食品)则血压下降，服用利尿剂排钠利水，血压也下降。在某些钠摄入量很低的人群(主要是原始种族,如爱斯基摩人)中,根本不知道有高血压病例,而日本平均每人的钠摄入量约为美国人的2～4倍,人群中几乎1/3都患有高血压病。世界上高血压发病率最高(40%)的地区在日本北部,该地区居民每天摄入的钠盐量也是世界上最高的。我国西南山区由于交通不便,食盐供应情况较差,普查2 000多人未发现1例高血压;在西藏拉萨地区,当地人习惯喝盐茶,高血压的发生率为20%;青海的藏族人吃食盐较少,高血压患病率只有3%～5%;广州、福州等地为高血压低发区,人们每日食盐量为6～7 g,发病率不超过5%。据报道,我国高血压低发的广东省,近10年来高血压患病率增加了90.1%,超过全国平均增长水平,表明高血压的致病因素不是单一的。

钠为一切生物所必需,而且钠与水之间必须维持一定的平衡。身体的代谢过程,包括神经冲动和心脏功能都依赖这个平衡。健康人体每天只需要500 mg的钠,正常情况下任何多余的钠盐经过肾脏排出体外。但有相当的个体多余的钠会导致高血压病。

美国心脏协会、国家心肺血液研究所和美国食品药品监督管理局建议:"高血压病病人应将钠摄入量减至每天不超过2 g,对于没有高血压的人,应不超过4 g。"典型的中国饮食中包括大量的腌制食物以及含高钠质的酱油,因此,药物合并低钠饮食比单用药物更能降低血压。

3. 紧张刺激(stress) 是指人体在内、外紧张因子的刺激下,会引起明显的主观紧迫感觉,相应的紧张行为表现和相伴随的生理、心理变化等一系列活动过程。紧张刺激有明显提高脑干网状上行激活系统兴奋性的作用,引起一系列血中儿茶酚胺类激素升高,如血压上升、心跳加快、头部和肌肉血液供应增加、内脏血液供应减少,此期若过于强烈持久,或反复发作,可导致心血管系统的功能性和器质性病理损害。从血压的调节、实验性神经性高血压模型的制备、有效降压药大多作用于交感神经系统等几方面看,神经系统对血压升高有很大作用。

4. 体重超重、肥胖或腹型肥胖 我国成年人正常体质指数(BMI=体重(kg)/身高(m)^2)为19～24,≥25为肥胖。基线指数每增加3,4年内发生高血压的危险性女性增加57%,男性增加50%。男性腰围≥85 cm,女性≥80 cm者(最近,国际糖尿病联盟公布的"代谢综合征"腹型肥胖中国男性为≥90 cm,女性为≥80 cm) 较低于此腰围者危险性高3.5倍。

在弗雷明翰的研究中,起始为正常血压的人发生高血压的危险性与体重增加呈正比(表24-1),超过20%理想体重组的高血压危险性是体重低10%组的8倍以上,青少年时期体重增加的人危险性更大。肥胖者减肥可以降低他们的血压,即使没有降至正常体重,血压仍会有所降低。永久性的减重,虽然不能根治高血压,却可长期控制高血压。

表24-1 超重百分比与高血压发生率

超重百分比(%)	受检例数	高血压例数	高血压发生率(%)
<0	1 005	56	5.5
10～	811	84	10.3
30～	112	28	25.0
50～	25	14	56.0
合计	1 953	132	10.9

注:<0指超重负数,即实际体重低于标准

5. 吸烟 吸烟可以在短期内使血压急剧升高,目前还不能确切肯定吸烟与慢性高血压的发病有关。但是,已有充足证据证明吸烟与心血管病有关。研究还表明,高血压病人戒烟后可大大降低并发心血管疾病的危险。另一方面,高血压病人若大量吸烟,则出现心脏病以及因心脏病致死的危险性大为增加。

6. 缺少锻炼 有规律的体育活动的好处还不限于降低心脏病的风险,经常锻炼可以缓解精神紧张,增强体质和提高心肺功能。科学观察表明,心脏病发病率的降低与体育锻炼有关。美国斯坦福大学的流行病学家对 17 000 人进行了一项研究,发现在一生都进行有规律的体育锻炼的人中,心脏病发作的次数要比好静少动的人少一半。

7. 遵医行为 由于药物不能根治高血压病,只能控制血压,因此,要求病人持之以恒地使用药物治疗,切忌忽停忽用。特别是重度、中度病人,即使症状暂时有所缓解,也不能停止用药。如果,服药后出现明显的不适,可以换一种治疗药物。

但是,经常存在的问题是病人不能严格遵照医嘱坚持服药。有时因药物不良反应感到不适而停药,有时因原有症状消失而停药,这样使药物不能真正起到降压并维持较低或正常血压作用。因此,病人配合医务人员,坚持服药,坚持治疗和随访观察显得非常重要。病人的依从行为主要表现在对药物依从性和对医生多种非药物治疗建议的依从性。根据全国 1991 年的调查,检出高血压者中,服药率仅为 24.77%。而其中能正规服药者则更低。由此可见,目前病人的依从行为很不理想,药物的作用及疗效当然也值得怀疑了。经分析,病人的依从行为与其知识水平和血压控制程度均成正相关。

另外,研究证实,大量饮酒与高血压有关;口服避孕药与妇女血压上升有关,并随服用时间的延长而趋向增加。

第二节 高血压病的健康促进策略

高血压病是一个医学问题,更是一个社会问题,解决高血压病问题决非仅仅是卫生部门的事,需要有政府的承诺、多部门的合作和群众的积极参与。因此,首先必须实现理念转变和战略转移。

高血压的健康促进战略必须强调全人群、高危人群和病人相结合,以控制危险因素、早期诊断,早期治疗和规范性管理 3 个环节入手。

高血压的防治必须从以疾病为主导转向以健康为主导;从以病人为中心转向以人群为中心;从以医疗为重点,转向以预防保健为重点;以专科医生为主转向以团队管理为主。从以大医院为中心,转向以社区为中心;从重视疾病防治转向关注身心健康与环境的协调,坚持以人为本,以健康为中心。从卫生部门孤军作战,转向全社会共同参与,建立广泛的高血压防治联盟和统一战线。把高血压的综合防治与心脑血管疾病和其他慢性病的防治结合起来,制定高血压防治的健康促进规划,联合相关部门、学科开展工作。如美国建立国家高血压教育计划(NHBPEP)协作委员会,由 39 个主要专业、公立和志愿组织以及 7 个联邦机构组成。在美国国立心肺血液研究所(NHLBI)的管理下,主要的作用之一是发布指南并促进对高血压的知晓、预防、治疗和控制。自 1997 年预防、检测、评估与治疗高血压全国联合委员会(JNC)发表第 6 次报告后,已有许多大型临床试验结果发表。随后又组建新的委员会起草 JNC 第 7 次报告。这一措施很值得我国借鉴的。

高血压的有效防治必将导致脑卒中和冠心病及其相关疾病的下降。据报道,血压和冠心病(CHD)事件危险性之间的关系连续一致,持续存在,并独立于其他的危险因素。血压越高,患心肌梗死、心力衰竭、脑卒中、肾病的机会越多。年龄在 40～70 岁之间、血压在 115/75～185/115 mmHg 的个体,SBP 每增加 20 mmHg 或 DBP 每增加 10 mmHg,其 CHD 的危险性增加 1 倍。

健康教育是一项投入少、产出大的工作,必须大力提倡。另外,如果没有合理的、科学的规划设计,也就无法对防治效果进行评估。所以制定规划是极为重要的。高血压的防治主要策略概括起来应强调以下几点:

(1) 把高血压病(包括慢性疾病)防治规划列入政府的议事日程,全面规划;
(2) 开展以社区为基础的慢病综合性防治,把医疗服务与社会服务紧密地结合起来;
(3) 完善社区健康服务可持续发展体系和服务;
(4) 提高基层医务人员和护士防治高血压病防治水平;
(5) 制定社区防治高血压病规划,实施病人的"三级管理"。

【案例一】 上海市虹口区广中社区卫生服务中心开展以社区为基础的高血压综合防治,其经验值得借鉴,具体做法如下。

(1) 筛检高血压病例。首先对本社区 16 居委会 55 649 居民中 35 岁以上人口 33 035 人作高血压筛查,实查 30 626 人(92.7%)。发现血压>140/90 mmHg 者 9 790 人,高血压患病率为 31.6%。通过计算机分检出一级管理对象 1 404 人,二级管理对象 3 104 人,三级管理对象 5 192 人。实施以社区为基础,高危人群与全人群和病人相结合的综合防治策略。

(2) 在社区内建立免费高血压测量点。测量员经过严格培训、考核上岗。

(3) 建立医院内 35 岁以上病人首诊测量血压制度。

(4) 发挥社区卫生服务站的功能,为社区居民提供方便、及时的干预措施。在人员配备、设施装备、经费使用上予以确保。建立了 4 个卫生服务站,每个站负责 4 个居委会的高血压病人的管理。

(5) 实施健康教育。精心制作了 60 块图案精美、文字简练的高血压知识版面,供流动展出。每月定期举办 1 次高血压防治讲座和 1 次恳谈会,分发高血压防治资料。

(6) 实施高血压病例分级管理和干预措施。Ⅲ级管理对象,每 2～4 周随访 1 次,定期测量血压、血糖、血脂、心电图、尿常规,掌握病情动态变化,并积极治疗。Ⅱ级管理对象每 1～3 个月随访测量血压 1 次,强化心理咨询和行为干预,适当药物治疗。Ⅰ级管理对象每 3～6 个月复查血压 1 次,定期免费测量血压,并提供医疗保健咨询。

社区高血压人群防治是一项重要而艰巨的工作,他们建立了一支参与社区高血压防治的专业队伍,开拓了社区、社区卫生服务中心、卫生服务站三者有机结合的高血压人群防治的新途径,以探索社区高血压人群管理与干预模式。

第三节 高血压病的健康促进规划

制定高血压病健康促进规划不仅十分重要,而且是不可缺少的。规划不仅有利于明确防治目标,还有利于协同作战,不断完善规划,使防治工作逐步深化,如果没有规划也就无从评价我们的工作效果。因此,制定健康促进规划是专业人员的重要责任。规划必须有明确的目标,包括教育目标、行为目标和规划目标。在规划执行过程中,应特别强调政府的领导,社区群众的参与,这是高血压病防治可持续发展的重要条件,单靠医务人员的积极性是难以奏效的。高血压病健康促进规划的具体内容和评价程序如图 24-1 所示。

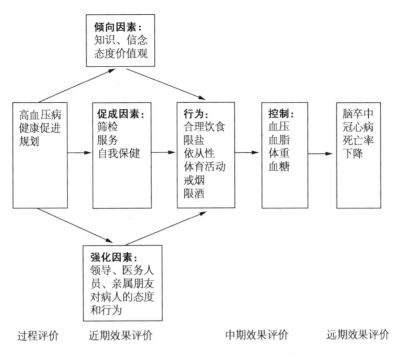

图 24-1 高血压病健康促进规划程序

(1) 建立慢病防治领导机构。高血压病也像其他所有慢性病一样需要群防群治,高血压的防治必须纳入社区政府的议事日程,协调社区各相关单位,如街道(或乡)办事处相关部门、媒体、工青妇、老龄委、工商行政单位、驻社区单位及自愿者组织通力合作,为高血压防治提供有效的环境支持。

(2) 建立与发展社区健康服务中心。把高血压的防治作为服务中心的重要内容,包括高血压病的筛检、建立健康档案,发展预防、保健、临床、康复、健康教育一体化服务。当前特别要重视对医务人员尤其是基层医务工作者和护士的培训,提高他们的高血压病防治水平,扭转重治轻防、重科研轻科普的倾向,克服治疗工作不普及也不及时,特别是广大农村地区、医疗条件不足,治疗效果也差。为使社区健康服务中心成为可持续发展的体系和服务,政府必须给予政策支持和解决补偿机制。

(3) 强化健康教育的力度与深度。普及高血压防治知识(倾向因素):目前我国广大群众包括各级领导和知识分子对高血压病与心脑血管疾病的预防保健知识普遍不足,不知自我保健之道,只有等出现较重的病情,才开始注意,甚至已经出现了高血压病并发症还不在乎。因此,普及科学知识是防治高血压的首要要素。教育目标是要使广大群众,尤其是高血压病病人及其亲属认识到高血压是一种严重的疾病,如不及时有效的治疗,可导致脑卒中、冠心病、肾病等严重后果;高血压病目前还没有有效的根治方法,而必须坚持按医嘱服药,切忌忽用忽停,即使症状缓解也不能停止用药;相信抗高血压药物确有效果,最佳的治疗方法应是联合用药而不是单一药物,联合用药的好处不仅是提高疗效,而且可以减轻各药的不良反应;相信对高血压病进行正规治疗不但可有效地降低血压,且可减少与高血压相关的疾病和死亡;相信治疗高血压病的药物不是越贵越好,要因人而异;使高血压病病人知道高血压病的危象,认识到血压的监测和定期随访的重要性;使广大群众和病人认识到高血压病是可以预防的。预防的方法包括低钠(盐)饮食,提倡不饮或少饮酒、不吸烟、增加新鲜蔬菜和水果、喝牛奶、减少脂肪的摄入、坚持经常性有氧运动(散步、骑车、游泳、太极拳等)、保持理想体重、避免紧张刺激、学会松弛与紧张处理(气功、听音乐、书法及绘画等)。

(4) 为高血压病的控制创造支持性条件。

1) 高血压病的筛检：

a. 普查：由于大量的高血压病病人早期没有症状或症状不明显，因此在人群中筛检高血压病是一项重要措施。目前各地多采取 35 岁以上人群普查。高血压病的诊断标准如表 24-2 所示。

表 24-2　高血压病的诊断标准

年龄	收缩压(mmHg)*	舒张压(mmHg)
新生儿	96	
8~30 天	104	
0~2 岁	112	74
3~5 岁	116	76
6~9 岁	122	78
10~12 岁	126	82
13~15 岁	136	86
>15 岁	140	90

*：1 mmHg=0.133 kPa。资料来源：Arch Intern Med，1993，153：154~183

根据我国高血压病防治指南，正常血压水平为<130/85 mmHg，如果成人>140/90 mmHg，为高血压。最近一项分析证实，血压为 115/75 mmHg 者，心血管病死亡率很低，可视为最佳血压。从 115/75 mmHg 起，血压每升高 20/10 mmHg，心血管疾病危险增加 1 倍；50 岁以上的人，收缩压>140 mmHg，作为心血管疾病危险因子，比舒张压更为重要；收缩压 120~139 mmHg 或舒张压 80~89 mmHg 的人，属"高血压前期"，应积极养成良好的生活方式，预防心血管疾病；病人血压超过目标血压 20/10 mmHg，治疗之初就应考虑使用 2 种药物。慢性肾脏病病人、糖尿病病人血压应降至 130/80 mmHg 以下。

高血压病(包括心、脑血管疾病)的防治应从娃娃抓起，在儿童时期进行干预可有效地预防或推迟高血压病的发生。儿童的高血压病发生率并不低，据国外报道小儿高血压病发生率为 0.6%~11%，国内为 1%~7%。北京地区于 1988 年对 5 916 名学龄儿童进行调查，发生率竟高达 9.36%。

b. 高危人群筛检：以高危人群作为筛检的重点对象，能收到事半功倍的效果。凡具有下列 1 项危险因素者，均可定为高危人群：①有高血压病家族史者；②每天食盐量超过 10 g 以上者；③超过标准体重 20%者，包括少年儿童；④有吸烟史，每天吸 20 支以上，超过 1 年者；⑤经常饮高度白酒，每天 100 g 以上者；⑥经常接触噪声、情绪不稳定者；⑦连续口服避孕药物 1 年以上者。

对前 4 项的高危人群，应作为重点教育对象，余者作为一般教育对象。高危人群筛检间隔以半年为宜。

2) 高血压病的分类管理：①建立高危人群档案，分地区或按单位进行管理，经常进行高血压防治知识的教育。②建立高血压病病人档案，定期随访观察，同时进行药物治疗和非药物治疗相结合。③如有条件,应设立高血压专科门诊或血压测量点以方便病人及时得到治疗和咨询服务。对合并慢性肾病或糖尿病者目标血压应<130/80 mmHg。④对35岁以上就医者如不知自己血压水平的人,医生应给予测量血压。

a. 血压水平的分类:18岁以上成年人血压水平分级标准系参照1999年公布的《WHO与国际高血压病学会(WHO/ISH)高血压病治疗指南》、《中国高血压防治指南》制定的(表24-3)。

表24-3 血压水平的定义和分级(WHO/ISH,中国高血压病防治指南)

类 别	收缩压(mmHg)	舒张压(mmHg)
理想血压	<120	<80
正常血压	<130	<85
正常高限	130~139	85~89
Ⅰ级高血压	140~159	90~99
	(含临界高血压140~149/90~94)	
Ⅱ级高血压	160~179	100~109
Ⅲ级高血压	≥180	≥110
单纯收缩期高血压	≥140	<90

注:如收缩压和舒张压水平不在同一级别,则就高不就低

NHBPEP协作委员会通过JNC 7报告,增加了高血压前期的分类,将Ⅱ级和Ⅲ级高血压合并。高血压前期病人进展为高血压病的危险性增加;血压在130/80~139/89 mmHg之间的病人,进展为高血压病的危险性是血压低于上述范围的2倍。这一分类的提出也表明了增加专业及从而降低普通人群血压水平并预防高血压进一步发展的必要性。

高血压的战略目标主要是提高控制率,以减少脑卒中等并发症的发生。病人收缩压与舒张压达标同等重要,且重点应放在收缩压的达标上。有糖尿病和(或)肾病者,降压目标应更低一些,以<130/80 mmHg为宜。成年人收缩压120~139 mmHg;舒张压80~89 mmHg属于高血压前期,是高血压一级预防的最适宜对象,应每年检测1次。提倡健康的生活方式对于预防高血压非常重要,是防治高血压必不可少的组成部分。对于高血压前期尤为重要。在过去的20年里,国际上一些研究,如芬兰的北卡人群干预试验、美国心肺血管研究临床干预规划、德国心血管预防研究规划以及国内的一些研究都取得了成功的经验。

对于收缩压高于140 mmHg,舒张压高于90 mmHg者,可根据他们的血压水平将高血压分为3级,结合危险因素、靶器官受损情况综合分类,即血压-危险因素-脏器受损"三位一体"的综合分类法。

b. 心血管危险性分层:新指南采用心血管危险因素、靶器官损害(TOD)和有关心、脑、肾血管并发症情况(ACC)联合对高血压病病人进行心血管绝对危险性水平分层的治疗指导思想。危险因素有7个:血压(1~3级);男性>55岁;女性>65岁;吸烟;血清总胆固醇>5.7 mmol/L;糖尿病;心血管病家族史。将心血管绝对危险性水平分为低危、中危、高危和很高危4种(表24-4、24-5)。这些数据是根据美国弗雷明翰地区随访45~80岁人群10年内4种高危人群发生心脑血管疾病事件概率为<15%、15%~20%、20%~30%、>30%而取得的。

表 24-4 高血压危险因素和并存情况

危险因素	并存情况
年龄(岁):男性>55,女性>65	脑血管疾病(缺血性卒中、脑出血)
吸烟	心脏疾病(心肌梗死、心力衰竭等)
血清总胆固醇>6.5 mmol/L	肾脏疾病(糖尿病、肾病、肾衰竭)
糖尿病	血管疾病
家族史[心血管疾病早发年龄(岁)男性<55,女性<65]	重度高血压性视网膜病变

表 24-5 心血管病按危险分层量化评估预后

危险因素或器官损害	血压(mmHg)		
	Ⅰ级	Ⅱ级	Ⅲ级
无其他危险因素	低危	中危	高危
1~2个危险因素	中危	中危	极高危
3个危险因素或 TOD 或糖尿病	高危	高危	极高危
ACC	极高危	极高危	极高危

低危组:男性年龄>55,女性>65,高血压Ⅰ级,无其他危险因素者,这组病人10年内发生心脑血管病的概率<15%,在降压治疗前,应观察血压1年左右。

中危组:高血压Ⅱ级或Ⅰ级,同时存在1~2个危险因素,这组病人10年内发生心脑血管病的概率为15%~20%。应观察血压3~6个月,如肯定超过正常标准,再进行降压治疗。若病人高血压属Ⅰ级,兼有1种危险因素,10年间发生心血管病事件危险约为15%。

高危组:病人血压属Ⅰ级或Ⅱ级,兼有3种或以上危险因素或兼患有糖尿病或靶器官损害或高血压属Ⅲ级。无其他危险因素,这组病人10年内发生心脑血管疾病的概率为20%~30%,应实施降压治疗,同时控制并存的危险因素。

极高危组:高血压Ⅲ级,兼有1种以上危险因素或兼患糖尿病或靶器官损害,或高血压Ⅰ~Ⅲ级并有临床相关疾病,这组病人10年内发生心脑血管疾病的概率在30%以上,应对高血压病和并存的危险因素以及临床疾病进行治疗(表24-4,24-5)。

血压水平≥180/110 mmHg 时应立即降压治疗。高血压病前期者如无其他危险因素,定期观察血压变化,暂不做降压治疗。

血压控制目标值:中青年病人和合并糖尿病病人<130/85 mmHg,甚至<120/80 mmHg;老年病人为 140/90 mmHg。

根据我国高血压病人众多,尤其在农村者居多的特点,选择疗效确切、不良反应小、使用方便、价格合理的药物是十分重要的。

(5) 创造控制高血压的支持环境(强化因素):

1) 争取领导的支持。高血压病的防治需要得到各级领导的支持,关心与精心组织,鼓励群众或职工积极参与筛检,并安排一定时间对病人进行随访。

2) 家庭成员。在一项健康教育干预计划中,应把家庭成员(主要是配偶、子女)作为教育对象,以促使其关心亲属、督促病人的行为。事实证明,这种方法是行之有效的,美国约翰斯霍普金斯大学1982年病例调查表明,得到家庭支持的病人,高血压控制率在2年内上升11%。

3) 医务人员。上海市卢湾区调查结果发现:69.4%的病人的知识来自诊所、医院,有83.3%的病人最相信来自医务人员的知识信息,医生嘱咐程度与高血压的控制水平有极显著的正相关。可见,医生对病人的健康教育至关重要。因此,对医护人员进行培训非常必要。首先,应把对病人的健康教育作为医德教育的一部分来贯彻,加强医务人员的责任感;其次,我们应该提高医务人员专业能力及健康咨询技术,使得他们自觉自愿地、有效地指导或纠正病人的行为。另外,还要提高他们对高血压病的危害性的重视,更新有关高血压知识,特别要提高医务人员指导群众用非药物的技术防治高血压病的积极性和责任心,以及对于降压药的选择与临床应用的水平。情感交流可使医生赢得信任,有助于提高疗效。最重要的仍然是负责医生的判断力。

4) 对中学生的知识与技能培训。对中学生开展高血压知识与技能培训不仅有利于提高年青人对高血压病的认知及预防,重要的是有利于在居民中普及高血压病知识,而对其家中的高血压病病人能起很好的强化作用。

第四节 高血压病健康促进规划评价

高血压病健康促进规划实施后,其效果涉及面广,能导致多方面的变化,包括环境因素、倾向因素、促成因素、强化因素、行为、高血压病及心脑血管疾病发病率的下降等。选择哪些评价指标以及如何测量这些指标、该指标可能的变化程度在制定规划时都应该有明确的规定,即规划的目标。规划的目标是指干预的是哪些人群,经过多长时间后哪些指标有变化,变化多少。评价的内容就是衡量这一系列的规划目标是否达到以及达到的程度。一般要求选择的评价指标应该是明确的、可测量的、敏感的。如调查食盐的摄入量,如果我们仅询问被调查对象口味偏淡、中等、偏咸,是无法真实反映盐的摄入量的,因为对口味的感受因人而异。如果我们采用抽样的办法抽取一定数量的户数,除了询问调查外,称取用户的食盐,若干天后再称重,两者相减,即盐的消耗量,再除以在这期间用餐人次数即得平均每人盐的消费量。又如减肥可以导致血压下降,已证实两者之间存在一定的关系,因此体重作为一项可测量的指标是合理的和科学的;同时体重容易测量,所需测量仪器容易得到,又是比较敏感的指标。相反,血脂指标不如体重重要,它是一项间接结果,且测量的代价大,不方便,也不敏感,因此,如我们的财力、物力、人才有限,体重应作为优先考虑的指标。

评价的内容与程序与其他项目是相似的,主要有以下几点。

1. 过程评价 过程评价是评估我们从事高血压防治中实施各项活动的效率(不是效果),如领导的参与情况、各部门支持程度、办学习班次数和人数、发放宣传资料的情况,以及高血压病病人的管理等各项工作的质量、各项记录的完整性、各项措施是否按规划得以实施、实施的质与量如何、工作人员的责任心如何、群众的满意程度如何,这样的评估有利于我们改进工作中的不足,提高工作的效率。为了做好过程评估,应详细记录日常性的工作,记录的表格应统一、规范,便于分析统计。

2. 效果评价 效果的产生并非在同一时间,变化的程序首先是认知(知识、态度、信念,KAB)的变化,然后是行为的变化→血压的控制→并发症发病率(心脑血管疾病的下降)的下降。因此,效果评价又分成早期、中期和远期效果评价。

(1) 早期效果:包括防治领导小组是否成立;防治网络是否形成;居民健康档案是否建立;3级管理是否完善以及居民与病人的认知是否提高;病人与医生的关系是否融洽。

知识水平主要包括:对高血压病的危险因素及危害、高血压病的症状、高血压病危象、预防高血压病的措施的了解;利用现有医疗保健措施的能力。

信念、态度、价值观主要包括:相信高血压病是可以控制的;积极参与高血压病的防治。

(2) 中期效果评价:主要包括行为的改变,如依从性行为,病人是否遵医持之以恒地服药,服药的质量,影响病人依从性的一些因素,如病人和家属对药物知识的掌握程度,是否按时就诊(随访),是否能够得到现有保健服务。非药物治疗执行情况(包括生活方式、限盐、减重、运动、放松和戒烟)。非药物方法对轻型高血压尤为有效,即使中、重型高血压除了服药之外,也必须坚持非药物治疗,其效果已经得到证实(表24-6)。

表24-6 高血压非药物治疗方法效果

非药物疗法	可能的生理机制	教育措施	报道的降压效果(mmHg)
限盐	减少血管内容量 减少血管壁钠含量 降低血管反应性	劝告每日摄入量减少到4 g	收缩压:8~15 舒张压:5~8
松弛	降低交感神经系统的反应性	教授诱发松弛反应的方法,例如气功、默想等	收缩压:9~27 舒张压:4~16
减重	降低交感神经系统的反应性	合理饮食和运动,并经常保持随访	平均动脉压:9~27
运动	降低周围血管阻力,减轻体重	按适合病人的需氧运动计划,循序渐进地锻炼	收缩压:6~13 舒张压:9~12

(3) 远期效果评价:评估人群高血压病的患病率和高血压病病人血压控制率,生理指标包括血脂、血糖、胆固醇等,因为高血压病涉及多器官,控制其他因素,如血糖、血脂对高血压也有很大作用,进而可以评估脑卒中、冠心病的患病率、死亡率的下降。如有可能评估成本效益和成本-效果,为领导提供决策。由于高血压病防治的成功也将进一步推进其他慢性病的防治(一网多用)、提高群众的保健意识,促进社区文明建设,一些无形的效果也值得认真总结。

规划的评价必须建立在基线调查的基础上,没有基线调查(规划实施前的基本状况)是无法评价的。基线调查与其后的评估调查的内容、方法必须一致。对于一些主观性指标,如知识水平、信念、态度、行为依从性等,可设计一系列问卷让参加者回答,根据他们的回答进行统计分析,得到我们所需的结果。那么,参加者是否回答了真实情况? 什么因素可能影响参加者的选择? 如何衡量这些回答的可靠性、正确性? 这些都值得我们认真考虑并加以克服。

在评价过程中应邀请社区领导参加,把调查结果及时向领导和群众汇报,使领导与群众完全以主人翁的态度积极参与高血压病的防治是十分重要的。

【案例二】 1996年,北京市和平里社区成立了健康促进委员会和项目办公室,该委员会发挥了社区政府的组织、协调和倡导的职能,于1996年实施了高血压病防治项目,并于2001年实施了效果评价,同时制定了2001~2003年社区健康促进规划,该规划将防治高血压病作为今后社区卫生服务工作的重点。

和平里医院将地段保健科、健康教育科、家庭病床科等科室合并,在院内成立了社区卫生服务中心。中心着重抓了慢性病防治工作,成立慢性病防治领导小组和慢病防治网络,在社区卫生服务中心管理下,形成保健医生、全科医生、专科医生及健康教育护士协同工作的团队管理模式,开展2、3级预防,真正使心血管疾病的预防、保健、治疗和康复工作在社区卫生服务站形成融合并得到优化。中心的重点工作为60岁及以上的高血压病病人建立管理档案(已建10 524份),建档率达到90.6%,使用率达90%以上。对病人的血压、病情进行随访观察,其特点是:通过组织社区高血压病病人活动,将单个病人的门诊就诊式管理与群体式的健康教育紧密结合。这种做法既减轻了医务人员的负担又为高血压病病人的自我教育提供了机会。居委会建有良好的3级健康教育和慢病防治网络,建立了健康示范户790户,每季入户指导1次。

每个居委会都设立了血压测量站,自1998年以来已累计为居民免费测血压8万余人次。

评估工作采用定性和定量的方法,分别组织社区干部、居民和高血压病人3个专题小组访谈,访谈内容为"高血压预防的态度、知识、行为、服务的满意度等"。另外采用随机抽样的方法抽取20个居委会,再从这20个居委会中随机抽取50户,全社区共调查1 000户(人);并从社区卫生服务站管理的全部高血压病人(5 200份)中随机抽取200份,作疗效分析和相关危险因素(吸烟、体重指数等)的调查。对和平里医院内科、外科、社区卫生服务站、社区集体单位的200名医务人员作有关健康促进工作、高血压治疗知识的掌握情况的调查。同时在40个血压测量站中随机抽取10个进行日常运作的调查。调查的质量控制由项目专家组负责数据质量控制并审查和指导。行为危险因素调查员由地段保健科医务人员担任,调查员由区健康教育所培训,调查表由专人审核无误后,录入计算机进行数据分析。调查结果显示:

(1)医务人员中,除医院内科医生、护士以外,1/3的医务人员,虽然经过高血压病防治知识的培训,但仍不能掌握一些最基本的卫生保健知识,不知道如何计算体质指数、每日食盐、蔬菜水果应摄入量等基本常识,10%的医务人员不知道我国新的正常血压和高血压病的诊断标准。

(2)35岁及以上病人首诊测血压制度,累计监测血压20 011人,对新发现的高血压病病人进行监测。完成了居民慢性病患病状况的普查工作。

(3)77%的人参加体育锻炼,67%的锻炼者平均每周参加5~7次锻炼。总吸烟率为27%(男性49%,女性6%),与1996年相比下降了5%。曾经吸烟者中有12%的人戒烟,戒烟成功率为56%,35~44岁和65岁及以上年龄组人群吸烟率下降幅度较大(下降10%~20%)。74%的人知道吸烟者更容易患高血压病和冠心病,64%的吸烟者吸烟量比调查前1年有所减少,42%的吸烟者表示想戒烟,22%的吸烟者每日吸烟量低于5支。

(4)90%的居民赞同35岁以上居民每年应测1次血压,居民在1年内测过血压占54%。35岁以上居民在1年内测过血压占63%。

(5)高血压的知晓率为84%;服药率为83%;控制率为42%(2002年全国调查分别为30.2%、24.7%和6.1%)。有关高血压病的相关危险因素的认知都有明显提高,如35岁以上每年都应该测量血压由46%上升到97.2%;高血压病病人应按医嘱坚持服药从84%上升到91%;高血压病病人应每月测量血压由26%上升到77%。

(6)血压测量站均能开展血压测量工作,其主要服务对象是老年人和高血压病病人。93%的居民对社区卫生服务站的服务态度或服务质量表示满意。

思考题

1. 高血压病防治的重要意义是什么?
2. 简述高血压病的诊断标准及治疗策略。
3. 如何解决高血压病药物治疗的依从性问题?
4. 什么是高血压病的非药物治疗法?
5. 高血压病防治的策略是什么?

(黄敬亨)

第二十五章 烟草的危害与控制

吸烟是人类健康所面临的最大且又可以预防的危险因素,也是唯一一种按其生产说明使用却可导致高达50%的吸食者死亡的消费品。目前,全世界每6秒钟就会有1人死于吸烟相关的疾病。大量研究表明,因吸烟而死亡人群的人均寿命要比自然死亡人群的人均寿命缩短15年。WHO的报告指出,20世纪烟草流行导致全球1亿人死亡,如果各国政府不采取有力措施,这个数字将在21世纪变成10亿。

2003年5月,第56届世界卫生大会通过了《烟草控制框架公约》(以下简称《公约》)。《公约》是第1部具有法律约束力的医药卫生多边条约,目前共有172个签约国家,是联合国历史上最广泛受到热诚接受的国际条约之一。这充分说明,自从1950年第1篇吸烟有害健康的科研论文发表以来,短短的半个世纪之后,吸烟行为便从时尚甚至权势象征迅速沦为不合时宜的害人害己之举。人类发展到21世纪,有了专门的控烟国际法,也充分说明控烟绝对不是少数所谓"反烟人士"的激进行为或"医药卫生界"的片面观点,而是科学技术发展到今天,人类对吸烟危害的一种共识。

2008年2月7日,WHO发布了《2008年全球烟草流行报告》(以下简称《报告》),总结了179个成员国控烟履约的现状和经验,提出了控制烟草流行的MPOWER战略,其中字母M代表监测烟草使用与预防政策;P代表保护人们不接触烟草烟雾;O代表提供戒烟帮助;W代表警示烟草危害;E代表执行禁止烟草广告、促销和赞助的规定;R代表提高烟草税。MPOWER战略将成为遏制烟草流行的强有力对策,也为各国描绘了一个控烟履约的路线图,帮助他们履行对《公约》所承担的义务。

我国是世界上最大的烟草生产和消费国,烟草危害十分严重。《2007年中国控制吸烟报告》显示,我国现有吸烟人数超过3亿,约占全球吸烟者总数的1/3;遭受被动吸烟危害的人数达5.4亿;每年死于吸烟相关疾病的人数约为100万,因吸"二手烟"(被动吸烟)导致死亡的人数已超过10万。《2008年中国控制吸烟报告》进一步显示,我国现有13~18岁青少年1.3亿,据保守估算,青少年现在吸烟者约有1 500万,尝试吸烟者不下4 000万;并逐年上升,吸烟开始呈现低龄化趋势。

我国的控烟履约工作举世瞩目。特殊的国情使得国际社会一致认为我国控烟履约工作的好坏直接关系到《公约》的成败。但是,我国控烟工作起步晚,人群,特别是男性人群的吸烟率居高不下,各种"烟文化"炒作登峰造极,有利于控制吸烟的理念和社会环境远未形成。

我国政府高度重视控烟履约工作。2000年4月,经国务院批准,原国家计委、卫生部、原国家经贸委、外交部、财政部、农业部、原外经贸部、海关总署、税务总局、工商总局、质检总局、国家烟草专卖局等12个部(委、局)组成的政府间谈判机构积极支持并参与了2000年10月至2003年3月期间的历次谈判。2003年11月10日,我国在纽约联合国总部签署《公约》。2005年8月28日,第10届全国人大常委会第17次会议批准《公约》。2006年1月9日,《公约》在我国正式生效,标志着我国控烟工作成为政府行为。2007年4月,国务院批准成立由发展改革委员会、卫生部、外交部、财政部、海关总署、工商总局、质检总局和烟草局等8个部门组成《公约》履约工作部际协调领导小组,负责协调全国的控烟履约工作。这些都向世界表明了我国政府对控烟工作的重视,表明了我国对在《公约》框架下加强国际合作,应对公共卫生领域挑战以及保护公民健康的郑重承诺。控烟履约也成为了我国对国际社会的庄严承诺,关系到负责任的大国形象。

第一节 烟草的有害成分

烟草烟雾是由复杂的有机物、烟草,加上各种添加剂和纸,在高温作用下产生的。这种烟雾是由很多种气体和微粒组成的,包括4 000多种已知的化学物质,绝大部分对人体有害,很多能引起组织炎症、致癌以及其他危害。有害物质主要包括尼古丁、烟焦油和一氧化碳等(表25-1)。

表25-1 烟草烟雾中的有毒物质和致癌物质

分 类	成 分
有毒物质	尼古丁、焦油、一氧化碳、一氧化二氮、甲醛、乙醇、甲烷、甲苯、氢化氰、铅、铝、锌、镁等
致癌物质	苯并芘、氯乙烯、亚硝胺、多环芳烃、亚硝基甲苯、镉、镍、钋^{210}等

1. 尼古丁 尼古丁又称烟碱,是一种难闻、味苦、无色透明的油质液体,挥发性强,在空气中极易氧化成暗灰色,能迅速溶于水及乙醇中,通过口、鼻、支气管黏膜很容易被机体吸收。尼古丁作用于吸烟者的大脑,使其产生对烟草的依赖性,是导致烟草成瘾的主要成分,其成瘾性仅次于海洛因。尼古丁可以引起血管收缩、血压升高、心跳加快;使血管内膜受损,引起冠状动脉痉挛,诱发心绞痛和心肌梗死。但是,尼古丁的这些作用只有在吸烟时才会出现,其他形式使用尼古丁(如尼古丁替代疗法)时不会出现,这是因为吸烟时尼古丁能够非常迅速地进入人体并产生作用。

2. 焦油 焦油俗称"烟油子",是烟草燃烧后产生的黑色物质。它在烟雾中以细小颗粒的形式存在,是多种烃类及烃的氧化物、硫化物和氮化物的混合物。焦油是引起多种癌症的主要物质,是肺癌和喉癌的主要危险因素,也会加重哮喘及其他呼吸系统疾病的症状。每天吸15~20支卷烟的人,其患肺癌、口腔癌或喉癌致死的概率要比不吸烟的人高14倍。而且,焦油还是使吸烟者手指和牙齿发黄的原因。

3. 一氧化碳 一氧化碳是一种无色无味的气体,它与血红蛋白的亲和力比氧气高260倍,会破坏血液输送氧的功能,从而影响到全身器官。每支卷烟可以产生20~30 ml一氧化碳。吸烟者在冬季封闭的房间中吸一支烟,全家人血液中的碳合血红蛋白会升高6倍。一氧化碳还会使胆固醇储量增多,加速动脉粥样硬化。

4. 放射性物质 烟草烟雾中的钋^{210}、铅^{210}、镭^{226}、氡^{222}等放射性核素可被吸入肺并沉积于体内。它们放出的射线不仅对肺,也可对肝、肾造成损害,是重要的致癌因素。

第二节 烟草对健康的危害

一、吸烟导致的主要疾病

自20世纪50年代以来,大量流行病学研究证实吸烟和被动吸烟是导致多种疾病的危险因素。目前全球前8位死因[缺血性心脏病、脑血管疾病、下呼吸道感染、慢性阻塞性肺疾病(COPD)、HIV/AIDS、腹泻、结核、气管/支气管肺癌]中,除了HIV/AIDS和腹泻外,吸烟和被动吸烟已经成为其他6种疾病的主要危险因素。吸烟导致的主要疾病有:

1. 肺癌及多种恶性肿瘤 90%以上的肺癌由吸烟引起,吸烟者肺癌发病率平均为不吸烟者的18倍。吸烟还可引起口腔癌、喉癌、食管癌、胃癌、胰腺癌、膀胱癌、肾癌、肝癌、白血病,以及女性的宫颈癌、乳腺癌等。

2. 心血管疾病 吸烟是冠心病的主要危险因素。烟草中的焦油、一氧化碳、尼古丁等多种有毒物质可损害心肌和血管壁,引起胆固醇代谢紊乱、高密度脂蛋白缺减,导致高血压、高胆固醇血症、动脉硬化等疾患;吸烟可使血液黏稠度增高,促使血液形成凝块,降低人体对心脏病先兆的感应能力,最终引发冠心病、心脏性猝死。吸烟还可引起下肢血栓闭塞性脉管炎。据调查,吸烟可使冠心病的患病时间提前10年,吸烟者发生心肌梗死的概率比不吸烟者高3.6倍。吸烟还会使冠心病介入治疗后死亡的风险平均增加76%。

3. 脑血管病 吸烟可增加脑出血、脑梗死和蛛网膜下隙出血的危险。我国吸烟者发生脑卒中的危险是不吸烟者的2～3.5倍,男性脑卒中病人中有90%以上是吸烟者。吸烟还会损伤脑细胞,损害记忆力,影响人的思考判断能力,甚至引起精神紊乱、老年痴呆。

4. 慢性阻塞性肺病 烟雾中的焦油和其他有害物质长期刺激呼吸道,使吸烟者极易患慢性支气管炎、哮喘、肺气肿,最后导致慢性阻塞性肺病、肺源性心脏病。吸烟者中患慢性阻塞性肺病的比例比不吸烟者高3～5倍。吸烟量越大、吸烟时间越长、吸烟时烟雾吸入气道越深、开始吸烟的年龄愈早患慢性阻塞性肺疾病的危险性愈大。

5. 消化系统疾病 吸烟可引起消化性溃疡及胃炎、食道、结肠疾患,尤其会引起消化性溃疡复发。

6. 内分泌疾病 每日吸烟20支,可使患糖尿病危险增加1倍。吸烟还可促发甲状腺疾病。

7. 口腔疾病 轻者口腔异味、黄牙,重者可引起唇癌、口腔癌、口腔白斑、白念珠菌感染等。

8. 眼科疾病 可引起中毒性视神经病变、视觉适应性减退、黄斑变性、白内障等。

9. 对男性性功能的影响 严重危害男性性功能。烟草中的有毒物质能够损伤睾丸,降低性激素分泌,损害阴茎的血液循环,引起男性阳痿。烟草中的尼古丁等有害物质还会减少精子的数量,影响精子的质量。它会杀伤精子,对精子的外形、活动力和穿透卵子的能力均有影响,造成男性不育症或胎儿畸形。尼古丁浓度越高,影响越大。

二、被动吸烟对健康的危害

被动吸烟是指不吸烟者吸入吸烟者呼出的烟雾及卷烟燃烧产生的烟雾,也称为"非自愿吸烟"或"吸二手烟"。

吸烟时卷烟经燃烧散发的烟雾可分为主流烟雾(即吸烟者吸入口内的烟)和支流烟雾(即烟草点燃外冒的烟)两种。支流烟雾和主流烟雾的有害物质成分基本相同,但数量上有一定差别,由于未完全燃烧,支流烟雾的一氧化碳含量是主流烟雾的5倍,苯丙芘、氨等有害物质远高于主流烟雾。如在通风不好的室内有人吸2支烟后,室内空气污染比室外高出20倍。我国有人因此误以为在被动吸烟环境里自己不吸烟危害更严重。这个观点是错误的,因为吸烟者不但吸入了主流烟雾,同时还会吸入由自己和他人共同制造的"二手烟"。

有证据表明,每燃烧1支卷烟所形成烟草烟雾中含有的苯丙芘高达180 ng($1\ ng = 10^{-6}\ g$)。在一个30 m^3容积的居室内就会形成6 ng/m^3浓度,超过卫生标准(1 ng/m^3)6倍。为了将它稀释至容许浓度,就得把居室30 m^3每小时换气5~6次,而目前在宾馆和家庭中常用的中央空调和普通空调均无过滤、清除苯丙芘等类超微颗粒的功能,一旦卷烟烟雾在室内形成就很难加以清除。

有研究报道:在通气条件极差的环境下,暴露在充满烟草烟雾的房间内仅1 h,被动吸烟者血液中碳氧血红蛋白就从平均1.6%升至2.6%,大致相当于吸1支焦油含量中等的卷烟。

很多人认为,只要吸烟人数少,房间面积足够大,危害可以减至最低,甚至没有危害。也就是说,存在"安全暴露"水平。但是科学证据说明,被动吸烟不存在"安全暴露"水平。研究显示:目前的空气净化装置只能除去大的烟尘颗粒,不能清除微小颗粒,更不能清除二手烟中的各种有毒气体。一旦卷烟烟雾形成,很难加以清除,被动吸烟者不可避免地会受到毒害。在公共场所或家里设个室内吸烟区,将吸烟者和非吸烟者分开,不能防止"二手烟"危害。因为吸烟区设立在同一建筑物内,暖气、通风、空调系统的正常运行,会把二手烟雾传送到整个建筑物中的每个角落,没有"安全"可言。美国通风问题权威机构——美国采暖-通风-空调工程师学会——已经做出结论,不能依靠通风技术来控制接触二手烟雾的健康风险。因此将吸烟者和非吸烟者分开、净化空气或装置通风设备等都不能够消除"二手烟雾"对非吸烟者的危害。如吸烟区设立在同一建筑物内,暖气、通风、空调系统的正常运行,会把"二手烟雾"传送到整个建筑物中的每个角落。

1986年,美国卫生官员首先提出被动吸烟危害健康。经过近20多年的努力,全世界科学家共同证实,被动吸烟的烟雾同样可引起肺癌等恶性肿瘤、慢性阻塞肺病、心血管疾病、脑血管疾病等严重疾病,尤其可危害孕妇、婴儿和儿童的健康。

有研究表明,与吸烟者共同生活的女性,患肺癌的概率比常人高出6倍;20%~30%的肺病人是由被动吸烟引起的。

婴幼儿尤其易受被动吸烟的侵害,可引起婴儿猝死综合征、肺功能低下、支气管炎、肺炎和哮喘。

美国环境保护署和国际癌症研究署确定"二手烟雾"为人类A类致癌物质。美国国立职业安全和卫生研究院确认"二手烟雾"是职业致癌物。

在家中或工作场所的被动吸烟者,其发生心脏病的风险增加25%~30%,发生肺部疾病的风险增加20%~30%。

被动吸烟已成为世界范围内的公共卫生问题。据估算,我国受"二手烟"危害的人数达5.4亿。为唤醒全社会关注,减少被动吸烟危害,WHO把2007年世界无烟日的主题定为"创建无烟环境",口号是"创建无烟环境,享受健康生活"。敦促各国政府颁发"公共场所禁止吸烟法律法规",创建无烟环境,确保公众不受烟草烟雾危害。

随着对"二手烟"危害认识的深入,世界许多国家已开始在全部的室内工作场所和公共场所禁烟,目前全球有超过2亿人得到了100%无烟法律的保护。在爱尔兰和苏格兰,"无烟立法"开始实施后,酒吧中微小颗粒的水平下降了80%以上,在美国波士顿,酒吧实行无烟后,空气中有害颗粒浓度下降90%~95%。美国加州无烟化后8周员工呼吸系统疾病症状减少了59%。美国和意大利在"无烟法"实施的几个月内,心脏病发病率明显下降。比较纽约市实施全面"无烟法"前后两年,相同季节因心肌梗死而急诊的比例大幅度下降,"无烟法"挽救了生命。

三、吸烟和被动吸烟对妇女儿童的危害

吸烟可使女性容颜早衰、月经紊乱、痛经、雌激素水平低下、绝经期提前、骨质疏松、尿失禁。女性90%的肺癌、75%的慢性阻塞性肺病和部分冠心病都与吸烟有关;吸烟妇女死于乳腺癌的概率比不吸烟妇女高25%。

孕妇吸烟对胎儿健康有严重损害,易引起自发性流产、早产、死产或宫外孕;会严重影响胎儿发育的各个阶段,引起胎儿发育迟缓、先天畸形(如唇裂、颚裂、无脑儿、先天性心脏病、肢体残缺),影响子女智力及发育。研究表明,妊娠妇女吸烟,其婴儿出生体重平均减少200 g,娩出低出生体重婴儿的危险性是不吸烟妇女的2倍。原因是由于胎儿发育受阻,胎儿的身高、头围、胸围和肩围均减少。吸烟造成母亲和胎儿血中的碳氧血红蛋白增加,导致胎儿缺氧,从而使流产的危险性增加10倍,同时也增加了胎儿、新生儿死亡以及胎盘早期剥离、早期出血的危险。

女性吸烟合并口服避孕药可以使心脏病、脑卒中和其他心血管疾病的发病风险提高10倍。这在40岁以上女性中尤为显著。

被动吸烟对儿童健康的危害涉及儿童生长发育各个阶段,胎儿期母亲的主动或被动吸烟、出生后的被动吸烟都能引发疾病,如婴儿猝死综合征,急、慢性呼吸系统疾病,急、慢性中耳疾病等,还可诱发或加重哮喘,影响肺功能的发育。

国外很多研究资料表明:母亲吸烟,孩子患婴儿猝死综合征的危险性是母亲不吸烟孩子的2~3倍。如果家中有2人以上吸烟,其危险性高达5倍。因此在强调公共场所禁烟的同时,不能忽视家中禁烟的重要性。

我国学者20世纪80年代后期对上海市儿童患呼吸系统疾病的住院率和家长吸烟情况的一项研究证明,家长吸烟的孩子因呼吸系统疾病住院的住院率是家长不吸烟孩子的1.5~2倍。吸烟者孕育出低出生体重婴儿的危险性是不吸烟者的2.6~4.8倍。

1992年,美国环保署报告指出:"父母吸烟对婴幼儿所造成的影响,与婴幼儿的呼吸道感染有因果联系。"

1997年,美国加州环保署指出:"有充分的证据表明:出生后的被动吸烟是婴儿猝死综合症的独立危险因素。"

1998年,英国烟草与健康科学委员会指出:"婴儿出生后1年内,因患婴儿猝死综合征死亡,与暴露于被动吸烟有关。这种关系已被证实具有因果联系。"

2006年,美国卫生总监报告总结了过去40年的科学证据,结论是:

(1)婴幼儿尤其容易受到"二手烟"中有毒物质的侵害,因为他们正在长身体的时期。

(2)接触"二手烟"的婴儿更有可能患婴儿猝死综合征而夭折。

(3)接触"二手烟"的婴儿,其肺功能差得多,产生健康问题的风险更大。

(4)"二手烟"可引起婴幼儿支气管炎和肺炎,并增加患中耳炎的风险。

(5)接触"二手烟"会使患有哮喘的孩子发病更频繁,病情更严重。

青少年正处于身体发育和心理发育时期,对外界环境中的有害因素抵抗力弱。青少年吸烟更易患慢性支气管炎、肺气肿和肺癌。据统计,15～19岁开始吸烟的人患上述疾病后死亡率比20～25岁后才吸烟的人高55%。烟草烟雾中的一氧化碳含量很高,可直接影响大脑的供氧量而损伤大脑,影响青少年理解力、记忆力,甚至智力;影响青少年的学业、品德行为和心理情绪,甚至有的为取得吸烟的钱而越轨,直接影响他们的健康成长。

第三节 烟草对社会的影响

一、吸烟导致贫困

烟草导致死亡和疾病已得到了很好地证实。但是,烟草加剧贫困却没有得到足够的重视。近年来,不少高收入国家的吸烟率呈下降趋势,但在中低收入国家,烟草使用率仍处于较高水平,尤其是在男性。目前,全世界烟民有75%在发展中国家,每年消耗全世界卷烟总量的60%左右。换句话说,穷人较富人更倾向于使用烟草。

这一趋势对于贫困者的经济处境来说无疑是雪上加霜,也加深了贫困和疾病的恶性循环。对于贫困者而言,把钱花在烟上也就意味着必须减少基本必需品的花费,如食物、居所、教育和医疗。有限的家庭资源被消耗在卷烟上,浪费了本应满足食物和其他基本需求的宝贵资源。

在孟加拉国最贫穷的家庭中,用于烟草的支出将近教育支出的10倍;印度尼西亚最低收入人群花在烟草上的费用占其总支出的15%;埃及占10%以上;墨西哥20%的最贫困家庭烟草费用约占家庭总收入的11%。在我国,吸烟导致5 000多万人陷入贫困。特别是在农村,因病致贫、因病返贫的现象屡见不鲜。民政部"全国百城万户低保人群抽样调查"结果表明低保人群中60%都是因病致贫或因病返贫。

二、吸烟造成的社会和环境负担

WHO总结吸烟造成的社会和环境负担,主要包括以下5个方面:

(1)增加社会、福利和医疗保健负担。政府通常需要负担照顾吸烟引起的慢性病和疾病晚期病人,并且在其失去劳动能力或夭折时为其配偶和孩子提供救济和补助。

(2)增加雇主负担。通常吸烟者的病假率更高,在工作时间内经常休息,从而降低生产力。一些研究发现吸烟者事故率较高。在允许吸烟的建筑物中,雇主一般需要支付更高的火灾和事故保险,为吸烟的雇员支付更高的健康和养老保险。此外,清洁和维护允许吸烟的建筑需要支出更多的费用。

(3)失去生产粮食的耕地。全球有超过120个国家在种植烟草,耗用土地超过400万公顷。

(4)吸烟导致火灾而带来额外的经济负担。例如:1987年吸烟引发了我国历史上最大的一次火灾烧毁了101万公顷森林,致使193人死亡,171人受伤,10 843户受灾,直接经济损失5.2亿余元(不含森林资源损失)。1994年11月,辽宁省阜新市艺苑歌舞厅火灾造成233人死亡,20人受伤,直接经济损失12.8万人民币。统计表明:2000年全球火灾导致死亡的总人数的10%是由吸烟引起的,造成的损失高达270亿美元。

(5)烟草生产破坏环境。烟草从土壤中提取营养,杀虫剂和化肥造成污染,烤制烟叶以及卷烟所需纸张需要砍伐森林等都导致了对环境的破坏。一项评估每年烟草加工所消耗森林数量的最新研究表明:各烟草种植国家接近5%的森林砍伐源于烟草种植。

第四节 帮助吸烟者戒烟的技巧

烟草依赖,又称尼古丁依赖,具有药物成瘾的全部特征。烟草依赖是一种明确界定的神经精神疾病,从烟草中反复摄取尼古丁会导致人类大脑的神经通路发生变化,从而使人们在戒烟时产生强烈的吸烟欲望。这种欲望会削弱甚至摧毁戒烟的决心。所以只有少数吸烟者第1次戒烟就完全戒掉,大多数吸烟者均有戒烟后复吸的经历,需要多次尝试才能最终戒烟。

戒烟过程中不仅要克服生理依赖,还要克服心理依赖及改变行为习惯,因此戒烟需要采取综合的干预措施。

(1)帮助吸烟者树立正确的观念。医生应向戒烟者阐明烟草危害、戒烟益处,以及戒烟的方法和原理。应根据戒烟者的知识层次和文化背景,与之讨论控烟的政策、法规、措施以及烟草经济等方面的问题。这些讨论有助于吸烟者与医生的良好配合,提高戒烟率。

(2)坚定戒烟的理由。为帮助已经决定戒烟的吸烟者成功戒烟,鼓励吸烟者具有挑战精神是非常重要的。为了达到这一目的,应让吸烟者再次坚定渴望戒烟的理由。

可要求吸烟者主动列出吸烟对于吸烟者的"好处"和"坏处"、戒烟的"坏处"和"好处",以及继续吸烟和戒烟的原因,越具体越好,并由吸烟者保存,目的就是让吸烟者认清矛盾,做出决定。这一过程可以增加吸烟者的戒烟愿望,在以后戒烟过程中遇到困难失去勇气时可以获得鼓励。

(3)让吸烟者了解自己的吸烟类型。为了有效地准备开始戒烟,应告知吸烟者关注自己的吸烟行为并进行记录,即记吸烟日记,记录每次吸烟的时间、场所、当时的心情等。至少要连续记录2~3天,最好记录1周。通过对吸烟行为进行观察,使吸烟者可以了解自己的"吸烟特点",即在什么时间和什么场合吸烟。了解这些特点有助于为吸烟者维持戒烟设计方法。

(4)确定开始戒烟的日期。对于已经决定戒烟的吸烟者来讲,最重要的一步是让吸烟者选择一个具体的开始戒烟日期。这个日期应该被确定在至少1周或2周的准备期后,但如果吸烟者想立刻戒烟,也应该尊重其意愿。此外,当确定开始戒烟的日期时,要考虑以下因素:

1)选择一个吸烟者心理上放松、没有精神或时间压力的时候开始戒烟,例如选择吸烟者的工作负担已经减轻了的时候。

2)选择吸烟者不上班的时候开始戒烟(特别是在开始戒烟后大约1周的时间里吸烟者可以不上班)。

3)由于饮酒时再次吸烟的危险较大,所以要避免选择饮酒机会较多的日期开始戒烟。这些时间包括年终聚会、新年聚会、欢迎宴会、告别宴会和其他社会活动等。

4)可以选择一个对吸烟者来讲具有特殊意义的日期作为开始戒烟的日期,例如,自己的生日或家庭成员的生日,结婚纪念日,世界戒烟日等。可以推荐的其他时间包括吸烟者搬家、换工作、新的一年的开始、一个月的开始等。

(5) 创造一个有助于吸烟者戒烟的环境。为帮助吸烟者自然地在其生活中不再吸烟，要告知吸烟者如何创造一个较容易戒烟的环境。

为开始这项工作，吸烟者应通知配偶、家庭成员、朋友、同事和其他密切接触的人，自己已经戒烟了，使他们明白自己想戒烟的愿望并能够配合。鼓励吸烟者告知家人、朋友、同事等尽量克制在自己面前吸烟，要求他们不要邀请自己外出饮酒。其次，吸烟者要通知周围的人，如果有人也想开始戒烟，可以一起参加到这个项目中，彼此交换信息、互相鼓励。

戒烟前应该给吸烟者的一些忠告还包括：不要存留卷烟，要将卷烟随手可及的环境变成一个没有卷烟的环境；在过去总是吸烟的地方和场合放置一些警示牌，例如"起床时不要吸烟"、"饭后不要吸烟"等。增加不能吸烟的时间和场所；当特别想吸烟时，试着忍耐几分钟不吸烟。对那些迫不及待要吸烟的人也可以试试想象训练，用烟草替代物来释放压力，因为以往吸烟者的手和嘴每天都会很多次重复吸烟的动作，戒烟之后一般不会立即改掉这个习惯性动作，所以可选择一些替代品来帮助克服，如口香糖、牙签等可针对嘴上的习惯，铅笔、勺子、咖啡搅拌棒等可针对手上的习惯；开始戒烟的前一天，吸烟者要扔掉所有保留的烟草产品、打火机和其他吸烟用具。

(6) 回顾以往的戒烟经历。建议吸烟者认真回顾自己以往戒烟的经历，并从中找出哪些是对自己有帮助的，哪些是导致复吸的原因，以便在这次的戒烟过程中汲取经验教训。

(7) 对面临的挑战要有思想准备。要告诉吸烟者在戒烟过程中会遇到的挑战。例如，在戒烟的头几个星期会出现戒断症状、戒断症状产生的原因有哪些、戒断症状的强度因人而异、戒断症状在戒烟的第1～3周内最明显、对烟的心理依赖会持续很长时间等。

(8) 签一份戒烟协议。建议吸烟者与自己签一份戒烟协议，并留一份给支持者，这样不仅可以获得他人的鼓励，还可以让人予以督促，使戒烟更容易成功。

(9) 选择适当的戒烟方法。"突然停止法"虽然在戒烟的头两个星期会出现一系列不适症状，但由于戒烟药物的使用，不适症状会明显减轻。而"逐渐减量法"由于持续时间较长，往往不容易坚持，而且一部分选择"逐渐减量法"的吸烟者其实是为自己不想戒烟找借口，所以建议最好采用"突然停止法"。

(10) 鼓励使用戒烟药物。除特殊情况外，应鼓励使用戒烟药物。同时，要向吸烟者强调戒烟药物并不是一种灵丹妙药，戒烟过程中的意志力是必需的。

第五节 《烟草控制框架公约》发展的简要历程

从1950年以来，烟草危害不断被大量的科学事实证实。1964年，美国政府发表有关烟草危害的卫生总监报告，这是世界上第1次以政府名义确认烟草的危害。从1970年开始，世界卫生大会就烟草控制作过多次决议。

1970～1980年期间世界卫生大会的决议主要有以下3方面内容：第一，无可争辩的科学证据表明吸烟是慢性支气管炎、肺气肿和肺癌的主要原因；是造成心肌梗死、某些妊娠期和新生儿疾病的重要危险因素；对被动吸烟者产生有害影响。第二，关注强势的烟草广告对青少年吸烟的影响，以及青少年和妇女中吸烟人数的增加。第三，意识到解决这一问题需要通过教育、限制和立法的措施，并辅以税收和物价政策。

1986年第36届世界卫生大会决议确认了烟草使用和"人人享有卫生保健"的目标不相

符;呼吁采取全球性公共卫生措施,控制烟草的流行;并督促没有采取烟草控制措施的会员国实施有效控制策略。

1988~1996年期间世界卫生大会的多次决议在总结各成员国以往40多年控烟经验的基础上,认识到制定全球性控烟措施的重要性;提出采取综合的、多部门的、长期的烟草控制策略,并要求WHO总干事长按照其《组织法》有关规定制定框架公约。

1998年,世界卫生组织《国际疾病分类(第10版)》将烟草依赖列为一种慢性病,即一种神经精神疾病,疾病编号为F17.2。

1998~2003年,挪威前首相布伦特兰夫人出任WHO总干事长,将制定《公约》列为其任期目标之一。

1999年第52届世界卫生大会决议确认了总干事长和WHO在烟草控制领域的领导权;重申运用WHO《组织法》,通过制订"全球性烟草控制框架公约的决议";建立向所有会员国开放的政府间谈判机构;设立《公约》起草小组,向第53届世界卫生大会提交报告等。

《公约》起草工作始于1999年10月和2000年3月2次工作组会议,形成工作组文本提交第1轮政府间谈判机构。公约谈判始于2000年10月,经过6轮政府间多边谈判,终于在2003年3月1日凌晨2点结束谈判,并提交当年5月的第56届世界卫生大会通过。在短短3年内,就能经过192个成员国协商一致,达成一个多边条约,在国际法谈判历史上是绝无仅有的。

第六节 《烟草控制框架公约》的主要内容和我国的差距

总体上,《公约》从减少烟草供应和降低烟草需求两大方面来制定措施,力图减少全球烟草使用。除序言外,《公约》有11个不同方面的具体规定,涉及政治、经济、外交、卫生等多个领域,共38条100多款。MPOWER战略就是《公约》中几个最为关键的控烟履约措施。以下针对MPOWER战略,结合我国实际情况,按照《公约》前后顺序作一简要介绍。

1. 价格和税收措施 价格和税收措施是《公约》第6条内容,代表MPOWER战略中的字母R。《公约》第6条要求各缔约方在制定税收政策时考虑有关烟草控制的公共卫生目标;建议缔约方对烟草制品实施税收政策和价格政策,以减少烟草消费;并要求向缔约方会议提供烟草制品税率及对烟草消费影响的详细情况,逐步限制免税销售烟草制品等。

价格和税收措施是国际公认的单项最有效控烟措施,低收入国家比高收入国家对烟税增加更敏感。确定每个国家的理想税收水平十分困难,建议对采用综合控烟措施的国家,税收应该占其零售总成本的67%~80%之间。

许多国际经验表明,烟草价格对每天人均吸烟量的影响非常显著。1976年,加拿大蒙特利尔奥运会是历史上最亏钱的奥运会,加上随后的经济不景气,加拿大政府面临财政危机,决定大幅度提高卷烟价格以增加税收。随着卷烟价格从1980年的每包2美元左右上升到1992年的6美元左右,加拿大相应时期的人均每天卷烟消费量由8支显著下降到5支以下。1993年,为了打击美加边境猖狂的烟草走私,加拿大政府将卷烟价格调低到每包4美元左右,其人均每天卷烟消费量又随之马上显著升高。这个事例从正反两方面证实了烟草价格对其消费量的显著影响(图25-1)。

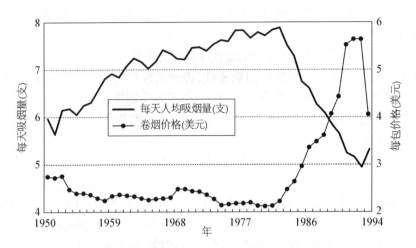

图 25-1 加拿大 1950~1994 年每天人均卷烟消费量和每包卷烟价格的变化趋势

目前,国际上控烟较好的国家,均采取了强有力的价格和税收政策,如新加坡政府取消了卷烟的免税许可;英国政府注重利用税收杠杆控制烟草,在提高烟草价格的同时,通过打击烟草走私保证烟草税收的平稳增长。

我国独特的国情扭曲了价格和税收措施的效果。国际社会认为所有的烟草制品都同样危害健康,所以卷烟的价格基本一样。然而,随着经济和社会的发展,以及各种"烟文化"的炒作,我国所谓的高档烟和极品烟盛行,各种卷烟的价格存在天壤之别。这方面独特的国情,使得价格和税收措施对我国控烟工作的影响变得特别复杂。

2001~2006 年,我国平均每条卷烟的批发价从 27.93 元上升到 47.85 元,5 年累计增幅达 71.34%。我国 2005 年每箱烟的税负比 2000 年增加了 65.47%,与国际趋势相反的是,同期我国卷烟的生产和消费量增加了 15.63%。

为什么税收和价格措施会在我国失效呢?这个问题要从以下两方面综合考虑:一方面,高档烟和极品烟抬高了我国卷烟的平均税率。由于高档烟的公款消费是一个公开的秘密,加上我国送礼习俗,高档烟的销售自然很难受到价格和税收措施的影响。另一方面,我国真正受价格和税收措施影响的卷烟是所谓的低档烟,因为低档烟是需要消费者自己掏腰包购买的。目前我国销量前 3 位烟的价格均低于 5 元/盒,长期以来几乎没有涨价,相对于收入的增长更是负担减轻;税率水平也仅为 21%,存在巨大的加税空间。

2. 防止接触烟草烟雾 防止接触烟草烟雾是《公约》第 8 条的内容,代表 MPOWER 战略中的字母 P。该条第 1 款指出科学证实接触烟草烟雾会造成疾病、功能丧失和死亡;第 2 款要求各缔约方应采取和实行有效的立法、实施、行政和(或)其他措施,以防止在室内工作场所、公共交通工具、室内公共场所,适当时,包括其他室外(准室外)公共场所接触烟草烟雾。

2007 年 7 月,第 2 次缔约方大会通过了《公约》第 8 条的履约准则——《防止接触烟草烟雾准则》。其主要内容可以概括为 3 个原则:第一,普遍保护原则,要求确保在所有室内公共场所、室内工作场所、公共交通工具和其他可能的(室外或准室外)公共场所免于接触"二手烟草烟雾";第二,100%室内无烟原则,要求上述场所应该完全禁止吸烟,不存在符合安全标准的"二手烟雾";第三,尽快的原则,要求每一缔约方都应在《公约》对其生效之后 5 年内提供普遍保护。

公共场所禁止吸烟体现了社会对不吸烟人群的尊重与保护,是政府保障公民健康权、社会文明进步的表现。公共场所禁烟已经成为世界潮流,据世界卫生组织对194个国家的统计结果,到2007年末,全球通过法律法规在公共场所禁止吸烟的国家和地区已达84个。其中,16个国家所有机构全面禁烟;35个国家的教育机构、卫生服务机构以及其他3~5种机构全面禁烟;33个国家的教育机构、卫生服务机构以及其他1~2种场所或机构禁烟。全球共有24个国家实行了餐馆禁烟。

我国公共场所和工作场所禁止吸烟面临的主要问题如下。

(1) 缺乏有效的在公共场所和工作场所禁止吸烟的法律法规。目前,我国还没有一部专门针对公共场所和工作场所禁止吸烟的法律法规,有关规定多是出现在相关法律法规的某些条款或细则中,如1987年国务院颁布的《公共场所卫生管理条例》等。我国公共场所禁止吸烟地方立法始于1993年。截至2006年10月底,全国各地先后有154个地区颁布了公共场所禁止吸烟的规定,超过半数的市(地)级以上城市还存在控烟法规的空白。

与《公约》有关条款及其履约准则的要求比较,我国上述法规还存在较大差距,无法有效约束吸烟行为以及保护非吸烟者免受"二手烟"危害的健康权益。如:禁止吸烟场所非常局限,特别是在所有的地方法规中,办公室等工作场所均未列入禁止吸烟的范围;法规内容限定模糊;执法主体不明;可操作性不强等。

(2) 男性吸烟率居高不下,吸烟行为几乎不受限制。近20年来我国男性吸烟率呈下降趋势,但仍然保持很高的水平。2002年全国吸烟行为流行病学调查数据显示,男性人群现在吸烟率为57%,吸烟行为几乎没有什么限制。这是造成被动吸烟人群82%在家庭中、67%在公共场所、35%在工作场所接触"二手烟"的主要原因。

(3) 不吸烟、不敬烟、不送烟的文明社会风气尚未形成。我国相当多的地区"以烟待客"、"以烟送礼"的社会风气盛行,"敬烟"仍被当作有礼貌的表现和社会交往的需要。一些吸烟者认为"吸烟是我的权利,别人无权干涉。"一些非吸烟者也认同这种观点,不能理直气壮地制止别人在公共场所吸烟。

3. 广泛禁止烟草广告、促销和赞助 广泛禁止烟草广告、促销和赞助是《公约》第13条的内容,代表MPOWER战略中的字母E。该条第1款要求每一缔约方应根据其宪法或宪法原则广泛禁止所有的烟草广告、促销和赞助;第2款要求5年之内,在广播、电视、印刷媒介和酌情在其他媒体,如因特网上广泛禁止烟草广告、促销和赞助;第3款要求禁止对国际事件、活动和(或)其参加者的烟草赞助。

禁止烟草广告能有效控制烟草流行,阻止青少年接近烟草,有利于全社会控烟氛围的形成。研究表明,烟草广告会鼓励人们吸烟,从而增加吸烟人数和烟草消费量。102个国家烟草广告与烟草消费趋势之间的关系研究表明,在那些全面禁止烟草广告的国家,烟草消费呈现出急剧下降趋势。花样翻新的烟草广告使青少年高估了其同伴和成人的吸烟率;而且,烟草广告将烟草与运动、成功、独立、性感等联系起来使青少年低估了吸烟的危险。以烟草企业或企业集团冠名的间接烟草广告宣传效果非常明显,对青少年的影响是对成年人影响的3倍。

我国对烟草广告已经颁布实施了相关法律、法规。在《广告法》、《烟草广告管理暂行办法》、《中华人民共和国烟草专卖法》等法律中对控制烟草已有如下明确规定:第一,禁止利用广播、电影、电视、报纸、期刊发布烟草广告;第二,禁止在各类等候场所、影剧院、会议厅堂、体育比赛场馆等公共场所设置烟草广告;第三,禁止利用广播、电视、电影节目以及报纸、期刊的文章,变相发布烟草广告。

与《公约》的要求相比,以上相关法律条文的规定尚存在相当差距,需要在今后控烟履约进程中逐步完善。已有的法律法规还没有得到有效执行,如:北京市2005年第3季度广告监测结果,仅电视媒体就违规播出了351条烟草广告,涉及到6个频道。2008年6月,广东省广告监管联席会议宣布,广东行业广告违法率目前仍居高不下,其中烟草广告违法率高达100%。

目前我国烟草广告、促销和赞助的形式繁多,主要表现为:第一,多种形式的间接烟草广告,甚至出现在学生的校服上。第二,打着预防青少年吸烟的旗号,诱导青少年吸烟。经世界卫生组织认定,某些烟草公司借资助控烟项目,打着预防青少年吸烟旗号,宣传"吸烟是成年人的选择",暗示吸烟是成熟的标志,诱导青少年吸烟。第三,采取多种形式,宣传和促销烟草。如冠名支持公益活动,树立烟草企业正面形象;赞助体育赛事、文化教育活动、书籍出版和影视制作;在互联网上进行宣传和促销等。

20世纪60年代开始,欧美国家逐渐限制了室内外烟草广告,烟草业开始寻找新的途径,将注意力转向了影视和体育。影视作品中出现越来越多的烟草镜头,并将吸烟与成熟、坚强、力量、魅力、反叛、自由等联系起来,不断对吸烟行为进行美化。影视作品中的吸烟镜头,特别是青少年偶像型人物的吸烟形象,对人群尤其是青少年群体行为产生了不可忽视的影响。尽管对体育的赞助没有特别针对青少年,但这些体育运动或活动对青少年有巨大吸引力。印有烟草品牌的运动衫、帽子、手提包等促销物品和参赛汽车等误导青少年把运动的力量、速度、优雅、乐趣、刺激和成功与烟草相关联,从而诱导他们吸烟。

我国影视作品中的吸烟镜头泛滥成灾,已经引起社会关注。中国疾病预防控制中心2003年调查了8部热播的电视剧和10部电影,平均每部电视剧中烟草镜头数为165个,烟草镜头的总时间为47.5 min。10部热播电影中也均有烟草镜头,平均每部电影中有26个烟草镜头,持续时间约为6 min。

4. 烟草制品的包装和标签　烟草制品的包装和标签是《公约》第11条的内容,代表MPOWER战略中字母W的第2和第3部分内容(改变烟草包装以及健康警语的作用)。本条公约要求每一缔约方应在公约生效后3年内,不得使用产生虚假印象的任何词语、描述、商标、图形和/或任何其他标志,如"低焦油"、"淡味"、"超淡味"、"柔和"等词语;要求烟草制品外包装上健康警语最好占主要可见部分的50%或以上,但不应少于30%。

本条公约有3方面非常具体的规定:一是时间要求;二是禁止使用诱导性词语;三是健康警语面积要求。这么详细的规定在其他国际条约中是罕见的。国外研究证明,内容全面、图文并茂的大幅彩色警告对传播吸烟的健康风险最有效。烟盒上显眼的健康警告增加吸烟者对风险的意识,以及戒烟的意愿,减少吸烟量,对青少年也有效。

我国的《烟草专卖法》和《中华人民共和国广告法》要求在任何烟草制品的包装上应标明"吸烟有害健康"的警语,但没有对警语置放位置、面积等提出具体要求。某些企业在执行相关法规过程中,上有政策,下有对策,在烟草制品包装盒上,一是用相近颜色的背景或圆点图案设法掩盖健康警语;二是使用大量的与健康警语自相矛盾的所谓保健功效说明和诱导性语言。

2005年,我国国家标准《卷烟　第2部分:包装标识》(GB5606.2-2005)规定:卷烟包装不得使用保健、疗效、安全、环保等卷烟成分的功效说明,以及"淡味"、"柔和"等卷烟品质说明。

2007年11月,国家烟草专卖局与国家质量监督检验检疫总局联合发布《中华人民共和国境内卷烟包装标识的规定》(以下简称规定)。自 2009 年 1 月 1 日起,境内卷烟包装标识的警语文字、警语区底色、警语区面积的计算、警语区分割线的划分、警语区位置、警语字体颜色等要严格按照《规定》予以全面规范。卷烟包装体上应使用规范中文汉字和英文印刷健康警语,警语内容由"吸烟有害健康"改为"吸烟有害健康,戒烟可减少对健康的危害"和"吸烟有害健康,尽早戒烟有益健康"两组,且两组警语必须轮换使用。警语区域所占面积不应小于其所在面的 30%,底色可采用原商标的底色(纹)等。

我国目前同一个品牌卷烟,国内外销售产品包装完全不一样。如在澳大利亚销售的中华牌卷烟包装盒上,就有口腔癌等带图片的健康警语。这种"内外有别"的做法,引人注目。

5. 与烟草依赖和戒烟有关的降低烟草需求的措施 与烟草依赖和戒烟有关的降低烟草需求的措施是《公约》第 14 条的内容,代表 MPOWER 战略中的字母 O。公约要求每一缔约方应考虑到国家现状和重点,制定和传播以科学证据和最佳实践为基础的适宜、综合和配套的指南;采取有效措施以促进戒烟和对烟草依赖的适当治疗;将戒烟服务纳入国家卫生和教育规划、计划和战略。

我国烟民具有人数多且居高不下、烟草消费量大、戒烟少、吸烟行为不受限制 4 大特点。70% 的吸烟者从未打算戒烟,成功戒烟的比例仅有 3.5%。由于戒烟人数少,戒烟门诊难以为继,戒烟热线也未能发挥其应有职能。在戒烟者中,绝大部分是被动戒烟,主动认识到吸烟危害而采取戒烟措施的人少。戒烟支持服务在我国还没有广泛开展,2007 年前只有北京朝阳医院、卫生部中日友好医院等少数医院常规开设了戒烟门诊和戒烟服务热线。

6. 研究、监测和信息交换 研究、监测和信息交换是《公约》第 20 条的内容,代表 MPOWER 战略中的字母 M。公约要求各缔约方应酌情制定烟草消费和接触烟草烟雾的流行规模、模式、影响因素和后果的国家、区域和全球的监测规划。为此,缔约方应将烟草监测规划纳入国家、区域和全球健康监测规划,使数据具有可比性,并在适当时在区域和国际层面进行分析。

我国与吸烟有关的调查和监测主要有 1984、1990、1996、2002 年 4 次全国人群吸烟行为流行病学调查;1996~2002 年在世行贷款卫Ⅶ项目城市开展行为危险因素监测等。参与相关国际合作主要包括:第一,全球青少年烟草调查(GYTS)。我国作为项目国家参加了第 1 次(1999 年)和第 2 次(2004 年)的全球青少年烟草调查。第二,全球教职工烟草调查(GSPS)。我国于 2004 年在 4 个城市开展 GSPS 调查。第三,全球成人烟草调查(GATS)。目前正在进一步谈判方案并积极准备实施。

第七节 我国卫生部门控烟履约工作的主要进展

为了有效履行《公约》,在履约工作部际协调领导小组的领导下,2006 年组织修订了《公共场所卫生管理条例》;2007 年发布并于 2009 年 1 月实施了《境内卷烟包装标识的规定》;2009 年发布并实施了《关于调整烟产品消费税政策的通知》。2009 年正在组织修订《广告法》与《烟草广告管理暂行办法》。

卫生部门近期主要控烟履约工作有以下几个方面。

(1) 建立健全卫生系统控烟履约领导机制。2006 年 10 月,卫生部成立了履约工作领导小组及其办公室,具体负责卫生部门的控烟履约工作。2009 年 5 月,在原卫生部履行烟草控制框架公约领导小组基础上,增加国家中医药管理局、总后勤部卫生部和武警部队后勤部,成立了全国医疗卫生系统履行烟草控制框架公约领导小组,进一步加强全国医疗卫生机构控烟履约工作。

(2) 制定和修订相关法规政策。按照履约要求,2006 年组织修订《公共场所卫生管理条例》,增加公共场所禁烟条款;2008 年 3 月,卫生部与全国爱国卫生运动委员会联合印发了《无烟医疗卫生机构标准(试行)》,要求各地在创建无烟医疗卫生机构中遵照执行。

2009 年 5 月,卫生部、国家中医药管理局、总后勤部卫生部、武警部队后勤部联合印发《关于 2011 年起全国医疗卫生系统全面禁烟的决定》(以下简称《决定》)。《决定》提出"到 2010 年,军地所有卫生行政部门和至少 50%的医疗卫生机构要建成无烟单位,确保 2011 年实现卫生行政部门和医疗卫生机构全面禁烟的目标"。

(3) 广泛开展控烟履约干预和宣传工作。《公约》生效以来,利用每年的世界无烟日开展控烟系列宣传活动,发布我国年度烟草控制报告。2006 年以来,利用中央补助地方烟草控制项目,大力开展烟草控制工作。2008 年组织开展了全国戒烟大赛活动,共有 26 万余人参加。2008 年中央补助地方烟草控制项目要求各项目省(区、市)设立 1 个戒烟门诊,尝试为烟民提供戒烟服务。同时,将在 2009 年中央补助地方烟草控制项目中设置戒烟热线项目,进一步加强地方戒烟服务能力建设。

2008 年 7 月,启动了中国烟草控制大众传播活动,动员媒体积极参与我国烟草控制宣传工作。

(4) 协助北京市成功实现无烟奥运目标。2007 年 1 月以来,卫生部门主要通过文件、培训、奥运医疗卫生保障会议以及现场督导检查等方式,对各奥运赛事举办城市开展无烟奥运提出要求,并积极为实现无烟奥运目标提供技术指导。北京、青岛等奥运赛事举办城市以政府令形式颁布并实施了公共场所禁止吸烟的相关规定,扩大公共场所禁烟范围,禁止开展烟草广告和促销活动。在我国政府、北市奥组委的努力和国际社会的大力支持下,北京奥运会圆满实现了无烟奥运目标,得到国际社会的高度评价。

(5) 广泛开展国际合作。与 WHO 及公约秘书处合作,举办《公约》高层研讨会、烟草经济与税收国际研讨会、卫生系统控烟履约研讨会,培训管理和专业人员;承担了无烟奥运、控烟履约能力建设、烟草价格税收政策研究等国际合作项目。积极参加了 3 次《公约》缔约方会议及打击烟草制品非法贸易议定书谈判等相关工作。2009 年 6 月,我国还承办了 WHO 西太区烟草制品非法贸易议定书磋商会。

(6) 地方公共场所和工作场所禁烟法规建设不断取得进展。

2007 年 1 月,我国香港特别行政区实施《吸烟(公众卫生)条例》,到 2009 年 7 月前实现"无烟香港"目标,所有室内公共场所和工作场所全面禁烟。2008 年 3 月,北京市以政府令形式公布了《北京市公共场所禁止吸烟范围的若干规定》,于同年 5 月正式实施,推动无烟奥运,保障居民健康。截至 2009 年 4 月底,银川市正式出台公共场所禁止吸烟条例,杭州市已就公共场所禁止吸烟条例召开听证会。上海市和广州市分别作为 2010 年世博会和亚运会的主办城市,正在积极进行控烟立法调研,努力促进公共场所禁烟立法工作,分别争创无烟世博和无烟亚运。

如何最有效地控制烟草的危害,全人类正在实践。《烟草控制框架公约》这部国际法和"MPOWER 综合战略"就是世界控烟经验的最新总结。控烟履约,是我国对国际社会的庄严承诺。

我国的烟草生产量和消费量均居世界第一,吸烟人数更是占到全球总数的1/3。我国控烟工作伴随着改革开放起步,取得了阶段性重要进展,甚至有局部突破,但全局性工作仍举步维艰。

我国控烟履约任重而道远,需要采取立法、行政、经济、宣传等多种措施推动工作,同时更离不开全社会的共同参与和全民控烟意识的提高。控烟履约,人人有责,我们医疗卫生系统更是责无旁贷,更应成为表率。让我们共同努力,共创无烟环境,共享健康生活!

思考题
1. 为什么控烟是当今人类应对吸烟危害的有效方法?
2. 烟草烟雾主要有哪些有害成分?
3. 吸烟和被动吸烟的主要危害是什么?
4. 帮助吸烟者戒烟主要有哪些技巧?
5. WHO提出的控制烟草流行的MPOWER战略是什么?

(李新华　杨　焱)

第二十六章 艾滋病的预防与控制

1981年6月5日,美国疾病控制中心首次报道了在男男性接触者中发生的获得性免疫缺陷综合征(acquired immunodeficiency syndrome,AIDS),简称艾滋病。1983年,法国巴斯德研究所成功分离了艾滋病的病原体——人类免疫缺陷病毒(human immunodeficiency virus,HIV)。有研究表明这种病毒可能起源于非洲,然后传染到欧美。在人类中的流行可能已长达60余年之久。

艾滋病是一种病死率极高的严重传染病,目前尚无可治愈的药物和有效的疫苗。自1981年发现世界第1例艾滋病病毒感染者至今,艾滋病已波及全世界,并已导致2 500万人死亡,成为人类有史以来罕见的一场"瘟疫"。联合国艾滋病规划署(UNAIDS)和WHO认为,随着艾滋病的迅速蔓延,艾滋病防制已成为全球关注的重要的公共卫生和社会热点问题,引起WHO和世界各国的高度关注。艾滋病是可预防的,世界公认健康教育和健康促进是预防、控制艾滋病最重要的策略之一。

第一节 流行趋势

一、国外流行趋势

联合国艾滋病开发署2008年报道,截至2007年底,全球现有艾滋病病毒感染者3 320万人,其中成人3 080万人,妇女1 540万人,接近感染人数的50%,15岁以下儿童250万。2007年底新增感染者270万,成人210万,15岁以下儿童42万,比2001年减少了30万。新增感染者中45%是15~24岁的青少年。2007年全球因艾滋病死亡人数200万,比2001万减少了20万。死亡人数减少得益于抗逆转录病毒疗法的大幅推广。报道还发现,撒哈拉以南的非洲大多数国家的疫情虽已出现稳定和下降的迹象,但仍是全球艾滋病流行最严重的地区。该地区人口仅占世界的1/10,HIV感染的人数占全球的67%,尤其是女性感染者占该地区感染者的75%。在拉美地区将近200万艾滋病病毒感染者中,5.5万人年龄不到15岁。目前,妇女和青少年已成为艾滋病防制工作中不容忽视的两大群体。

亚洲是艾滋病发展较快的地区(如印尼、越南等国),东南亚近5年的HIV/AIDS发病率增加了6倍。虽然目前成人感染率较低,仅柬埔寨、缅甸和泰国的感染率超过1%,其余国家均在1%以下,但是这一地区存在与艾滋病流行密切相关的大量危险因素,如性产业、静脉注射毒品、大量流动人口等,使得HIV感染率继续上升。而且由于人口基数大,意味着感染者绝对数增加很快。2005年,亚洲新增感染者110万人,使感染者总数上升至830万人,其中以印度感染者人数最多,位居亚洲第一,世界第二。

东欧在1995年后感染者有剧增的趋势,且其流行正由高危人群(主要是静脉吸毒者)向一般人群蔓延。2007年东欧与中亚估计有HIV感染者150万,几乎90%是俄罗斯与乌克兰人,其中5.8万人已死亡。

截至2007年底,北美和中西欧估计有HIV感染者200万,其中美国120万。自20世纪80年底后期起,美国、澳大利亚、新西兰及西欧发达国家的男性接触人群中的新感染率趋于稳定或下降,而静脉吸毒人群中的感染率仍保持高水平。尽管发达国家的抗病毒治疗延缓了艾滋病病程的进展,降低了死亡率,减少了母婴传播,但从德国、英国、澳大利亚等具有较长艾滋病历史的国家看,新增感染人数仍在增加。艾滋病在全球的流行趋势是:①全球艾滋病防制在2007年首次出现了"明显的重要进展",但疫情蔓延的趋势还没有得到逆转;艾滋病防制的进展与危机并存。②发达国家HIV感染相对较稳定,而多数发展中国家快速增长,尤其亚洲发展中国家。发展中国家从感染到发病和从发病到死亡的平均时间短于发达国家。③传播方式依然是多途径并存,但经性传播正在或已经成为主要传播方式。④妇女和青少年HIV感染率有所增高。⑤感染者呈低年龄化趋势。

二、中国流行趋势

据我国卫生部统计,自1985年我国第1例艾滋病病人的出现以来,截至2009年10月底,累计报告艾滋病病人和艾滋病病毒感染者319 877人,其中艾滋病病人102 323例;死亡49 845例。2009年卫生部与联合国艾滋病开发署和WHO等联合对中国艾滋病疫情进行了评估,结果显示艾滋病病人和艾滋病病毒感染者约74万人,其中艾滋病病人10.5万人,估计2009年新发艾滋病病毒感染者4.8万人。此前估计在新发感染者中,异性的传染占44.7%,男男性接触者传播占12.2%,注射吸毒传播占42%,母婴传播占1.1%。目前,中国艾滋病的疫情曾呈现4个方面的特点:①艾滋病疫情上升幅度进一步减缓,艾滋病的综合防制效果开始显现,这与全球的流行趋势一致。②性传播持续成为主要传播途径。据2004年调查,性传播所占比例仅为7.2%,2007年已猛升至44.7%。③全国艾滋病总体呈现低流行态势,全人群感染率约为0.05%。④全国艾滋病受影响的人群增多,流行模式多样化。疫情的地区分布差异大,部分地区疫情严重,如吸毒人群中的HIV感染率在全国不同地区间就显示很大差异。89.5%的吸毒HIV感染者集中在云南、新疆、广西、贵州、四川、湖南等数省,呈簇状分布。

此外,艾滋病流行因素广泛存在,艾滋病病毒感染是否流行以及其强度和趋势受到多种因素影响。我国艾滋病流行危险因素主要有以下几个方面。

(1) 人口流动。当前,我国社会正在经历一场历史上最大规模的人口迁徙运动,据预测我国流动人口数量将以平均每年500万人的速度增长。这种流动多数是由农村向城市迁徙,其结果一方面使得大都市人口密度增高,另一方面由于流动人群以青壮年为主,他们正处于性活跃期,极易发生临时性的性关系而感染HIV,并使病毒扩散开来。

(2) 高危人群大量存在。据估测,我国静脉吸毒人员已超过100万,吸毒人员中HIV感染率2005年较1995年增加了377倍。此外,由于卖淫嫖娼、性乱行为日益严重,性传播疾病病人逐年增加。1995~2000年,性传播疾病就诊者中,艾滋病感染率5年内增长55倍。流行病学专家认为,如果这一传播途径以超过10%的速度增长,就意味着艾滋病迅速蔓延不可避免。

(3) 我国人民的艾滋病知识仍较缺乏,预防意识浅薄。据北京大学医学部在 9 省 6 类大学 17 625 名大学生中进行的问卷调查,采用 UNGASS 的 5 项指标评价结果显示:5 项指标的全部正确率男生为 41.9%,女生为 36.5%。正确率不高主要是对非传播途径的认识错误。更严重的是,即使知道艾滋病预防方法,也没有真正去实践。

(4) 社会结构性贫困。我国 20 世纪 90 年代出现的一系列卖血事件,导致较大面积的、地域性的 HIV 感染。目前,虽在国家有关政策实施的情况下,卖血人群艾滋病蔓延趋势已经有所遏制,但只要经济制度和社会结构中的不平等特征依然存在,生活困难的社会成员就有可能采取危害行为。

(5) 社会歧视。据江苏某高校调查,约有半数人不愿继续与 HIV 感染的同学交往,大学生况且如此,可见社会一般人群对 HIV 感染者的态度。社会歧视使得有高危行为者害怕暴露真相而回避监测,增加预防和控制的难度。

值得注意的是,我国拥有世界上 1/5 的人口,地处东亚,与周边艾滋病高发国家人群交往频繁,亚洲一些国家艾滋病流行形势与我国息息相关。总之,尽管我国艾滋病还处在低流行水平。但是,由于我国暴发流行的社会环境因素大量存在,我国的艾滋病流行形势依然严峻。

第二节 目标与目标人群

一、目标

艾滋病不仅仅是全球的公共卫生问题,也是一个社会发展的问题,是一个威胁人类安全的核心问题。当前我国艾滋病流行已经进入"快速增长期",HIV 感染人数不断增加。今天,我们的各级领导、各个部门以及广大群众对于艾滋病的认识虽较过去有所提高,但"危机感"、"紧迫感"仍有待加强。如果将艾滋病毒防制工作视作禁毒禁娼以后才能解决的目标。那么就会极大地贻误了艾滋病防制的时机,因为毒品和卖淫不是短时期内能解决的问题。如果我们不能充分认识这一点,就可能由于反应迟缓、观念错位和法规滞后,为艾滋病蔓延制造机会。我国当前尚属艾滋病流行初期,而艾滋病的历程是以数十年计算的,如果在流行初期这样一个关键时期,不能采取有效措施,后果将不堪设想。

预防与控制艾滋病是一项刻不容缓的长期而艰巨的任务,需要全社会参与并实施全面和到位的综合治理。因此,动员全社会力量,营造预防、控制艾滋病的健康促进氛围;减缓艾滋病在我国蔓延的速度,控制暴发流行的发生,把艾滋病流行控制和保持在尽可能低的水平,实现《中国预防与控制艾滋病长期规划(1998~2010 年)》中提出的"力争把性传播疾病的年发病率增长幅度控制在 15% 以内,即 2010 年,实现性传播疾病的年发病率稳中有降;把我国 HIV 感染人数控制在 150 万人以内,最大限度地减少 HIV/AIDS 对个人、家庭和社会的影响和危害",这是我国预防与控制艾滋病的总目标,也是健康教育与健康促进的基本目标。

二、目标人群

艾滋病具有人群普遍易感性,所有人群不分年龄、性别或种族都缺乏对艾滋病病毒的免疫能力。为实现预防和控制艾滋病的总体目标,提高健康教育的针对性和有效性,一般把教育和干预的目标人群分为：①HIV 感染者、艾滋病病人；②高危人群，指卖淫嫖娼者、吸毒者、男男性接触者、受劳动教养人员以及性传播疾病病人、HIV 感染者的亲属；③重点人群，年轻人、流动人群、宾馆或服务行业人员。

第三节 教育内容

艾滋病是一种新型传染病，健康教育所涉及的内容较传统的传染病更为复杂，其内容一般包括以下几个方面。

一、基本概念

在艾滋病的自然发展过程中，有几个基本概念十分重要，受教育者只有理解这些基本概念，才能更好提高预防意识和自我保护的能力。基本概念包括：什么是艾滋病、窗口期、潜伏期、传染期、发病机制、主要的临床症状等，基本概念的教育必须与艾滋病防制工作紧密结合。

二、社会危害

艾滋病的主要社会危害与其感染人群的特征密切相关。人群对 HIV 虽具有普遍易感性，但主要侵袭 15~49 岁处于从事生产劳动最佳年龄的人群，他们因患病而全部或部分丧失了劳动能力，不仅给病人带来身体上的痛苦和精神上的折磨，而且通过影响家庭的社会、经济生活，把许多家庭推向贫穷、崩溃的边缘。据柬埔寨、印度、泰国和越南的研究保守估计，2003~2005 年间因艾滋病每年有 550 多万人融入贫困或更加贫困。

1. 艾滋病对家庭的影响

（1）破坏家庭的组成结构。在艾滋病流行严重的国家或地区，大量涌现艾滋病孤儿，形成缺代家庭和"娃娃家庭"这是艾滋病造成的最悲惨结果。在女性社会地位低下的地区，一旦女性感染艾滋病，往往被丈夫赶出家门，造成家庭破裂。

（2）削弱家庭的赡养、抚养、教育能力。由于 HIV 感染者多分布在 15~49 岁年龄段，往往是家庭主要劳动力，一旦患病就会丧失赡养父母、抚养儿女的能力，有的子女就不得不辍学，失去受教育的机会。

2. 艾滋病对社会的影响

（1）社会资源的消耗，包括艾滋病防制经费的大量投入以及其他资源，如社会为照顾艾滋病孤儿和孤老所消耗的资源。

（2）导致大量社会问题并影响社会稳定。由于人们对艾滋病的恐惧、使得人们对 HIV 感染者唯恐避之不及，HIV 感染者一旦被发现，或者被隔离，或者被强制遣返原籍，或者被赶出村庄，影响社会稳定。同时，随着流行的进展，感染者开始集中发病死亡，由于大多数感染者发病时正值青壮年，所以，一方面年轻劳动力损失减少了对社会和经济发展的贡献，同时给社会留下大批孤儿，成为社会问题。另一方面由于医疗经费增加，导致贫困化加剧，因贫致贫、因贫返贫的现象严重影响社会稳定。

三、传播途径与可预防性

艾滋病感染主要是行为因素所决定，因此艾滋病是可以预防的"行为性"疾病。预防感染可以通过改变行为而实现,针对艾滋病的传播途径,只要切断传播途径就能有效的预防。

目前,尽管艾滋病几乎仍是一种不治之症,但其传播途径十分明确。艾滋病有3大传播途径,即性传播、血液传播和母婴垂直传播,人们如能学习和掌握预防艾滋病传播的科学知识,坚决摒弃造成艾滋病传播的各种危险行为,人类免遭艾滋病的威胁是完全可能的,前WHO总干事中岛宏博士指出:"艾滋病病人主要死于无知。"预防艾滋病传播的主要措施如下。

1. 性传播 当今经性接触传播感染HIV的比例在某些国家高达80%,经性传播的途径可分为异性传播和同性传播两类。通过阴道性交、肛交及口交均可引起艾滋病病毒传染。男男性接触者通过肛交更易传播。预防性传播应提供以下基本信息,即"ABC"措施。

(1) A(abstinence)——禁欲。主要指的是不发生婚前性行为,而非要求人们终生不与人发生性关系,人类有繁衍后代的天职,也有享受性爱乐趣的权利。

(2) B(be faithful)——忠诚。指忠于配偶,一辈子不与配偶以外的人发生性关系。在配偶双方均没有感染HIV的情况下,忠诚就是关键性的措施。为此,必须加强性伦理道德和法制教育,反对"性自由"倾向,保持单一性伴,不搞性乱。

(3) C(condom)——安全套使用。一贯地、正确地使用高质量的安全套是在难以做到禁欲、忠诚的情况下,保护性伴双方,减少HIV感染机会的一种有效方法。1994年8月在日本横滨召开的"第10届国际艾滋病大会",在唤起世界、特别是唤起亚洲国家重视艾滋病预防取得成果的同时,针对防制艾滋病无特效药物,特别提出了安全套的推广价值。尽管使用安全套并非100%安全,但研究表明,使用安全套保护是一种安全性行为,它的保护作用是不使用安全套的1万倍。如泰国从1991年开始大力推广使用安全套,性工作者中的安全套使用率达到90%以上,使得每年的新感染人数从1990年的14万降至2000年的3万;在男男性接触者中更要提倡安全性行为。

2. 血液途径传播 如果输入带有HIV的血液,其感染艾滋病的概率为100%。

(1) 尽量减少输血和血制品:必须输血时要使用经过HIV抗体检测的血液和经过严格消毒的输液器。有关方面应严把血源关,对每一个供血者都要尽可能地了解其健康背景和行为背景并做HIV检测,注意窗口期,严禁被HIV传染的血液进入医疗市场。

(2) 避免不必要的静脉注射:静脉注射要使用一次性注射器具。有静脉吸毒行为的人不要与他人共用注射器具,以减低感染HIV的危险性。

(3) 不与他人共用刮脸刀、剃须刀、牙刷等,不在消毒不严格的理发店、美容店等处刮胡子、修鬓角、美容、穿耳、文身、修脚等。尽可能避免使用容易刺破皮肤而又公用的工具。

(4) 从事人工授精、接触血制品、治疗和护理艾滋病病人的医务人员应认识到其工作有感染HIV的危险性,必须严格遵守操作规程,避免医源性感染。

3. 母婴传播 感染HIV的母亲在妊娠后,血液中的病毒可以通过胎盘直接到达婴儿体内,也可在分娩、母乳喂养过程中将HIV传染给婴儿。受感染的婴儿存活时间通常不会超过2~3年,5岁之前基本死亡。母婴传播的概率全球估计为30%。预防母婴垂直传播应提供以下基本信息。

(1) HIV感染妇女要始终使用高质量安全套,避免非意愿妊娠。

(2) HIV感染妇女要在孕期、产时和产后使用抗病毒药物。

(3) HIV感染妇女新生婴儿出生后要使用抗病毒药物。

(4) 提倡人工喂养。

当前，一些妇女由于社会心理等影响因素，不愿意使用屏障避孕方法，结果加大了感染机会。她们比男性更易失去拒绝性交和使用安全套的权利和自由。育龄妇女正面临着与HIV感染和母婴垂直传播等有关生殖健康问题。应结合计划生育进行预防性传播疾病、艾滋病的教育。

以上3种传播途径的共同特点是：HIV感染者与未感染者发生体液交换，即感染者体液中的病毒进入未感染者的血液系统。人体的体液有多种，如血液、精液、阴道液、乳汁、唾液、汗液和眼泪等，其中以血液和精液HIV含量最高。

4. 早期治疗性传播疾病　性传播疾病可促进HIV的传播（增加2～9倍），而HIV感染又使性病难以治愈，传染期延长。因此，早期治疗是控制性病和HIV感染的重要措施之一。

5. 不会感染艾滋病的途径　在工作和生活中与艾滋病病人和HIV感染者的一般接触（如握手，拥抱，共同进餐，共用工具、办公用具等）不会感染艾滋病；HIV不会通过马桶、电话机、餐饮具、卧具、游泳池或公共浴池等公共设施传播；咳嗽和打喷嚏不传播艾滋病；蚊虫叮咬不传播艾滋病。

掌握非传播途径的知识，有利于减少对HIV感染不必要的恐惧，增加教育干预的科学性，端正对HIV感染者和艾滋病病人的态度。

6. 关爱和不歧视　关爱和不歧视HIV感染者及艾滋病病人是预防与控制艾滋病的重要策略。目前人们对HIV感染者及艾滋病病人的歧视，部分原因是由于对HIV传播知识的缺乏和对艾滋病的恐惧，另一部分原因是传统的疾病观念认为该病是犯禁行为的惩罚和报应，感染者和艾滋病病人是"罪有应得"，如果对其宽容不利于约束人们的行为，不利于遏制艾滋病的传播，这是一种错误的观念。其实，即使是不道德行为，也应该将行为本身与患病、感染这一事实分开。何况感染HIV的人并非都有不良行为。HIV感染者是疾病的受害者，应该得到人道主义的关怀和帮助。不歧视是一项重要的人权也是一项技术上正确的策略。歧视应视为一种社会性危险因素。感染者或病人由于害怕受到歧视和羞辱，可能采取过激行为或隐匿病情，使防治工作增加难度，还会影响社会的和谐与稳定。积极鼓励感染者和病人参与和合作是艾滋病预防与控制的一个重要组成部分。

1995年12月1日世界艾滋病日突出"权利共享、责任共担"的口号，强调"任何人，无论是否为HIV携带者都享有同等的不受传染、医疗、就业、教育和组建家庭以及寻求庇护的权利。同时任何人都有义务保护自己和他人免受感染，家庭和社会团体有义务对其成员提供预防艾滋病的教育，并有义务照顾成员中的HIV携带者"。随着我国艾滋病防治工作的发展，对艾滋病病人实施综合关怀战略日见迫切。2004年国家出台了"四免一关怀"政策。"四免"即对农民居民和城市未参加基本医疗保障制度的经济困难人员中的艾滋病病人免费提供抗病毒治疗药物；在全国范围内为自愿接受艾滋病咨询检测的人员免费提供咨询和初筛检测；为感染HIV的孕妇提供免费母婴阻断药物及婴儿检测试剂；对艾滋病病人的孤儿免收上学费用。"一关怀"指将生活困难的艾滋病病人纳入政府救济范围，按照国家有关规定给予必要的生活救济，积极扶持有生产能力的艾滋病病人开展生产活动，增加其收入。这是政府对HIV/AIDS感染者的救助策略，也是避免对HIV感染者和艾滋病病人歧视的政策，体现了对他们的人文关怀。近年来，不少医院建立了艾滋病病人实施综合性治疗与社会关怀服务的试点工作，如北京地坛医院的"红丝带之家"、北京佑安医院的"爱心家园"、山西闻喜县"温馨家园"和湖南长沙的"博爱家园"等都取得了不少宝贵的经验。

2008年11月30日,第21个世界艾滋病日前夕,国务院艾滋病防制工作委员会、卫生部主办、UNAIDS、北京市防制艾滋病工作委员会办公室协办,举行"国家体育场红丝带悬挂"仪式,旨在倡导人们关心、支持HIV感染者和艾滋病病人,反对歧视,营造良好的艾滋病防制的社会氛围。

有关歧视的行为包括:①强制性HIV抗体检测;②拒绝为HIV感染者提供相应的医疗;③拒绝为HIV感染者提供就业、教育、住房、医疗保险、社会福利及其他社会性服务;④拒绝HIV感染者为求学深造和寻求庇护而旅游和移民的自由;⑤对HIV感染者强行隔离或拘留;⑥有意地泄密,诸如不经本人同意将情况告诉其领导或他人,无意地泄密多为病史保管不严;⑦强迫感染HIV的孕妇堕胎。

7. 自愿性HIV咨询和检测

自愿性HIV咨询和检测(voluntary counseling and testing,VCT)是人们在经过咨询后能对HIV检测与否做出明智的选择的过程。它包括检测前的咨询、自愿性检测、检测后咨询、检测后医疗关怀服务及精神关怀与社会支持服务。VCT是一般的HIV咨询服务的深化与发展,它不仅提供HIV检测及阳性和阴性结果的信息,而且重视病人需求的复杂性和多样性,人们通过VCT在知情同意的前提下,能对HIV检测做出明智的选择,并得到情感上的支持。一些国家的应用性研究和示范项目已经表明,VCT对降低HIV感染和其他性病的危害发挥了重要作用。例如卢旺达的一项研究表明,那些性伴侣参加了检测和咨询的妇女,HIV新感染发病率从4.1%下降到1.8%,在HIV阳性的妇女中,淋病的发病率从13%降到6%,在使用安全套人群中下降幅度更大。相对于巨额治疗的花费及生命损失VCT是非常有效而经济的,尤其适用于像我国这样资源贫乏的发展中国家。

做好VCT工作必须注意以下几个问题:

(1) 要注意政策界限。要按照《中华人民共和国传染病防治法》、《性病防治管理办法》、《关于对艾滋病病毒感染者和艾滋病病人的管理意见》等法律、法规的原则进行咨询。同时由于预防艾滋病是一项与国家禁毒、禁娼和社会主义精神文明建设直接相关的工作,政策性强,因此交谈时应掌握政策界限,依据国情、民情和求询者具体情况,提供必要的帮助。

(2) 不歧视。不论求询者的社会地位、文化水平、经济状况如何,也不论他们过去的行为、思想、价值观与我们多么格格不入,作为咨询者不能对其有任何歧视和偏见。不应增加求询者的心理压力,更不能给求询者造成新的伤害。

(3) 理解与关怀。要十分理解求询者的处境和心理压力,要体察其心情和感受。理解是建立在相互尊重,感情融洽的基础上,使自己与求询者处于一种和谐、理解和坦诚的关系中。关怀意味着无条件的积极关注,对求询者始终体现出关切、鼓励和支持,使对方感到对他们的理解和认同。

(4) 不评判、不训斥。不以自身的标准去评判求询者的言行,更不要把自己的价值观强加于对方;对求询者感情宣泄中表达的苦闷和牢骚不评判、不训斥;要接受求询者表现出来的某些令人不安的情感反应,甚至要接受他们对咨询者的抵抗和敌视;不追究求询者的高危行为的原因和动机,谈话应集中关注其现在的感受和需求。

(5) 保密。不仅仅对交谈的内容和检测结果保密,对作HIV检查也不得向无关人员泄露,尊重求询者个人的权利,避免给他们增加心理压力和造成不必要的伤害。这是建立谈话信任关系的必要条件,也同样是咨询者应遵守的职业道德。

(6) 尊重。咨询就是对求询者的支持、帮助和促成过程,而不仅仅告诉求询者应该做什么,不应该做什么,应该相信他们不仅仅有权利,而且有能力做出正确的理解和选择,不能武断地下结论或包办代替下结论。咨询的方式应启发和引导求询者认识自己的问题,使他们树立信心,自主决策并积极寻求解决问题的办法。要尊重求询者的决策。

第四节 艾滋病健康促进的实施策略

（1）加强国家对艾滋病防制工作的领导与协调。艾滋病不仅是一个卫生问题,更是一个社会问题。艾滋病防制是一项艰巨、复杂和长期的社会系统工程。各级政府应把艾滋病控制纳入国民经济与社会总体规划中,加强领导,促进各部门积极参与防治工作和实施有效策略的决定,保证经费投入,协调各部门职能。

我国政府对艾滋病防制工作十分重视,建立了国务院防制艾滋病、性传播疾病协调会议制度,成立了国家预防与控制艾滋病专家委员会。1998年国务院批准下发了卫生部、国家计划生育委员会、科技部、财政部共同制定的《中国预防与控制艾滋病中长期规划(1998～2010年)》。2001年,此4部委及教育部、公安部、司法部和广播电视总局又联合制定并印发了《中国预防与控制艾滋病中长期规划(1998～2010年)实施指导意见》,28个部委及相关部门联合制定了《中国遏制与防治艾滋病行动计划(2001～2005年)》。

在各级政府的支持下,各部门在提供信息、制定政策、检测疫情、培训专业人员、宣传教育、科学研究和国际合作等方面分工合作,各司其职,开展了卓有成效的工作。但是,我们应清醒地看到,全国的防治工作并不平衡,有的领导思想认识仍没有完全到位,有的部门未把预防与控制艾滋病的工作纳入本部门的相关工作中,并将有关职责具体化。因此,各级政府还需要进一步提高预防、控制艾滋病的使命感和以人为本,构建和谐社会的科学发展观的认识,继续将艾滋病防治课程纳入各级党校和行政学院的培训内容。更好地负起组织与协调的责任。在组织、政策和资源上要及时有效地动员并争取社会团体、社会组织以及多学科多领域的积极支持,落实艾滋病防治的各项策略与措施,这是当前防治艾滋病工作成败的关键。

（2）完善艾滋病控制的法律、法规、政策。在预防和控制艾滋病工作中,法律、法规、政策具有突出的不可替代的地位和作用,因为法律、法规政策具有国家强制性、规范性、普遍适用性、可操作性特点,而且具有调整、指引和教育等作用,在预防艾滋病流行的第1个10年(1981～1990年)内,世界上有104个国家制定了有关艾滋病预防和控制的法律法规政策。例如,澳大利亚出台了89项与艾滋病防治有关的法律法规措施。

我国在预防和控制艾滋病立法方面已做出了多方的努力。20世纪80年代以来先后发布了《中华人民共和国传染病防治法》,将艾滋病列为乙类传染病,依法实行监测管理。《中华人民共和国卫生检疫法》把艾滋病列为国境卫生监测传染病之一,出入境者必须在国境卫生检疫所出具HIV检测证明或接受检查。由卫生部、外交部等7个部委局发布施行了《艾滋病监测管理的若干规定》,这是我国现行有关的法律法规中最重要的,内容涉及艾滋病病毒感染者和患艾滋病的外籍人的出入境问题;禁止艾滋病病毒感染者捐献人体组织器官、血液和精液,杜绝医源性感染;医疗单位和卫生机构的诊断、处理和疫情报告;任何单位或个人不得歧视艾滋病病人、病毒感染者及其家属等。卫生部颁布了《全国HIV检测工作规范》,规范了HIV检测实验室的医学生物学行为。1998年全国人民代表大会通过了《中华人民共和国献血法》,要求实行全民无偿献血,进一步加强采供血机构和血液制品生产单位的治理整顿,严厉打击非法采供血活动,切实落实对供血(浆)者和血液制品的检测及监测措施。

从2003年底至2006年上半年,我国出台了54个防治艾滋病的文件,涉及艾滋病防治各个方面。这些法律、法规、政策在艾滋病的预防和控制方面发挥了重要的作用。但是,我国目前正处在艾滋病预防和控制的关键时期,已有的法律法规政策仍不能满足实际需要。有的政策执行不够理想,有的执行力度不够,从国内外艾滋病防治经验来看,预防和控制艾滋病的传播,需要营造一个整体的互相协调的,有利于落实各种防治措施的政策法律法规环境。艾滋病的防治工作是一个系统的社会工程,涉及政治、法律、政策、宗教、道德观念以及体制等方方面面的问题。一项预防和控制艾滋病政策措施的贯彻落实,要求必须解决政策措施与现行法律法规的冲突并获得法律、法规的支持和保障和协调的问题。例如,采用切实有效的100%安全套、清洁针具等政策措施与法律法规中严厉打击卖淫嫖娼、吸毒行为的规定就有某些矛盾和冲突,解决这些矛盾和问题,需要对已有的相关法律法规在总结近几年我国防治艾滋病经验的基础上进行必要的修改,有的还需要单独立法,以适应预防和控制艾滋病发展形势的需要。

(3) 加大健康教育和行为干预的广度和深度。艾滋病至今尚无有效药物治疗,更无有效的疫苗预防。针对与艾滋病密切相关的社会行为因素,运用知识传播和行为干预手段是目前全球公认的最有效措施。

1) 扩展健康教育的广度　近年来,我国对艾滋病的健康教育虽然有所加强,普及率及公认对相关知识拥有率都较前有所提高,但效果并不令人满意,如某大城市大学生调查表明,对非传播途径及对HIV感染者态度方面的问卷正确回答率较低,如知晓"运动不能避免HIV感染"的仅有31.6%,接近半数人不愿再与HIV感染者继续交往。大城市大学生尚且如此,可见农村人群,流动人口等防治艾滋病知识、态度更有客观需求。健康教育的覆盖面必须进一步扩大。加大农村地区、少数民族地区、基层社区、工作场所、学校和公共场所的宣传教育力度。新闻出版等大众媒体要有计划地全年开展宣传教育活动,提高教育的频度,卫生、教育等部门要给予密切配合和技术支持。广播、电视新闻、专题、文艺等各类节目要将艾滋病防治宣传教育内容列入日常规划,积极宣传艾滋病防治工作信息和防治知识。

充分发挥基层宣传网的作用,有关部门要着力抓好农村宣传网的建设和艾滋病防治及其相关知识的教育,充分利用农贸市场、节假日等群众集中的时机和地点,开展多种形式的,群众喜闻乐见的宣传活动,农业部门要给予密切协调配合,人口计生系统要利用其现有的农村基层宣传网络积极开展活动。卫生与文化部门应提供适合农村地区的宣传材料和技术支持,开展预防艾滋病的宣传教育和服务。通过广泛深入、有足够强度的宣传教育,提高全民族的防控艾滋病的意识,群众自我保护意识和能力。

2) 继续加强学校的健康教育工作。第14届世界艾滋病大会指出:无论是发达国家还是发展中国家首要任务是加强对大众艾滋病防治知识的宣传教育,特别是增强青少年的预防意识。青少年是国家的未来,少年强则国家盛,他们又是防治艾滋病的生力军,学校是开展艾滋病预防教育的最理想场所。为此,各级各类学校学生及校外年轻人应是教育重点人群。各级教育行政部门要把学校预防艾滋病健康教育列入工作计划,明确工作目标及评价指标;根据适时、适度、适宜的原则对大、中、高年级小学生进行预防艾滋病健康教育与性知识,性道德和拒绝毒品及法制观念的教育,增强自我保护意识,提高抵制艾滋病侵袭的能力,并对家庭起辐射作用。

国内近几年的研究表明,艾滋病健康教育可结合学生生活技能教育与同伴教育进行。尤其是同伴教育目前已在全国高校和其他人群中大范围内推广应用。同伴教育是一种适宜、有效的教育方式。同伴教育是指具有相同背景、共同经历或由于某些原因使其具有共同语言的人在一起分享信息、观念或行为技能,以实现教育目标的一种教育形式,如学生教学生,主妇教主妇。其关键技术路线是选择素质优良、掌握传播技巧的同伴教育者(peer educator)。学校同伴教育干预模式如图 26-1 所示。

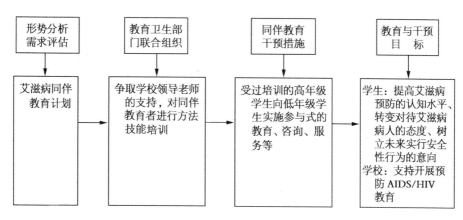

图 26-1 预防艾滋病同伴教育干预模式

3) 科学地开展高危人群、重点人群的行为干预。广义的行为干预涵义系指所有可以改变行为的手段。艾滋病的行为干预具体措施包括:旨在提高知识和改变观念的宣传教育,促进行为改变的技巧培训,提供行为改变的条件(如针具交换,发放安全套),实施行为改变的政策(如 100%使用安全套)以及核心人物的言传身教等。

在对高危人群、重点人群实施健康教育时注意知识、技能的针对性,并从目标人群的实际情况出发,增加知识的深度以及目标行为的可操作性。实践证明,为增加健康教育和行为干预的科学含量,提高实际效果,必须注意几个方面:

a. 要有非常明确的目标人群,目标人群的准确定位,有利于把健康教育、行为干预的目的与人群最关注的问题联系起来。如在年轻人中宣传教育吸烟有害健康,可能效果不明显,如并不强调吸烟对健康的危害,而强调吸烟有损形象,效果会更好些。

b. 需要以需求评估为基础,以保证健康教育与行为干预的针对性,即内容是目标人群所需要的,可以接受的,传递内容的方式是合适的。如有学者对广西部分吸毒人员的调查研究发现,每一个吸毒者都知道吸毒有害,可他们还是吸毒。此时如果还继续宣传吸毒有害的相关知识,那只能是徒劳无功,不会产生效果,需要考虑影响行为的其它环境因素,使行为干预具有针对性。

c. 健康教育内容和干预方式必须作预试验,以便了解目标人群可接受的程度,并根据预试验结果进行修改。笔者曾在某中专学生中问卷了解性观念问题,其中一题"你赞成同居吗?"有的学生拍手称好并答很赞成,说是年轻住在一起很热闹,说明问卷如不作预试验,就不了解答者对问题是否理解,所收集的信息是不准确的。

d. 必须有足够的强度。即内容必须讲深讲透;同时,要有一定的频度,如参加美沙酮治疗,用少量美沙酮来降低静脉注射海洛因的吸毒者必须要不间断地来门诊服药治疗;此外,必须要有强有力的行为改变措施,如针对卖淫妇女控制艾滋病流行,光靠知识宣传不行,必须与安全套推广和性病诊治服务相结合以加强教育和干预的力度。

e. 必须有足够的覆盖面。从国际社会的实践来看,降低危害的行为干预(如推广使用安全套,少量美沙酮替代来降低静脉注射海洛因的危险,清洁针具的交换)必须有一定的覆盖面。针对吸毒人群来说,无论是美沙酮维持治疗还是针具交换工作,必须覆盖当地至少60%以上的吸毒者才有可能把当地共用注射器的比例降低到维持在20%以下,针对卖淫妇女来说,安全套使用率必须在90%以上才能阻止艾滋病经性途径传播流行。降低危害的行为干预虽为防控艾滋病的治标措施,但如覆盖面足够对遏制艾滋病蔓延确实是有效的。

f. 要作教育和干预效果的科学评价。评价是判断健康教育和行为干预效果的依据,有无科学的评价又是衡量项目成功与否的标尺,通过评价可以了解目标实现的程度,肯定经验,修正不足,为确定新的干预目标奠定基础。高危人群、评价指标的确定难度较大,须要细致研究,不断开发有效的,可操作的评价工具和方法。

4) 制定性传播疾病、艾滋病健康促进规划。无论是国际合作项目、社区或是某一工作单位,在执行性病、艾滋病防治工作中都必须制订规划,明确目标人群、工作内容、规划目标、评价指标以及协作单位,使性病、艾滋病防治工作纳入科学管理,并使其可持续发展(图26-2)。

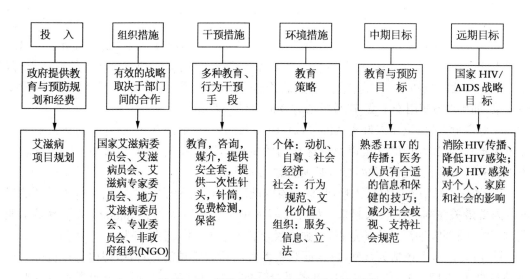

图26-2 艾滋病健康促进规划设计流程图

(5) 广泛地开展 HIV/AIDS 的监测。HIV/AIDS 的监测包括哨点监测、专题调查、血清流行病学调查、分子流行病学研究等。目前,我国现有国家级艾滋病监测哨点247个,省级监测哨点400个,基本覆盖了性病门诊就诊者、暗娼、吸毒者、长途卡车司机、孕产妇、男同性恋者等高危人群和重点人群。

此外,可以根据需要和条件,不断扩大监测范围,如嫖客及其他性乱者,使用过国外血液或血制品者,回国的各类人员,涉外宾馆饭店、卡拉OK、KTV包房、酒吧、桑拿浴室、美容院等场所的各类服务人员,疑似病人,涉外婚姻双方人员,来华手术、整容等外籍人员,按有关规定在海外居住1年以上的各类人员以及其他有流行病学指征的人员等。

第五节　艾滋病规划设计中应注意的问题

艾滋病既是健康问题也是社会问题。由于艾滋病危害因素的复杂性，各地流行情况的差异及社会经济发展的不平衡性，无论是国家或地区级艾滋病健康教育与健康促进的规划必须针对具体情况，体现国情、民情和地区特点，从实际出发确定规划的目标和重点。

(1) 确定艾滋病流行状况。通过流行病学调查明确该地区流行状况，是艾滋病病毒感染高发、低发还是非常低发的地区，同时确定不同年龄、职业、性别、种族的发病情况。对影响 HIV/AIDS 流行的一些因素，如流行人口、性观念和性行为、吸毒、贩毒、卖淫等问题进行调查及评估，以明确哪些为高危人群，哪些为重点人群和一般人群；各类人群对艾滋病传播的知识、信念、态度和行为的理解与实践。

(2) 分析行为类型。与艾滋病相关的行为一般分为两大类。一类为与预防 HIV 传播有关的行为，包括性行为、多性伴侣行为、同性恋行为、使用安全套行为、性病早期治疗行为、使用血制品、文身行为及生殖健康行为等；另一类为 HIV 感染后，如何减少感染者对个人、家庭、社会的影响行为，包括医疗保健行为、咨询行为、社会支持行为以及反对歧视行为等；还可以包括这些行为的自然、社会经济等环境因素，以行为的重要性、可变性为依据，分析哪些行为是主要的，哪些行为可以通过干预加以改变，以及需要什么样的环境支持。

(3) 制定多方位的干预手段。行为因素是多重的，因而干预手段也应该是多方位的。影响知识、信念态度等倾向因素为主的干预手段主要是提供信息，包括咨询和培训；以影响促成因素为主的干预最好是提供优质的服务，包括提供宽松的社会环境，如性病的匿名治疗，方便病人的就诊时间和服务半径，高质廉价的安全套供应，可结合计划生育服务进行；在创造支持性的环境方面，需协同公安、教育、民政、司法、财政、新闻等部门以及非政府组织(NGO)、医务人员、社会有关人员对艾滋病病毒感染者及亲属的支持。

(4) 选择合适的评价指标。选择适当的效果评价指标是评价中的重要问题。预防、控制艾滋病的效果评价要以规划的教育目标、行为目标和健康目标为依据。教育目标包括知识的增加、态度的转变以及技能的提高等；行为目标如安全套使用率的提高，性伴侣的减少；健康目标最终应反映在 HIV 感染率的下降。但是，在一个 HIV 感染率很低的地区，也可用其他性传播疾病的发病率和患病率代替。其优点是：性传播疾病较艾滋病病毒容易检出，无需高昂的费用，没有类似艾滋病毒从感染到抗体检出需要 6 个月的时间，在此期间内检查不能发现 HIV 感染的弊端；影响艾滋病病毒感染的因素与反映性病感染的因素一致；性传播疾病筛检不涉及道德伦理问题，容易实施，也有利于性病的早期治疗。

思考题

1. 我国的艾滋病流行特点是什么？
2. 简述怎样进行艾滋病传播途径的预防教育？
3. 简述我国艾滋病健康教育与健康促进的实施原则。

(吕姿之)

主要参考文献

1. 2008年世界卫生组织报告. http://www.who.int/whr/2008/zh/index.html
2. Taylor S.E著. 朱熊兆译. 健康心理学. 第5版. 北京:人民卫生出版社,2006:4~5
3. 保罗·萨加德著. 刘学礼译. 病因何在:科学家如何解释疾病. 上海:上海世纪出版集团,2007,27~35.
4. 北京市工商局. 北京市2005年第3季度广告监测结果. http://ggjg.baic.gov.cn:81/pubinfo, 2008-04-28
5. 毕秋灵. 提高农村人口健康素质 促进社会主义新农村建设. 西北人口,2007,28(1):107~110.
6. 陈冯富珍. http://www.chinancd.com.cn/include/viewInfo.asp?id=1898
7. 陈君石,黄建始. 健康管理概论. 见:健康管理师. 北京:中国协和医科大学出版社,2007,11~32
8. 辞海编辑委员会. 辞海. 健康,卫生. 上海:上海辞书出版社,1980,254,403.
9. 邓铁涛主编. 中国防疫史. 南宁:广西科学技术出版社,2006,4,385~387.
10. 丁福保. 西洋医学史. 北京:东方出版社,2007,14~33.
11. 法制日报. 倡烟倡酒倡待遇打法律擦边球,警惕红头文件投机. www.legaldaily.com.cn. 2007.
12. 府采芹,邢育健主编. 健康城市项目标准. 苏州:苏州大学出版社,2003.
13. 郭新彪. 大气污染对健康的影响. 北京大学学报(医学版),2007,116~118.
14. 国家统计局. 2005年全国人口1%抽样调查主要数据公报.
15. 国家烟草专卖局. 中华人民共和国境内卷烟包装标识的规定. http://www.tobacco.gov.cn/newspic2002/20080410-xw-ql2.doc, 2008-04-29.
16. 胡俊峰,侯培森. 当代健康教育与健康促进. 北京:人民卫生出版社,2005,11~21.
17. 胡俊峰,侯培森主编. 当代健康教育与健康促进. 北京:人民卫生出版社,2005.
18. 黄建始,Angus Nicoll. 传染病发现与确认项目报告. 北京:中国医学科学院/北京协和医学院/英国驻华大使馆科学与创新处,2008,1~4. 报告网址:http://ishare.iask.sina.com.cn/f/5150687.html
19. 黄建始. 落后过时生物医学模式统治我国医疗卫生领域的现状不能再继续下去了(上),健康研究,2009,29(3):171~176.
20. 黄敬亨主编. 健康教育学. 第4版. 上海:复旦大学出版社,2007.
21. 黄敬亨主编. 健康教育学. 第3版. 上海:复旦大学出版社,2003.
22. 黄树则,林士笑主编. 当代中国的卫生事业. 北京:中国社会科学出版社,1986,1~4.
23. 黄永昌主编. 中国卫生国情. 上海:上海医科大学出版社,1994,19~21.
24. 卡斯蒂廖尼著. 程之范主译. 医学史. 桂林:广西师范大学出版社,2003,594,731~732,840,1006.
25. 老抽说烟. 好一个内外有别. http://laochoushuoyan.blog.sohu.com/94051379.html, 2008-07-09.
26. 李 力. 宫颈癌与人乳头瘤病毒感染. 中国实用妇科与产科杂志. 2006;22(1):13~15.
27. 李立明,胡永华,曹卫华等. 原发性高血压的社区综合防治研究. 北京大学学报(医学版),2002.
28. 联合国人口基金会. 国际人口与发展大会行动纲领. 1994.
29. 联合国人口基金会. 2008年世界人口状况.
30. 刘志全,禹 军,徐顺清. 我国环境污染对健康危害的现状及其对策研究. 环境保护,2005,31~34
31. 吕 筠,李立明. 慢性病防治进展. 见:《流行病学进展》(第12卷). 北京:人民卫生出版社,2009.
32. 吕姿之. 环境健康教育与健康促进. 北京:北京大学医学出版社,2004.
33. 吕姿之主编. 健康教育与健康促进. 第2版. 北京:北京大学医学出版社,2002.
34. 迈克尔·马默特著. 冯星林,王 曲译. 地位决定您的健康. 北京:中国人民大学出版社,2008,5~6.
35. 米光明,安家璈主编. 城乡基层健康教育实用手册. 北京:化学工业出版社,2004.

36. 米光明,侯烨主编.农村预防艾滋病健康教育方法与应用.北京:中国科学技术出版社,2008.
37. 米勒耳著.安得烈,戴安乐编译.健康生活.上海:上海时兆报馆,1932.
38. 潘贵玉主编.2001年全国计划生育/生殖健康调查论文集.北京:中国人口出版社,2004.
39. 世界卫生组织.无烟奥运的8个事实.www.wpro.who.int/china/sites/tfi/tfo_8facts.html. 2008-08-12.
40. 唐才昌,王东胜,蒋忠主编.乡村健康教育.北京:中国医药科技出版社,2001.
41. 田本淳主编.健康教育与健康促进实用方法.北京:北京大学医学出版社,2005.
42. 王东胜,黄明豪.明国时期健康教育文集.南京:江苏人民出版社,2008,1～19.
43. 王一方.医学是科学吗.桂林:广西师范大学出版社,2008,105～151.
44. 卫生部办公厅.卫生部、财政部、国家人口和计划生育委员会关于促进基本公共卫生服务逐步均等化的意见(卫妇社发〔2009〕70号),2009-7-13.
45. 卫生部公布第四次国家卫生服务调查主要结果.http://www.gov.cn/gzdt/2009-02/27/content_1245006.htm
46. 卫生部疾病预防控制局,中国疾病预防控制中心.中国慢性病报告.http://www.chinacdc.net.cn/n272442/n272530/n272742/12559.html
47. 卫生部.中国卫生统计年鉴(2009).
48. 卫生部履行《烟草控制框架公约》领导小组办公室.2008年中国控制吸烟报告.
49. 卫生部履行《烟草控制框架公约》领导小组办公室.2007年中国控制吸烟报告.
50. 卫生部履行《烟草控制框架公约》领导小组办公室.2008年中国控制吸烟报告.
51. 吴国盛.编者序:什么是科学.见:吴国盛编.大家西学:科学二十讲.天津:天津人民出版社,2008,1～6.
52. 萧冬连.中国的国门是怎样打开的?北京晚报,2009年7月31日,特2～3.
53. 谢蜀生.人类基因组计划与医学模式.医学与哲学,2000,21(9):20～21.
54. 邢育健主编.健康城市概论.苏州:健康促进会,2005.
55. 羊城晚报数字报.广东:广告首季监测结果 烟草广告100%违法.www.ycwb.com/ePaper/ycwb/html/2008-06/10/content_229434.htm. 2008-06-10
56. 余前春主编.西方医学史.北京:人民卫生出版社,2009,10～18,144～147,176～181.
57. 赵凤敏,吴广林,段蕾蕾,等.中国近期影视剧中出现烟草镜头状况调查.中国公共卫生.2004,20(3):372.
58. 中共中央文献研究室编.邓小平年谱(上).北京:中央文献出版社,2004,210～211.
59. 中华人民共和国2008年国民经济和社会发展统计公报
60. 钟康模.中国近代化运动夭折的历史思考.广东教育学院学报,2007,27(4).
61. 朱庆生,殷大奎,彭玉,等主编.中国健康教育50年,北京:北京大学医学出版社,2003.
62. Ann Robertson. Shifting discourses on health in Canada from health promotion to population. Health Promotion International, 1998,13(2):155～166.
63. Brannon LJF. Health psychology: an introduction to behavior and health. 6th eds. 北京:北京大学出版社,2007,10
64. Charles Henneckens, Julie Buring. Epidemiology in Medicine. Boston: Little, Brown and Company, 1987.
65. Chen Z. Health reform and development with Chinese characteristics: ensuring medical and health care services for each and every citizen. Qiushi, 2008
66. D Hammond, GT Fong, PW McDonald, et al. Impact of the graphic Canadian warning labels on adult smoking behavior. Tob Control, 2003,12:391～395.
67. Doll R, Hill AB. A Study of the aetiology of carcinoma of the lung. BMJ, 1952, 1 271～1 286.
68. Doll R, Hill AB. Lung cancer and other causes of death in relation to smoking, a second report on the mortality of British doctors. BMJ, 1956,2:1 071～1 076.
69. Doll R, Peto R, Wheatley K, et al. Mortality in relation to smoking: 40 years' observations on male British doctors. BMJ, 1994,309:1 271-1 286.
70. Engel GL. The need for a new medical model: a challenge for biomedicine. Science, 1977,196(4 286):129～136.
71. Glanz K, Rimer BK, Lewis FM. Health behavior and health education: theory, research and practice. 3rd Ed. San Francisco: Jossey-Bass, A Wiley Imprint, 8.
72. Last JM. A dictionary of public health. London: Oxford University Press, 2007,327.
73. Lewis Margolis, Alan Cross. Maternal and child health, in Wallace/Maxcy-Rosenau-Last Public Health and Preventive Medicine. New York: MacGraw Hill Medical, 2008,1 294.

74. Mokdad, Ali H, Marks, et al. Actual causes of death in the United States, 2000. JAMA, 2004, 291: 1 238~1 246.
75. Mustard, Fraser J, Frank, et al. The determinants of health. Toronto: Canadian Institute for Advanced Research Publication, 1991, 6~7.
76. National heart, Lung, Blood Institute. Morbidity and mortality: 2007 Chartbook on cardiovascular, lung and blood diseases. Bethesda, MD: National Institutes od Health, 2007, 23.
77. Penelope Hawe, Alan Shiell. Social capital and health promotion: a review. Soacial sience &. Medicine, 2000, 51(6): 871~885.
78. Peter Schneck. On The history of dietetics from antiquity to our time. The Ukrainian Historical and Medical Journal, 2002.
79. Prabhat J., Frank C. Tobacco control in developing countries. London: Oxford University Press, 2000, 224.
80. Schooler C, Farquhar JW, Fortmann SP, et al. Synthesis of findings and issues from community prevention trials. Annual Epidemiology, 1997, 7 (suppl): 54~68.
81. Solar O, Irwin A. A conceptual framework for action on the social determinants of health. Discussion paper for the Commission on Social Determinants of Health. Geneva: WHO, 2007
82. Theodore Tulchinsky, Elena Varavikova. The new public health. San Diego: Academic press, 2000, 36~37.
83. U. S. Department of Health and Human Services. You changed America's heart: a 50 anniversary tribune to the participants in the Framingham heart study, 1948~1998. Available at http://www.nhlbi.nih.gov/about/framingham/, Accessed on August 9, 2008.
84. U. S. National Center for Health Statistics. National Vital Statistics Reports, vol. 54, no. 19, June 28, 2006. Available at www.cdc.gov/nchs, visited on 2009 - 7 - 25.
85. UNAIDS, 2008 Report on the global AIDS epidemic. 2008.
86. Whitehead M., Dahlgren G. What can we do about inequalities in health. Lancet, 1991, 338: 1 059~1 063.
87. WHO. Ottawa Charter for Health Promotion, First International Conference on Health Promotion, Ottawa. 1986 - WHO/HPR/HEP/95. 1, http://www.who.int/hpr/NPH/docs/ottawa_charter_hp.pdf, Accessed on March 20, 2009.
88. Wikipedia, Flexner Report, Available at http://en.wikipedia.org/wiki/Flexner_Report, Accessed on 2009 - 08- 21.
89. World Health Organization European Collaborative Group. European collaborative trials of multifactorial prevention of coronary heart disease: final report on the 6-year results. Lancet, 1986, 869~872.
90. World Health Organization. Building blocks for tobacco control - a handbook. Geneva: World Health Organization. 2005
91. World Health Organization. Closing the gap in a generation: health equity through action on the social determinants of health. Geneva: WHO, 2008.
92. World Health Organization. The World Health Report 2002: reducing risks, promoting healthy life. Geneva: WHO, 2002: 81~92.
93. World Health Organization. WHO Framework Convention on Tobacco Control. Geneva: WHO, 2003.
94. World Health Organization. WHO Report on the Global Tobacco Epidemic, 2008: The MPOWER Package. Geneva: WHO, 2008.

图书在版编目(CIP)数据

健康教育学/黄敬亨,邢育健主编.—5 版.—上海：复旦大学出版社,2011.1(2023.5 重印)
(复旦博学·公共卫生与预防医学系列)
ISBN 978-7-309-07744-5

Ⅰ.健… Ⅱ.①黄…②邢… Ⅲ.健康教育学 Ⅳ.R193

中国版本图书馆 CIP 数据核字(2010)第 240238 号

健康教育学(第五版)
黄敬亨　邢育健　主编
责任编辑/魏　岚

复旦大学出版社有限公司出版发行
上海市国权路 579 号　邮编：200433
网址：fupnet@fudanpress.com　http：//www.fudanpress.com
门市零售：86-21-65102580　团体订购：86-21-65104505
出版部电话：86-21-65642845
江苏扬中印刷有限公司

开本 787×1092　1/16　印张 25.25　字数 583 千
2011 年 1 月第 5 版
2023 年 5 月第 5 版第 11 次印刷
印数 56 201—60 300

ISBN 978-7-309-07744-5/R·1180
定价：50.00 元

如有印装质量问题,请向复旦大学出版社有限公司出版部调换。
版权所有　侵权必究